JN274158

誤りのお知らせとお詫び

本書、執筆者のご所属、肩書きに下記のごとき誤りがございました。
ここに訂正させていただきますと共に、慎んでお詫び申しあげます。

安藤正幸　誤　済生会熊本病院顧問
　　　　　正　医療法人起生会表参道吉田病院名誉院長

津田富康　誤　大分大学医学部内科学講座第3教授
　　　　　正　大分医科大学名誉教授、医療法人起生会表参道吉田病院健診センター長

克誠堂出版株式会社

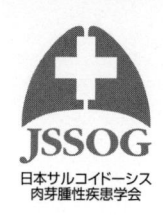

サルコイドーシスと
その他の肉芽腫性疾患

Sarcoidosis and Other Granulomatous Disorders

監修 │ 安藤 正幸・四元 秀毅
編集 │ 日本サルコイドーシス／肉芽腫性疾患学会

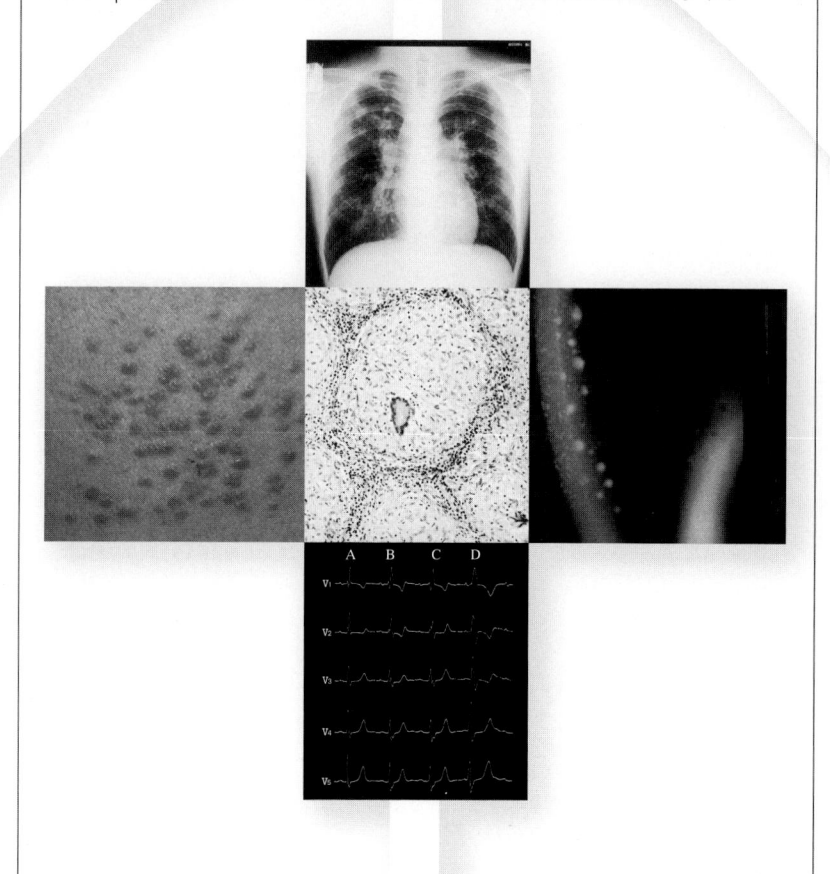

克誠堂出版

監 修

安藤　正幸	医療法人起生会表参道吉田病院名誉院長
四元　秀毅	国立病院機構東京病院名誉院長

編 集

日本サルコイドーシス／肉芽腫性疾患学会

立花　暉夫	大阪簡易保険総合健診センター顧問
折津　愈	日本赤十字社医療センター副院長
山口　哲生	JR東京総合病院副院長（呼吸器内科）
鷲崎　誠	東京地下鉄株式会社健康支援センター所長

執 筆 （執筆順）

細田　裕	財団法人放射線影響研究所顧問
泉　孝英	京都大学名誉教授・滋賀文化短期大学学長
	財団法人京都健康管理研究会理事長
工藤　翔二	財団法人結核予防会複十字病院院長
江石　義信	東京医科歯科大学医歯学総合研究科消化代謝病学講座人体病理学分野教授
山口　悦郎	愛知医科大学医学部内科学講座呼吸器・アレルギー内科教授
平賀　洋明	北海道旅客鉄道株式会社札幌鉄道病院名誉院長
武村　民子	日本赤十字社医療センター病理部部長
佐藤　篤彦	財団法人京都予防医学センター所長
須田　隆文	浜松医科大学第2内科
山木戸 道郎	国家公務員共済組合連合会呉共済病院院長
植村　晃久	藤田保健衛生大学医学部循環器内科講師
森本　伸一郎	藤田保健衛生大学医学部循環器内科教授
伊藤　慶夫	中新潟クリニック

高田	俊範	新潟大学医学部第2内科
熊本	俊秀	大分大学医学部総合内科学第三講座教授
森下	宗彦	愛知医科大学医学部内科教授
重松	信昭	九州大学名誉教授・特別医療法人栄光会栄光病院顧問
藤田	昌樹	九州大学大学院医学研究院臨床医学部門内科学呼吸器内科分野
立花	暉夫	大阪簡易保険総合健診センター顧問
上野	光博	上越教育大学保健管理センター所長
下条	文武	新潟大学大学院医歯学総合研究科内部環境医学講座腎・膠原病内科学講座教授
鈴木	栄一	新潟大学医歯学総合病院医科総合診療部教授
堀川	雅浩	国立病院機構宮城病院非常勤小児科部長
岡本	祐之	関西医科大学皮膚科教授
志摩	清	元熊本市立熊本市民病院院長
望月	學	東京医科歯科大学大学院医歯学総合研究科眼科学分野教授
岳中	耐夫	熊本市立熊本市民病院副院長
山口	哲生	JR東京総合病院副院長（呼吸器内科）
片岡	幹男	岡山大学大学院保健学研究科教授
木村	郁郎	岡山大学医学部名誉教授
折津	愈	日本赤十字社医療センター副院長
酒井	文和	埼玉医科大学国際医療センター画像診断科教授
阿部	庄作	札幌医科大学名誉教授・南三条病院院長
四元	秀毅	国立病院機構東京病院名誉院長
杉山	幸比古	自治医科大学内科学講座呼吸器内科学部門教授
北郷	修	元東京都立駒込病院副院長
本橋	典久	日本医科大学内科学講座呼吸器・感染・腫瘍内科部門
吾妻	安良太	日本医科大学内科学講座呼吸器・感染・腫瘍部門教授

赤川 志のぶ	国立病院機構東京病院呼吸器科部長
檜山 桂子	広島大学原爆放射線医科学研究所遺伝子診断・治療開発研究分野准教授
長井 苑子	財団法人京都健康管理研究会中央診療所・臨床研究センター
津田 富康	大分医科大学名誉教授 医療法人起生会表参道吉田病院健診センター長
岩井 和郎	財団法人結核予防会結核研究所顧問
慶長 直人	国立国際医療センター研究所呼吸器疾患研究部部長
中田 安成	公立学校共済組合中国中央病院院長
井上 義一	国立病院機構近畿中央胸部疾患センター 呼吸不全・難治性肺疾患研究部部長
四十坊 典晴	JR札幌病院副院長
大原 國俊	吉祥寺南町眼科/前日本医科大学眼科教授
山田 嘉仁	JR東京総合病院呼吸器内科
三上 理一郎	国立病院機構相模原病院名誉院長
北村 諭	自治医科大学名誉教授・南栃木病院院長
望月 吉郎	国立病院機構姫路医療センター内科医長
松井 泰夫	東京地下鉄株式会社保健医療センター内科
田中 裕士	札幌医科大学第3内科准教授
髙橋 典明	日本大学医学部呼吸器内科講師
橋本 修	日本大学医学部呼吸器内科教授
杉本 峯晴	国立病院機構熊本再春荘病院院長
佐藤 滋樹	名古屋市立大学大学院医学研究科臨床分子内科学助教授
風間 順一郎	新潟大学医歯学総合病院集中治療部
田村 昌士	盛岡繋温泉病院名誉院長

乾　直輝	浜松医科大学第2内科
千田　金吾	浜松医科大学第2内科教授
北市　正則	国立病院機構近畿中央胸部疾患センター研究検査科科長
吉澤　靖之	東京医科歯科大学理事・副学長
菅　守隆	社会福祉法人恩賜財団済生会熊本病院呼吸器センター部長
岸　一馬	虎の門病院呼吸器センター内科
本間　栄	東邦大学医療センター大森病院呼吸器内科教授
櫻本　稔	田附興風会北野病院呼吸器センター呼吸器内科副部長
田口　善夫	天理よろづ相談所病院呼吸器内科部長
滝澤　始	帝京大学医学部附属溝口病院第4内科教授
上田　英之助	国立病院機構近畿中央胸部疾患センター名誉院長
貫和　敏博	東北大学医学部加齢医学研究所教授

CD-ROM編集協力

平畑　光一　平畑クリニック

序　文

　サルコイドーシスは原因不明の全身性肉芽腫性疾患である．その原因について，わが国ではプロピオニバクテリア説が提唱されているが，いまだ確定に至っていない．その特徴的な病変である非乾酪性類上皮細胞肉芽腫は何らかの抗原に対する免疫反応により形成されると考えられている．いずれにしても，サルコイドーシスの病変は肺，眼，心臓，皮膚，神経・筋，肝，脾，腎，骨，リンパ節などの全身の諸臓器に及ぶために，その臨床像は極めて多彩である．したがって，サルコイドーシスの診療にあたっては幅広い知識が要求される．しかし，近年の臓器中心の細分化された学問体系のはざまにあって全身性疾患であるサルコイドーシスはともすれば埋没し，軽視されがちな傾向にある．そこで日本サルコイドーシス/肉芽腫性疾患学会では，日本呼吸器学会，日本眼科学会，日本心臓病学会，日本皮膚科学会，日本神経学会と共同で，「サルコイドーシスの診断基準と診断の手引き」および「サルコイドーシスの治療指針」を作成し，本症の啓発に努めてきた．本書は，日本サルコイドーシス/肉芽腫性疾患学会会員が斯学に関する基礎的ならびに臨床的研究の成果を周知するために上梓したものである．

　本書の特徴は，サルコイドーシスならびに肉芽腫性疾患の日常診療において必要な診断と治療に関する最新の知見をもれなく収載したこと，およびこれら疾患の病因・病態に関する疫学的，微生物学的，免疫学的，分子遺伝学的研究の全貌を明示したことである．さらに，重要事項についてはコラム欄を設け，各々の研究に従事された方々に執筆して頂いた．また，ATS, ERS, WASOGによる「サルコイドーシスに関するステートメント」の翻訳版を掲載して国際的知識の向上に資するとともに，わが国のサルコイドーシスに特徴的な事項を付記した．また，本書に掲載された画像の一部をCD-ROMに取り込み，教材として使用できるように配慮した．

　本書が医学生や一般臨床医はもとより，呼吸器科，眼科，循環器科，神経内科，皮膚科などの専門医の臨床ならびに研究に役立てば幸いである．貴重な原稿を寄稿して頂いた各執筆者ならびに編集に尽力頂いた編集委員の方々に深謝するとともに，本書の出版に終始ご協力頂いた克誠堂出版株式会社の栖原イズミ，堀内志保両氏に感謝の意を表したい．

平成18年8月

日本サルコイドーシス/肉芽腫性疾患学会理事長　安藤正幸

目　次

第1章　Sarcoidologyの歴史 ── 欧米と日本の研究の歩み ── ……………… 細田　裕 …… 1

Ⅰ．欧米における研究小史 ……………………………………………………………… 2
　　1．各臓器病変が独立疾患だった時代（1869〜1910年代） …………………… 2
　　2．全身病時代（1910〜1950年代） ……………………………………………… 6
　　3．国際研究時代（Global sarcoidosis movement 1950年代〜） ……………… 6
Ⅱ．日本における研究小史 ……………………………………………………………… 8
　　1．サルコイドーシス学会誕生までの研究組織 ………………………………… 8
　　2．研究の歩み ……………………………………………………………………… 9
　　3．疫学，臨床，病因などの研究寸描 …………………………………………… 12
Ⅲ．サルコイドーシス研究に貢献した人物の横顔 ………………………………… 14

第2章　サルコイドーシスはどんな病気か …………………………………………… 25

1　サルコイドーシスの臨床像 ……………………………………………… 泉　孝英 …… 26

Ⅰ．全身性疾患としてのサルコイドーシスの認識過程 …………………………… 26
Ⅱ．サルコイドーシスの罹患部位（臓器）の頻度 ………………………………… 26
　　1．サルコイドーシス罹患部位の国際的比較 …………………………………… 28
　　2．サルコイドーシス罹患部位の国際的比較（1981〜85年発症/発見症例） … 28
　　3．米国多施設共同検討報告にみられる罹患部位 ……………………………… 29
Ⅲ．サルコイドーシスの臨床像 ……………………………………………………… 29
　　1．全身性疾患としての臨床像 …………………………………………………… 29
　　2．臓器に関連した臨床症状所見 ………………………………………………… 29

2　サルコイドーシスの病因論 …………………………………………… 江石義信 …… 36

Ⅰ．病変部からのアクネ菌の分離培養 ……………………………………………… 36
Ⅱ．病変部から多量に検出されるアクネ菌DNA …………………………………… 37
Ⅲ．病変部におけるアクネ菌の内因性活性化現象 ………………………………… 37
Ⅳ．宿主要因 …………………………………………………………………………… 38
Ⅴ．実験モデル ………………………………………………………………………… 41
Ⅵ．新しい感染症の概念 ……………………………………………………………… 41
Ⅶ．治療法開発への期待 ……………………………………………………………… 42

3　サルコイドーシスの発症機序 ………………………………………… 山口悦郎 …… 44

Ⅰ．外　因 ……………………………………………………………………………… 44
Ⅱ．素　因 ……………………………………………………………………………… 45
　　1．疫　学 …………………………………………………………………………… 45
　　2．サルコイドーシスのゲノムスキャン ………………………………………… 45
　　3．サイトカインおよびその受容体遺伝子の相関解析 ………………………… 46
Ⅲ．誘　因 ……………………………………………………………………………… 47
Ⅳ．おわりに …………………………………………………………………………… 49

4 サルコイドーシスの病理像 ……………………………………………………武村民子……52
- Ⅰ．リンパ節の病変 ……………………………………………………………………52
- Ⅱ．サルコイドーシス肺の病理像 ……………………………………………………55
  - 1．リンパ球性胞隔炎 …………………………………………………………………55
  - 2．類上皮細胞肉芽腫の分布 …………………………………………………………55
  - 3．肉芽腫の転帰と線維化 ……………………………………………………………58
- Ⅲ．ミクロアンギオパチー ……………………………………………………………60
- Ⅳ．他の肉芽腫性疾患との鑑別 ………………………………………………………61
- Ⅴ．おわりに ……………………………………………………………………………61

第3章 サルコイドーシスの臓器病変 …………………………………………………63

1 肺・胸膜 …………………………………………………………佐藤篤彦，須田隆文……64
- Ⅰ．肺病変 ………………………………………………………………………………64
  - 1．頻　度 ………………………………………………………………………………64
  - 2．病　態 ………………………………………………………………………………64
  - 3．病　理 ………………………………………………………………………………64
  - 4．画像診断 ……………………………………………………………………………65
  - 5．肺機能検査 …………………………………………………………………………68
  - 6．間質性肺炎の血清マーカー ………………………………………………………68
  - 7．気管支肺胞洗浄液検査（BALF） …………………………………………………68
  - 8．肺生検 ………………………………………………………………………………68
  - 9．予　後 ………………………………………………………………………………68
- Ⅱ．気道病変 ……………………………………………………………………………69
- Ⅲ．胸膜病変 ……………………………………………………………………………69

2 心　臓 ……………………………………………………………植村晃久，森本紳一郎……72
- Ⅰ．臨床症状 ……………………………………………………………………………72
- Ⅱ．診　断 ………………………………………………………………………………73
  - 1．胸部X線，胸部CT …………………………………………………………………73
  - 2．心臓超音波検査 ……………………………………………………………………74
  - 3．核医学検査，核磁気共鳴（MRI），陽電子放射断層法（PET） …………………74
  - 4．心内膜心筋生検 ……………………………………………………………………74
- Ⅲ．治　療 ………………………………………………………………………………76

3 神経・筋肉 ………………………………………………………………熊本俊秀……80
- Ⅰ．はじめに ……………………………………………………………………………80
- Ⅱ．神経サルコイドーシス ……………………………………………………………80
  - 1．神経サルコイドーシスの分類と頻度 ……………………………………………80
  - 2．神経サルコイドーシスの臨床症状 ………………………………………………80

- 3. 神経サルコイドーシスの検査所見 81
- 4. 神経サルコイドーシスの病理所見 82
- Ⅲ. 筋サルコイドーシス（サルコイド・ミオパチー） 83
  - 1. 筋サルコイドーシスの病型と頻度 83
  - 2. 筋サルコイドーシスの臨床症状 83
  - 3. 筋サルコイドーシスの画像 83
  - 4. 筋サルコイドーシスの筋病理像 84
  - 5. 筋サルコイドーシスにおける筋線維の崩壊機序 85

4 内分泌系　　　　　　　　　　　　　　　　　森下宗彦 88
- Ⅰ. 間脳－脳下垂体系の病変 88
- Ⅱ. 甲状腺 88
- Ⅲ. 副甲状腺（上皮小体） 89
- Ⅳ. 副　腎 89
- Ⅴ. 膵　臓 89
- Ⅵ. 性　器 89
  - 1. 男性性器 89
  - 2. 女性性器 89
  - 3. 胎　盤 89
- Ⅶ. 高カルシウム血症 90

5 肝臓・脾臓・消化器　　　　　　　　　　　立花暉夫 94
- Ⅰ. 肝病変 94
  - 1. 頻　度 94
  - 2. 自他覚症状 94
  - 3. 検査所見 94
  - 4. 肝外病変との関連 96
  - 5. 治療，経過，予後 96
  - 6. 合併症 96
- Ⅱ. 脾病変 96
  - 1. 頻度，発見動機，発見時年令 96
  - 2. 自他覚症状 97
  - 3. 検査所見 97
  - 4. 脾以外の病変との関連 98
  - 5. 治療，経過，予後 98
- Ⅲ. 腹腔内リンパ節病変 98
- Ⅳ. 胃病変 99
- Ⅴ. 食道，腸病変 99
- Ⅵ. 膵病変 100

Ⅶ．胆嚢，胆道，腹膜病変 ……………………………………………………… 100

6 腎臓・泌尿器 …………………………………… 上野光博，下条文武，鈴木栄一 … 102
　　Ⅰ．腎病変の種類，頻度と発見時期 …………………………………………… 102
　　　1．種　類 ……………………………………………………………………… 102
　　　2．頻　度 ……………………………………………………………………… 102
　　　3．発見時期 …………………………………………………………………… 103
　　Ⅱ．肉芽腫性間質性腎炎granulomatous interstitial nephritis,
　　　　尿細管間質性腎炎tubulointerstitial nephritis …………………………… 103
　　Ⅲ．糸球体腎炎glomerulonephritis（GN）…………………………………… 104
　　Ⅳ．その他の腎障害 ……………………………………………………………… 105
　　Ⅴ．経過，検査，治療と予後 …………………………………………………… 105

7 皮　膚 ……………………………………………………………… 岡本祐之 … 108
　　Ⅰ．結節性紅斑 …………………………………………………………………… 108
　　Ⅱ．瘢痕浸潤 ……………………………………………………………………… 109
　　Ⅲ．皮膚サルコイド ……………………………………………………………… 111
　　　1．結節型 ……………………………………………………………………… 111
　　　2．局面型 ……………………………………………………………………… 111
　　　3．びまん浸潤型 ……………………………………………………………… 111
　　　4．皮下型 ……………………………………………………………………… 112
　　　5．その他 ……………………………………………………………………… 113
　　Ⅳ．各皮膚病変の頻度と診察のポイント ……………………………………… 114
　　Ⅴ．組織像 ………………………………………………………………………… 114
　　Ⅵ．鑑別疾患 ……………………………………………………………………… 115
　　Ⅶ．治　療 ………………………………………………………………………… 115
　　Ⅷ．まとめ ………………………………………………………………………… 115

8 眼病変 ……………………………………………………………… 望月　學 … 118
　　Ⅰ．サルコイドーシスの眼病変 ………………………………………………… 118
　　　1．前部ぶどう膜炎 …………………………………………………………… 119
　　　2．肉芽腫性前部ぶどう膜炎 ………………………………………………… 119
　　　3．隅角結節，テント状虹彩前癒着（テント状PAS）……………………… 120
　　　4．硝子体病変 ………………………………………………………………… 121
　　　5．網脈絡膜病変 ……………………………………………………………… 121
　　　6．網膜静脈周囲炎 …………………………………………………………… 121
　　Ⅱ．眼病変によるサルコイドーシスの診断について ………………………… 123
　　Ⅲ．サルコイドーシスの眼合併症 ……………………………………………… 123
　　Ⅳ．まとめ ………………………………………………………………………… 123

9 その他の臓器 ……………………………………………………………… 山口哲生 …… 126
 Ⅰ．上気道病変 ……………………………………………………………………………… 126
 Ⅱ．骨病変 …………………………………………………………………………………… 129
  1．臨床所見 …………………………………………………………………………… 129
  2．画像所見 …………………………………………………………………………… 129
  3．病態生理 …………………………………………………………………………… 129
  4．治　療 ……………………………………………………………………………… 129
  5．症例提示 …………………………………………………………………………… 129
 Ⅲ．関節病変 ………………………………………………………………………………… 131
  1．急性の関節病変 …………………………………………………………………… 131
  2．慢性の関節病変 …………………………………………………………………… 132
  3．小児の関節病変 …………………………………………………………………… 132
  4．鑑別診断 …………………………………………………………………………… 132
  5．症例例示 …………………………………………………………………………… 132

第4章　サルコイドーシスの診断と検査所見 …………………………………… 135

1 診断基準と診断の進め方 …………………………………………………… 折津　愈 …… 136
 Ⅰ．症　状 ……………………………………………………………………………………… 136
  1．全身症状 …………………………………………………………………………… 136
  2．臓器別症状 ………………………………………………………………………… 137
 Ⅱ．診断の進め方 …………………………………………………………………………… 138
 Ⅲ．診断基準 ………………………………………………………………………………… 141
 Ⅳ．サルコイドーシスの新診断基準 ……………………………………………………… 142

2 検査所見 …………………………………………………………………………………… 144
2-(1) 画像検査 …………………………………………………………………… 酒井文和 …… 144
 Ⅰ．胸郭内病変の画像診断 ………………………………………………………………… 144
  1．リンパ節病変 ……………………………………………………………………… 144
  2．肺病変 ……………………………………………………………………………… 145
  3．その他の胸郭内病変 ……………………………………………………………… 148
  4．核医学診断 ………………………………………………………………………… 148
  5．鑑別診断 …………………………………………………………………………… 149
 Ⅱ．胸郭外病変 ……………………………………………………………………………… 151

2-(2) 生化学・免疫検査 ……………………………………………… 阿部庄作，平賀洋明 …… 155
 Ⅰ．ツベルクリン反応 ……………………………………………………………………… 155
  1．臨床的意義 ………………………………………………………………………… 155
  2．ツ反の判定上の注意事項 ………………………………………………………… 156

Ⅱ．γグロブリン……………………………………………………………………156
  1．臨床的意義……………………………………………………………………156
Ⅲ．血清ACE（angiotensin-1-converting enzyme；アンジオテンシンⅠ
   転換酵素）活性……………………………………………………………………156
  1．臨床的意義……………………………………………………………………156
  2．血清ACE活性の判定上の注意事項…………………………………………157
Ⅳ．血清リゾチーム（lysozyme）…………………………………………………158
  1．臨床的意義……………………………………………………………………158
  2．血清リゾチーム判定上の注意事項……………………………………………159

2-(3) 呼吸機能検査 ……………………………………………………四元秀毅……160
  Ⅰ．病理・画像所見と機能障害 ……………………………………………………160
  Ⅱ．呼吸機能の異常 …………………………………………………………………160
    1．拘束性換気障害………………………………………………………………160
    2．閉塞性換気障害………………………………………………………………161
    3．その他の異常…………………………………………………………………161
  Ⅲ．まとめ……………………………………………………………………………162

2-(4) 気管支鏡検査 ……………………………………………………杉山幸比古……164
  Ⅰ．気管支粘膜生検（EBB）………………………………………………………164
  Ⅱ．気管支鏡所見……………………………………………………………………165
    1．非特異的所見…………………………………………………………………165
    2．特異的所見……………………………………………………………………166

2-(5) 気管支・肺胞洗浄液 ……………………………………本橋典久, 吾妻安良太……170
  Ⅰ．気管支肺胞洗浄の歴史…………………………………………………………170
  Ⅱ．サルコイドーシス診断基準の歴史……………………………………………170
  Ⅲ．BALの手技と検体の扱い………………………………………………………170
  Ⅳ．ATS/ERS/WASOG共同見解……………………………………………………171
  Ⅴ．気管支肺胞洗浄液の診断学的意義……………………………………………171
  Ⅵ．気管支肺胞洗浄液と*Propionibacterium acnes*……………………………173
  Ⅶ．おわりに…………………………………………………………………………173

2-(6) 生検（肺・その他の臓器）……………………………………赤川志のぶ……175
  Ⅰ．肺生検……………………………………………………………………………175
    1．経気管支肺生検（TBLB）……………………………………………………175
    2．気管支粘膜生検………………………………………………………………176
    3．胸腔鏡（VATS）下肺生検……………………………………………………176

4．開胸肺生検 ··· 176
　　　5．CTガイド下経皮肺生検 ··· 177
　Ⅱ．リンパ節生検 ·· 177
　　　1・前斜角筋リンパ節生検（ダニエルス生検） ····························· 177
　　　2．表在リンパ節生検 ·· 177
　　　3．経気管支針吸引による縦隔リンパ節生検 ································ 177
　　　4．経気管支鏡的縦隔リンパ節生検 ·· 177
　　　5．縦隔鏡下縦隔リンパ節生検 ·· 178
　Ⅲ．皮膚生検 ·· 178
　Ⅳ．肝生検 ··· 178
　Ⅴ．脾生検 ··· 178
　Ⅵ．筋生検 ··· 178
　Ⅶ．心内膜心筋生検 ··· 178
　Ⅷ．神経生検 ·· 178
　Ⅸ．口唇生検 ·· 179
　Ⅹ．腎生検 ··· 179
　Ⅺ．骨髄生検 ·· 179

第5章 サルコイドーシスの予後と治療 ·· 181

1 サルコイドーシスの予後と合併症 ·· 長井苑子 ··· 182
　Ⅰ．罹患臓器評価の必要性 ··· 182
　　　1．病変部位評価の方法 ··· 183
　Ⅱ．肺サルコイドーシス：予後の予測と評価 ··································· 184
　　　1．臨床経過と治療と再燃の問題 ··· 185
　　　2．難治化症例とその予後，合併症 ·· 186
　　　3．難治肺サルコイドーシス症例にみられる合併症 ························ 186
　　　4．サルコイドーシスにおける肺移植と予後 ································ 186
　Ⅲ．おわりに ·· 187

2 サルコイドーシスの治療 ·· 津田富康 ··· 190
　Ⅰ．はじめに ·· 190
　Ⅱ．サルコイドーシスの治療薬 ··· 190
　　　1．ステロイド薬全身投与治療に関するエビデンス ························ 190
　　　2．吸入ステロイド（ブデソニド）の使用についてのエビデンス ······ 191
　　　3．ステロイド以外の免疫抑制薬による治療経験 ·························· 191
　　　4．その他の薬剤による治療経験 ··· 193
　Ⅲ．サルコイドーシスの臨床経過と基本的な治療適応の関係 ··············· 193
　Ⅳ．治療終了・中止の判定 ··· 193
　Ⅴ．肺サルコイドーシスの治療 ··· 193

- Ⅵ．心臓サルコイドーシスの治療 194
- Ⅶ．眼サルコイドーシスの治療 196
- Ⅷ．心，眼以外のサルコイドーシス肺外病変の治療 197
- Ⅸ．経口ステロイド薬投与の効果 198
- Ⅹ．文献から見た免疫抑制薬の使用タイミング 198
- Ⅺ．おわりに 200

第6章 サルコイドーシスのトピックス …203

1 サルコイドーシスと疾患感受性遺伝子　慶長直人 204
- Ⅰ．候補遺伝子アプローチ 205
- Ⅱ．ゲノムワイドアプローチ 207
- Ⅲ．ACCESS（A Case Control Etiologic Study of Sarcoidosis） 207

2 サルコイドーシスと臓器移植　中田安成 210
- Ⅰ．肺移植 210
- Ⅱ．心臓移植 212
- Ⅲ．肝移植 212
- Ⅳ．腎移植 212
- Ⅴ．肺サルコイドーシス患者臓器の移植 213

3 サルコイドーシスと妊娠・分娩　四十坊典晴，平賀洋明 216

4 サルコイドーシスとストレス　山田嘉仁，山口哲生，三上理一郎 220
- Ⅰ．ストレスとは 220
- Ⅱ．ストレス関連疾患 220
- Ⅲ．ストレス評価方法 220
- Ⅳ．サルコイドーシスとライフスタイル 221
- Ⅴ．サルコイドーシスとストレス 221
- Ⅵ．サルコイドーシス患者の性格 221
- Ⅶ．ストレスと病態 221
- Ⅷ．まとめ 222

第7章 症例にみるサルコイドーシス 225

1 肺急速進展型サルコイドーシス　望月吉郎 226
- Ⅰ．症　例 226
- Ⅱ．考　察 227

2 肺の空洞形成型サルコイドーシス　田中裕士 230

3 Heerfordt症候群 ……高橋典明, 橋本 修……236
   - Ⅰ. 概　念 …… 236
   - Ⅱ. 疫　学 …… 236
   - Ⅲ. 臨床症状 …… 237
   - Ⅳ. 診　断 …… 237
   - Ⅴ. 治　療 …… 238
   - Ⅵ. 予　後 …… 238

4 Löfgren症候群 ……佐藤滋樹……240
   - Ⅰ. 症　例 …… 240
   - Ⅱ. 考　察 …… 241

5 高カルシウム血症 ……風間順一郎, 鈴木栄一……242
   - Ⅰ. 症　例 …… 242
   - Ⅱ. 考　察 …… 243

6 シェーグレン症候群との合併 ……乾　直輝, 千田金吾……246
   - Ⅰ. サルコイドーシスとSSの合併 …… 246
   - Ⅱ. 生検の有用性 …… 246
   - Ⅲ. 病因論より見た両疾患 …… 246
   - Ⅳ. 症例提示 …… 246
   - Ⅴ. SSの肺病変 …… 247

第8章 サルコイドーシス以外の肉芽腫性疾患 …… 249

1 病　理 ……北市正則……250
   1. 肺結核症 …… 250
   2. 非結核性抗酸菌症 …… 250
   3. 肺真菌症 …… 250
   4. ニューモシスチス・肺炎 …… 252
   5. Mycoplasma肺炎 …… 252
   6. 過敏性肺臓炎 …… 252
   7. 慢性好酸球性肺炎 …… 253
   8. 塵肺症 …… 253
   9. 薬剤誘起性肉芽腫性疾患 …… 253
   10. Wegener肉芽腫症 …… 253
   11. ランゲルハンス細胞肉芽腫症 …… 253
   12. 慢性間質性肺炎 …… 254
   13. 壊死性サルコイド肉芽腫症 …… 254

2 臨　床 … 258

2-(1) 夏型過敏性肺炎　　　　　　　　　　　　　　菅　守隆 … 258
- Ⅰ．概念と疫学 … 258
- Ⅱ．夏型過敏性肺炎の発症機構 … 259
- Ⅲ．臨床像と診断 … 260
- Ⅳ．治療と予防 … 263
- Ⅴ．予　後 … 264

2-(2) ランゲルハンス細胞組織球症　　　　　　岸　一馬, 本間　栄 … 265
- Ⅰ．疫学的特徴 … 265
- Ⅱ．ランゲルハンス細胞 … 265
- Ⅲ．病　因 … 266
- Ⅳ．病　理 … 266
- Ⅴ．臨床像 … 266
- Ⅵ．呼吸機能検査 … 267
- Ⅶ．胸部単純X線 … 267
- Ⅷ．胸部CT … 267
- Ⅸ．気管支肺胞洗浄液 … 268
- Ⅹ．診　断 … 268
- Ⅺ．治　療 … 268
- Ⅻ．予　後 … 269

2-(3) ウェゲナー肉芽腫症　　　　　　　　　　櫻本　稔, 田口善夫 … 270
- Ⅰ．疫　学 … 270
- Ⅱ．臨床所見 … 270
- Ⅲ．病型分類 … 270
- Ⅳ．検査所見 … 271
- Ⅴ．画像所見 … 271
- Ⅵ．診　断 … 272
- Ⅶ．治　療 … 272
- Ⅷ．病因論 … 274

2-(4) その他の肉芽腫性疾患　　　　　　　　　　　　　滝澤　始 … 278
- Ⅰ．肉芽腫性疾患の概念 … 278
- Ⅱ．肉芽腫性疾患の分類 … 278
- Ⅲ．感染性肉芽腫性疾患 … 279
- Ⅳ．化学物質による肉芽腫性疾患 … 281
- Ⅴ．血管炎 … 283
- Ⅵ．腫瘍随伴性サルコイド反応 … 287

第9章 資料 289

1 サルコイドーシスの診断基準と診断の手引き－2006要約
.... 診断委員会：委員長津田富康 290

- **A. 診断基準** 290
  1. 組織診断群 290
  2. 臨床診断群 290
  3. 除外診断 290
- **B. 診断の手引き** 290
  1. 呼吸器系病変を強く示唆する臨床所見 290
  2. 眼病変を強く示唆する臨床所見 292
  3. 心臓病変を強く示唆する臨床所見 292
  4. 皮膚病変を強く示唆する臨床所見 292
  5. 神経・筋病変を強く示唆する臨床所見 292
  6. その他の臓器病変を強く示唆する臨床所見 294
- **C. サルコイドーシスの診断手順は下記の図に従って診断する.** 294

2 ATS/ERS/WASOGによるサルコイドーシスに関するステートメント
.... 翻訳と解説：安藤正幸ほか 295

- **はじめに** 295
- **定　義** 296
- **歴　史** 296
- **疫　学** 298
- **サルコイドーシスの病因と発病機序** 299
- **病　理** 303
- **臨床像と臓器病変** 304
- **特殊病態** 309
- **診断的アプローチ** 310
- **自然経過** 312
- **サルコイドーシスの治療** 315

3 難病研究班におけるサルコイドーシス研究の動向 .... 貫和敏博 330

- ***P. acnes*をめぐる研究展開** 330
- **サルコイドーシスの治療** 331
- **行政の立場から** 331

索　引 333
付属CD-ROMについて

コラム

難病克服事業とサルコイドーシス	工藤翔二	35
サルコイドーシスの家族発生	平賀洋明	51
肺サルコイドーシスの重症化因子	山木戸道郎	71
胃のサルコイド病変	伊藤慶夫，高田俊範	79
感染とサルコイドーシス	重松信昭，藤田昌樹	92
小児のサルコイドーシス	堀川雅浩	107
サルコイドーシスとツベルクリン反応	志摩　清	117
内科からみた眼病変	岳中耐夫	125
サルコイドーシスの骨髄病変	片岡幹男，木村郁郎	134
クベイム反応	北郷　修	169
BAL細胞中のサイトカイン	檜山桂子	180
サルコイドーシスと悪性腫瘍	片岡幹男	189
心臓サルコイドーシスの日米格差 ―日本ではなぜ心臓サルコイドが問題なのか？―	岩井和郎	202
肉芽腫はどのようにして形成されるか	津田富康	209
ベリリウム肺：To Be^{2+} or not to Be^{2+}.	井上義一	214
サルコイドーシス眼病変の民族差	大原國俊	217
サルコイドーシスと喫煙	北村　諭	224
サルコイドーシスと頭痛	松井泰夫	228
サルコイドーシスと胸痛	山口哲生	235
サルコイドーシスとHIV感染	杉本峯晴	239
農夫肺 ―喫煙により発症は抑制されるか―	田村昌士	245
サルコイドーシスの血管病変	三上理一郎	248
鳥飼病	吉澤靖之	257
サルコイドーシスとACE	上田英之助	288

第1章

Sarcoidology の歴史
― 欧米と日本の研究の歩み ―

サルコイドーシスの最初の患者が報告されてから，140年近くが経過した．History（歴史）はギリシャ語historia「知る」に由来すると言われるが，本症研究の先達が記した緻密な観察を「知る」時，古典は甦り，IT時代の我々世代は学ぶところが多い．結核及びサルコイドーシス研究の長老，岡 治道は「観察記録の価値は時代を越えて不変，変わるのはその解釈だけである」と教えている

I 欧米における研究小史

1. 各臓器病変が独立疾患だった時代（1869～1910年代）

サルコイドーシスの皮膚病変に最初に注目したのは英国のHutchinsonである．1869年（明2）に彼が診察したLondonの痛風患者John 58歳は，両足，指，片腕に隆起したやや紫色の皮疹，虹彩ブドウ膜炎を持ち，6年後腎臓病で死亡している．同じ年Oslo（当時Christiania）大学皮膚科教授CW Boeckを訪ねたHutchinsonは現地の水夫の病変スケッチがJohnの病変に類似していたと記している（図1-1）．Johnの他，患者Mrs. MortimerとMabeyを報告している．本症研究の歴史はこの両者によって幕開きとなる．因みにKochの結核菌発見1882年（明15）PirquetのAllergie提唱1907年（明40）である．

1889年（明22），ParisのBesnierが診察した34歳の男は鼻の頭，耳，指が霜焼けのように赤紫に腫れ上がり，リンパ節も腫大していた．これをlupus pernioとして発表した．組織所見は，3年後にTennesonによって報告されている．

1894年（明27），上述CW Boeckの後継者，甥のC Boeck（Danboltによるとボークが原語に近い発音）が診た34歳の警察官は顔，背中，手足にいくつかの隆起した結節を持ち，鼠径リンパ節が大きく腫れていた．これをmultiple benign sarcoid（sarco=肉 oid=類似な）として発表した．彼は賢明にもリンパ節病変が皮膚病変の"result"（Boeckはイタリックで書いた）とは考えなかった．1905年（明38）の論文では血管病変にも注目し「生体に深く根を下ろし

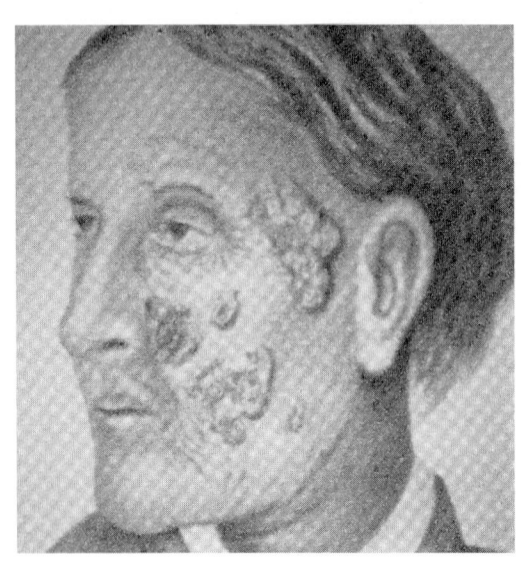

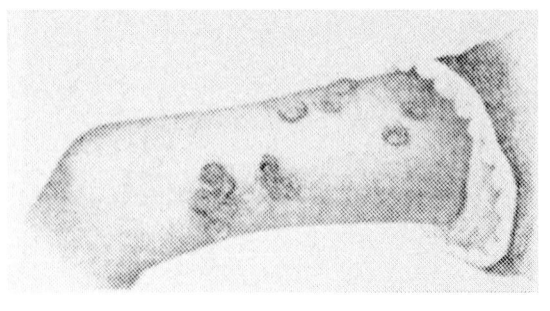

図1-1 HutchinsonのMortimer's malady
患者婦人と病像 Arch Surgery 1889

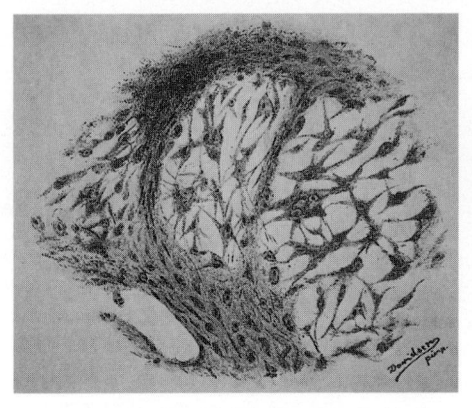

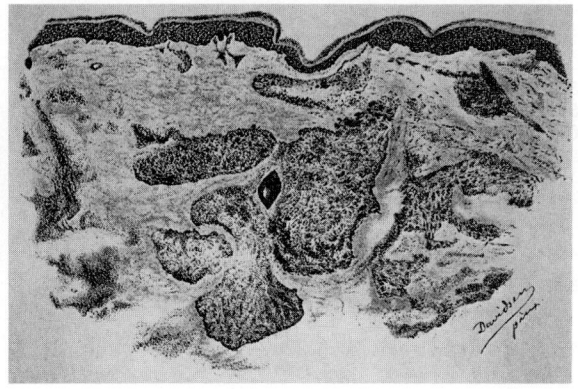

図1-2　Boeckの第一例の皮膚病理組織像スケッチ〔左右2枚〕〔J Cut & Genito-urinary Dis 1899〕
顕微鏡写真のない時代には医学専門の画家が顕微鏡像を描いた．

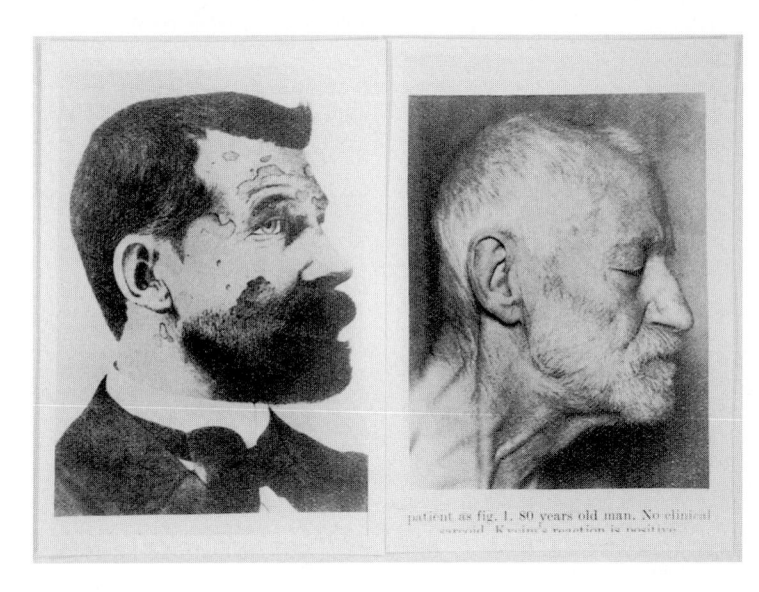

図1-3　この患者の皮膚病変と経過
〔左右2枚〕
（N Danbolt提供）
左　36歳初診時　1896〔明31〕
右　80歳死亡時　1940

ている病気」と記している．この患者は（図1-2，3）1940年80歳の時，腎腫瘍で入院した．顔面にわずかな瘢痕を残し，Kveim反応は陽性，剖検でサルコイドーシス病変を認めなかったという．

本症の骨病変は1904年（明37）にKreibichがlupus pernioの指皮膚病変に伴う骨X所見を報告した．同様の病変をR Kienbeck（1902年，明35）は梅毒性，O Jungling（1919年，大8）は結核性と報告したが，今ではサルコイド病変と認められている．

1905年（明38）Copenhagen国立病院のHeerfordtは38℃発熱，両頰が腫脹した14歳の子供を診察した．入院中に，右顔面神経麻痺，膝関節痛，虹彩ブドウ膜炎が現れた．また他の症例では口渇，頻尿，手の運動知覚障害がみられた．これらの病変を1909年（明42）にFebris uveo-parotidea subchronicaとして眼科誌に報告した．

表1-1 サルコイドーシス

欧　米	日　本	結　核（参考）
1869 新しい皮膚病変を観察［Hutchinson JA］ 1877 皮膚病変papillary psoriasisとして報告 1881 ［Hutchinson JA］ 　　　皮膚病変lupus pernioを報告［Besnier E］		
		1882 結核菌の発見［Koch R］ 1883 Ziehl-Neelsen染色法を発表［Neelsen FA］ 1888 人工気胸術を実施［Forlanini C］ 1890 全国結核死亡統計開始
1892 皮膚病変lupus pernioの組織所見（巨細胞と類上皮細胞）を報告［Tenneson H］		
		1895 X線の発見［Rontgen WC］
1898 皮膚病変Mortimer's malady［Hutchinson JA］ 1899 組織所見からmultiple benign sarkoidと命名［Boeck C］		
1904 骨病変の報告［Kreibich K］ 1905 皮膚病変をbenign miliary lupoidと改名［Boeck C］		
		1908 ツベルクリン皮内反応を発表［Mantoux C, Mendel F］
1909 耳下腺，眼，神経病変からuveoparotid feverと命名［Heerfordt CF］ 1914 全身性疾患の認識［Schaumann J］ 1915 胸部X線病変報告［Kuznitzky E, Bittorf A］		1910 集団ツベルクリン反応報告［伊藤祐彦］
		1916 結核初期変化群と結核三期説を提唱［Ranke KE］
1917 benign lymphogranulomatosisと命名［Schaumann J］ 1920 骨病変を報告［Jungling O］	1921 皮膚サの第1例を報告［竹谷 實］	1921 BCGを発表［Calmette A, Guerin C］ 1923 第1回日本結核病学会（北里柴三郎）
		1928 PPDツ液の作成［Seibert FB］ 1928 結核初期変化群の病理学研究（感染と発病）［岡 治道］
1929 心病変を報告［Bernstein M］	1931 肺病変，骨病変を伴うlupus pernioの2例を報告［小林栄治］ 1934 サの肺病変を報告［桜井英徳，岩井孝義］	
1935 病変部懸濁液注射，遅延型反応を確認［Williams R, Nickerson D］ 1936 sarcoidosisの名称を提唱［Hunter D］	1935 サの眼病変を報告［梶由直二，神原太三郎］	1935 X線断層撮影法の考案［Grossmann G］ 1936 X線間接撮影法の実用化［古賀良彦］ 1936 X線間接撮影法の考案［de Abreu M］ 1939 財団法人結核予防会設立 1940 ツベルクリン判定基準の作成［野辺地慶三］
1941 病変部懸濁液皮内注射部位を生検，類上皮細胞肉芽腫を報告［Kveim A］ 　　　第4回国際サ学会［Turiaf J, Paris］		1944 ストレプトマイシンの発見［Schatz A, Waksman SA］ 1946 パラアミノサリチル酸（PAS）発表［Lehman J］ 1948 初感染（から肺結核症進展）の臨床研究［千葉保之，所沢政夫］
1953 両側肺門リンパ節腫脹（BHL）を早期病変として報告［Löfgren S］		1952 イソニコチン酸ヒドラジド（INH）の報告 1953 第1回結核実態調査（1973年まで計5回実施） 1954 陽転者の化学（発病）予防（PAS, INH）世界初報告（千葉保之ら） 1957 BCG乾燥凍結ワクチンの製造［大林容二］ 1957 カナマイシンの発見［梅沢浜男］

研究の世界年譜

2005年1月現在

欧　米	日　本	結　核(参考)
1958　第1回国際サ学会［James DG, London］ 1958　胸部X線病期分類（Wurm-Heilmeyer）［Wurm K］ 1960　第2回国際サ学会［Cummings MM, Washington］ 1963　第3回国際サ学会［Löfgren S, Stockholm］ 1966　第4回国際サ学会［Turiaf J, Paris］ 1969　第5回国際サ学会［Levinsky, Praha］ 1974　気管支肺胞洗浄術の開発［Reynolds HY］	1960　臨時疫学調査班（岡 治道） 1961　文部省科学研究費サ総合研究班（北村包彦） 1963　文部省試験研究費サ研究費（北村包彦） 1964　研究協議会結成（代表：北村包彦） 1966　文部省試験研究費ク抗原試作研究委 ～67　員会（小島理一） 1968　厚生省医療研究結核近縁疾患（日比野 進） 1972　第6回国際サ学会［北村包彦, ICS代表細田 裕，東京］ 1972　厚生省特定疾患に指定され調査研究班（本間日臣）が発足，現在まで継続（表2） 1973　文部省特定研究サ研究班（P.acnes） ～77　（本間日臣） 1973　文部省科研補助金東南アジアのサ疫 ～74　学研究（前川暢夫，辻 周介） 1974　文部省特定研究「サの発症進展機構におけるP.acnesの役割に関する基礎的研究」（本間日臣）	1966　リファンピシン（RFP）の生成［Maggi N, Furesz S, Kradolfer F］ 1968　旧ツベルクリンがPPDツ反に変更 1969　BCGを経皮に変更 1973　X線CTの実用化（Hounsfield GN）（Ambrose J） 1974　小・中学生の定期X線検診削減
1975　第7回国際サ・肉芽腫学会［Siltzbach LE, New York］ 1975　血清ACE高値を報告［Lieberman J］ 1978　第8回国際サ・肉芽腫学会［Jones Williams W, Cardiff］ 1978　気管支肺胞洗浄液のT細胞増加を報告［Weinberger SE］ 1981　第9回国際サ・肉芽腫学会［Chretien J, Paris］ 1984　第10回国際サ・肉芽腫学会［Johns CJ, Baltimore］ 1984　専門誌「SARCOIDOSIS」の創刊 1987　第11回国際サ・肉芽腫学会［Rizzato G, Milano］ 1987　WASOG（World Association of Sarcoidosis and other Gramulomatous Disorders）が発足 1989　第1回WASOG学会［Freitas e M & Costa E, Lisbon］ 1993　第3回WASOG学会［Sharma OP, Los Angeles］ 1995　第4回WASOG学会［Dubois R, Mitchell, London］ 1997　第5回WASOG学会［Costabel, Essen］	1979　奈良国際シンポジウム（三上理一郎） 1981　サ研究会発足（第1回総会　平賀洋明，札幌） 1987　サ学会（千葉保之）誕生 1991　第2回WASOG学会［大島駿作，ICS代表：泉 孝英，京都］ 1994　1st Workshop on International Collaborative Studies in Sarcoidosis［長井苑子，京都］ 1999　第6回WASOG学会［安藤正幸，熊本］	1993　小・中学生の定期X線検診の廃止決定 1998　結核菌の全ゲノムを解析［Cole ST］
2001　第7回WASOG学会 　　　　［Eklund AG, Stockholm］ 2005　第8回WASOG学会 　　　　［Newman LS, Baughman RP, Denver］	2004　サ・肉芽腫学会学術賞「千葉保之・本間日臣記念賞」制定	

注1）サ・肉芽腫学会：日本サルコイドーシス／肉芽腫性疾患学会の略　サ学会：日本サルコイドーシス学会の略
注2）ICS代表：International Committee on Sarcoidosis代表の略

2. 全身病時代
　（1910〜1950年代）

　第一次世界大戦勃発の1914年（大3）Schaumannは肺を含む内臓病変から，全身病の概念を構築し，Besnierのlupus pernioとC Boeckのmultiple benign sarcoidとを含めて，lymphogranulomatosis benignumと呼んだ．同じ年，Breslau大学の皮膚科医 Kutznizkyと内科医Bittorfは西部戦線から戻った27歳の兵士の腕と足に皮下結節，さらに腋窩リンパ節，肝，脾の腫脹を認め，胸部X線写真を添え1915年にMṻnchen 医学週刊誌に報告した．この時Schaumannの論文はまだ刊行されていなかった．

　1934年 Pautrierは本疾患をla maladie de Besnier-Boeck-Schaumannと呼んだ．一方，sarcoidosis（類肉腫症）の病名は1936年BostonのHunterの論文に由来し，冒頭に病名に関するHutchionsonの言葉"Names are good servants but bad masters"が引用されている．

　サルコイド病変の病変組織suspensionによる皮膚反応は1935年にBoston City HospitalのWilliamsらとNickerson（発赤判定）が，1941年にはOsloのKveim（組織像判定）がそれぞれ成績を報告している．一時途絶えたKveim反応研究はNew YorkのSiltzbachによって復活し，1960年の第2回国際サルコイドーシス学会（Washington）で診断基準に採用され，Siltzbach-Kveim反応とも呼ばれる．

　2次大戦後，軍人，住民の胸部X検査普及とともに，bilateral hilar lymphoma（BHL）をサルコイドーシス初期病変とするLöfgrenの報告（1953）などにより，研究の主流は胸部疾患領域に移った．

3. 国際研究時代
　（Global sarcoidosis movement 1950年代〜）

　2次大戦の米国復員軍人の本症多発が契機となり米国サルコイドーシス会議（1948，1956）が開かれ，さらに1958年LondonのSymposium of Sarcoidosis（後の第1回国際サルコイドーシス学会）には欧米学者33名が招かれた（図1-4）．その会議録は幻と言われていたが，最近，速記録を入手した．（W Jones William 所有）．1963年第3回Stockholm国際サルコイドーシス学会（図1-5, 6）後，有志がSarcoidosis Club（closed）を結成し，1966年Paris会議でInternational Committee on Sarcoidosis（ICS）と改称すると共に会議も一般に公開された．理事長はL Siltzbach，次いでDG Jamesが務めた．1969年に筆者がICS理事に任命され，その後，三上理一郎，泉 孝英，長井苑子，安藤正幸が選ばれている．1984年には学会誌SARCOIDOSIS（現在のSarcoidosis Vasculitis and Diffuse Lung Diseases）が創刊された．1987年Milanoサルコイドーシス国際会議で学会組織WASOG（World Association of Sarcoidosis and Other Granulomatous Disorders）となった．初代理事長はDG James，1999年以後 Om P Sharmaが推薦された．WASOG会員の中で日伊が圧倒的多数派である．WASOG学会と学会誌「SARCOIDOSIS」の維持は事務局長G Rizzato，秘書役の同夫人Silvia，編集長G Semenzatoの献身的な働きに負っている．

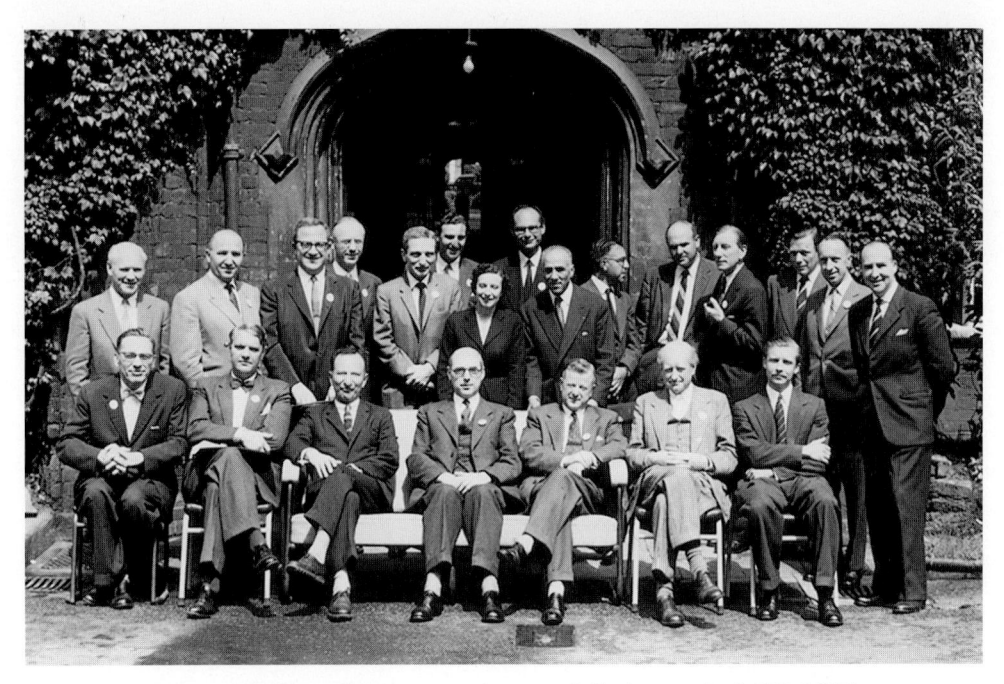

図1-4　1958第1回国際サルコイドーシス会議（London）座長記念撮影
　　　中央Scadding

前列左端からSiltzbach，Löfgren，Israel，後列左端から，2人目Wurm，4人目Chapman，女性の右隣，Turiaf，一人置いてCummings，右端James．このほかCrofton, Jones Williamsも参加した．

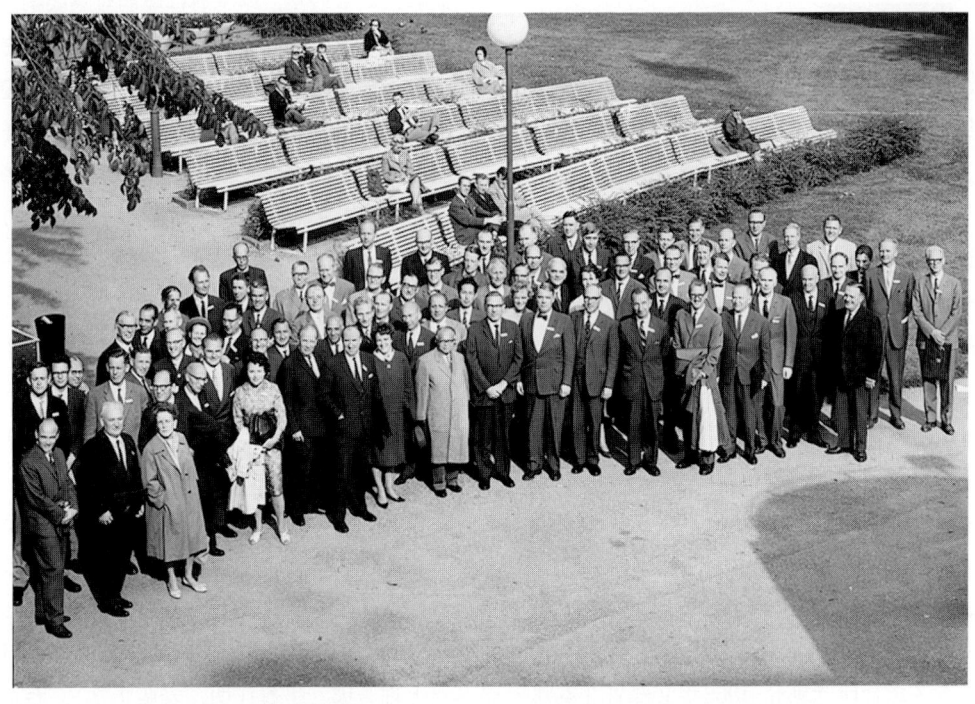

図1-5　1963第3回サルコイドーシス国際学会　Stockholm参加者
　　　中央Löfgrenを囲んで，野辺地，細田，Selroosが見える．

第1章 Sarcoidologyの歴史

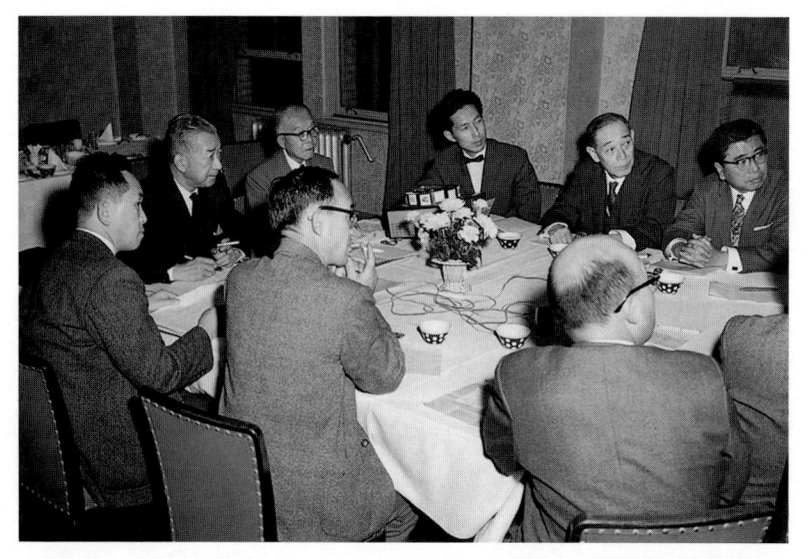

図1-6　1963 第3回サルコイドーシス国際学会報告会（最新医学1964）
左端から三上理一郎(横顔), 北村包彦, 野辺地慶三, 細田 裕, 岡 冶道, 重松逸造.

II 日本における研究小史

1. サルコイドーシス学会誕生までの研究組織

わが国では欧米に遅れること約半世紀, 1921年（大10）に東北大学皮膚科の竹谷 實の詳細な報告（類狼瘡）が最初とされる. 第一例の女性症例（図1-7）は大正7年右顔面に大きな結節で受診, 難治であったが, 亜比酸曹達水注射後軽快したという. その後第二次大戦までに本邦報告54例中53例が皮膚病変を持っていた（平子 真1960）.

わが国の本格的研究は, 第2回サルコイドーシス国際学会主催者, 米国 National Academy of Sciences の呼び掛けに応じて作られた文部省臨時疫学調査班（1960年）の調査に始まる. 引き続いて, 1960, 1961年には,「サルコイドーシス臨時疫学調査班」,「文部省科研費サルコイドーシス総合研究班」, 1966年文部省「本邦製Kveim抗原の試作」研究班などにより, 本邦サルコイドーシスの実態が明らかにされた.

北村包彦らは「手弁当で集まる」在京小研究協議会を作った.

ところが, 1972年に思いもかけない幸運が訪れた. この年, 厚生省は難病対策要綱を設定し, サルコイドーシスはいち早く特定疾患対策研究, 治療研究に指定された. 以後, 安定した大型公的研究費に支えられて, 新しいタイプの共同研究体制が開花結実し, 日本は世界のサルコイドーシス研究のトップランナーに躍り出ることが出来た. 2002年にはサルコイドーシス学会は特定疾患研究事業30周年記念を祝った. また, 公的研究班と並んで, 前述の在京小協議会は1964年9月全国組織のサルコイドーシス研究協議会（代表北村包彦）（指名制）へ, 1967年4月に全国会員組織へと改組され, 1981年にサルコイドーシス研究会, 1987年に日本サルコイドーシス学会, 1999年に現在の日本サルコイドーシス/肉芽腫性疾患学会へと発展した（歴代会長, 理事長は北村包彦, 千葉保之, 三上理一郎, 平賀洋明, 安藤正幸）. わが国では大型公的研究班とサルコイドーシス研究協議会（後に研究会, 学会）とが渾然一体となって,

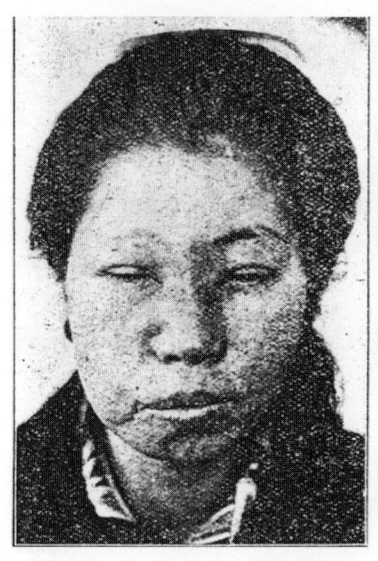

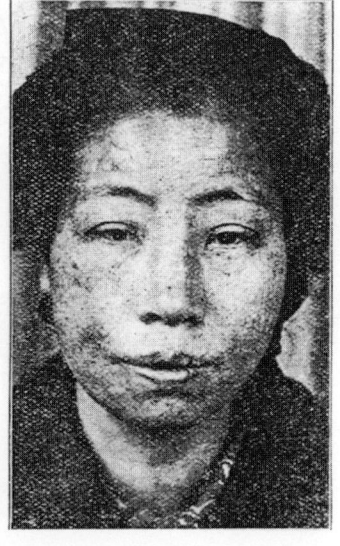

図1-7 竹谷 實による日本の第1例
左は大正8年1月右側頬に鶏卵大腫瘤1個，2銭銅貨大1個など，
右は大正9年5月軽快．

多くの専門分野で共同研究が行われたことに特徴があり，重松逸造の指導力が大きかった．初期の全国調査事務局は公衆衛生院疫学部にあったが，重松逸造の金沢大学転出に伴い，1962年に，事務局は国鉄中央保健管理所へ移った（後にJR東京総合病院呼吸器内科）．（歴代事務局長；細田 裕，小高 稔，現在山口哲生），（詳細は重松逸造．日サ会誌．2003）．

わが国で開かれたサルコイドーシス国際学会は，1) 1972年第6回東京サルコイドーシス国際学会（北村包彦）（図1-8, 9)，2) 1979年奈良国際シンポジウム（三上理一郎）（図1-10），3) 1991年第2回京都WASOG学会（大島駿作），4) 1999年第6回熊本WASOG学会（安藤正幸）（図1-11）である．この間，泉 孝英らが延べ50名に及ぶ海外の著名サルコイドーシス症研究者を客員研究員や講演者として京都大学に招き，学問及び人的交流に大きな貢献があった事も特記したい．

2. 研究の歩み

わが国のサルコイドーシス研究は共同研究として発足し，通算8回の全国症例調査，2回の予後調査，サルコイドーシス全国剖検例調査などを通じて本症の各専門分野の実態を明らかにすることが出来た．本書では余り知られていない研究などの一端も紹介したい．

1) 本邦製Kveimクベイム抗原（正しくはtissue suspension）試作史

TBLB, BAL, ACEもなかった頃の1960年サルコイドーシス国際会議で本反応は組織診断と等価とされたため「生検代用簡易診断」用に需要が急増した．脾病変由来のSiltzbach抗原が広く使用され，Merckからの発売計画もあったという．その後London（Mitchell），Edinburgh（Douglas），Lausanne（Favez），Melbourne（Hurley）抗原が次々に作られた．Favezを訪ね一本5米ドルで入手した記憶がある．これらの抗原はやがて材料の保管事故，異物混入，材料の枯渇などの理由で製造中止となった．

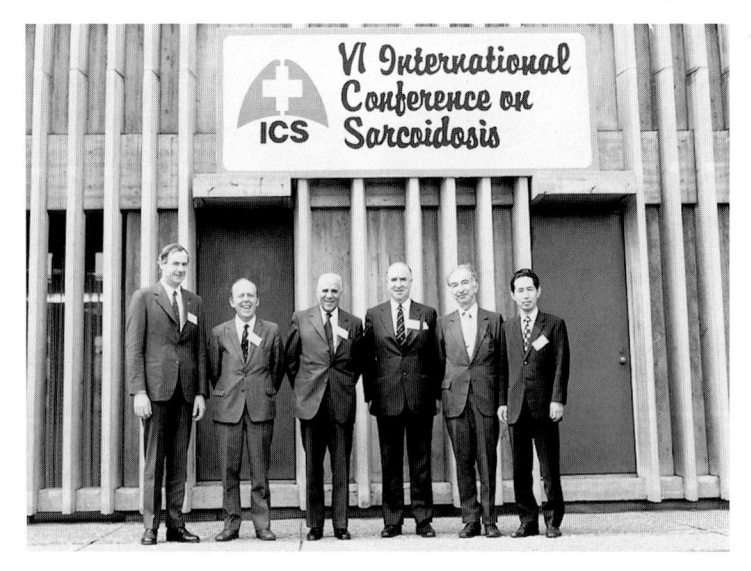

図1-8　1972東京，第6回サルコイドーシス国際学会理事

左から Hurley, Douglas, Jones Willimas, Israel, James（後の2代目理事長），細田．この時加藤巻恵氏の寄贈のサルコイドーシス学会のロゴ（肺とBHL）は今も使用されている．〔デザイン萩原義光氏〕

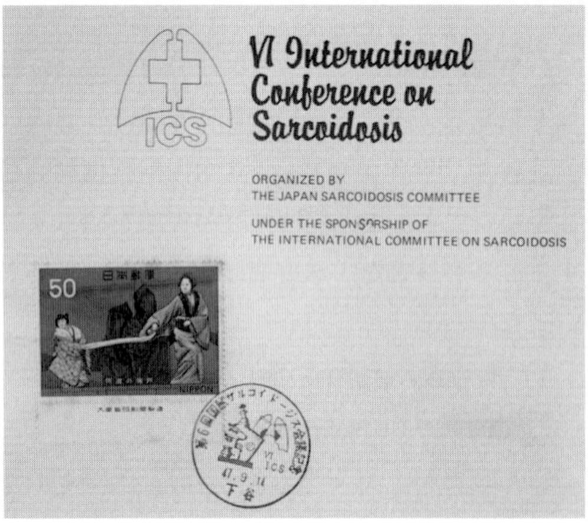

図1-9　1972東京，第6回サルコイドーシス国際学会の記念郵便スタンプ

財務委員は藤田真之助，大平一郎であったが，藤田東京逓信病院長の尽力で記念スタンプが許可された．当時，東京には帝国，第一ホテルしかなく，学会総経費800万円の時代だった．

1966，1967年，文部省科研費「本邦製クベイム抗原の試作」研究班〔班長小嶋理一〕が発足し，試作改良は国立予防衛生研究所結核部ツベルクリン室 片岡哲朗に負う所が大きく，判定基準は北郷 修ら，配布は小高 稔が担当した．製造はほぼChase-Siltzbach法に準じた．全国施設からリンパ節（生検の残り）68件150g, 脾3件600gなどが提供され1977年までにLot No. は40に達した．抗原の in vitro 力価検定は不可能だったので，患者で陽性率の低いLotは破棄した．病理組織で肉芽腫が80％を占めるものと10％以下のものから別々の抗原を製造したところ，陽性率は前者が3倍も高かった．しかし，適切な材料入手不能のため，1970年代で試作を中止した．in vitro の白血球遊走阻止テスト，（伊藤慶夫ら：1980），Anti-Kveim monoclonal抗体作成（石岡紳一ら）などの研究も行われた．Kveim抗原配布を担当したサルコイドーシス事務局はいつしかその存在が全国に知られるようになった．試作の反省としては，1)

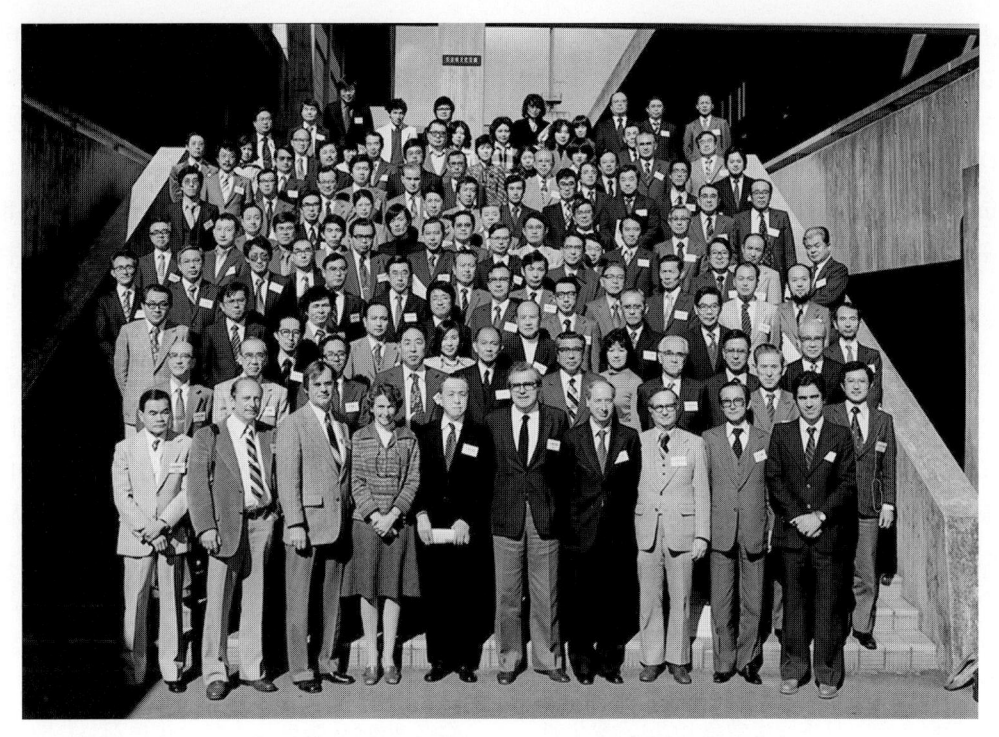

図1-10　1979奈良国際シンポジウム参加者記念撮影

三上理一郎を囲んでわが国の主要研究者，英国王立医学会会長 Turner Warwick，Paris 大学 Chretien，らの顔も見える．

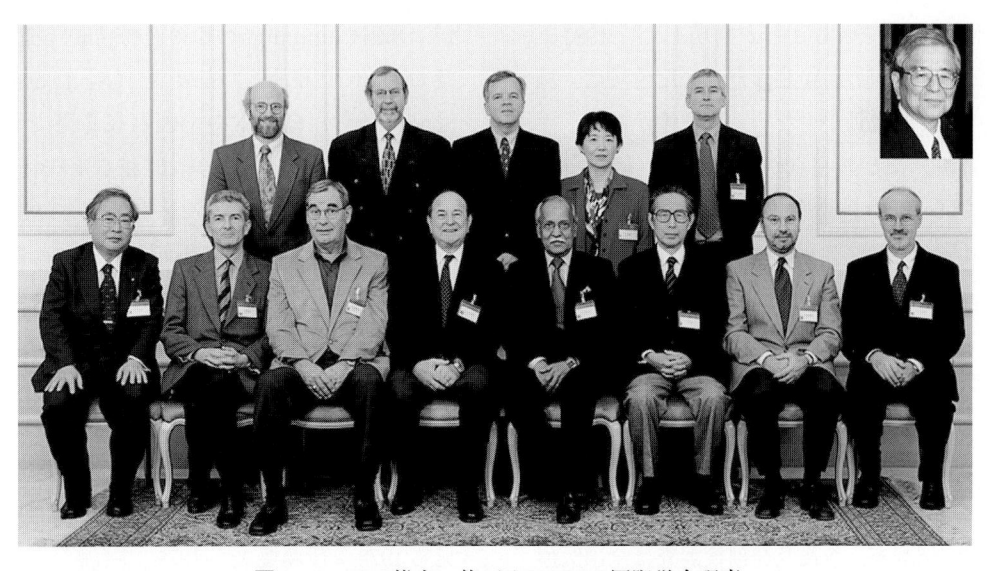

図1-11　1999熊本，第6回WASOG国際学会理事

前列左から，泉 孝英，Rizzato，DeRemee，Teirstein，Sharma(3代目理事長)，細田 裕，Semenzato，Costabel，後列左から Muller-Quenheim，Selroos，Eklund，長井苑子，Debois(安藤正幸会長は別掲)

第1章 Sarcoidology の歴史

組織提供者の同意有無，2）不透明の粗懸濁液で，3）in-vitro力価検定が不能，4）注射後判定まで数週間を要すること，などなど数々の問題が挙げられる．基礎的研究はさておいて，Kveim抗原の診断的価値としての使命は終えたと言えよう．

2）ACE測定法の改良（笠原法）：ACE (Angiotensin-coverting enzyme) 測定法

ACEは慢性肺疾患で一般に低下するが，本症では上昇することをLos Angeles近郊Hope Medical CenterのJ. Liebermanが1975年New York国際サルコイドーシス学会で報告し，NYのSilversteinがその機序研究報告を行った．日本でも独自に研究が進行し，立花暉夫の報告（医学会総会1975）や上田英之助，立花暉夫の研究報告がある（日本胸疾学会1976）．厚生省サルコイドーシス研究班（班長三上理一郎）はCushman-Cheung法（Lieberman変法）を用いて5施設共同研究の結果，施設間の測定値のばらつきが大きく測定時間が長く（7段階操作）実用性に欠けていることが判明した．1981年笠原靖が開発したACE測定酵素比色法は，施設内，施設間変動が少なく，再現性が高く，手技が簡便，などの利点が示された（細田裕，橋本勉ら1983）．笠原靖，三上理一郎，細田裕は米国に飛び，LiebermanとSilversteinに笠原法の優秀性を認めさせた．国内では，現在も笠原法キットが主流で，金メダルの一つと言えるだろう．

3．疫学，臨床，病因などの研究寸描

全国症例調査，予後及び剖検調査は全国医療機関の絶大な協力を得て成功した．また，世界で稀な日本の胸部X線検診システム（学童：新津泰孝ら）（職域：細田裕ら）による症例収集も有用な基礎資料となった．疫学的には罹患率の北高南低，発見時年齢のピークは若年一峰性から若年〜中年，特に女性の二峰性へ移行などが特徴的であった．病態では眼，心病変頻度が海外より著しく高いことが注目され，（眼：小林フミ子，矢地通子ら），（剖検：岩井和郎，岡治道1964），（心病理像：松井泰夫，岩井和郎，古家堯ら1975，後に関口守衛ら）松井，岩井，立花らの成績（New Yorkサルコイドーシス国際学会1975）はCecilや米国心臓病学の教科書にも引用されている．また肉芽腫性血管炎（三上理一郎ら1986，武村民子ら1991）とmicroangiopathy（小林フミ子1976）の研究も進んだ．

ステロイド治療の効果については新発見例の二重盲検研究の結果，長期の有効性は確認されなかった（本間日臣，三上理一郎ら1972）．またP. acnesを視野に入れた抗菌剤（L-Keflex及びClarithromycin）投与二重盲検研究（平賀洋明ら，1987，1994）も有効性が認められなかった．

病因については多くの仮説が提出されてきたが，米国Cummingsの松の花粉pine pollen説，及び欧州で根強い結核説（Schaumann，Scaddingら）は日本の全国調査結果によって疫学的支持を失った（細田裕ら1963，1981，2004年）．扁桃などの慢性感染説（重松信昭ら）も出されたが，Propionebacterium acnes仮説は1970年頃から本間，伊藤が別個にサルコイドーシス患者リンパ節からP. acnesを検出したことに始まる．1974年には文部省特定研究「サルコイドーシスの発症進展機構におけるP. acnesの役割に関する基礎研究」班（本間日臣）が発足し研究を重ねた（本間遜，本間日臣弟兄ら1978；伊藤慶夫ら1979；阿部千代治，岩井和郎ら1984）．さらにP. acnesのimmnomodulation（泉孝英1979），P. acnes DNAの組織内分布（石毛郁夫ら1999），感作マウス肺にサルコイド肉芽腫病変誘導，英独伊患者材料との対

表1-2 厚生省(厚労省)特定(難病)疾患サルコイドーシス関連調査研究班年譜(1972-2005現在)

2005年1月24日作成

	年	名称	班長	サ分科会長
研究班	1972〜74	サルコイドーシス調査研究班	本間　日臣	
	1975〜78	サルコイドーシス調査研究班	三上理一郎	
	1979〜81	サルコイドーシス調査研究班	三上理一郎	
	1982	肉芽腫性肺疾患調査研究班	細田　裕	
	1983〜87	間質性肺疾患調査研究班	原沢　道美	細田　裕
	1987〜92	びまん性肺疾患調査研究班	田村　昌士	平賀　洋明
	1993〜95	同	安藤　正幸	平賀　洋明
	1996〜2001	同	工藤　翔二	
	2002-	同（厚労省）	貫和　敏和	
研究				
全国調査				
	1960	第1回		
	1961	第2回		
	1964	第3回		
	1970	第4回		
	1972	第5回		
	1977	第6回		
	1984	第7回		
	1991	第8回		
予後調査				
	1967	第1回		
	1977	第2回		
	1984	第3回		
	1998	第4回		
剖検例調査				
	1973	第1回		
	1991	第2回		
診断基準の作成				
	1989	サルコイドーシス診断基準の作成		
	1990	眼サルコイドーシス診断の手引き作成		
	1993	心臓サルコイドーシス診断手引き作成		

比（江石義信，菅 守隆ら2002）などの優れた業績が発表され，これらの研究と並行して，三上理一郎は新しい内因性感染説を唱えた．日本発信のP. acnes仮説認知のための更なる国際共同研究が待たれている．2004年第一回サルコイドーシス／肉芽腫性疾患学会学術賞「千葉保之，本間日臣記念賞」（図1-12）は長年にわたり本研究を主導した江石義信に贈られた．本賞がP. acnes研究の先達本間日臣の記念であることは意義深い．

表1-3 創業期サルコイドーシス研究グループのメンバー　1960, 1970年代
2005年2月14日作成

札幌	平賀 洋明	全田　一郎				
秋田	古田　守					
仙台	新津 泰孝					
新潟	伊藤 慶夫					
東京	重松 逸造	本間 日臣	三上理一郎	細田　裕		
	岩井 和郎	小高　稔	長田　浩	岡野　弘	荻原 正雄	
	片岡 哲朗	小須田達夫	小林フミ子	園田 節也	平子　真	
	北郷　修	松井 泰夫	望月 博之	矢地 通子	米田 良蔵	
	柳川　洋	鷲崎　誠	田村 静夫			
名古屋	山本 正彦					
京都	泉　孝英					
大阪	立花 暉夫	上田英之助	越智 規夫			
広島	西本 幸男	山木戸道郎				
福岡	重松 信昭					
熊本	志摩　清					
事務局	渡辺 素子	遠藤あき子	畦原 トシ	北爪由紀子		

注：当時教授級の研究者名は文献3, 4参照

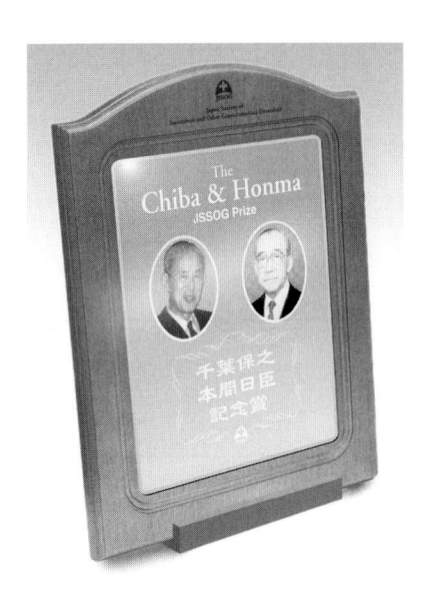

図1-12　日本サルコイドーシス／肉芽腫性疾患学会学術賞
「千葉保之，本間日臣記念賞」の楯（2004年制定）

III サルコイドーシス研究に貢献した人物の横顔

サルコイドージスの祖

Jonathan Hutchinson, London,
（1828–1913）（図1-13, 14）

先天性梅毒で有名なHuchinsonはJohn, Mrs. Moltimer, Emma Mabeyの3例を報告した（彼は患者名をしばしば病名にした）．1898年には「これは今まで認識されなかった皮膚病病変の一型であろうが，現段階では記録に留め，将来の資料による解明を望む」と書き残している．彼が編集刊行した年刊彩色図譜 Archives of Surgeryは予約配布で1989以来10巻および，11巻は完成していないようである．

彼の残した膨大な皮膚病彩色石版は引き受け手がなく，W Oslerの尽力でJohns Hopkins大学に保存されている．筆者は同大Carol Johnsの案内で，実物を見る機会があった．彼が患者Johnを診たBlackfriors皮膚科病院（廃院）は

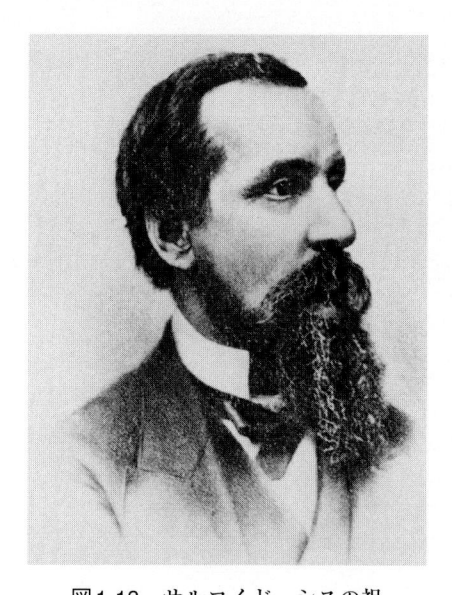

図1-13　サルコイドーシスの祖
Jonathan Hutchinson, London (1828–1913)
(DG James 提供)

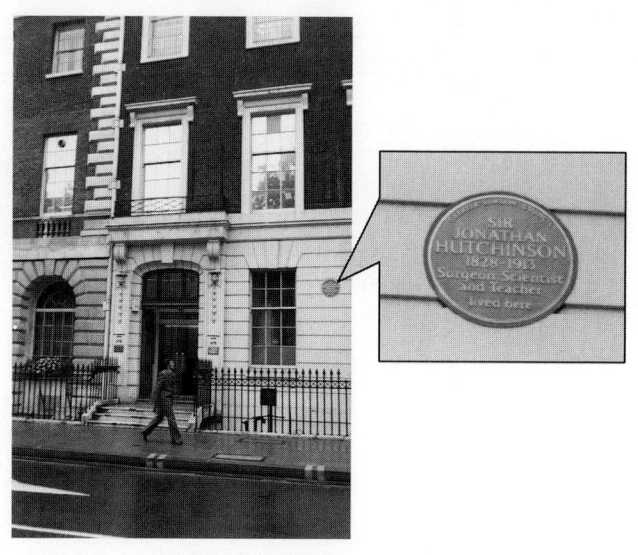

図1-14　Hutchinnsonの住居
London 市史跡 (DG James 提供)

Regent Parkの向かいKennedy像近くにある．彼の住んだLondonの家は市史跡に指定されている．

彼はYork医学校に学び，Paget教授に師事した．国際学会の際，園遊会を開いたLondon郊外のHaslemereを愛し，ここで晩年を過ごした（別邸は現存）．〔資料提供：DG James, London〕

皮膚病変 "lupus pernio" の命名者

Ernest-Henri Besnier, Paris, (1831–1909)（図1-15）

1889年2月14日Paris Saint Louis病院の週例臨床研究会で提示した34歳の男子例をLupus pernioとして報告した．初め内科医としてペストの疫学で優れた業績をあげたが，1873年Bazinの後継者として，皮膚科教授に任ぜられた．生検biopsy（bio=life, opsia=sight）を造語した人といわれる．

（注：autopsy（auto=self, opsia=sight 自らの目で見る）
〔資料提供：J Turiaf，Paris〕

皮膚病変 "Sarcoid" の命名者

Caesar Peter Moller Boeck, Chirstiania, 現在のOslo（1845–1917）（図1-16）

1899年のMultiple benign sarcoid of the skin 論文が英国医学誌に，皮膚のほか，鼻粘膜，リンパ節，脾などの病変を報告した．1896年のLondon第3回国際皮膚科学会の会長Hutchinson 68歳，副会長のBesnier 65歳に加え最年少のBoeck 51歳も副会長を務めた．1975年New York国際サルコイドーシス学会の帰途，日本のサルコイドーシス専門家たちが，C. Boeckの弟子Danboltの案内で秋雨の中をBoeckの墓に詣で献花の機会を持った．
〔資料提供：N Danbolt, R Gevelt, Oslo〕

第1章 Sarcoidologyの歴史

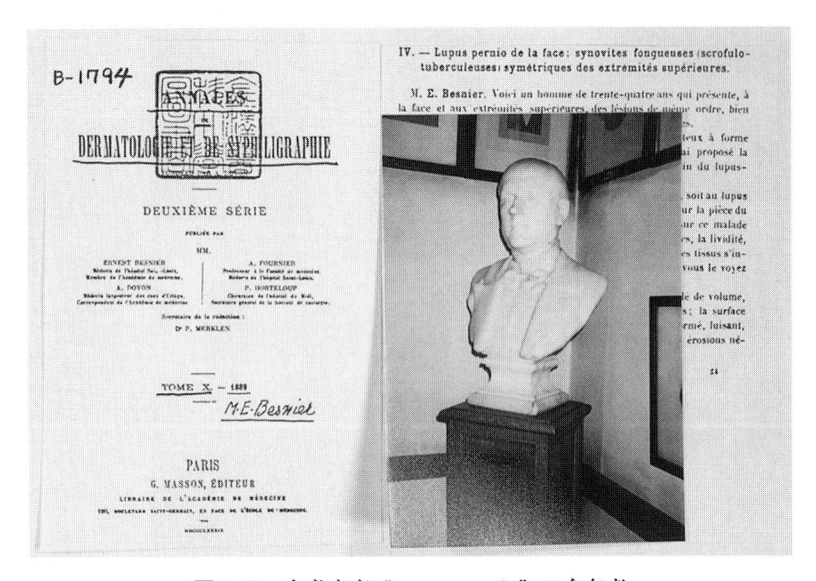

図1-15　皮膚病変"lupus pernio"の命名者
Ernst-Henri Besnier, Paris(1831–1909)　胸像(J Turiaf 提供)

"Febris Uveoparotidea Sub-chrnoica"の命名者

Christian Frederik Heerfordt, Copenhagen（1871–1953）（図1-17）

いわゆるHeerfordt症候群として名高い原著は1909年の「耳下腺，眼，ぶどう膜に限局し，しばしば脳脊髄神経麻痺を伴う"亜慢性ぶどう膜耳下腺熱"について」と題されている．Bruins Slot（1936）はこの病変は本症によるものと指摘している．Copenhagen大学医学部を卒業，散瞳筋研究で学位を得たが，1912年に発表の緑内障成因に関する彼の論文が論争を巻き起こし，研究生活を去った．眼科臨床のかたわら統一ヨーロッパを唱え「新しいヨーロッパ」の著書もあり，EUの先駆者といえる．
〔資料提供：K Viskum , Copenhagen〕

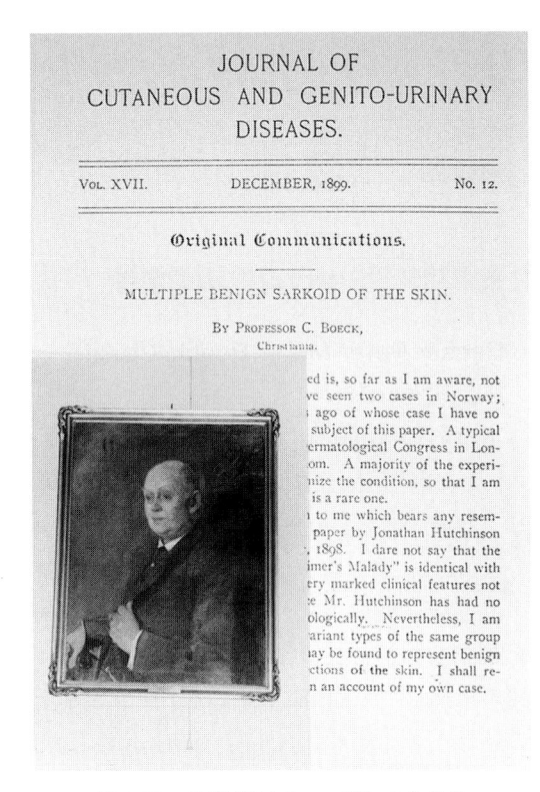

図1-16　皮膚病変"sarcoid"の命名者
Caesar Peter Moller Boeck, Christiania(現在Oslo)
(1845–1917)(N Dnabolt, R Gevelt 提供加藤巻恵氏撮影)

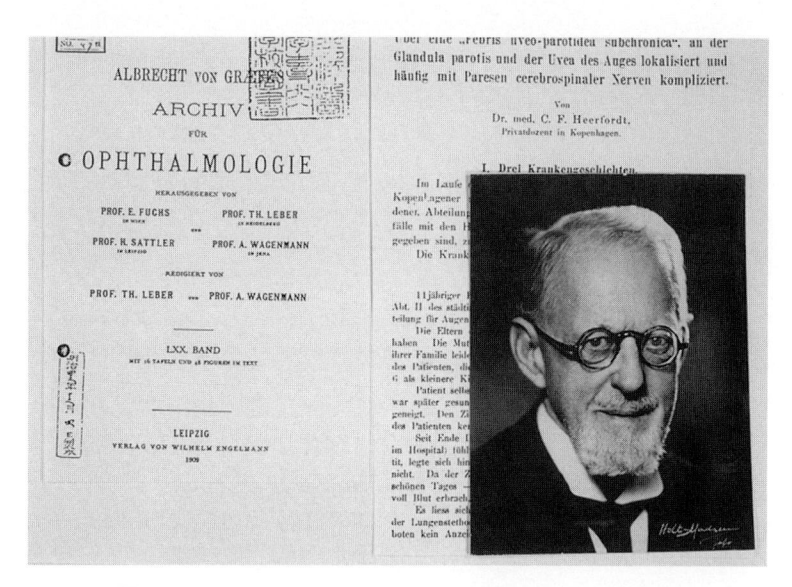

図1-17　"Febris uveoparotidea subchronica" の命名者
Christian Frederick Heerfordt, Copehnzgen（1871-1953）（K Viskum提供）

胸部X線病変の最初の報告者

Alexander Bittorf, Breslau（当時ドイツ領，現在ポーランドのWroclaw）（1876-1950）（図1-18）

皮膚科医Kutsnizkyと共著論文「内臓病変を有するBoeckの"Sarkoid"」（1915年）の中で，内科医Bittorfは内臓病変，特に胸部X線写真2枚〔当時ガラス乾板の筈〕を示し，肺野と中央陰影の異常を記載した．BittorfはLeipzig大学卒後，Breslau大学に移り，1941年に正教授に任ぜられた．第2次大戦終了とともに23年在位の教職を失ったBittorfは故郷Leipzigに戻り，程なく没した．〔資料提供：KW Kalkoff，Freiburg，E Altenburger，Passau〕

全身病の提唱者

Jögen Schaumann, Stockholm（1879-1953）（図1-19）

1914年11月当時35歳のSchaumann（Stockholm）はフランス皮膚病梅毒学会Zambaco賞応募のためSur le lupus pernio の論文を提出した．彼の観察した患者病変は口蓋，扁桃腺，骨，脾，肝，肺に広がり，組織像からBesnierのlupus pernioとBoeckのsarkoidと同じ疾患と考え，lymphogranuloma benignumと命名した．この論文はドイツ占領下のParisの混乱のためか，20年後にやっと出版された．BittorfとSchaumannの先陣争いの話は聞かないが，最初に全身病と看做したのはBoeckだとする論文に対して，Schaumannは長い反論を書いている（Schaumann 1935）．

彼はLund大学卒後，StockholmのSt：Göran病院皮膚科，Finsen研究所で研究を続け，1939年に教授となった．彼はMalmoに近い湖畔のSovdeの教会墓地に眠っている．〔資料提供：S Löfgren, Stockholm. 写真はActa Dermato-Venereologica 1953から転載〕

Kveim反応の祖

Ansgar Kveim, Oslo（1892-1966）（図1-20）

Kveim（クベイムと発音する）は1941年報

第1章 Sarcoidologyの歴史　17

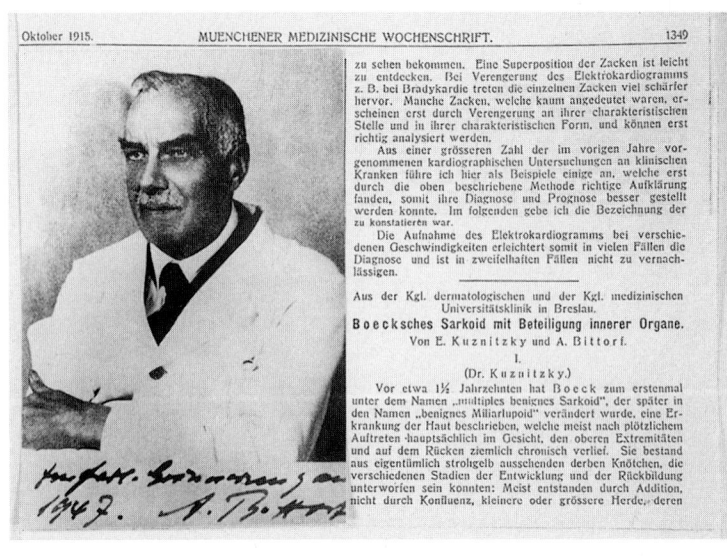

図1-18　胸部X線病変の最初の報告者

Alexsander Bittorf, Breslau（現在ポーランドWroclaw）(1876-1950)

（KW Kalkoff 提供）

図1-19　全身病の提唱者

Jörgen Schaumann, Stockholm(1879-1953)

（N Danbolt, R Gevelt 提供）

告「Boeckのsarcoidの新しい特異的皮膚反応」（生検組織像で判定）で注目を集めた．論文は母国語（ドイツ語抄訳付き）で書かれた．日本では島尾忠男が全訳した．2次大戦下，ノルウェイでは米国文献の入手不能，BostonのWilliams, Nickersonの皮膚反応（発赤で判定）発表（1935）を知らなかった．

Kveimは1945年には大学を去ってしまったので，指導教授 Danbolt, HelsinkiのPutokonらが研究を継続した．筆者は1975年 New York国際サルコイドーシス学会の際，長身白髪のNickersonとしばし雑談する機会があった．Kveimはその後Boeck-Danielsen賞を受けた．1966年Paris第3回国際サルコイドーシス学会は彼を招いたが，時すでに遅く，同年Osloで没した．

〔資料提供：N Danbolt R Gevelt, Oslo〕

18　欧米と日本の研究の歩み

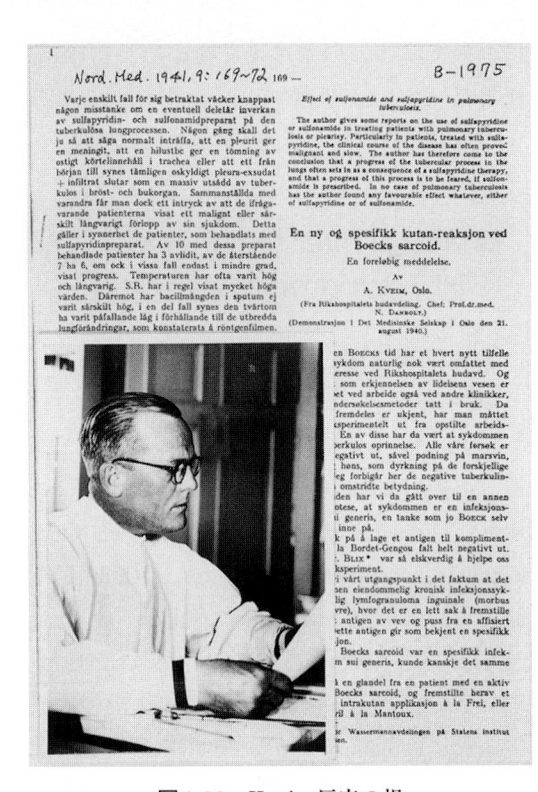

図1-20　Kveim 反応の祖
Ansgar Kveim, Oslo（1892-1966）
（N Danbolt, R Gevelt 提供）

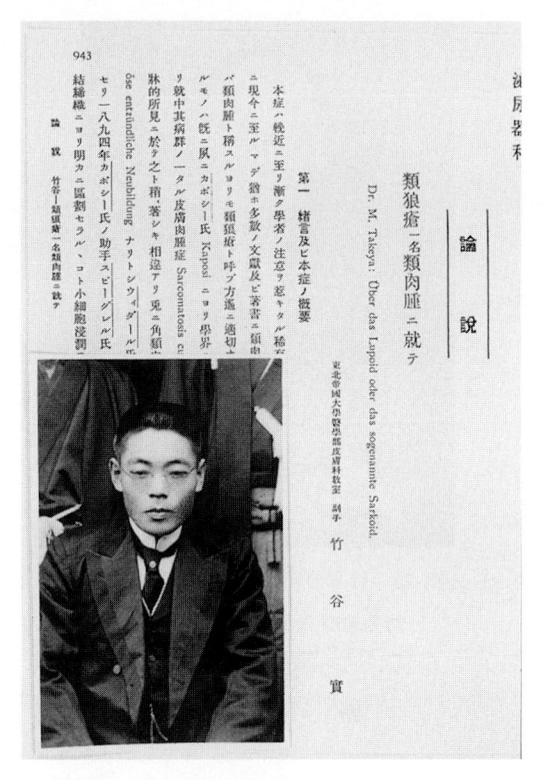

図1-21　日本のサルコイドーシス最初の報告者
竹谷　實, 仙台（1892-1963）
（ご子息竹谷晋氏提供）

日本の最初のサルコイドーシス症例報告者

竹谷　實, 仙台（1892-1963）（図1-21）

1921年東北帝大医学部皮膚科教室副手 竹谷實（29歳）が日本皮膚科及泌尿器科雑誌にわが国最初のサルコイドーシス3例を「類狼瘡，一名類肉腫ニ就テ」と題して報告した．1961年，筆者は竹谷 實から当時を記した丁重な書簡を受け取った（原本は散逸して見つからない）．「第1例は佐藤邦雄助教授と共に大正7年に診察した．顔面の生検で本症特有の組織像を認めたが，遠山郁三教授の勧めで東大土肥慶蔵教授に標本を持参し『これが類狼瘡と言うものだ』と言われた．」ことを記していた．竹谷は血管病変の著しいことも述べている．

東北大学医学部講師を経て，1924年に医博．その後仙台市元寺小路に開業した．〔資料提供：竹谷 晋氏〕

日本サルコイドーシス疫学の祖

野辺地慶三, 東京（1890-1978）（図1-22）

1960年 Washington 国際サルコイドーシス学会に94例の全国収集例を解析し有病率が東高西低傾向を最初に示唆した．1919年，東大医学部卒後，Harvard University School of Public Health に留学1926年には公衆衛生学博士の学位を得た．1930年日本で最初の伝染病研究所「疫学」研究室主任となり日本の疫学の祖と言われる．1958年に広島原子爆弾傷害調査委員会 ABCC の疫学部長となり，本症疫学調査

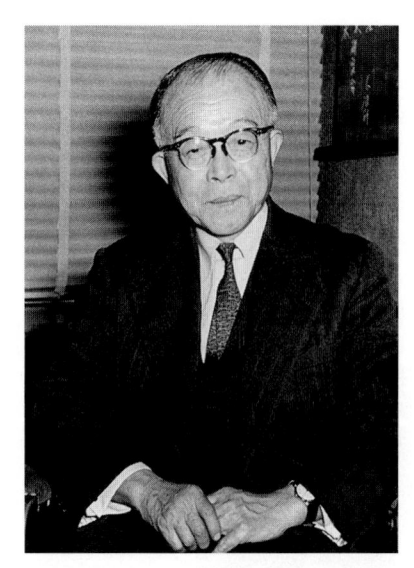

図1-22 日本のサルコイドーシス疫学の祖
野辺地慶三,東京(1980–1978)
(ご子息野辺地篤郎氏提供)

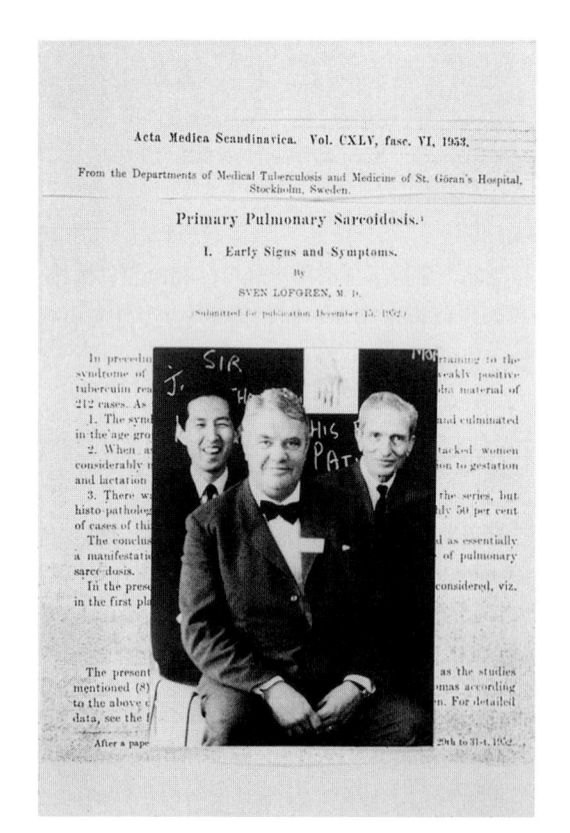

について米国との架け橋を務めた．1973年，疫学のNobel賞に匹敵するLeon Bernard 賞をWHOから受けた．〔写真は野辺地篤郎提供〕

Bilateral hilar lymphoma (BHL) syndromeの提唱者

Sven Löfgren, Stockholm（1910–1978）
（図1-23）

Erythema nodosum（EN）と胸部病変を最初に指摘したのは英国のKerley（1942）であるが（The significance of the radiological manifestation of erythema nodosum.），Löfgrenは学位論文Erythema nodosum：Studies on etiology and pathogenesis of 185 adult cases.（1946），Bilateral hilar lymphoma(BHL)syndrome(1952)，Primary pulmonary sarcoidosis（1953）を次々に発表し，EN症例とBHL syndromeとの関係（Löfgren syndrome），またBHLは初期像であることをを示した．1963年にStockholm国際サルコイドーシス学会を主催し筆者も招かれた．St. Goran病院で恩師Schaumannの後継者となり，1971年にKarolinska研究所の教授称号を与えられた．1975年に日本の研究者とともに彼を訪ねた．のう胞腎のため透析中であったが，電話で話すことは出来た．かわりに，弟子のWiman（筆者のUppsla大学留学時代の同僚）夫妻が日本勢の歓迎パーテイを開いてくれた．

図1-23 Bilateral hilar lymphoma(BHL) syndromeの提唱者
Sven Löfgren, Stockholm(1910–1978)(細田所蔵)

国際サルコイドーシス委員会初代理事長

Louis Elliot Siltzbach, New York
（1906–1980）（図1-24）

International Committee on Sarcoidosis（ICS）の「理事長」として，国際サルコイドーシス学会及び欧州サルコイドーシス学会（東

ベルリン，Novi Sad, Wienなど）開催に尽力した．またRockfellerのChaseの協力を得て脾組織からKveim test suspensionを作成した．彼のhuman sarcoidal suspensionを用いた21カ国〔含む日本〕共同研究の結果，「世界でサルコイドーシスと言われている病気は同一のdisease entityにある」ことを示した．彼は生粋のNY子で，Columbia大学などで学び，長らくMount Sinai Hospital（現在大学）で活躍した．1932-33年にはWienに留学中，ナチの人種迫害を受けNYに戻った．1972年東京国際サルコイドーシス学会 直前の大腸がん手術のため来日不能，その後Sienaサルコイドーシス学会中に心発作を起こし，現地とLondonで治療，親友のJamesの介助でNYに戻れた．

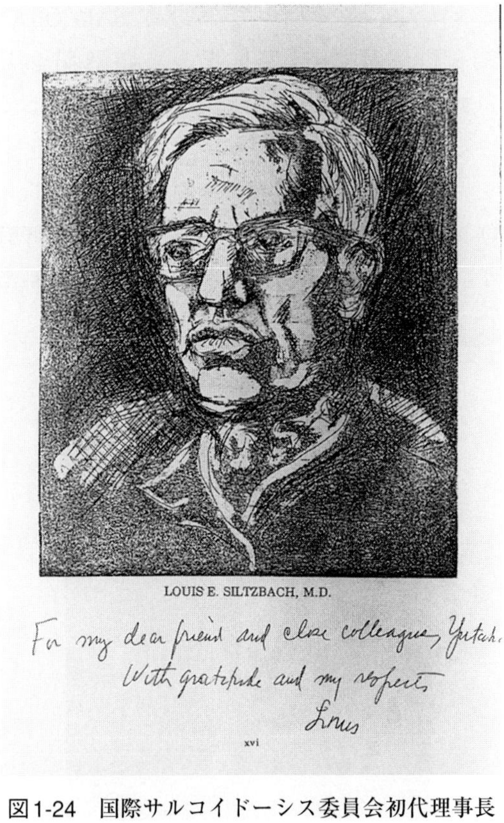

このサイン入Siltzbachの似顔絵は，彫金家，画家でもある夫人Hansiが描いたものである．

（初代のサルコイドーシス研究者の多くが大戦，冷戦のトラウマを持ち，WurmはWienでソ連の長期捕虜．Paris国際サルコイドーシス学会会長のChretienは，ドイツの捕虜だった．冷戦中，1969年，Praha国際サルコイドーシス学会はソ連進攻の銃痕の街中で行われ，会長Lveinskyは反ソ活動家として監視下におかれた．同年来日のSiltzbachの木造京大楽友会館における講演は，学生運動デモの騒音に妨げられ聞き取り難かった．また欧州サルコイドーシス学会会長を務めたユーゴスラビアNovi SadのDuricは病院ごと内戦に巻き込まれた．）

Wurm-Heilmyer 胸部X線病期分類の作成者

Karl Wurm（1906-2005）Höchenscwand（図1-25，26）

サルコイドーシス学者の最長老（2004年11月で98歳）であった．Freiburg大学教授時代の著書，Der Lungen-Boeck im Roentgenbild（1958）中のWurm-Heilmyer病期分類は当時広く用いられた（現在は病型分類が普及）．1963年に筆者が訪ねた時，約5000例の本症症例を収集しており，貴重なX線写真の陽画コピー（この頃，デュポンが初めて成功）も恵贈された．1969年多数の日本のサルコイドーシス専門家が南Schwarzwald（黒い森），Höchenschwandの彼のKurhausに訪ね症例検討の機会を持った（図1-26）．1972年東京国際サルコイドーシス学会に来日の際，東大「東京医学会」講演会講演にも招かれた．第2次大戦ではソ連の捕虜となり，遅い復員後職を求めて，この療養所医師として赴任中，サルコイドーシス眼病変を通じて，サルコイドーシスの虜になった．当時ドイツでは本症診療に結核予防法が

図1-24 国際サルコイドーシス委員会初代理事長
Louis Elliot SILTZBACH, New York (1906-1980)
Hansi夫人によるスケッチとYutaka（細田）宛てのサインへ（細田所蔵）

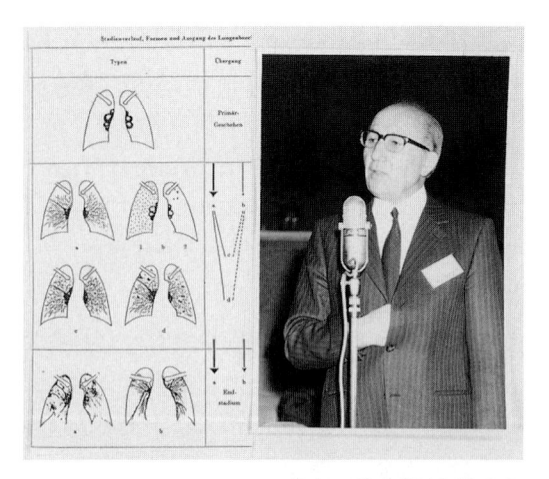

図1-25　Wurm-Heilmyer　胸部X線病期分類作成者
Karl Wurm, Höchenschasand 南独（1906-2005）
1972東京サルコイドーシス国際学会講演（加藤巻恵氏撮影）

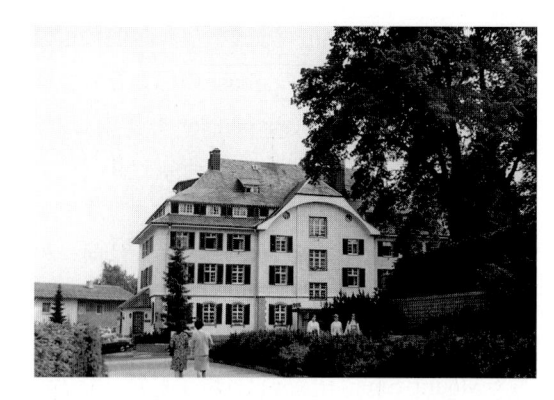

図1-26　南独HöchenschwandにあるWurm教授の病院Kurhaus

適用されており多くの患者が彼のもとに集まった．日本サルコイドーシス学会名与会員であることを誇りにしていた．WASOG名誉会員．

WASOG 初代理事長

D Geraint James（1922-　），London（図1-27）

1958年Londonの第一回国際サルコイドーシス学会の際，彼は若くして事務局長を務めた．それ以来，サルコイドーシスのglobal movementの担い手となり，1987年WASOG結成と同時に初代理事長に推され，1999年には名誉理事長となった．胸に吊るしているのはWASOG Presidentのメダルである．その明晰な頭脳とカリスマ性のあるリーダーシップは傑出していた．非常な健筆家で，サルコイドーシス論文の数で彼を凌ぐ者は今後も出ないだろう．WASOG名誉会員のW Jones Williamsと同じくWalesに生まれ，Cambridge, London, Columbia 大学などで学んだ．彼が院長をしていたRoyal Northern Hospitalで数回日英合同カンファレンスを開いてくれた．SARCOIDOSIS誌は彼の65歳を祝って特別記念号Festschrift（筆者を含む18名寄稿）を刊行している．日本サルコイドーシス学会名与会員医学史にも造詣が深く，熱心なOslerian（William Osler愛好者）でもある．11版を重ねた「肝臓学」名著の執筆者，故Dame（男性のSir相当

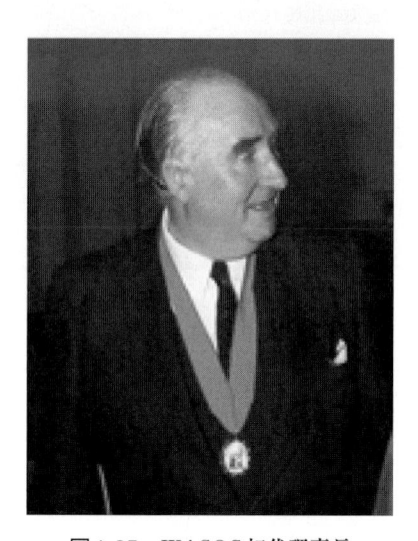

図1-25　WASOG初代理事長
D Geraint James, London（1922-　）
（Om P. Sharma 提供）．

称号）Sheila Sherlock は彼の生涯の伴侶であった．（資料提供：Om P Sharma）

謝辞 次の各位のご指導協力を深く感謝する（順不同，敬称略）
1）資料提供及びコメント：重松逸造，野辺地篤郎，三上理一郎，北郷 修，泉 孝英，平賀洋明，立花暉夫，小高 稔，伊藤慶夫，安藤正幸，四元秀毅，長井苑子
2）画像提供：過去40年余の「細田コレクション」から選んだが，次の諸氏の協力によった．
N. Danbolt（Oslo），D Geraint James（London），W Jones Willimas（Cardiff），R Gevelt（Oslo），KW Kalkoff（Freiburg），Om P Sharma（Los Angeles），L E.Siltzbach（New York），J Turiaf（Paris），K Viskum（Copenhagen）
3）画像作成技術提供：加藤巻恵（株式会社ワークショップ21）

【主要文献】

和文

〔単行本〕
1）泉 孝英. サルコイドージスの臨床 金芳堂 1975.
2）平賀洋明. サルコイドーシス図説 富士プリント 1978.
3）日本サルコイドーシス研究協議会編. サルコイドージス 東京大学出版1979
4）日本サルコイドーシス学会編. 最近のサルコイドーシス 現代医療社 1993
5）伊藤慶夫編. Bibliography on sarcoidosis.（1878–1978）World Educational Publishing CO. Ltd Tokyo 1979.
6）大野良之，田中平三，中谷比呂樹，ほか. 難病の最新情報 南山堂20002.
7）日本呼吸器学会編. 呼吸器学100年史 日本呼吸器学会2003.

〔医学誌のサルコイドーシス特集〕
8）特集 サルコイドージス 最新医学 1964; 19(1)
9）特集 サルコイドーシス 最新医学 1972; 27, (7)
10）特集 サルコイドーシス 最新医学 1976; 31(8)
11）特集 サルコイドーシス 最新医学 1988; 43(7)
12）特集 サルコイドーシス 日本臨牀 1994; 52(6)
13）特集 サルコイドーシス 病理と臨床 1995; 13(6)
14）特集 シンポジウム サルコイドージスの疾病と病理 日胸 1967, 26, 10
15）特集 サルコイドーシス 日本臨牀 2002; 60(9)

〔医学誌〕
16）高橋吉定. 皮膚科学の流れ―人と業績―〔27〕Caesar Boeck と Jen-Louis Brocq 臨床皮膚科1972; 7: 50–3
17）細田 裕. サルコイドージスと結核 結核 日本結核病学会50周年記年号1975; 50: 615–9.
18）小高 稔，細田 裕. サルコイドーシス研究の歴史と展望 内科 1977；40: 906–10.
19）細田 裕，小高 稔. D. Geraint James, Lars-Gosta Wiman. サルコイドーシスの医学史
London, Stockholm, 仙台の貢献. 抗酸菌研究所雑誌〔新津泰孝教授退官期年号〕1985;37: 3&4 45–52.
20）三上理一郎. 日本におけるサルコイドーシス研究の歩み 最新医学 1988；43: 1553–61.
21）日本サルコイドーシス学会（千葉保之，三上理一郎ら）．わが国におけるサルコイドーシス，厚生省特定疾患調査研究班20年の歩み 日本医事新報1992, 3534号：26–34.
22）泉 孝英. 日本におけるサルコイドーシスの研究と現状の展望 日本臨牀 1994；52: 1415–25.
23）重松逸造. 日本におけるサルコイドーシス研究の回顧. 日サ会誌 2003; 23: 3–9
24）伊藤慶夫，鷲崎 誠. サルコイドーシスとP. acnes. SARCOIDOSIS News 1997,（日本サルコイドーシス学会）

欧文
25）Bardinas E, Morera J. SAROCIDOSIS Doyma, Barcelona 1989
26）Danbolt, N. The historical aspects of srcoidosis. Postgrad Med J 1958; 34: 245–54.
27）Hellstrom S. Jorgen Schaumann in memoriam. Remembrance. Acta Med Scand 1953, 33, 439–50.
28）Hosoda Y, Odaka M. History of Sarcoidosis. Semin Respir Med 1992; 13: 359–67.
29）Hosoda Y. Reminescences of Dr Louis Siltzbach. Mount Sinai J Med 197; . 44: 690–1.
30）James DG. Two contrasting nineteenth-century surgeon dermatologists. Med History 1970; XIV: 75–80.
31）James DG. The sarcoidosis movement and its per-

sonalities. J Med Biography 1995; 3: 148–60.

32) Kalkoff. KW. Zur Geschichite der Sarkoidose. Internist 1969 ; 10: 289–93.

33) Kalkoff KW. Einfuhrung, Geschichite und Definition der Sarkoidose. arch Klin Expetl Dermatology 1966; 227: 10–16.

34) Mandel W, Thomas JH, Carman CT et al. Bibliography on sarcoidosis（1978–63） National Library of Medicine, US Dept of Health, Education and Welfare, Public Health Service 1964.

35) Siltzbach,LE. Sarcoidosis— a century of search. Cincin. J Med. 1970; 51: 187–94.

36) Ymaguchi M, Hosoda Y, Sasaki R et al. Epidemiological study on sarcoidosis in Japan. Recent trends in incidence and prevalence. Sarcoidosis. 1989; 6: 138–46.

37) Festschrift of in Honor of D Geraint James. Sarcoidosis, 1987; 4 suppl, 1, 1–46.

（細田　裕）

第2章

サルコイドーシスは
どんな病気か

サルコイドーシスの臨床像

本稿では，全身性疾患としてのサルコイドーシスの認識過程，サルコイドーシスの罹患部位（臓器）の頻度について述べた後，罹患部位のそれぞれにみられるサルコイドーシスの臨床像の概略について，従来の文献に記載された臨床像に，1963年6月から99年3月までに経験したサルコイドーシス964症例に認められた知見[1)2)]を加えての概説を試みる．

I 全身性疾患としてのサルコイドーシスの認識過程

サルコイドーシスの全身性疾患としての認識過程と主なる病変部位におけるサルコイド病変の特徴を図2-1-1に示した[3)]．

サルコイドーシスの疾病史は，1869年，ロンドンの皮膚科医Jonathan Hutchinsonが両足，指，片腕に発症した皮膚病変例を経験したことに始まるが，当初は，皮膚科医の関心事であった．しかし，1899年，オスロの皮膚科医Caesar Boeckによって，非乾酪性類上皮細胞肉芽腫が病変部の病理組織学的主徴であることが報告された．やがて，このような病変が骨に存在することが1903年に，耳下腺，眼，神経における存在が1909年に，さらに胸部における存在が1915年に報告されるようになった．ストックホルムの皮膚科医Jörgen Schaumannは，このような非乾酪性類上皮細胞肉芽腫は多数の臓器，全身に見いだされることを1914年に認識していたが，1917年に至って，全身性疾患としての病名"Benign lymphogranulomatosis"を提唱した．

サルコイドーシスの病名を提唱したのは，ボストンのFrancis T Hunterである．1936年，Hutchinson—Boeck's Disease (generalized "sarcoidosis")と題した論文（N Engl J Med 214, 316）の中で，Hutchinson以来の記載を総括し，今日のサルコイドーシスの概念を確立した．そして，非乾酪性類上皮細胞肉芽腫が個々の臓器に認められる段階では"サルコイド"と呼ばれるものであり，2つ以上の臓器に認められる段階では"サルコイドーシス"と呼ばれる疾患であることが明確化されるに至った[4)]．

II サルコイドーシスの罹患部位（臓器）の頻度

サルコイドーシスの罹患部位を明確に把握することはきわめて困難な作業である．

剖検例での検索は，全身を調べることができるという意味で確定的とも考えられるが，死亡に至る可能性が高い病変部位が高率になる危険性がある．また，死亡時の残存病変しか把握できないとの難点がある．サルコイド病変は，治療，無治療を含めて寛解が高頻度にみられることが特徴で，この事実は，剖検例の所見から罹患部位の頻度を考察することの困難性を強く示唆することである．

臨床所見・検査所見から頻度を論ずる場合，検索方法が問題となる．肉眼的所見，X線所見

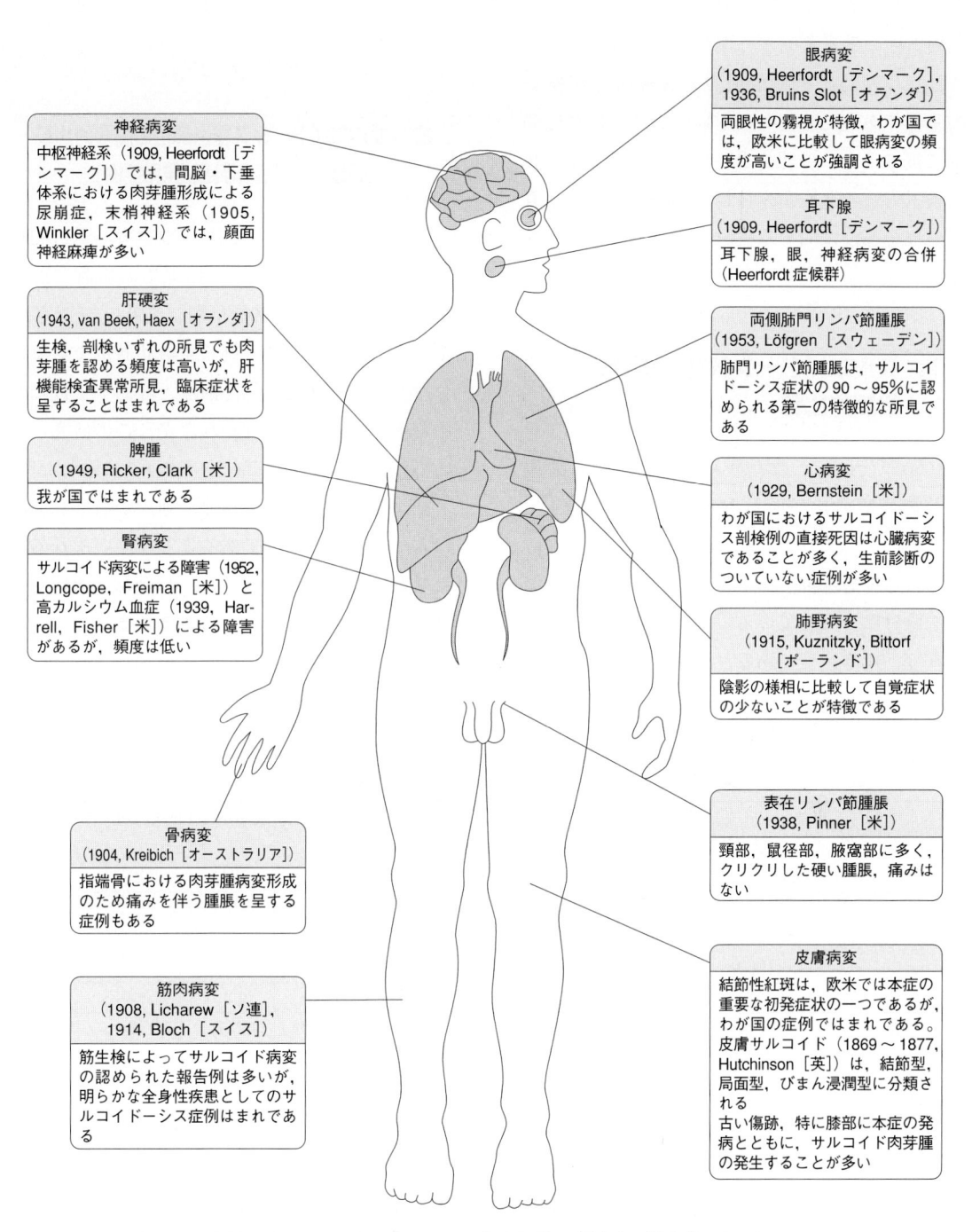

神経病変
中枢神経系（1909, Heerfordt［デンマーク］）では，間脳・下垂体系における肉芽腫形成による尿崩症，末梢神経系（1905, Winkler［スイス］）では，顔面神経麻痺が多い

肝硬変
（1943, van Beek, Haex［オランダ］）
生検，剖検いずれの所見でも肉芽腫を認める頻度は高いが，肝機能検査異常所見，臨床症状を呈することはまれである

脾腫
（1949, Ricker, Clark［米］）
我が国ではまれである

腎病変
サルコイド病変による障害（1952, Longcope, Freiman［米］）と高カルシウム血症（1939, Harrell, Fisher［米］）による障害があるが，頻度は低い

骨病変
（1904, Kreibich［オーストラリア］）
指端骨における肉芽腫病変形成のため痛みを伴う腫脹を呈する症例もある

筋肉病変
（1908, Licharew［ソ連］，1914, Bloch［スイス］）
筋生検によってサルコイド病変の認められた報告例は多いが，明らかな全身性疾患としてのサルコイドーシス症例はまれである

眼病変
（1909, Heerfordt［デンマーク］，1936, Bruins Slot［オランダ］）
両眼性の霧視が特徴，わが国では，欧米に比較して眼病変の頻度が高いことが強調される

耳下腺
（1909, Heerfordt［デンマーク］）
耳下腺，眼，神経病変の合併（Heerfordt症候群）

両側肺門リンパ節腫脹
（1953, Löfgren［スウェーデン］）
肺門リンパ節腫脹は，サルコイドーシス症状の90～95％に認められる第一の特徴的な所見である

心病変
（1929, Bernstein［米］）
わが国におけるサルコイドーシス剖検例の直接死因は心臓病変であることが多く，生前診断のついていない症例が多い

肺野病変
（1915, Kuznitzky, Bittorf［ポーランド］）
陰影の様相に比較して自覚症状の少ないことが特徴である

表在リンパ節腫脹
（1938, Pinner［米］）
頸部，鼠径部，腋窩部に多く，クリクリした硬い腫脹，痛みはない

皮膚病変
結節性紅斑は，欧米では本症の重要な初発症状の一つであるが，わが国の症例ではまれである。皮膚サルコイド（1869～1877, Hutchinson［英］）は，結節型，局面型，びまん浸潤型に分類される
古い傷跡，特に膝部に本症の発病とともに，サルコイド肉芽腫の発生することが多い

図2-1-1　サルコイドーシスの病変部位・報告年/報告者・概要

第2章 サルコイドーシスはどんな病気か

程度で診断が行われていた当時と，CT，MRI，超音波，RIを用いた検査が汎用されている現在とでは大きなちがいが生じてくる．さらに，生検方法の進歩も大きく関与してくることである．ここでは，肉眼的所見とX線所見が検査の限界であった時代のサルコイドーシス罹患部位に関する2つの報告と，CT，MRI，RIなどの検索方法の進展がみられた時期に行われた最近の罹患部位に関する検討成績を紹介しておきたい．

1. サルコイドーシス罹患部位の国際的比較

1960年代に行われたサルコイドーシス罹患部位の国際的比較所見を表2-1-1に示した[5]．肺（縦隔・肺門リンパ節，肺）が最も高頻度にみられる罹患部位であることは，パリからの報告を除けば一致している．わが国では，次いで眼病変，皮膚病変である．欧米では皮膚病変が高頻度に認められていることが多い．また，末梢リンパ節病変，脾臓病変は，わが国では明記されていないが，欧米では比較的高頻度にみられている．

2. サルコイドーシス罹患部位の国際的比較（1981〜85年発症/発見症例）

第12回世界サルコイドーシス学会（1991）において，世界14カ国，16都市の施設において1981年から85年の5年間に発症・発見されたサルコイドーシス症例の組織診断例を対象とした臨床像，罹患部位，治療，経過・予後に関する国際共同研究が行われたが，この研究において報告された罹患部位を表2-1-2に示した[6]．

肺（縦隔・肺門リンパ節，肺）が最も高頻度にみられる罹患部位であることは，いずれの都市においても同様であった．しかし，次いでの罹患部位は，都市によってさまざまであり，結節性紅斑は6都市，末梢リンパ節は4都市，皮

表2-1-1　サルコイドーシス罹患部位の国際的比較

報　告　者	サルコイドージス研究協議会	Mayock et al. (1963)	Aikens et al. (1968)	Siltzbach (1969)	James (1969)	Selroos (1969)	Turiaf et al. (1971)	Thygesen et al. (1972)	Behrend* (1972)
報　告　地	日本全国調査（〜1969）	欧米10文献の集計	カナダNova Scotia州	ニューヨーク	ロンドン	フィンランド	パリ	デンマーク	西ドイツ
症　例　数	1,752	1,254	90	311	537	140	303	254	353
肺（縦隔・肺門リンパ節，肺野）	94.7%	94%	100%	92%	84%	100%	42%	100%	100%
眼	28.5	21	21	20	27	7	8	3※	22
皮膚	11.1	32	24	19	25	6	6	10※	9
結節性紅斑	—	8	8	11	31	30	—	9※	27
末梢リンパ節	—	73	24	37	29	—	17	—	28
骨・関節	—	20	6	9	4	—	11	—	4
神経系	—	5	—	4	7	—	5	2※	9
脾	—	18	18	18	12	—	5	—	—
耳下腺	—	3	—	8	6	—	5	—	5

※有症状者　　*第5回(プラハ)国際会議報告

膚は3都市に認められ，脾臓，肝臓は各1都市に認められた．京都では第2位の病変部位は眼であった．

3. 米国多施設共同検討報告にみられる罹患部位

1999年に開始された720症例を対象とした米国の多施設共同研究では，サルコイドーシスの臓器病変の種類と頻度を正確に評価するため，新しい診断技法による標準的な評価方法を用いることが提案された．評価方法としては，組織診断によってサルコイドーシスと診断された240症例を対象に他臓器病変の存在の確認方法が2年間にわたって検討され，表2-1-3に示したような評価方法が示された．明らかな基準（definite）とは，特異的な所見を呈する場合で，多分（probable）とは，サルコイドーシスでしばしばみられる所見，可能性ありとは（possible），サルコイドーシスでみられるが，一方で他の疾患でもみられるような所見である[7]．

このような方法を用いて，臓器病変の部位（罹患部位）その頻度を集約した成績を表2-1-4に示した[7]．肺，皮膚，リンパ節，眼，肝臓という順に出現頻度が高いが，出現頻度は少なくても，全身あらゆる臓器にサルコイド病変が出現しうることも理解される．これまでの報告に比べて，この方法がより正確な臓器病変の出現頻度を表しているかどうかについては，確定的ではないが，しかし，多施設共同で，組織診断例について，一定の基準を適用して得られた成績であるという点では，従来の報告よりも，信頼しうる基盤がありそうである．この成績は，米国の白人と黒人を主な対象としたものである[8]が，サルコイドーシス罹患部位の国際的比較には同様の評価方法を用いての各国，各地域での検討が必要である．

自験症例201例（組織診断例，臨床診断例）について，腹部超音波を用いて脾腫の存在を検討したところ44症例（21.8%）の高率に，特に，20〜69歳の年齢層に限れば，44/171（25.7%）の高率であった．すべてにサルコイド病変が存在することを意味するものではないが，従来の報告に比較するときわめて高率の数字であった．この所見は，サルコイドーシスの罹患臓器，頻度の検討にあたっては，検索手段が大きく関与することを示すものであった．

III サルコイドーシスの臨床像

1. 全身性疾患としての臨床像

サルコイドーシスは，多臓器病変でありながら，一方では，全身性疾患として，非特異的な全身症状をも呈することが特徴でもある．発熱，疲労感，全身倦怠感，体重減少，痛みなどである．発熱は高熱ではなく，微熱が続くことがある．

サルコイドーシスにみられる高カルシウム血症では，発熱，吐き気，倦怠感などで，緊急入院するほどの病勢を示すこともある．

これらの全身症状があり，腹部リンパ節や縦隔リンパ節の腫脹がある場合には，リンパ腫との鑑別には留意すべきであるが，リンパ腫を疑う場合というのは，まれであるというのが，私共の40年来の臨床経験からの印象である．しかし，横隔膜の上下においてリンパ節腫脹が明らかな場合には，リンパ腫との鑑別のためにリンパ節生検が行われることが必要な場合もある．

2. 臓器に関連した臨床症状所見[9]

1）肺（縦隔・肺門リンパ節，肺野）
両側肺門リンパ節腫脹（BHL）は，無症状

表2-1-2 サルコイドーシスの罹患部位(%)の

	京都(日本)	Calcutta(インド)	Ioannina(ギリシャ)	Mjölbolsta(フィンランド)	Novi sad(ユーゴスラビア)	Budapest(ハンガリー)	Stockholm(スウェーデン)	Cottbus(ドイツ)
症例数	61	61	62	147	563	199	60	72
肺(縦隔・肺門リンパ節，肺野)	100	93	100	99	98	100	100	100
眼	38	23	15	10	14	4	7	1
結節性紅斑	2	5	5	15	55	18	18	4
その他の皮膚病変	22	33	2	7	19	0	17	6
末梢リンパ節	11	58	8	35	11	4	13	4
脾臓	—	34	3	4	0	7	2	7
耳下腺	—	8	2	0	0	4	5	0
神経系	3	23	5	1	0	1	7	1
骨	2	2	3	0	0	0	0	0
肝臓	0	56	3	7	0	8	5	4
心臓	3	11	19	3	0	7	3	4
その他	0	31	16	1	0	0	5	1

表2-1-3 サルコイドーシス

	確実	かなり確実	可能性あり
肺	肺門リンパ節腫脹 肺野浸潤陰影 上葉線維化 拘束性機能障害(%VC低下)	気管支肺胞洗浄液リンパ球増加 肺野浸潤陰影 拡散能低下	リンパ節腫脹 閉塞性機能障害(1秒量低下)
皮膚	ループス・ペルニオ 輪状病変 結節性紅斑	隆起性病変 結節	ケロイド 色素脱失
眼	涙腺腫脹 ぶどう膜炎 視神経炎	盲目	緑内障 白内障
肝	肝機能異常(正常の3倍以上)	CT所見での異常 アルカリホスファターゼ上昇	
高カルシウム血症	原因不明の高カルシウム血症	尿中カルシウム上昇 腎結石	腎結石
神経系	髄膜や脳幹部のMRI異常所見，脳脊髄液中リンパ球やタンパク増加 尿崩症 顔面神経麻痺 脳神経機能異常 末梢神経異常	MRIでの他の異常所見 原因不明の神経症状 筋電図異常	原因不明の頭痛 末梢神経根炎

国際比較(組織診断例, 1981～85年)

Berlin (ドイツ)	Aarhus (デンマーク)	Milan (イタリア)	London (英国)	Dublin (アイルランド)	New York (米国)	Greenville (米国)	Los Angeles (米国)
274	77	99	320	130	418	126	210
100	100	89	100	100	94	90	90
4	8	7	7	19	12	28	13
26	12	10	1	21	10	8	10
15	12	19	15	7	8	3	20
5	9	18	0	5	15	5	33
4	3	6	0	2	6	14	15
1	5	2	3	7	4	4	5
1	5	1	2	4	2	10	6
1	1	1	1	0	2	0	4
3	3	11	2	0	14	21	30
7	3	4	1	1	8	2	10
0	48	28	0	8	7	3	6

(第12回国際サルコイドーシス会議, 1991)

を疑う臨床症状・所見

	確実	かなり確実	可能性あり
腎臓	ステロイド治療に反応する不全	糖尿病や高血圧の場合のステロイド反応性の腎不全	他の疾患のない腎腎不全
心臓	治療反応性の心筋症 心室内伝導異常や房室ブロックを示す心電図異常 ガリウム陽性所見	原因不明の心臓の問題 心室性不整脈 心筋症	糖尿病や高血圧を伴う心筋症 伴う心筋症 心室性不整脈
リンパ節腫脹		腰部より上部のリンパ節腫脹 CT所見上2cm以上の腫脹	新しく出現した大腿そけい部のリンパ節腫脹
骨髄	原因不明の貧血 白血球減少 血小板減少		小球性貧血
脾臓		検査所見のみCT, RI	
骨, 関節	手足の関節ののう胞性変化	非対称の痛みの有るばち指	原因不明の関節炎
耳, 鼻, 咽喉		原因不明のしわがれ声(肉芽腫の分布と一致する)	新しくでた副鼻腔炎
唾液腺/耳下腺	対称性の唾液腺炎 ガリウムシンチ所見陽性 (パンダサイン)		口腔乾燥
筋	CPK/アルドラーゼ上昇 (治療反応性あり)	CPK/アルドラーゼ上昇	治療に反応する筋痛

(米国多施設共同検討1999)を改変

表2-1-4 サルコイドーシス病変の出現臓器（720症例）

臓器	症例数	頻度(%)
肺	699	95
皮膚	117	15.9
リンパ節	112	15.2
眼	87	11.8
肝	85	11.5
結節性紅斑	61	8.3
脾臓	49	6.7
神経	34	4.6
唾液腺/耳下腺	29	3.9
骨髄	29	3.9
カルシウム異常	27	3.7
耳，鼻，咽喉	22	3
心臓	17	2.3
腎臓	5	0.7
骨，関節	4	0.5
筋肉	3	0.4

（米国多施設共同検討報告，2001）

であることがほとんどであるが，まれに肺門部の血管系を圧排して肺高血圧症を呈したり，気管支の圧排による喘息様症状や咳を呈することもある．

肺野病変では，びまん性に散布する陰影は無症状であることが多いが，気管支血管束に沿った陰影は，肉芽腫病変後の線維化をきたしやすく，気管支拡張，変形を伴い，咳，息切れ，喘鳴，喀痰，発熱などの症状を呈することがある[10][11]．

2）リンパ節・脾臓

表在リンパ節腫脹は自覚されやすいが，痛みを伴ったり，発熱を伴うことは少ない．脾腫大はかなりの症例で腹部超音波検査や腹部CT検査で認められるが，無症状であることが多い．脾臓の多発散在する病変を伴うこともあるが，脾機能亢進することはまれである．門脈圧亢進症状所見としての脾臓の問題はまれである．

3）皮膚

皮膚病変には，複数の病変がある．結節性紅斑は，急性発症の場合に多く，白人に多い．皮下結節，局面型，結節型，びまん浸潤型などがある．慢性型に多い．特に，びまん浸潤型（lupus pernio）は予後不良因子の一つとして位置づけられている[12]．

4）眼

ぶどう膜炎，硝子体混濁，白内障，緑内障，網膜病変に加えて，涙腺などの付属器病変もある[13]．慢性化したぶどう膜炎は，ステロイドによって安定化されずに視力低下をきたし，サルコイドーシスの自覚症状の中では，最も日常生活のQOLの低下の原因となる症状である．

5）心臓

心病変は心臓の筋肉に斑状に形成され，早期に線維化しやすいために，不可逆的なブロック，不整脈が現れる．不整脈を自覚することがある．ブロックがあると易疲労性，徐脈，失神などの症状がみられる．

心電図の定期的な評価は必須である．中年以降の症例では，BHL単独の持続安定例でも，まれに心電図異常が出現してくることもあるので，経過観察は必要かもしれない．

6）神経

中枢神経系と末梢神経系とに病変がみられることがある[14]．

中枢神経系では，特に視床下部・下垂体症候群を呈するのが典型的である．易疲労性，憂うつ，無月経，性欲低下，多尿（尿崩症）などである．脳質周囲の脳実質に形成されると脳腫瘍とまぎらわしいしびれや麻痺などの神経症状がでることがある．

末梢神経系の症状は多彩で，顔面神経麻痺は有名であるが，筋肉症状と知覚過敏や異常など，不定愁訴との鑑別が困難な場合も多い．

7）消化器

胃のサルコイドーシスは頻度は少ないが，消化器のなかでは最も頻度が高いとされている．自覚症状は明らかでないことが多い[15]．

小腸や大腸の病変はまれでクローン病とは異

なる．

肝臓は無症状で，肝酵素上昇，特にアルカリホスファターゼ，γGTPなどが上昇する．膵臓に病変ができることもあるがまれである．

8）骨・関節・筋肉病変

骨関節筋肉病変は，サルコイドーシス症例の5％以下といわれている．

骨病変は四肢末梢の骨によくできる．痛みを伴うことが多い[16]．関節は，変形を伴わずに腫れたり，痛みを自覚することがある．筋肉病変は，こむらかえり，筋力低下，筋肉痛などの症状が主に下肢に出現する[17]．筋肉の腫瘤を自覚することもある．

9）造血系

骨髄におけるサルコイドーシス病変形成はまれである[18]．白血病，リンパ腫，骨髄腫，骨髄異形成症候群などに合併したり先行したりする場合が報告されている．

10）内分泌系

下垂体視床下部については，中枢神経病変として記載したが，甲状腺にもできることはある[19]．副甲状腺における報告もまれにある[20]．しかし，副腎にサルコイドーシス病変が形成されたとの報告はない．

11）生殖器

男性では，精巣にサルコイドーシス病変が形成され，セミノーマとの鑑別を要することがある[21]．腫瘤の自覚と痛みなどで発見される場合がある．

女性では，子宮に形成されるとの報告があるが，その他の生殖器，卵巣，膣などにおける頻度は不明である[22]．

サルコイドーシスの全身性疾患としての認識の経過，各罹患部位（病変臓器）の頻度について述べ，サルコイドーシスの全身症状，各臓器病変による臨床像について，従来の報告に，自験症例における経験・知見を加えての解説を試みた．しかし，要約するならば，「原因不明の疾患では必ずサルコイドーシスの可能性を考える」，「説明のつかない臨床像の認められた場合，サルコイドーシス病変の可能性を考える」の二点である．

【参考文献】

1) 泉　孝英. サルコイドーシス. 日内会誌 1992: 81: 1489-95.
2) 泉　孝英. 間質性肺疾患―サルコイドーシスと特発性間質性肺炎―. 呼吸 2001; 20; 1033-45.
3) Izumi T. Sarcoidosis. Bone RC ed. Pulmonary and Critical Care Medicine. Vol 2 Mosby Year Book, St Louis, 1993, 1-9.
4) 泉　孝英. サルコイドージス研究の歴史. サルコイドージスの臨床 その周辺と鑑別. 金芳堂, 京都, 1975, 75-94.
5) 同上 127-38
6) Izumi T. Symposium: Population differences in the clinical features and prognosis of sarcoidosis throughout the world. Izumi T ed. Proceedings of the 1991 XII World Cingress on Sarcoicodosis. Sigilium Srl Edinzioni Bongraf, Milan, 1992: 105-66.
7) Judson MA, Baughman RP, Teirstein AS, et al. Defining organ involvement in sarcoidosis: the ACCESS proposed instrument. Sarcoidosis Vasc Diffuse Lung Dis 1999; 16; 75-86.
8) Baughman RP, Teirsterin AS, Judson MA, et al. Clinical characteristics of patients in a case control study of sarcoidosis. Am J Respir Crit Care Med 2001; 164: 1885-9.
9) Koyama T, Ueda H, Togashi K et al. Radiologic manifestations of sarcoidosis in various organs. Radiographics2004: 24; 87-104.
10) American Thoracic Society: Statement on sarcoidosis. Am J Respir Crit Care Med 1999; 160: 736-55.
11) Lynch III JP, Kazerooni EA, Gay SE: Pulmonary sarcoidosis. Clinics in Chest Med 1997; 18: 755-85.
12) Neville E, Walker AN, James DG. Prognostic factors predicting the outcome of sarcoidosis: an analysis of 818 patients. Q J Med1883; 52: 525-33.

13) Usui Y, Kaiser EDE, See RPF, et al. Update of ocular manifestations in sarcoidosis. Sarcoidosis Vasc Diffuse Lung Dis 2002; 19; 167–75.

14) Stern BJ, Krumholz A, Johns C, et al. Sarcoidosis and its neurological manifestations. Arch Neurol 1985; 42: 909–17.

15) Palmer ED. Note on silent sarcoidosis of the gastric mucosa. J Lab Clin Med 1958; 52: 231–4.

16) Milman N, Lund JO, Graudal N, et al. Diagnostic value of routine radioisotope bone scanning in a series of 63 patients with pulmonary sarcoidosis. Sarcoidosis Vasc Diffuse Lung Dis 2000; 17: 67–70.

17) Baydur A, Pandya K, Sharma OP, et al. Control of ventilation, respiratory muscle strength, and granulomatous involvement of skeletal muscle in patiens with sarcoidosis. Chest 1993; 103: 396–402.

18) Yanardag H, Pamuk GE, Karayel T, et al. Bone marrow involvement in sarcoidosis an analysis of 50 bone marrow samples. Haematologia 2002; 32: 419–25.

19) Weiss IA, Limaya A, Tchertkoff V, et al. Sarcoidosis of the thyroid clinically mimicking malignancy. NY State J Med 1989; 89: 578–80.

20) Klieger P, O'Mara R. A case of active sarcoid mimicking a mediastinal parathroid adenoma on Tc–99m sestamibi imaging. Clin Nucl Med 1998; 23: 534–5.

21) Astudillo L, Payoux P, Game X, et al. Bilateral testicular and epididymal involvement in sarcoidosis. Am J Med 2004; 116: 646–7.

22) Boakye K, Omalu B.Thomas L. Fallopian tube and pulmonary sarcoidosis. A case report. J Reprod Med 1997; 42: 533–5.

〈泉　孝英〉

COLUMN

難病克服事業とサルコイドーシス

　今回，サルコイドーシスの単行本が久々に発刊されることとなった。ここでは，特定疾患の中でも最も歴史の古い疾患の一つ（昭和47年10月指定）であるサルコイドーシスの位置づけについて，私見を述べることとする．

　昭和47年（1972年）に始まる厚生労働省の難病克服事業のうち，特定疾患調査研究事業は症例数が少なく（5万人以下），原因不明で治療方法も未確立であり，かつ，生活面で長期にわたる支障がある特定疾患について研究班を設置し，原因の究明，治療方法の確立に向けた研究を行うもので，現在121疾患が指定されている．わが国のサルコイドーシスに関する過去4半世紀に及ぶ調査研究が果たしてきた役割は大きい．わが国のサルコイドーシスの実態を明らかにし，診断基準の策定と数次にわたる改訂，現在進められている治療指針の策定，そして病因論に関する研究である．病因解明に関しては，とりわけ1970年代終わりから80年代初めにかけて行われた本間教授らの微生物学的検討と，それを引き継ぐ90年代から今日に至る江石らのP. acnesの研究は，わが国の特筆すべき研究成果として挙げられよう．ここでは，国内外における検証とそれを通じた認知・確立，そして治療への応用が求められている．

　一方，特定疾患治療研究事業は，これら121疾患のうちで，診断基準が一応確立し，かつ難治度・重症度が高く，患者数が比較的少ないため，公費負担の方法をとらないと原因究明，治療方法の開発等に困難を来すおそれのある疾患を対象としており，現在，サルコイドーシスを含む45疾患が指定されている．

　今日の治療研究対象事業をめぐる最大の問題は，本事業費の歯止めのない拡大と不均衡にある．現在，わが国の難病克服事業予算は年々増加して約264億円に達しているが，そのうち治療研究事業（医療費助成）が約240億円を占め，調査研究事業は約40億円にすぎない．本来，研究への協力費としての性格を持つ治療研究（医療費助成）の増大が，本体である難病研究の推進を阻害しかねない状況である．しかも，45疾患を対象とする治療研究事業（医療費助成）の総予算のうち，上位3つの疾患で40％を占めており，"公平性"という立場からみても好ましい状況とはいえない．

　このようなことから，現在，疾患の難治度（ADL等）・重症度（予後等）・医療費患者負担額などの面から，45疾患を含む121疾患の見直しが始まろうとしている．サルコイドーシスについても，その医療実態を把握するとともに，多臓器疾患としての重症度をどのような基準で評価すべきかといった課題が，早晩登場するのではないかと思っている．

（特定疾患懇談会委員　工藤翔二）

2 サルコイドーシスの病因論

　サルコイドーシスは，肺，リンパ節，皮膚，眼，心臓，筋肉など全身諸臓器に乾酪壊死のない類上皮細胞肉芽腫が形成される全身性の肉芽腫疾患で，1869年に本症の皮膚病変がHutchinsonによって見いだされてから130年以上が経過した今日でも原因はなお不明である．本症の病因に関しては，疾患感受性のある宿主が環境中のなんらかの抗原物質（起因体）に暴露されて誘導されるTh1タイプの過敏性免疫反応に起因するらしいことはわかっている．これまで数々の感染因子に関して検索がなされてきたが，本症の起因体がいったいどのようなものであるかはいまだ確定されていない．肺野病変を伴って両側肺門リンパ節腫脹をきたすこと，形成される病変が乾酪壊死の有無を除けば結核性肉芽腫に類似しており病変部には抗酸性を呈する細胞内封入体（HW小体，後述）を認めること，ツベルクリン反応が発症とともに陰性化することなどから，結核との関連性がヨーロッパ諸国を中心に古くから疑われてきたが，本症に伝染性はなく，また結核菌が病変部から培養されることもない．

　他方，アクネ菌（*Propionibacterium acnes*）は日本人本症患者の病変部リンパ節から分離された唯一の微生物で，本症病変部から高率・多量に分離培養されることが知られている．しかしながら，本菌が皮膚の常在菌であるという理由から，これまで病因的因果関係に関しての報告はまれであった．1999年7月に，定量系PCR法を用いた日本人本症患者の解析結果がLancetに掲載され，本症とアクネ菌の関係がにわかに注目を集めた．この報告を受けて同年11月に熊本で開催された国際サルコイドーシス会議（第6回WASOG会議）では，国際共同研究が企画され，その解析結果がシンポジウムにて検討された．これまでそれぞれの国や研究室にて独自に検討されてきた本症の原因物質（サルコイドーシス起因体）に関して，これを国際共同体制にて総合的に解析し，その結果が国際会議で検討されたのはこれがはじめてでありその意義は大きい．

　本稿では，「アクネ菌の内因性感染が原因となり過敏性免疫反応を惹起する結果として本症が発症する」とする「アクネ菌病因説」に関してこれまでの研究経緯[1)～6)]を紹介する．また，将来の抗生薬治療への発展を考慮して，「細胞内に潜在性感染した細胞壁欠失型のアクネ菌が，内因性活性化を契機にマクロファージ細胞内で異常増殖することが発症をトリガーしている」可能性についても言及したい．

I 病変部からのアクネ菌の分離培養

　1973年に本間日臣教授を班長として結成された厚生省難病研究班プロジェクトチームは，微生物学，免疫学，実験病理学，生化学領域の基礎学者から構成され，本症の病因を感染論的立場から徹底的に追究することを目的として結成された．研究班では本症の生検罹患リンパ節

の組織懸濁液を各種培地で培養するとともに，無菌マウスおよびヌードマウスに接種したあと各臓器を同様に培養した．それはすべての細菌類，ウイルス類，真菌類の関与の有無を一つ一つ除外検索することからはじめられた．研究初期に24例中54%にアクネ菌を分離し，さらに全国施設からの40症例においても78%に分離された．しかし，その他の菌はまったく分離されなかった．さらに，培地の改良により分離頻度は92%と上昇し，活動性本症患者病巣材料からはほぼ100%に分離された．一方では非本症患者生検リンパ節からも150症例中25%に分離されたが，本症に比べて低率であり，分離される菌量も微量であった．

II 病変部から多量に検出されるアクネ菌DNA

石下らは，リンパ節組織切片から抽出した組織DNA中に含まれるアクネ菌ゲノム数を定量系PCR法を用いて解析し，80%の日本人本症患者でアクネ菌ゲノムが多量に検出されたと報告している．結核症や対照群の一部でもアクネ菌は検出されるがその含有量はきわめて微量であった．他方，結核菌のゲノム数を同様に定量すると，全例の結核症例で多量の結核菌ゲノムが検出され，本症および対照群でも一部で検出されるがその含有量は微量であった．また，アクネ菌が陰性であった本症3例では本菌に代わって*Propionibacterium granulosum*（アクネ菌同様に皮膚に常在する近縁種）の菌ゲノムが多量に検出された．遺伝子レベルで検出される細菌が生菌が否かはわからないが，本症リンパ節にはアクネ菌あるいは*P. granulosum*由来の細菌DNAが例外なく多量に存在しているらしい．その後に行われた国際共同研究では，日本人の本症患者のみならず，結核菌原因説が長年のあいだ提唱されてきたヨーロッパ諸国の本症患者においても，アクネ菌が高率・多量に検出され，しかも同時に測定した結核菌DNAの検出率はヨーロッパ諸国の検体においても低率かつ微量であったことから，日本だけでなくヨーロッパ諸国においてもアクネ菌が本症の原因となっている可能性がでてきた．

山田らはcatalysed reporter deposition(CARD)という新しいシグナル増幅法を用いた高感度のISH法を用いることによりアクネ菌 DNAの組織内分布を明らかにした．本症病変部で肉芽腫性炎症部と非肉芽腫部それぞれのCARDシグナル数を光学顕微鏡下に測定しその組織内分布を検討するとともに，結核性肉芽腫病変や反応性リンパ節炎における測定結果とも比較することにより，アクネ菌DNAが本症肉芽腫内に集積して存在することを示した．一般に，肉芽腫反応とは細胞内停滞性抗原に対する宿主の防衛反応であり，本症の原因として想定される原因物質（起因体）は，本症病変部において肉芽腫性炎症局所に集積して存在している必要がある．したがって，アクネ菌が肉芽腫内に集積して認められるという病理形態学的な知見は，本症病変部において本菌が無意味に存在しているのではなく，これが肉芽腫の形成に積極的に関与していることを強く示唆しているものと考えられる

III 病変部におけるアクネ菌の内因性活性化現象

本症のリンパ節の顕微鏡標本では，その過形成リンパ洞内にHE染色で黄褐色調を呈する小体を多数認めることが多い．病理診断の現場では肉芽腫の存在に気を取られ見過ごされることも多く，また鉄色素や消耗色素などとして無視される場合もある．文献的には，acid-fast spindle-shaped corpuscles, yeast-like acid-fast structures, unidentified yellow bodiesなどこれまで

種々の呼び名があり，ギムザ染色で深緑色，カルボールフクシン染色で抗酸性を呈する．病理学書にはHamazaki-Wesenberg（HW）小体として記載されている[7]．

HW小体は，1938年に日本の浜崎により初めて報告され，1966年ドイツのWesenbergが本症リンパ節に高率・多量に認められることを指摘して以来，本症の病因との関連性が現在に至るまで議論されている．電顕像で見るような独特の形態像（図2-2-1）から，藻類プロトプラスト，結核菌の溶原性変異体，巨大ライソゾーム，セロイド様物質，特殊なリポフスチン，マイコバクテリアL型菌など，これまで数多くの可能性が提唱されてきた．

菌体細胞膜から細胞壁を貫いて分布するリポタイコ酸に対するPAB抗体と，細胞質内に多量に存在するリボゾーム結合性のシャペロン蛋白であるトリガーファクター蛋白に対するTIG抗体を用いた免疫電顕解析では，病変部に特徴的なHW小体が菌体細胞壁を欠失するアクネ菌のL型菌体そのものである可能性が指摘されている．両抗体はいずれもアクネ菌と特異的に反応する単クローン抗体であり，これを用いて本症リンパ節を免疫染色すると，ギムザ染色および抗酸菌染色で同定しうるHW小体はすべて両抗体で陽性となり，本症の成因と細胞壁欠失型のアクネ菌との密接な関連が疑われる．また，PAB抗体は症例の約80％においてHW小体だけでなく肉芽腫内にも陽性像を呈することから，本菌と肉芽腫形成との直接的な因果関係が疑われている（図2-2-2）．免疫染色および免疫電顕での観察から，リンパ洞内に出現するHW小体はL型アクネ菌が細胞内に潜在性感染している状態（dormant phase）を示しており，肉芽腫が形成されるリンパ節傍皮質領域に集簇する腫大マクロファージの細胞質内に多数認められる円形小型のPAB抗体陽性像は，L型アクネ菌が内因性活性化され，細胞内増殖した状態（infective phase）を示すものと考えられる（図2-2-3）．細胞内における本菌の細胞内増殖所見はリンパ節に限らず，他臓器（肺，心，脾，胃，筋）のサルコイドーシス肉芽腫性炎症部においても高頻度に認められている（図2-2-4，5，6）細胞内に潜在性感染した細胞壁欠失型のアクネ菌が，内因性活性化を契機にマクロファージ細胞内で異常増殖することが発症の契機となっている可能性がある（図2-2-7）．

IV 宿主要因

江部らは，アクネ菌由来の蛋白抗原を用いて末梢血リンパ球の刺激試験を行い，慢性安定期にある本症患者の約2割の症例において，本疾患に特異的な細胞性免疫反応が検出されたと報告している．彼らが検索に用いたリコンビナント蛋白抗原（RP35）は，アクネ菌ゲノムDNAライブラリーを本症患者血清にて免疫スクリーニングして得られた菌体由来のリコンビナント蛋白抗原であり，遺伝子解析の結果からは，これが本菌のトリガーファクター蛋白に由来していることが判明している．これらの知見は，本症患者の宿主要因として，本菌に対する細胞性免疫型のアレルギー素因が存在し，この疾病素因を基盤に，本菌の内因性活性化に伴う肉芽腫形成が生じている可能性を強く示唆している．花粉症に代表されるように，環境中に常在する抗原物質でも，患者側の内在性素因に起因してアレルギー反応が誘導されることはよく知られている．このような内在性素因に起因した過敏性免疫反応においては，花粉抗原のような抗原暴露形式であれば，クームスⅠ型のアナフィラキシー反応が主体となるが，結核菌に代表されるような細胞内感染性の細菌に対しては，通常クームスⅣ型の遅延型アレルギー反応が誘導される．内在性の細菌として常在するがゆえに通常では起こりえないアレルギー反応が，先天的

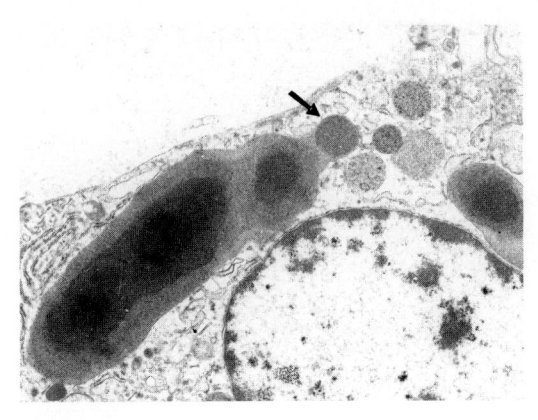

図2-2-1（CD-ROMカラー図参照） サルコイドーシスリンパ節の洞内マクロファージ細胞内に認められるHW小体の電顕像．矢印はL型菌に特徴的な出芽様の分裂像を示す．

図2-2-2（CD-ROMカラー図参照） サルコイドーシスリンパ節のPAB抗体免疫染色．左側リンパ洞内には大型のHW小体と一部に増殖型の小型HW小体が混在する．右側のリンパ実質内には多数の肉芽腫が形成されており，肉芽腫内には小型円形のPAB陽性顆粒を認める．

図2-2-3（CD-ROMカラー図参照） サルコイドーシスリンパ節のPAB抗体免疫染色．HW小体が多数存在するリンパ洞（左下）に接するリンパ実質内に肉芽腫はなく，腫大したマクロファージ細胞内には多数の小型円形のPAB陽性顆粒を認める．左上PAB強陽性のマクロファージ内顆粒は，電顕所見では細胞内増殖するL型菌の形態を呈し，その右側PAB陽性強度の乏しいマクロファージ内顆粒は細胞内消化を受けたL型菌の様相を呈する．

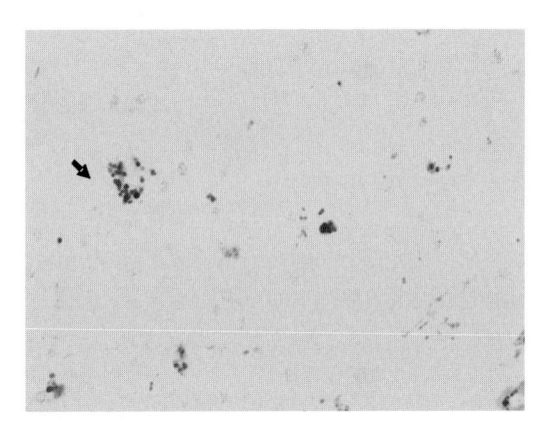

図2-2-4（CD-ROMカラー図参照） サルコイドーシス脾臓病変のPAB抗体免疫染色．感染型アクネ菌と考えられる小型円形のPAB陽性顆粒が巨細胞や類上皮細胞および腫大したマクロファージ細胞内（矢印）に認められる．

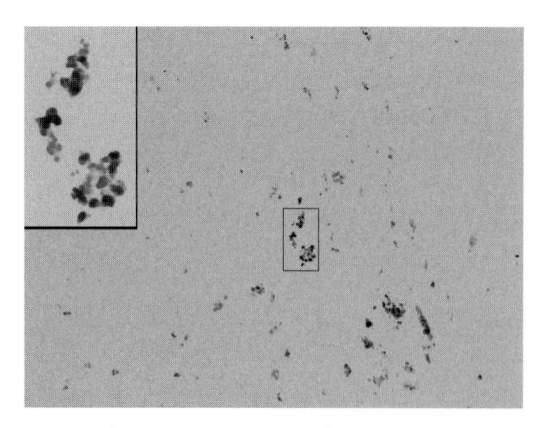

図2-2-5（CD-ROMカラー図参照） サルコイドーシス心臓病変のPAB抗体免疫染色．同様の小型円形のPAB陽性顆粒が，心筋内肉芽腫性炎症部の多数の細胞内に充満して認められる．

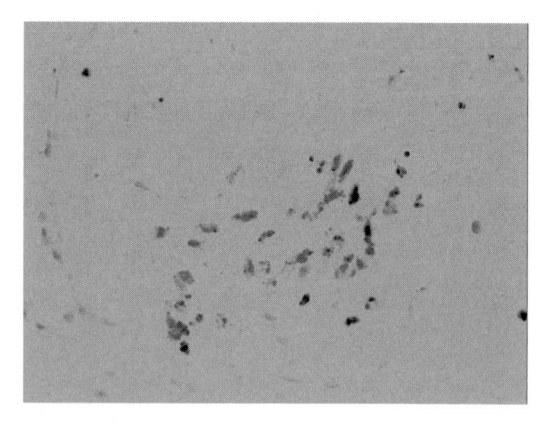

図2-2-6（CD-ROMカラー図参照） サルコイドーシス肺病変のPAB抗体免疫染色．肥厚した肺胞壁内の巨細胞および類上皮細胞内に小型円形を呈するPAB陽性像を認める．

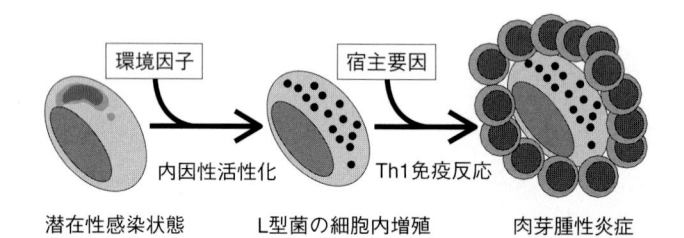

図2-2-7 細胞内L型アクネ菌の内因性活性化と肉芽腫形成との関連性（江石，2004年）
細胞内に不顕性感染したアクネ菌は，細胞壁を欠失したL型菌として細胞内に潜在感染することで宿主との共生関係が維持されているものと考えられる．潜在感染したアクネ菌がなんらかの環境要因を契機に活性化され，感染局所で増菌しはじめることが発症をトリガーしている可能性がある．

あるいは後天的に獲得された本症患者特有の免疫学的内在性素因に起因して，全身性肉芽腫疾患を引き起こしている可能性がある．

内在性素因（疾病素因）としての患者の免疫異常については，これまでさまざまなサイトカイン類における遺伝子多型が調査されてきているが病因に直結するような遺伝子異常は検出されていない．近年，肉芽腫形成性の炎症性腸疾患であるクローン病における疾患遺伝子として注目を浴びているCARD15（Nod2）遺伝子の異常が，関節炎，ぶどう膜炎，皮膚炎を3主徴とする常染色体優性遺伝性の全身性肉芽腫疾患であるBlau症候群や，その弧発型と考えられている若年発症型サルコイドーシスでも認められることが明らかになった[8]．Nod蛋白はToll-like receptors（TLRs）と同様に生体が感染症に対する防衛反応を開始するうえで重要なレセプター蛋白であり，ムラミルジペプチドなど微生物由来の多岐にわたるリガンドと結合して細胞内シグナル伝達系を活性化し自然免疫反応に寄与している．Nod蛋白は，細菌や細菌産生物の細胞内センサーと呼ばれるように細胞内に侵入した細菌や菌体成分と結合して自然免疫反応を誘導するが，最近では，その後の獲得免疫も含めた防御反応を誘導するかどうかの決定にも関わっている可能性も指摘されている．今後の

サルコイドーシス病因解明のためには，アクネ菌に対するTh1型過敏性免疫反応だけでなく，自然免疫反応に寄与しているTLRsやNod蛋白との関連性も考慮して検討していく必要がある．

V 実験モデル

先に紹介したアクネ菌のトリガーファクター蛋白（RP35）をアジュバントとともにマウスに感作免疫すると，一部（25〜57％）のマウスで肺に本症類似の肉芽腫性病変が誘導される．蛋白抗原の代わりに菌体そのものを用いても結果は同様である．また正常マウスの約1/3で肺からアクネ菌が培養可能であることから，感作免疫のみにて肺肉芽腫を形成するマウスでは，肺にアクネ菌が常在性に感染している可能性がある．ヒトの末梢肺組織や肺門部リンパ節からも約半数の症例で本菌が培養可能であり，他の細菌類はほとんど検出されないことから，アクネ菌はこれらの組織に不顕性感染している可能性が高い．宿主の本菌に対する過敏性免疫反応が素因となり本症が発症しているのであれば本実験系を本症の実験モデルとみなすことができる．細胞内細菌に有効な抗生薬による除菌処置が，本実験モデルにおける肺肉芽腫の形成を防止できるとする西脇らの報告は，サルコイドーシス患者においても除菌療法が有効である可能性を示唆している．

VI 新しい感染症の概念

本症の原因についてはこれまで，経気道的にせよ血行性にせよ何らかのルートで原因微生物が外界から侵入し疾患を引き起こすものと推測されていたが，これからはまったく違った考え方をする必要がでてきた．健常人の肺やリンパ節にすでにアクネ菌が常在性に不顕性感染しているとなると，本症という病気は菌が外から侵入して発病するのではなく，「宿主のアレルギー反応がある域値を超えて始動すると，菌がもともと存在する局所を中心にあたかも花が咲くようにぽつぽつと肉芽腫ができてくる」と考えた方が自然なのかもしれない．このような考え方は，本症患者で肺や肺門部リンパ節の病変が高頻度である理由や，びまん性粒状影を呈する肺野病変の成り立ちなどを説明するうえでは好都合かもしれない（図2-2-8）．

アクネ菌に関しては「共生」という言葉がよく使われる．常在菌はヒトの身体のなかに共存している必要があり，種々の手段を用いて波風立てないように静かにしており，時にはわれわれにとってメリットのあることをしているのかも知れない．アクネ菌との共生がうまくいく宿

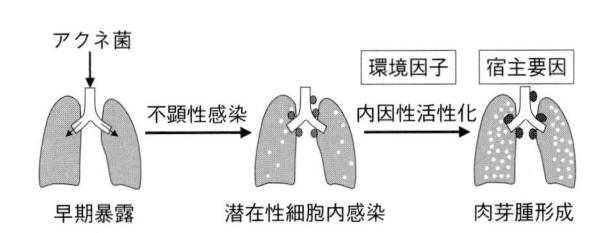

図2-2-8 サルコイドーシスにおける肺・肺門リンパ節病変の成り立ち（江石，2002年）
われわれの皮膚表面を主体に常在菌として環境中に多量に存在するアクネ菌は，思春期前後のはやい時期に経気道的に肺に不顕性感染し，末梢肺やその所属リンパ節である肺門（縦隔）リンパ節に潜在性に細胞内感染している．宿主要因としてアクネ菌に対してTh1タイプの過敏性免疫反応を有する人では，なんらかの環境要因を契機に局所で異常増殖する菌を標的として肉芽腫形成が引き起こされるとする新しい考え方を仮説として示した．

主環境を有する健康人が多い中で，一部には共生がうまくいかず，本菌が保有するなんらかの抗原物質に対する遅延型アレルギー体質を有する人が存在する．このような疾病素因を有する人では，ストレスなどの環境要因を契機にアクネ菌の異常増殖が起こり，本症が発症してくるものと考えられる（図2-2-9）．

微生物の感染が生体に与える影響やその機序は決してひと通りではない．感染症専門医であるカサデバルと，細菌学・免疫学を専門とするピロフスキーは，こういった個体反応の多様性をも考慮した新しい感染症の概念を提示している[9]．彼らはウイルスから細菌にいたるまでのすべての感染症を宿主の免疫反応性とそれによって引き起こされる病変の程度との関連性から6つのクラスに分類することで，コッホ原則ではもはや包括できなくなった感染症の概念を整理しようと試みている．彼らの分類に従えば，サルコイドーシスはアクネ菌によるClass 6型の感染症として定義できるのかもしれない．常在菌が，いわゆる日和見感染ではなく，その菌体成分に対する過敏性免疫反応を原因として疾病を引き起こしうるというClass 6型感染症の概念は，アクネ菌による本症の病因を説明するうえで好都合であるばかりでなく，感染症が疑われながらいまだ原因が不明のままとなっている他の多くの難治性疾患の原因追求においても重要である．

VII 治療法開発への期待

帯状疱疹ウイルスのストレスによる活性化や結核の内因性再燃現象と同様に，初期感染後に宿主の細胞内で冬眠状態にあるアクネ菌が内因性に活性化することがその発症をトリガーしている可能性がある．疾病素因として本菌に対するアレルギー素因を有する個体では，内因性に本菌が活性化する度ごとに増菌局所で肉芽腫反

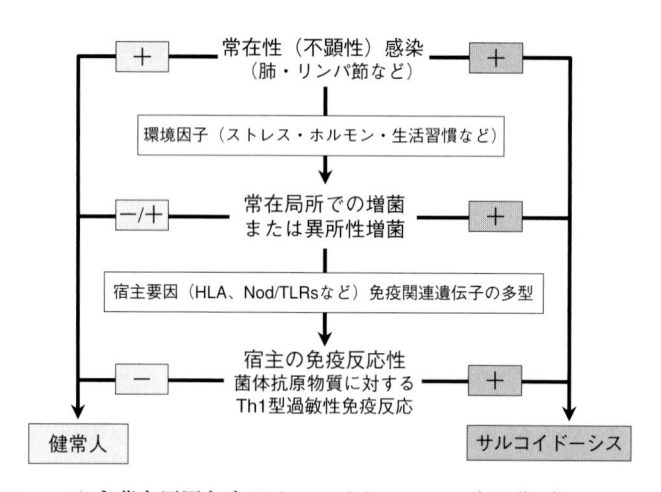

図2-2-9 アクネ菌を原因とするサルコイドーシスの病因論（江石：2002年）

多くのヒトでは，肺やリンパ節などの深部組織にアクネ菌が共生状態を保ちながら常在性に不顕性感染している．宿主にストレスやホルモン環境・生活習慣の変調など環境要因が加わることで，組織の細胞内に潜在性感染していたアクネ菌が，常在局所あるいは異所性に異常増殖するような状態が起こる．このような状態はサルコイドーシス患者以外でも起こりうる可能性を現段階では否定できないが，HLAやNod/TLRsなど免疫関連遺伝子の遺伝子多型に起因する宿主要因を有するヒトでは，アクネ菌の保有するなんらかの菌体抗原物質に対して強いTh1型過敏性免疫反応が持続することからサルコイドーシス肉芽腫が形成されてくるものと考えられる．

応が生じてくるものと想定され，細胞内細菌に感受性のある抗生物質の投与は，新たな細胞内増菌を防止する観点から肉芽腫形成の予防に有効である可能性が高い．また，本症からの完全寛解をめざすためには，active phaseにある菌を抑制するだけではなく，代謝活性を低下させて生き残りを図るdormant phaseの菌も含めて除菌する必要がある．また，アクネ菌トリガーファクター蛋白などの責任抗原類が明らかとなれば，近年自己免疫疾患の治療法として展開しつつあるように，抗原エピトープに対する宿主免疫反応を何らかの方法で特異的に抑制することも可能となるかもしれない．サルコイドーシスのアクネ菌原因説は日本を中心に発展してきた学説であり，近い将来，治療に関しても日本主導でその開発が検討されるよう期待する．

【参考文献】

1) Eishi Y, Ishige I, Ishige Y, et al. Etiology of sarcoidosis: the role of *Propionibacterium acnes*. Acta Histochem Cytochem 2003; 36: 15–26.
2) 江石義信. サルコイドーシスとアクネ菌. 日内会誌 2003; 92: 1182–9.
3) 江石義信. *Propionibacterium acnes* とサルコイドーシス. 日サ会誌 2003; 23: 11–21.
4) 江石義信. サルコイドーシス成因にかかわる候補起因体研究の最新動向. 日本臨牀 2002; 60: 1688–96.
5) 江石義信. サルコイドーシスの病因. 呼吸 2000; 19: 764–73.
6) 江石義信. サルコイドーシスの病因と *P. acnes*. 最新内科学体系プログレス 1997; 11: 332–44.
7) 江石義信. サルコイドーシスの病因：歴史的考察と現在の動向. 病理と臨床 1995; 13: 813–21.
8) Kanazawa N, Okafuji I, Kambe N, et al. Early-onset sarcoidosis and CARD15 mutations with constitutive nuclear factor-B activation: common genetic etiology with Blau syndrome. Blood 2005; 105: 1195–7.
9) Casadevall A, Pirofski L-A. Host-pathogen interactions: redefining the basic concepts of virulence and pathogenicity. Infect Immunol 1999; 67: 3703–13.

〔江石義信〕

サルコイドーシスの発症機序

疾患発症の機序を考えるとき，遺伝性を意味する素因，感染性因子やアレルゲン，組織傷害物質などの環境因子などの外因，加齢やストレス，疾患と直接関係のない感染症など発症のきっかけとなる誘因の3つを想定することが可能である（図2-3-1）．実際にはそこに治療などによる修飾が加わって最終病像が決まる．サルコイドーシスでは集団発生事例は極めてまれであり，感染力や病原性が強い特定の微生物や，その他の特別な環境因子を含む外因が強く作用しているとの印象は乏しい．したがって，それまで健康であり普通の環境で生活していた個体で，ある時点にサルコイドーシスが発症するには，素因やそのときに作用したあまり意識されない誘引の役割が，外因より相対的に重要であるかも知れない．本稿では，サルコイドーシスの発症機序をそれら3つの視点から，今日判明している知見を解説する．

I 外　因

サルコイドーシスの病因については，前項で詳しく述べられたとおりであり詳述しない．現時点で種々の知見から，サルコイドーシスの起因体である可能性が残されているのは，*Propionibacterium* のみである[1]．コッホの3原則とは別に，一般に生命現象における因果関係は，その因子が存在する場合と存在しない場合に観察される現象で判断される．これまでの報告で，サルコイドーシス患者では洋の東西を問わず *Propionibacterium* が高頻度かつ大量に検出され，動物実験で *P. acnes* により肉芽腫病変が再現される事実が前者にあたる．後者を目的として，これまで *P. acnes* が感受性のある抗生物質投与試験が実施されたが，結果としてサルコイドーシスの経過に何らの影響も与えなかった[2]．しかし，それでは真に病巣部から *Propionibacterium* を除去ないし著減させることができたのか否か検証されてはおらず，*Propionibacterium* 説を否定する十分な根拠にはならないと考えられる．実際，近年ミノサイクリンの長期投与で，皮膚サルコイドーシスが寛解したとの報告がある[3]．今後，体内の菌量を反映する簡便な方法を併用しながら，除菌療法を模索する必要があると思われる．

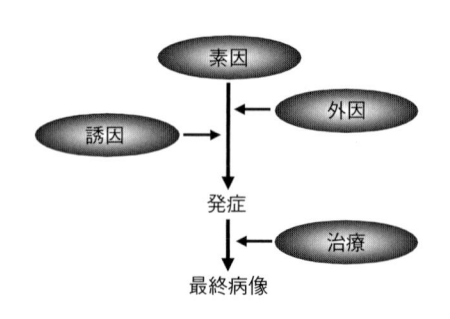

図2-3-1　疾患の発症や病像に影響する因子

II 素因

1. 疫学

　サルコイドーシスの疾患感受性遺伝子については，他項でも触れられるので，ここでは概説にとどめる．サルコイドーシスは一般に遺伝性の反映である家族発生はまれである．しかし，片岡らによるとわが国ではこれまで90家系，97組の家族関係，186症例の家族発生サルコイドーシスが報告されている[4]．多くは1家系に2名発生例であるが，3名発生が4家系，4名発生が1家系確認されている．家族発生例では全体的に女性患者が多く，同胞発生，特に姉妹発生が最も多い．日本人全体のサルコイドーシス有病率は人口10万人あたり12.5人であり，サルコイドーシス患者家族のそれは約100人である．これらの数値からサルコイドーシス患者の家族がサルコイドーシスに罹患するオッズ比は8.1と試算された[4]．

　米国ではサルコイドーシスの実態や原因，素因，病態を網羅的に検索することを目的としたACCESS（A Case Control Etiologic Study of Sarcoidosis）が実施され[5]，その過程で収集された706名の患者および対照者と，彼らの一親等ないし二親等親族を対象として大規模な家族集積性調査が行われた[6]．その結果，サルコイドーシスの発症危険率は，患者の同胞が最も高く（オッズ比5.8），次いで叔父（5.7），祖父母（5.2），両親（3.8）で，全体として患者家族がサルコイドーシスに罹患するオッズ比は4.7であった．この傾向は特に白人で高かった（オッズ比18.0）．家族集積性を他疾患と比較すると，例えば遺伝性の強い喘息では一般人口での有病率はおよそ4％程度で，喘息患者を発端者とする家系の一親等親族では，それが20〜25％程度であり，約5〜6倍の頻度となる．I型糖尿病ではそれが15倍，II型糖尿病で3.5倍，統合失調症で8倍といわれている．このように，サルコイドーシスの家族集積性は相当高いと考えてよい．それは家族に共通した環境因子や遺伝性を意味する．

2. サルコイドーシスのゲノムスキャン

　ゲノムスキャンとは，疾患感受性遺伝子がどの染色体座位に存在するかを，多数の家族発症例と遺伝子マーカーを用いて検索する方法である．この方法では家族発生のある希少家系の試料を収集する困難と，多数のマーカーを用いることで多額の費用がかかる問題がある．しかし一方で，これまで指摘されている候補遺伝子の役割を家系データを用いて検証できることと，まったく未知の遺伝子が発見されることへの期待感がある．2001年にドイツのリューベック大学を中心としたグループによって，サルコイドーシスに関する初めてゲノムスキャンの結果が報告された[7]．彼らは家族発症例のある63家系，138名の患者と，95名の一親等家族を対象に，225個のマイクロサテライトマーカー（繰り返し配列数の違いによる遺伝子マーカー）を用いて，連鎖解析を行った．その結果，連鎖の強さを示すNPL（nonparametric linkage）スコアは，染色体6p21-22のマーカー遺伝子で最も高値を示し（その付近に疾患遺伝子があることを示唆する），TNF-α，TNF-βや補体などの遺伝子を含むMHCクラスIII遺伝子近傍であった．すなわちこれまで着目され，多くの検討結果が報告されているクラスIやクラスII遺伝子座ではなかった．その他1p36，3p21，7q36，9q33，Xq21などのマーカーと弱い連鎖が認められた．これらの座位に存在し，サルコイドーシスとの有意な相関が報告されているのは，3p21に存在するケモカイン受容体のCCR2と，CCR5である[8][9]．しかしこれらの結果は，1家系の患者数が3人以上の家系で検討すると，

結果が大幅に異なっており，高いNPLスコアを示したのは染色体15q21や9q34のマーカーであった．著者らはこうした結果が対象集団の違いによる遺伝因子の多様性に基づくのか，多くのマーカー遺伝子を用いたことによる偽陽性結果であるのか明確ではないとしている．実際225個のマーカー遺伝子を用いているので，危険率5%なら有意なNPLスコアを示す遺伝子が11個程度検出される可能性がある．そのような可能性を減少させた有意な危険率は0.0007程度となる．その意味では彼らの検討で，高度に有意な疾患感受性遺伝子座は見出せなかったといえる．この結果はサルコイドーシスが多数の遺伝子によって発症が規定されているために，単一の遺伝子との連鎖を確認し難い可能性や，サルコイドーシスには原因の違いにより亜群が存在するために関与する遺伝子も異なり，全体としては有意な連鎖を示さない可能性などを示唆する．喘息遺伝子のゲノムスキャンと同様，一見決定的な手法をもってしても多因子性疾患の疾患感受性遺伝子を同定することはたやすいことではない．しかし，今後他民族での結果が出そろい，それらが特定の共通する遺伝子座をさし示すのであれば，そこに真の感受性遺伝子が存在する可能性が浮上する．

3. サイトカインおよびその受容体遺伝子の相関解析

ゲノムスキャンとは異なり，サルコイドーシスの病態に照らしあわせて，疾患の発症や病像に関与すると考えられる多くの分子の遺伝子多型（多くはSNP）と形質との相関解析は，試料を数百収集すれば可能なことから，サルコイドーシスの遺伝素因研究手法の主流である．過去には主にヒト白血球抗原（HLA）について多くの検討がなされたが，他項で解説されるのでここでは主にサイトカインとその受容体遺伝子多型について解説する．

サルコイドーシスの免疫病態は，一言でいう

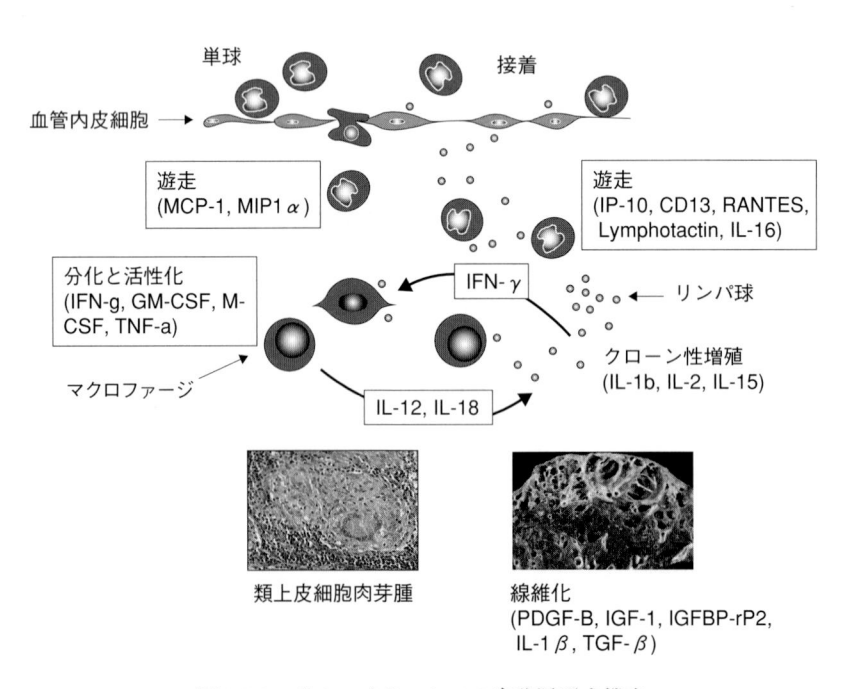

図2-3-2　サルコイドーシスの肉芽腫形成機序

と活性化したマクロファージとT細胞の集積である．そこには図2に示すとおりさまざまなサイトカインとその受容体が炎症細胞の遊走，活性化，分化に関与している．肉芽腫の形成が持続すると，PDGF-B，IGF-1，IGFBP-rP2，IL-1β，TGF-βなどの成長因子やサイトカインにより線維芽細胞の増殖が誘導され，肉芽腫が癒合したり肺の線維化が生じる．詳細は他項に譲るが，炎症細胞の集積に関して近年はむしろ遊走活性の強いサイトカインであるケモカインの動向に焦点があてられている．MCP-1は単球系細胞に対する遊走活性を有し，サルコイドーシスでは類上皮細胞肉芽腫の外層に位置するマクロファージで産生されている[10]．CCR2はMCP-1の受容体で，CCケモカインファミリーに属する．CCR2の膜貫通部には，64番目のアミノ酸であるバリンがイソロイシンに変化する変異がある．Hizawaらは同変異頻度を日本人サルコイドーシスについて調査したところ，対照に比して有意に低く（オッズ比0.37），発症に関して阻止的に関与することが示唆された[8]．

CCR5も同様に，サルコイドーシスにおける発現亢進が証明されているケモカインであるRANTESの受容体で，その32塩基対の欠失多型頻度はチェコスロバキア人サルコイドーシス患者で有意に増加しているとの報告がある[9]．特にステロイド薬による治療が必要な症例でその傾向が強い[9]．

TNF-αは肉芽腫の形成において重要な役割を担っており，サルコイドーシスでの発現亢進が報告されている．TNF-α遺伝子はTNF-βとともに，MHCクラスⅢ領域にある．TNF-α遺伝子のプロモーター領域に存在する－308(G/A)は，TNF-αの産生と相関する可能性が示唆されている．わが国では中年女性の心臓サルコイドーシスによる死亡例が多いことが大きな問題である．Takashigeらの検討によると，同多型の特定の対立遺伝子（TNFA2）頻度は，対照が約1％と低率であるのに対して，心サルコイドーシスでは約10％と有意に上昇しており，相対リスクは11.5であった[11]．一方我々の検討では，TNF-α，TNF-β遺伝子多型ともにサルコイドーシスの発症とは相関しなかったが，TNF-βのイントロンに存在するSNPは，臨床経過と相関していた[12]．

サルコイドーシスではマクロファージの活性化に，CD4+T細胞で産生されるIFN-γが重要な役割を発揮する．IFN-γ産生を誘導するのはIL-12とIL-18であり，サルコイドーシスでは両サイトカインの産生やそれらの受容体の発現亢進が確認されている．IL-18遺伝子プロモーター領域には3つのSNPが存在する．われわれの検討ではそれらはサルコイドーシスの発症には関与していなかった．しかし，2つのSNP（－607 C/A，－656 G/T）はサルコイドーシス患者血清中のIL-18濃度と相関しており（図2-3-3），その機序として両SNPで構成されたハプロタイプのプロモーター活性の相違が確認された．

ヒトゲノムにはおよそ2万の遺伝子がコードされている．その発現の個体差は，おびただしい数の遺伝子多型の一部によって規定されていると推測される．サルコイドーシスの病態に関与する多くのサイトカインも例外ではなく，それらの関与を一つ一つ明らかにしていくことは，サルコイドーシスの病像の個体差や人種差を解明することに寄与すると考えられる．

Ⅲ 誘因

サルコイドーシスの発症誘引として，これまでいくつかの報告や考察がある．古くSelyeは種々の生体外からの有害刺激（ストレッサー）が，生理学的反応に大きな影響を及ぼすことを報告した．そこからストレスと神経内分泌学

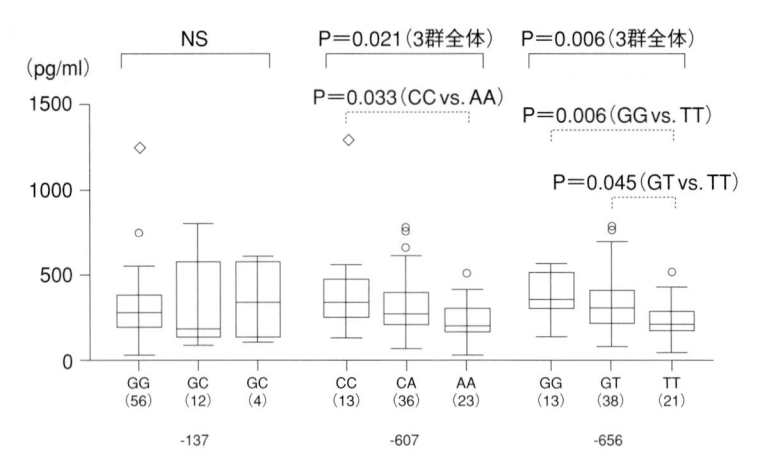

図2-3-3 サルコイドーシス患者の血清IL-18濃度とプロモーター多型の相関

的・免疫学的現象との関連についての研究が大きく発展し，疾患の発症や再燃，経過の一部を説明するものとして，欠かしてはならない視点となっている．例えば心理的因子の影響を強く受ける代表的疾患として，気管支喘息，アトピー性皮膚炎，潰瘍性大腸炎，虚血性心疾患などが挙げられる．サルコイドーシスの発症や再燃にも，心理社会的ストレスが関与している可能性を示唆する報告がある[13]．特にサルコイドーシスの根本病態が，常在弱毒菌による内因性感染症である可能性が示唆されており，それに対する免疫応答の変容をもたらす因子として，ストレスは一部の患者で発症誘因となっている可能性は否定できない．

C型肝炎の治療としてインターフェロンαやインターフェロンβを使用するが，それらによってサルコイドーシスが発症したと考えられる例が数多く報告されている．しかし，インターフェロンを使用しない場合でも，C型肝炎患者にサルコイドーシスを合併した例も報告されている．また流行性耳下腺炎が，サルコイドーシスの誘引となった可能性を指摘する報告がある[14]．それらの例では，ウイルス感染による何らかの免疫賦活現象が，サルコイドーシスの発症誘引となっていることが推定されている．

サルコイドーシスは一般に女性に多く，我国では女性が男性のおよそ1.5倍であり，先のACCESSによると女性は2倍の罹患率である[15]．また我国や北欧の年齢別発生率は2峰性であり，一つのピークは20～30歳代に，ほかのピークは女性の性周期が停止する50～60歳代にある．さらに分娩後，しばしばサルコイドーシスの発症や再燃をみることはよく知られた事実である．これらの現象は，サルコイドーシスの発症の誘引として，性ホルモンが何らかの役割を有していることを示唆するが，機序はほとんど明らかにされていない．近年エストラジオールは，マウスのマクロファージのリステリア貪食能は亢進させるが殺菌能を低下させること，その機序としてIL-12やTNF-α産生の減弱があることが報告されている[16]．一方エストラジオールがヒト単球由来の樹状細胞によるMCP-1やTARC，MDCの産生を誘導するとの報告もある[17]．内分泌系と肉芽腫形成に関与する免疫系とは，意外に深い関連を有している可能性がある．

米国のACCESSは，サルコイドーシスの臨床像や疫学，発症素因，環境因子などを明らかにすることを目的とした，大規模な症例・対照研究である．最近その成果の一部として，患者

職業や環境因子についての結果が公表された[15]．それによると単変量解析にてサルコイドーシスの発症と強い相関を示したのは，農業従事者であること，医師であること，職業的に殺虫剤の暴露を受けること，職業的にカビやその臭気の暴露を受けることなどであった．逆に負の相関を示した要因は，ウェイターやウェイトレスであること，子供の養育に携わること（職業的ないし自分の子供の世話も含む），喫煙歴があること，ネコの飼育，羽毛枕の使用などであった．多変量解析により危険率1%未満で発症と有意な相関を示した要因は，職業的なカビ臭気の暴露，職業的な殺虫剤の使用であり，発症抑制因子としては，喫煙，非職業的な子供の養育，羽毛枕の使用，ネコの飼育，温浴（hot tub），タイピストないしプログラマーであることなどであった．

このように，ACSESSの結果は大いに期待されたが，実際は説明し難い内容も含み，かなり混沌としたものとなった．これは調査項目が多岐にわたるために，偽陽性結果が含まれていたためである可能性が高い．遺伝素因の検索をする際に実施されるゲノムスキャンで観察されているのと，同様な状況である．有意とされた各因子の頻度も，患者群で14〜30%と決して高くはなく，対照群との差も概して小さい．結論として報告では，複数の有意因子の中で環境中の微生物由来のエロゾル吸入を，サルコイドーシスの発症促進因子としてとりあげている．

一方，発症抑制因子として喫煙の意義は，最も強固な知見であるとしている．これは1980年代から指摘されていた現象である[18]．喫煙が，サルコイドーシスと病態が類似している過敏性肺臓炎の発症や，原因抗原に対する抗体産生を抑制することは有名な事実である．その機序として肺胞マクロファージのIL-1やTNF-αの産生抑制や，ニコチンの影響が考えられている[19〜21]．このように類似現象の存在と，機序がある程度解明されていることから，喫煙がサルコイドーシスの発症を抑制することは，ほぼ間違いのない事実であると考えられる．

ACSESSの疫学研究は，発症原因を探索する意図で始められ，上記の結果が得られた．研究者はそれをサルコイドーシスの複数原因説を支持するものとしているが，検出された因子はむしろ発症のきっかけや背景となったり，抑制的に作用したりする因子と考えられる．その意味で一種の誘引（負の影響も含めて）と見なされよう．

IV おわりに

サルコイドーシスの発症機序は，起因体が同定されていない現状では詳細に理解することは困難である．しかし，広い意味で宿主と起因体の相互関係の破綻が発症のきっかけとなっている可能性が高い．サルコイドーシスの病像も特異で，顕著なリンパ節腫大を呈しても一般に発熱などの症状を呈することは少なく，自然治癒例が多い．一方で欧米では，発熱や関節痛，結節性紅斑を伴う急性発症例（Löfgren症候群）の経過は，さらに良好である．これらの事実は，サルコイドーシスの一種独特な免疫応答の存在を示唆するが，それがどのような起因体の特徴を意味するのかを考察することは，発症機序の解明に有用であろう．さらにそこに素因や誘因がどのように関与しているのか，すべては臨床的観察からの着想が大切であろう．

【参考文献】

1) Ishige I, Usui Y, Takemura T, et al. Quantitative PCR of mycobacterial and propionibacterial DNA in lymph nodes of Japanese patients with sarcoidosis. Lancet 1999; 354: 120-3.
2) 平賀洋明, 橋本勉, 斉藤宣照, ほか. サルコイドーシスに対する抗生物質(L-keflex)の二重盲検比較検討. 日

本サルコイドーシス学会雑誌 1987; 7: 103–5.

3) Bachelez H, Senet P, Cadranel J, et al. The use of tetracyclines for the treatment of sarcoidosis. Arch Dermatol 2001; 137: 69–73.

4) 片岡幹男, 中田安成, 平松順一, ほか. サルコイドーシスの家族発生―本邦家族発症例の文献的考察と遺伝的素因の検討. 日サ会誌 2000; 20: 21–6.

5) Baughman RP, Teirstein AS, Judson MA, et al. Clinical characteristics of patients in a case control study of sarcoidosis. Am J Respir Crit Care Med 2001; 164: 1885–9.

6) Rybicki BA, Iannuzzi MC, Frederick MM, et al. Familial aggregation of sarcoidosis. A case-control etiologic study of sarcoidosis (ACCESS). Am J Respir Crit Care Med 2001; 164: 2085–91.

7) Schürmann M, Reichel P, Müller-Myhsok B, et al. Results from a genome-wide search for predisposing genes in sarcoidosis. Am J Respir Crit Care Med 2001; 164: 840–6.

8) Hizawa N, Yamaguchi E, Furuya K, et al. The role of the C–C chemokine receptor 2 gene polymorphism V64I (CCR2–64I) in sarcoidosis in a Japanese population. Am J Respir Crit Care Med 1999; 159: 2021–3.

9) Petrek M, Drabek J, Kolek V, et al. CC chemokine receptor gene polymorphisms in Czech patients with pulmonary sarcoidosis. Am J Respir Crit Care Med 2000; 162: 1000–3.

10) Hashimoto S, Nakayama T, Gon Y, et al. Correlation of plasma monocyte chemoattractant protein–1 (MCP–1) and monocyte inflammatory protein–1 α (MIP–1 α) levels with disease activity and clinical course of sarcoidosis. Clin Exp Immunol 1998; 111: 604–10.

11) Takashige N, Naruse TK, Matsumori A, et al. Genetic polymorphisms at the tumour necrosis factor loci (TNFA and TNFB) in cardiac sarcoidosis. Tissue Antigens 1999; 54: 191–3.

12) Yamaguchi E, Itoh A, Hizawa N, et al. The gene polymorphism of tumor necrosis factor–β, but not that of tumor necrosis factor–α, is associated with the prognosis of sarcoidosis. Chest 2001; 119: 753–61.

13) 山田嘉仁. サルコイドーシス患者のライフスタイル. 日サ会誌 1997; 16: 29–30.

14) Uzun L, Savranlar A, Altin R, et al. Mumps virus: a trigger for sarcoidosis? Sarcoidosis Vasc Diffuse Lung Dis 2004; 21: 237.

15) Newman LS, Rose CS, Bresnitz EA, et al. A case control etiologic study of sarcoidosis: environmental and occupational risk factors. Am J Respir Crit Care Med 2004; 170: 1324–30.

16) Salem ML, Matsuzaki G, Madkour GA, et al. Beta-estradiol-induced decrease in IL–12 and TNF–alpha expression suppresses macrophage functions in the course of Listeria monocytogenes infection in mice. Int J Immunopharmacol 1999; 21: 481–97.

17) Bengtsson AK, Ryan EJ, Giordano D, et al. 17beta-estradiol (E2) modulates cytokine and chemokine expression in human monocyte-derived dendritic cells. Blood 2004; 104: 1404–10.

18) Douglas JG, Middleton WG, Gaddie J, et al. Sarcoidosis: a disorder commoner in non-smokers? Thorax 1986; 41: 787–91.

19) Yamaguchi E, Okazaki N, Itoh A, et al. Interleukin 1 production by alveolar macrophages is decreased in smokers. Am Rev Respir Dis 1989; 140: 397–402.

20) Yamaguchi E, Itoh A, Furuya K, et al. Release of tumor necrosis factor-alpha from human alveolar macrophages is decreased in smokers. Chest 1993; 103: 479–83.

21) Blanchet MR, Israel-Assayag E, Cormier Y. Inhibitory effect of nicotine on experimental hypersensitivity pneumonitis in vivo and in vitro. Am J Respir Crit Care Med 2004; 169: 903–9.

〈山口悦郎〉

COLUMN

サルコイドーシスの家族発生

サルコイドーシスの家族発生は，1923年にMartensteinが同胞発生を報告し，1942年にはElshoutが親子発生を，Haveが1958年に夫婦発生を報告している．わが国では1962年に山田が初めて報告し，杉山の2家族がこれに続く．症例報告（日サ会誌 2000; 20: 21-6）と未発表を含めると，発症例は99家系，204症例からなる106組であった．その内訳は同胞発生が62組で，兄弟15組，兄妹14組，姉妹24組，姉弟10組で，3組の一卵性双生児が含まれていた．親子発生が31組で，母娘17組，母息子11組，父娘2組，父息子1組であった．さらに叔母と甥又は姪5組，いとこ4組が認められた．夫婦は3組のみであった．本症における家族発生には遺伝的要因の関与が推定される．

一方，自験例29組とMjolbolsta（Finland）27組との比較（日胸 1992; 51: 456-61）では，表のように同胞親子発生の組数区分で有意差は認められなかった．発見動機は発端者，2次患者とも集検発見と眼症状発見によるものが3分の2を占めていた．発症年齢は発端者の平均は34.3歳，二次患者では33.9歳で有意差はなかった．発見間隔は同時発生から最長は27年，平均9.4年であった．親子の組合せは有意に少なく，同胞間の発生は有意に多かった．男女比は全体および二次患者で有意に女性が多かった．

重松の検討（MINOPHAGEN MEDICAL REVIEW 1972; 17: 47-54）では，家族集積性は期待値よりも遙かに高いと述べている（その後，伊藤・細田らも同様に報告）．人種ごとでは，Irish 9.6%，Swedish 6.9%，African American 19%が高率で，ACCESS（Am J Respir Crit Care Med 2001; 164: 2085-91）によると同胞発生が最も

表　サルコイドーシス家族発生例

家族発生型	日本文献	札幌鉄道病院例	Mjolbolsta Finland
兄弟姉妹発生	63	12	3
兄弟 姉妹	24	8	3
姉妹 姉妹	24	1	3
兄弟 兄弟	15	3	1
親子発生	31	11	12
母　娘	17	7	9
母　息子	11	3	
父　嫁	2	1	3
父　息子	1	0	
いとこ・姪・甥発生	9	5	3
いとこ	4	4	0
叔母 姪	2	2	1
叔母 甥	1	1	3
夫婦発生	3	0	2
計	106	30	27

高く（オッズ比5.8），次いで叔父（5.7），祖父母（5.2），両親（3.8）で，全体の発生率は4.7であった．この傾向はAfrican Americanと比較して特に白人に高い（オッズ比2.8対18.0）．少なくとも一部の人種で遺伝的要因が強いと考えられる（Eur Respir J 2000; 16: 768-80）．HLADRでは立花らはHLADRW52および関連するHLADRタイプが高いと報告しているが，北海道富良野の発生例では低く，日本人においては一定の傾向がない．欧米の白人ではHLA Class I 抗原でHLA-B8，HLA Class II 抗原ではHLADR3が急性発症例，経過良好例で高頻度である．また，石原，Foleyのヨーロッパ3人種での検討成績，HLA以外のサイトカイン遺伝子その他の遺伝子多型・ゲノムスキャンなどの研究が行われているが，世界各人種に共通する遺伝子はいまだみつかっていない．

（平賀洋明）

サルコイドーシスの病理像

　サルコイドーシスは非乾酪性類上皮細胞肉芽腫（以下肉芽腫）を形成する原因不明の全身性疾患である．肉芽腫はリンパ節や肺に高頻度にみられるが[1]，その融合性や局在部位，臓器の特異性によってさまざまな形態像をとる．肉芽腫は大部分自然退縮するが，硝子化として残存したり，少数例では線維化へと進展する[2]．また，肉芽腫以外の病変として肺におけるリンパ球性胞隔炎や全身性の微小血管病変，すなわちミクロアンギオパチーもみられる．本稿ではサルコイドーシスの基本的な病理像ならびにその多彩な病理所見についてリンパ節と肺を中心として述べる．

I　リンパ節の病変

　サルコイドーシスでは非乾酪性類上皮細胞肉芽腫は全身のリンパ節に形成されるが特に胸郭リンパ節は高頻度に侵襲される[1]．しかしながら，リンパ節にみられる類上皮細胞肉芽腫は他の多くの疾患でもみられるため，鑑別が必須である（鑑別の項参照）．なかでも悪性腫瘍の所属リンパ節にみられるサルコイド反応は形態的には本症の肉芽腫との鑑別は困難な場合が多い．本症の病理学的診断にかつては前斜角筋リンパ節生検（Daniels生検）が用いられたが，経気管支肺生検（transbronchial lung biopsy, TBLB）が一般的な診断手段になって以来，これによる病理診断の機会は減少した．

　本症のリンパ節の初期病変としては，リンパ洞組織球増生，皮質の一次濾胞の萎縮，傍皮質領域に孤立性類上皮細胞肉芽腫がみられる．類上皮細胞はやや好酸性の胞体を有する20〜40μm大の単球・マクロファージ系の細胞で，ほとんど貪食能を示さず，さまざまのサイトカインを分泌する細胞である．電顕的には細胞質に豊富なミトコンドリア，小胞体，ゴルジ装置をもち，細胞突起が目立つ（図2-4-1a）．細胞突

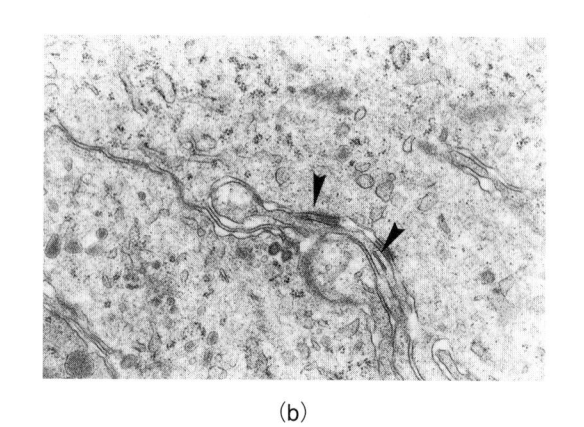

(a)　(b)

図2-4-1　(a) 類上皮細胞の微細構造（×2000）　(b) 類上皮細胞肉芽腫内の隣接細胞間のSPLDs（矢頭）（×15000）

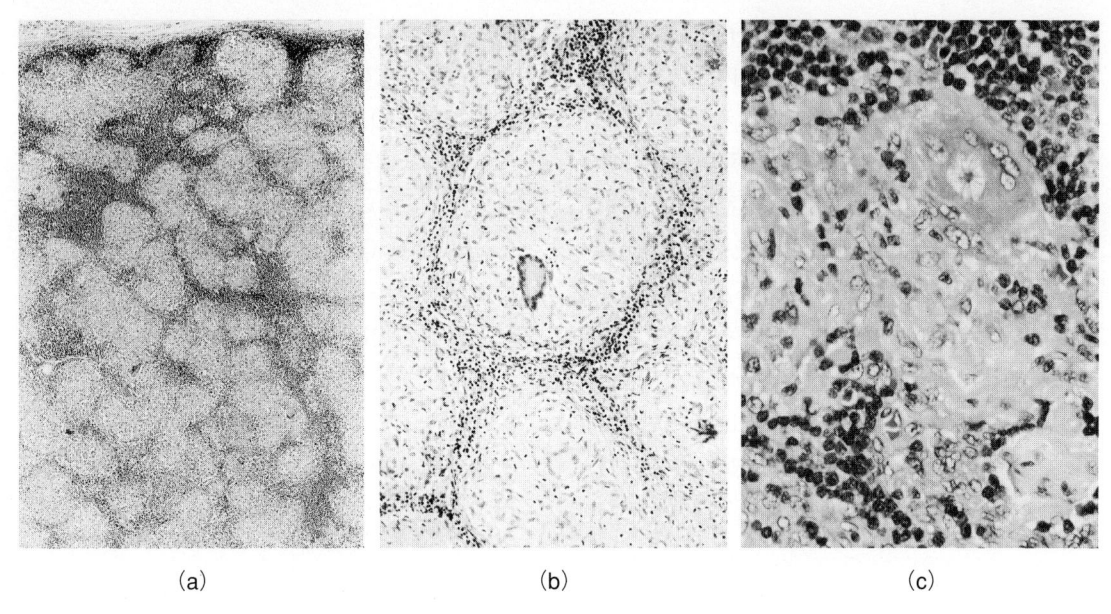

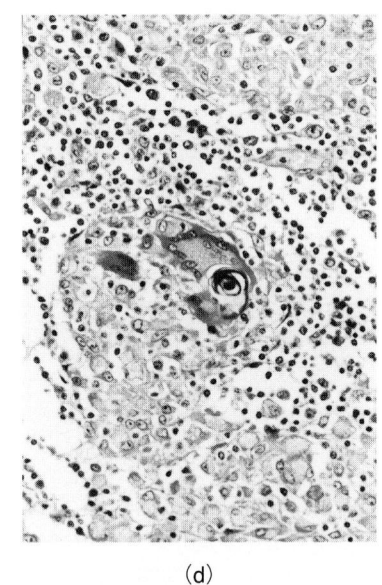

図2-4-2
(a) リンパ節は広範に非乾酪性類上皮細胞肉芽腫で占められており多くは数珠状に融合している（HE, ×50）.
(b) ラングハンス巨細胞を含む類上皮細胞肉芽腫（HE, ×170）.
(c) 巨細胞内の星状小体 asteroid body（HE, ×400）
(d) 巨細胞内のShaumann小体（conchoidal body）（HE, ×400）

起は隣接する細胞間に接着装置であるsubplasmalemmal linear densities（SPLDs）を有する（図2-4-1b）. SPLDsにはフィブロネクチンが同定されており，そのためにあたかも上皮細胞のような集簇を形成する．類上皮細胞肉芽腫は孤立性のものは直径200〜300μmであるが，融合性してつながりあう形で分布することが多い（図2-4-2a）．融合性肉芽腫には中心部に好酸性壊死を伴うことがあるが，乾酪壊死とは異なる．肉芽腫は類上皮細胞のあいだにリンパ球浸潤を伴い，異物型巨細胞，ラングハンス型巨細胞も認められる（図2-4-2b）．巨細胞にはときにその胞体に星状小体（asteroid bodies）（図2-4-2c）やシュウ酸カルシウムを主成分とするShaumann小体（Shaumann bodies, conchoidal bodies）（図2-4-2d）がみられるが，これらは本症に特異的なものではなく，ベリリウム症，結核症，ヒストプラズマ症にもみられる.

リンパ節の肉芽腫はさまざまの程度に線維化や硝子化に至るが，鍍銀染色では肉芽腫を籠状に取り囲み，また肉芽腫内に分け入る細い銀線維が認められる（図2-4-3a）．肉芽腫周囲や内部のマトリックスとしてⅠ型，Ⅲ型コラーゲンやフィブロネクチンが同定される（図2-4-3b）．

一方，リンパ洞内には0.5〜0.8μm大の紡錘状あるいはラグビー球状のヘマトキシリン・エオジン染色で黄褐色，メチル緑陽性，ギムザ染色で深緑色のHamazaki-Wesenberg（H-W）体[3)4)]が本症リンパ節の約58%に観察される（図2-4-4a）[5)]．H-W体の多くはマクロファージ内のファゴライソゾームに存在し，典型的な形態は電子密度の高い内殻と電子密度の低い外殻からなる（図2-4-4b）．江石らは免疫組織学的にリンパ節肉芽腫内ならびにその周囲のマクロファージ内の貪食顆粒やH-W体が*Propionibacterium acnes*（*P. acnes*）のリポテイコ酸を認識する単クローン抗体で陽性となることを証明し，本症の起因体として*P. acnes*の関与を示した[6)]．さらに，肉芽腫内に*in situ* hybridization法によって*P. acnes*のDNAが多量に存在することを明らかにした[7)]（サルコイドーシス発症機序を参照）．

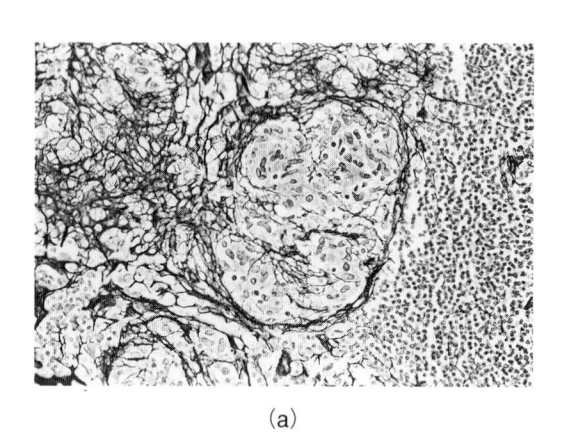

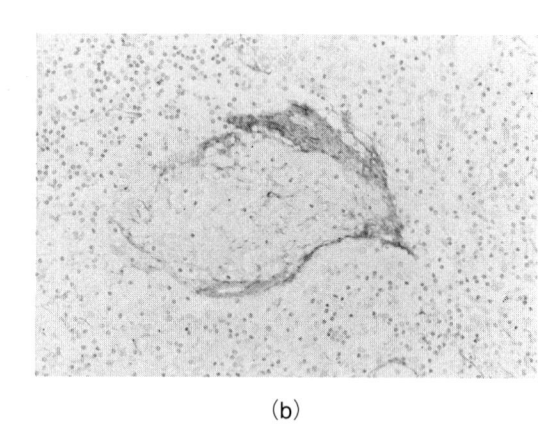

図2-4-3 （a）類上皮細胞を取り囲む細線維（鍍銀染色×200）．（b）肉芽腫におけるタイプⅢコラーゲンの沈着（×200）．

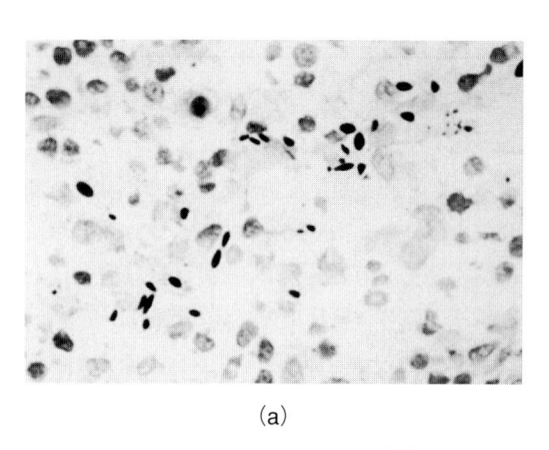

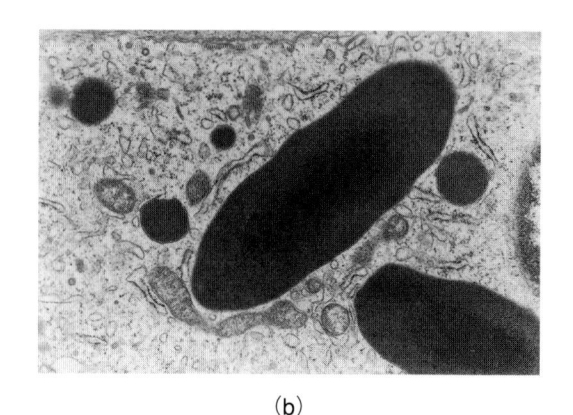

図2-4-4 Hamazaki-Wesenberg体
(a) リンパ洞にメチル緑陽性のHamazaki-Wesenberg体が多数存在（メチル緑，×600）．
(b) マクロファージ内にみられるHW体で電子密度が高い内殻をもつ（×10000）．

II サルコイドーシス肺の病理像

1. リンパ球性胞隔炎

本症肺の非肉芽腫性病変として胞隔にリンパ球を主体とする胞隔炎が巣状にみられ、特に肉芽腫近傍に目立つ（図2-4-5）。その頻度は開胸肺生検で62%[8] TBLBにおいても40%[9] にみられる。

2. 類上皮細胞肉芽腫の分布

肺においては肉芽腫は主にリンパ管に沿って（perilymphatics）、いわゆる粗大間質すなわち気管支・血管束、小葉間隔壁、胸膜そして肺胞壁に分布する（図2-4-6a, b, c, d）[10]。TBLBでは肉芽腫は胸部X線病期分類の0期から検出され（表2-4-1）、下葉よりも上葉に多く分布することが明らかにされている[9]。

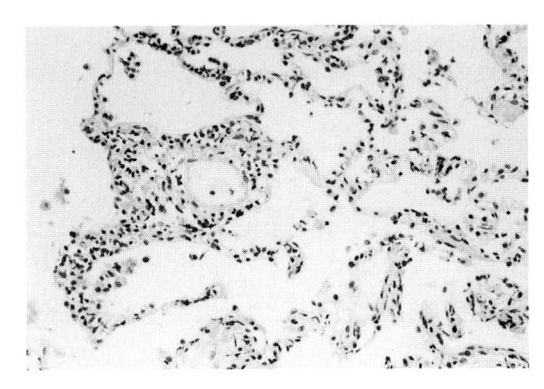

図2-4-5 リンパ球性胞隔炎（HE, ×230）。

1）気管支・細気管支病変

本症患者の15〜55%において気管支生検で気管支粘膜に肉芽腫がみられ、気管支鏡で異常所見を呈する粘膜ではさらに82%と高率に肉芽腫が同定される（図2-4-7a）[10]。また、中枢側気管支では毛細血管は拡張・増生によって亀甲状を呈し、蛍光色素の漏出もみられ、これらの所見は後述するミクロアンギオパチーの肉眼像と考えられている。

肉芽腫は気管支・細気管支のどのレベルにおいても観察され（表2-4-2）[11]、区域気管支では肺門リンパ節の肉芽腫による内腔の狭窄が認められる（図2-4-7b）。慢性肺サルコイドーシスでは区域気管支から末梢枝に沿ってその周囲の線維化が生じる（図2-4-7c）。

肺サルコイドーシスの画像の特徴の一つである気管支・血管束（bronchovascular bundle）の肥厚はその領域に分布する肉芽腫によるものである（図2-4-6b）。気管支・血管束に分布する肉芽腫は細気管支内腔の圧排や狭窄をきたし、しばしばその周囲肺胞の虚脱を生じる。

2）肉芽腫性血管炎

サルコイドーシスにおける肉芽腫性血管炎は肉芽腫が血管壁を侵襲し、血管壁の構造破壊のあるものと定義される。肺ではほかの臓器よりも肉芽腫性血管炎の頻度が高い。TBLBにおいても48〜54%に認められ、静脈侵襲が目立つ（表2-4-3）[9,12]。血管壁の肉芽腫の分布は分節的で血管外膜から中膜にかけて多く分布する。

表2-4-1 サルコイドーシス系気管支肺生検(TBLB)における肉芽腫発生頻度

胸部X線病期分類	症例数	有肉芽腫例数(%)	TBLB検体数	有肉芽腫TBLB検体数(%)
0期	39	25(64)	172	57(33)
I期	104	83(80)	393	217(55)
II期	57	51(89)	191	133(70)
III期	13	10(77)	39	18(46)
合計	213	169(79)	795	425(53)

男性109名　女性104名　平均年齢35±2歳

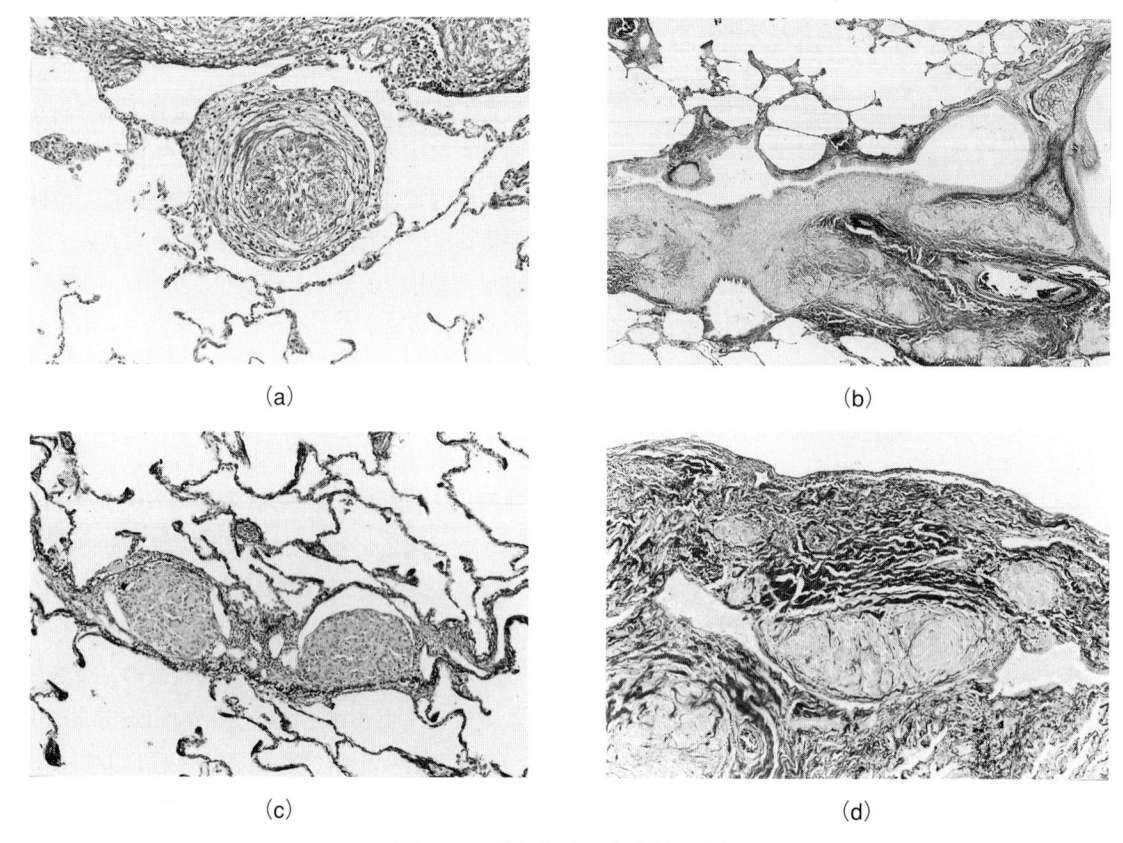

図2-4-6 肺における肉芽腫の分布
(a) 胞隔にみられる孤立性肉芽腫，その周囲に線維化を伴う（HE，×170）．
(b) 膜性細気管支・肺動脈に沿って数珠状に分布する肉芽腫（EVG，×35）．
(c) 小葉間隔壁リンパ管にみられる肉芽腫（elastica-Masson，×100）．
(d) 臓側胸膜の肉芽腫（EVG，×35）．

しかし，好中球浸潤やフィブリノイド壊死はない．剖検肺では弾性型肺動脈から小葉間静脈にいたるほとんどすべてのレベルの血管に肉芽腫性血管炎が観察されるが，特に筋性肺動脈から小葉間静脈における頻度が高い（表2-4-4）（図2-4-8）[13]．さらに剖検肺においては肉芽腫性血管炎の瘢痕治癒病変もしばしば認められ，血管壁弾性線維の断裂や外膜や内膜の線維化として残存する．

3）結節性病変を呈する肉芽腫

肺サルコイドーシスでは2～4%の例で結節性病変がみられ，腫瘤として胸腔鏡下生検されることがある．肉芽腫が多数の肺胞や血管を巻き込み，そのなかに硝子化や線維化を伴うことが多い（図2-4-9）．

なお，壊死性サルコイド肉芽腫症（necrotizing sarcoid granulomatosis：NSG）は肺実質の壊死とサルコイドーシスでみられるものと同様の肉芽腫が形成され，著明な肉芽腫性血管炎を生じる疾患である[14]．

4）胸膜病変

臓側胸膜にはリンパ管に沿ってしばしば肉芽腫が形成され（図2-4-6d），肉眼的に白い結節として観察される．さらに壁側胸膜にも肉芽腫が形成され，多量の胸水を伴うことがあり，特に右側に多いとされる．

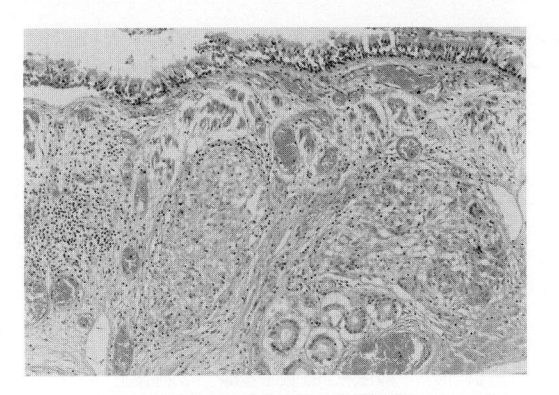

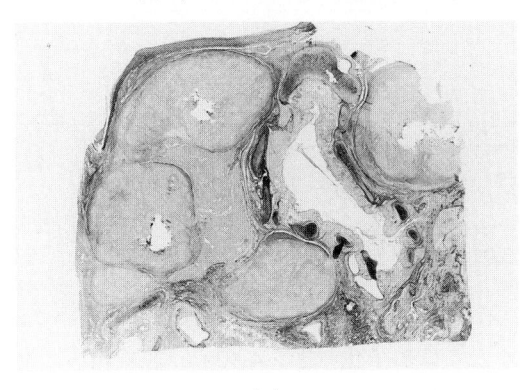

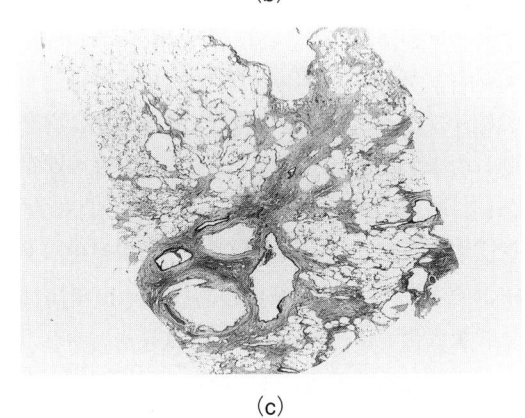

図2-4-7 気管支・細気管支の肉芽腫
(a) 気管支粘膜の肉芽腫（HE, original × 25）
(b) 区域気管支を圧排するリンパ節の肉芽腫
    （EVG, × 1.7）
(c) 慢性肺サルコイドーシスの亜区域気管支から末梢
    枝に沿う線維化（EVG, × 1.7）

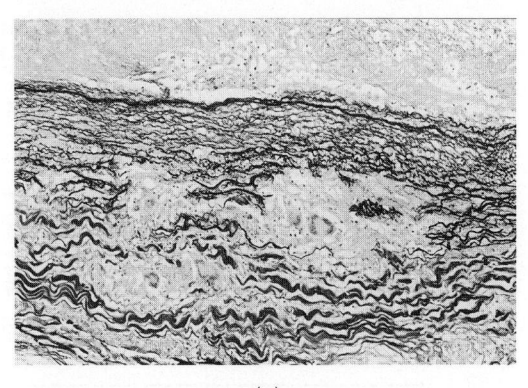

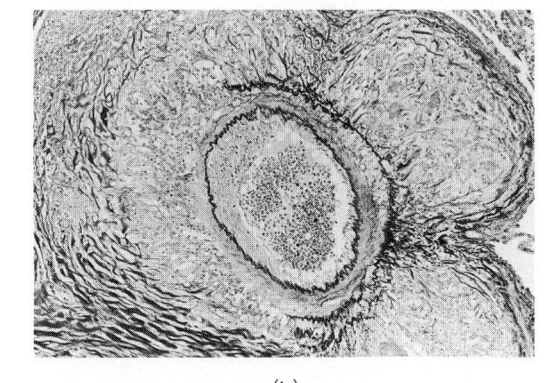

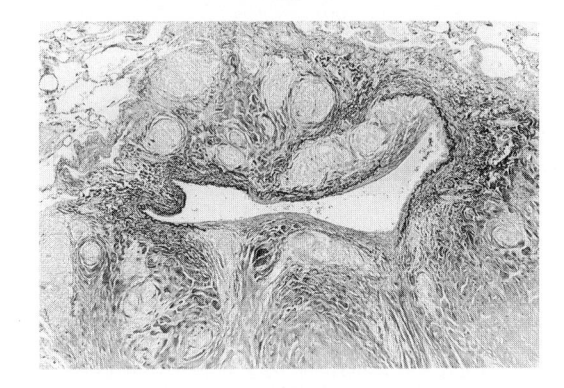

図2-4-8 肺の肉芽腫性血管炎
(a) 弾性型肺動脈中膜の肉芽腫（EVG, × 115）
(b) 筋性肺動脈の肉芽腫性血管炎で外弾性板の破綻が
    みられる（EVG, × 115）.
(c) 小葉間静脈の肉芽腫性血管炎（EVG, × 45）.

第2章 サルコイドーシスはどんな病気か

表2-4-2 サルコイドーシス剖検肺における気管支・細気管支肉芽腫頻度(文献11を改変)

	区域気管支		亜区域気管支		細気管支	
	肉芽腫	瘢痕	肉芽腫	瘢痕	肉芽腫	瘢痕
肺サルコイドーシス(n = 20)	10(50%)	4(20%)	14(70%)	7(35%)	15(75%)	10(50%)
心サルコイドーシス(n = 31)	8(26%)		14(45%)	1(3%)	18(60%)	2(6%)

表2-4-3 サルコイドーシス経気管支肺生検による肉芽腫性血管炎の発生頻度(文献12)

胸部X線病期分類	症例数	有肉芽腫例数	肉芽腫性血管炎			
			例数(%)	静脈	静脈+動脈	動脈
0期	27	17	5(29)	4	0	1
I期	87	67	40(60)	27	10	3
II期	47	41	23(56)	14	6	3
III期	13	10	4(40)	2	1	1
合計	174	135	72(53)	47	17	8

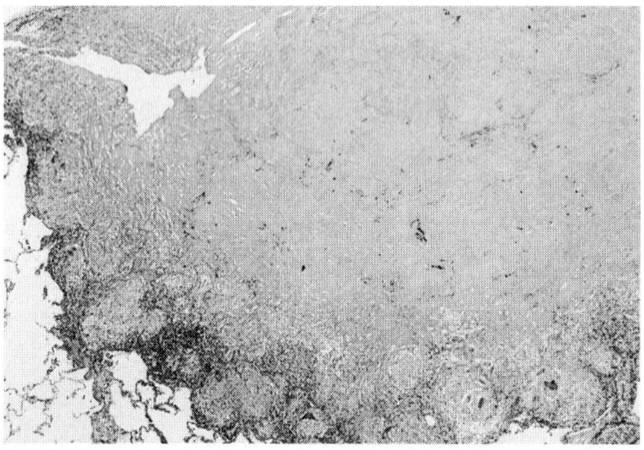

図2-4-9 結節性病変(Masson, ×17.5)

表2-4-4 サルコイドーシス剖検肺における肉芽腫性血管炎の発生頻度(n = 61)(文献13を改変)

侵襲血管・リンパ管	肉芽腫(%)	瘢痕(%)
弾性肺動脈	11(18)	7(11.5)
筋性肺動脈(>500μ)	27(44)	23(38)
筋性肺動脈(>500μ)	36(59)	23(38)
細静脈	41(67)	35(57)
小葉間静脈	35(57)	33(54)
気管支動脈	11(18)	1(2)
小葉間リンパ管	43(71)	12(20)

3. 肉芽腫の転帰と線維化

本症の肉芽腫は多くの場合,自然消退するが,なかには硝子化(図2-4-10a),線維化へと進展するものがある.退縮過程の肉芽腫においては類上皮細胞が消失し,巨細胞が線維化の中に残ることが多い(図2-4-10b).

肺サルコイドーシスにみられる線維化は肉芽腫に由来するものが主体であり,肉芽腫の存在部位,融合性,血管・リンパ管侵襲ならびに気管支病変の程度によってさまざまの線維化パターンをとる[15].最も頻度の高いものは限局性巣状線維化で星芒状を呈し,細気管支周囲ならびに筋性肺動脈周囲に多く認められる(図2-4-10c).また,小葉間間質や気管支・血管束に沿う帯状線維化がみられるが,後者ではその周囲の肺胞の虚脱を伴うことがある(図2-4-10d).

慢性肺サルコイドーシスの特徴の一つとして上葉収縮が65%の高頻度にみられるが,その主要な原因には上葉に肉芽腫が多く分布し,中枢側気管支の肉芽腫による狭窄,気管支・血管束に分布する肉芽腫の線維化,周囲肺胞の虚脱などの関与が挙げられる.そして上葉収縮肺に

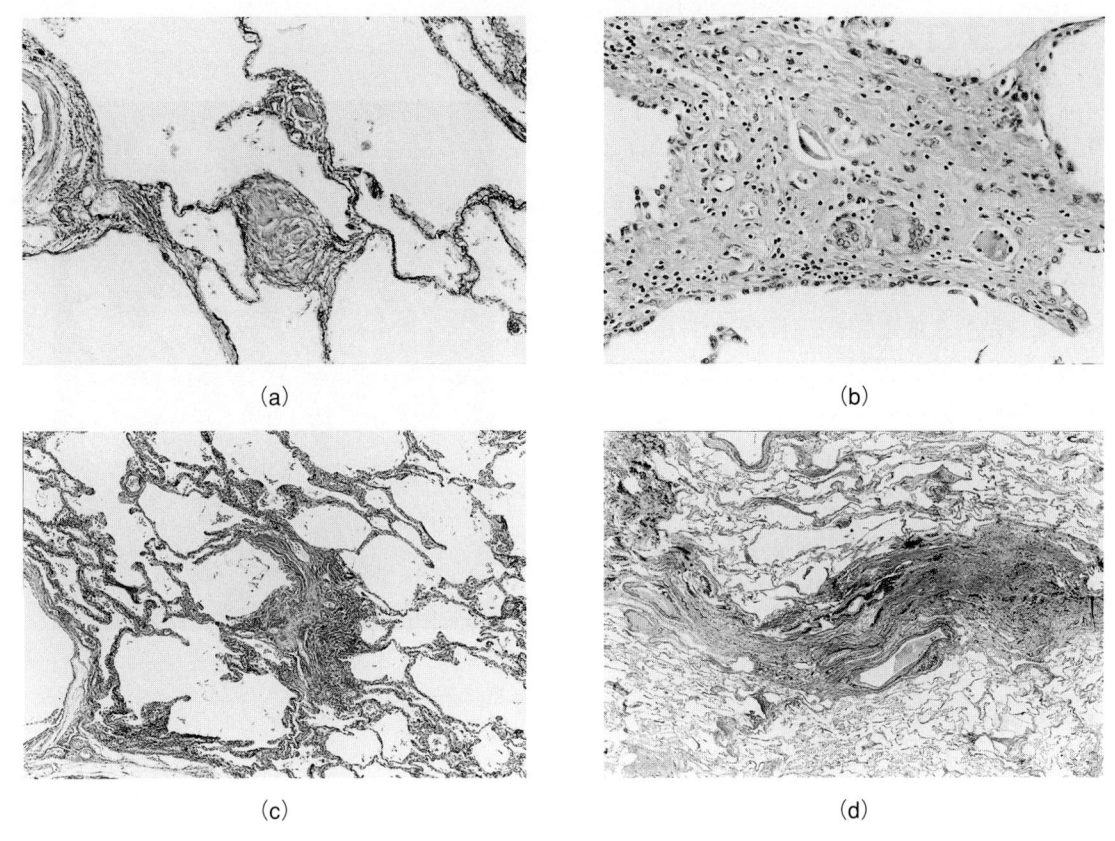

図 2-4-10　肉芽腫の転帰
(a) 肺胞壁の硝子化結節 (EVG, ×115)
(b) 退縮した肉芽腫で巨細胞が残存し線維化を伴う (HE. ×175).
(c) 細気管支周囲の星芒状線維化 (EVG, ×55).
(d) 細気管支周囲肺胞の虚脱 (EVG, ×21).

表2-4-5　サルコイドーシス剖検肺における線維化と構築改変(文献11を改変)

	星芒状線維化(%)	帯状線維化(%)	気管支・血管束線維化(%)	気管支・血管束無気肺(%)	上葉収縮(%)	空洞(%)	ブラ(%)	気管支拡張(%)	蜂巣肺(%)
肺サルコイドーシス (n=20)	19(95)	17(85)	16(80)	14(70)	13(65)	9(45) 8(40)アスペルギローマ	11(55)	13(65)	10(50)
心サルコイドーシス	21(68)	8(26)	13(42)	5(16)	10(32)	1(3)	5(16)	1(3)	1(3)

おいてはブラ，空洞形成もみられ，後者にはアスペルギローマの合併が多い（図2-4-11）（表2-4-5)[11]．

蜂窩肺はしばしば上葉優位に認められる（図2-4-12a，b).サルコイドーシス肺にみられる蜂窩肺では拡張気腔は細気管支に連続し，壁には膠原線維が沈着する．肺胞の畳み込み像や細気管支上皮化生は乏しい（図2-4-12c).

Ⅲ ミクロアンギオパチー

サルコイドーシスにおけるミクロアンギオパチーの用語は最初, 眼底所見の細動脈の狭小化, 白鞘化 (sheathing), 細静脈周囲炎, 細静脈拡張などの変化に対して用いられ, その後, 本症の全身の微小血管変化に対しても用いられるようになった[16]. 蛍光色素を肘静脈から注入した後にみられる眼底血管や気管支粘膜毛細血管からの色素の漏出はその病態を示している.

病理学的には電子顕微鏡像で骨格筋, 網膜血管, 気管支粘膜, 心筋, あるいは皮膚等における毛細血管や細静脈に内皮細胞の核の濃縮, 変性, 基底膜の多層化を特徴とする[16] (図2-4-13). ミクロアンギオパチーの原因については, 気管支肺胞洗浄液細胞から血管新生を引き起こす因子が分泌されるという報告があり[17], また, 免疫組織学的に類上皮細胞は血管内皮増殖因子を発現していることが知られている[18].

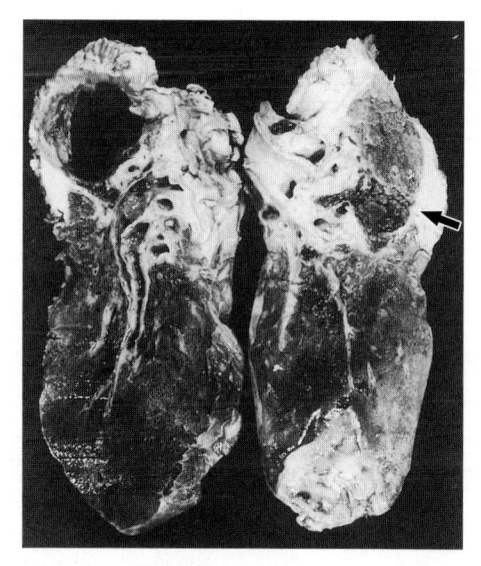

図2-4-11 上葉の収縮, 上葉気管支の狭窄, 右肺上葉の空洞がみられ, 矢印にアスペルギローマがみられる.

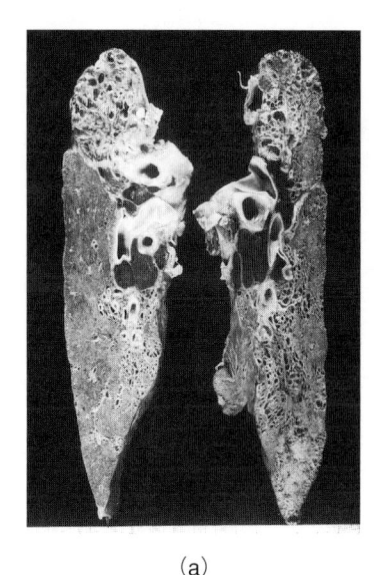

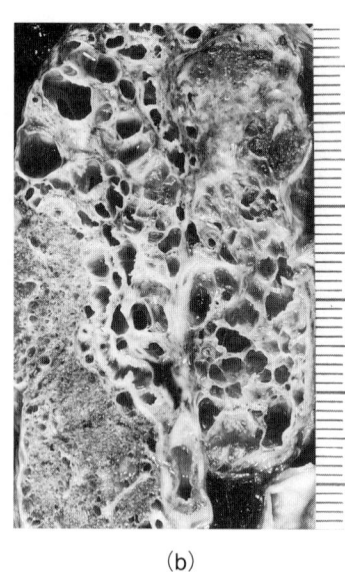

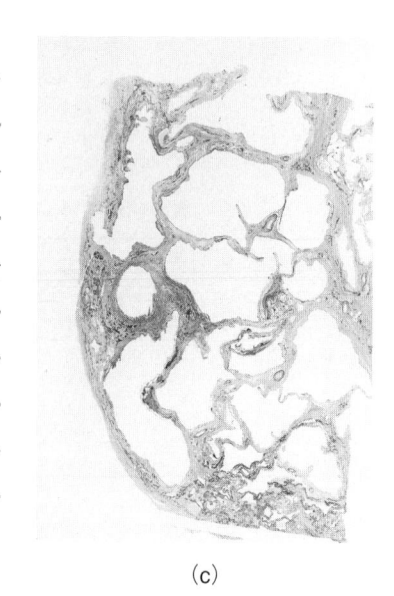

(a)　　　　　　　(b)　　　　　　　(c)

図2-4-12 慢性肺サルコイドーシスの上葉収縮例
(a) 27年の経過をとった肺サルコイドーシスで両肺上葉の著明な収縮がみられる.
(b) 同例の右上葉の蜂窩肺像.
(c) 蜂窩肺の組織像 (EVG, ×17).

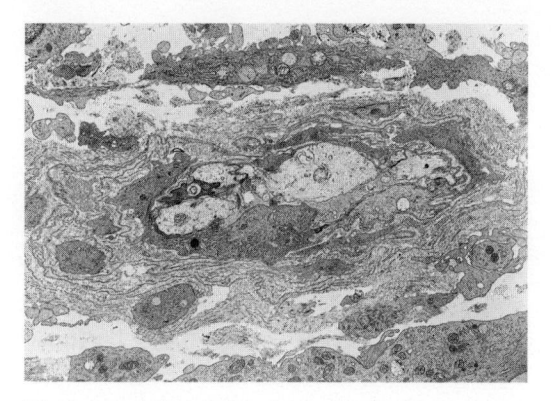

図2-4-13 気管支粘膜のミクロアンギオパチーで毛細血管内皮細胞の腫大と基底膜の多層化がみられる（×6000）．

象となる（表2-4-6)[19]．結核，真菌，原虫，寄生虫などによる感染性肉芽腫のほか，ベリリウム肺ではサルコイドーシスに類似した肉芽腫が間質に広く分布し著明なリンパ球性胞隔炎を呈する．過敏性肺（臓）炎のうち夏型過敏性肺炎や鳥飼病などでは通常，本症にみられるものよりも小さくて疎な類上皮細胞肉芽腫が細気管支壁や肺胞腔内に観察される．同時に強いリンパ球性胞隔炎や肺胞腔内にマッソン体が認められるので環境・曝露歴などを詳細に調べることが必要である（他の肉芽腫性疾患の項参照）．

このようにサルコイドーシスでは肉芽腫形成に関与する細胞から産生される種々の因子が毛細血管拡張や増殖に深く関与しているものと考えられる．

IV 他の肉芽腫性疾患との鑑別

類上皮細胞を形成する疾患がすべて鑑別の対

V おわりに

サルコイドーシスの病理像をリンパ節ならびに肺を中心として述べた．本症では類上皮細胞肉芽腫は多くの場合自然消退するが，肉芽腫の分布する部位や臓器の特異性などによって複雑な形態を示す．本症における線維化やミクロアンギオパチーの発症においては肉芽腫がその中心的役割を担っていると考えられる．

表2-4-6 サルコイドーシスと鑑別すべき肉芽腫性疾患 (文献16を改変)

感染性	免疫学的異常
真菌	サルコイドーシス
原虫	クローン病
寄生虫	壊死性サルコイド肉芽腫症
スピロヘータ	原発性胆汁性肝硬変
抗酸菌	ウェゲナー肉芽腫症
腫瘍	巨細胞性血管炎
癌	ランゲルハンス細胞肉芽腫症
悪性リンパ腫	Churg-Strauss症候群　等
セミノーマ	過敏性肺炎
胚細胞腫	農夫肺
化学物質	きのこ製造者肺
ベリリウム	楓樹皮肺
ジルコニウム	鳥飼病
シリカ	夏型過敏性肺炎
でんぷん	さとうきび肺
タルク	加湿器肺　等

【参考文献】

1) Iwai K, Takemura T, Kitaichi M, et al. Pathological studies on sarcoidosis autopsy. II. Early change, mode of progression and death pattern, Acta Pathol Jpn 1993; 43: 377–85 .

2) Turner-Warwick M. Pulmonary fibrosis in sarcoidosis. Who, why, when, how. Sarcoidosis 1986; 3: 128–9.

3) Hamazaki Y. Über ein neues säurefeste Substanz führendes Spindelkörperchen der menschlichen Lymphdrüsen. Virchows Arch Pathol Anat 1938; 301: 490–522.

4) Wesenberg W. Über säurefeste "Spinderkörper Hamazaki" bei Sarcoidose der Lymphknoten und über doppellichtbrechende Zelleinschlüsse bei Sarkoidose der Lungen. Arch Klin Exp Dermatol 1966; 227: 101–7.

5) Eishi Y, Takemura T, Matsui Y, et al. Pathogenesis of granuloma formation in lymph nodes with sarcoidosis. In: Grassi G, Rizzato G, Pozzi E eds. Sarcoidosis and Other Granulomatous Disorders. Excerpta Medica, Amsterdam, 1988; pp143–6.

6) 江石義信．サルコイドーシスの病因 呼吸 2000; 19: 764–73.

7) Yamada T, Eishi Y, Ikeda S, et al. *In situ* localization of *Propionibacterium acnes* DNA in lymph nodes from sarcoidosis patients by signal amplification with catalysed reporter deposition. J Pathol 2002; 198: 541–7.

8) Rosen Y, Athanassiades TJ, Moon S. et al. Nongranulomatous interstitial pneumonitis in sarcoidosis; relationship to development of epithelioid granulomas. Chest 1978; 74: 122–5.

9) 山口 隆子, 横山 武, 小池盛雄．経気管支肺生検 (TBLB) によるサルコイドーシスの臨床病理学的研究 日胸疾会誌1986; 24: 264–71.

10) Rosen Y. Sarcoidosis. In: Pulmonary pathology 2nd ed. Dail DH, Hammar SP eds. Springer-Verlag, New York 1994, p 615–45.

11) 武村民子, 生島壯一郎, 安藤常浩, ほか．サルコイドーシス肺における構築改変―66 剖検肺の病理学的検討．日サ会誌 2003; 23: 43–52.

12) Takemura T, Matsui Y, Oritsu M, et al. Pulmonary vascular involvement in sarcoidosis: granulomatous angiitis and microangiopathy in transbronchial lung biopsies. Virchows Archiv A Anat Histopathol 1991; 418: 361–8.

13) Takemura T, Matsui Y, Saiki S, et al. Pulmonary vascular involvement in sarcoidosis. a report of 40 autopsy cases. Hum Pathol 1992; 23: 1216–23.

14) Churg A, Carrington CB, Gupta R. Necrotizing sarcoid granulomatosis. Chest 1979; 76: 406–13.

15) 武村民子, 秋山 修, 折津 愈, ほか．肺サルコイドーシス剖検肺における線維化病変の病理学的検討 日胸疾会誌1988; 26: 386–93.

16) Mikami R, Sekiguchi M, Ryujin Y, et al. Changes in peripheral vasculature of various organs in patients with sarcoidosis-possible role of microangiopathy. Heart Vessel 1986; 2: 129–39.

17) Meyers KC, Kaminski MJ, Calhoun WJ, et al. Studies of bronchoalveolar lavage cells and fluids in pulmonary sarcoidosis. I. Enhanced capacity of bronchoalveolar lavage cells from patients with pulmonary sarcoidosis to induce angiogenesis in vivo. Am Rev Respir Dis 1989; 140; 1446–9.

18) Tolnay E, Kuhnen C, Voss B, et al. Expression and localization of vascular endothelial growth factor and its receptor *flt* in pulmonary sarcoidosis. Virchows Archiv 1998; 432: 61–5.

19) James DG. 2. Definition and classification. In. James DG ed. Sarcoidosis and other granulomatous disorders. Marcel Dekker, New York; 1994. P 19–43.

（武村民子）

第3章

サルコイドーシスの臓器病変

1

肺・胸膜

サルコイドーシスは，多臓器に非乾酪性類上皮細胞肉芽腫が存在する原因不明の全身性疾患である．本症の患者は自覚症状が少なく，胸部X線検査で両側肺門リンパ節腫脹（bilateral hilar lymphadenopathy，BHL）を特徴とするが，近年，無症状のBHLの健診発見例が減少している傾向がみられる．一方，びまん性肺疾患の多彩な肺野病変の鑑別診断からサルコイドーシスが発見されることもある．サルコイドーシでは肺門，縦隔のリンパ節，肺実質，気道あるいは胸膜などの胸郭内病変が臓器病変として最も頻度が高く，病理学的には病変はリンパ流路に沿って分布する．この事実から高分解能CT（HRCT）像は，胸部X線写真だけで診断がむつかしい病変の画像診断に有用である．

表3-1-1 サルコイドーシス（736症例）における臓器病変の頻度

臓器	症例数	頻度(%)
肺	699	95.0
皮膚	117	15.9
リンパ節	112	15.2
眼	87	11.8
肝臓	85	11.5
結節性紅斑	61	8.3
脾臓	49	6.7
神経	34	4.6
唾液腺・耳下腺	29	3.9
骨髄	29	3.9
電解質異常	27	3.0
耳・鼻・喉頭	22	2.3
心臓	17	2.3
腎臓	5	0.7
骨・関節	4	0.5
筋肉	3	0.4

（ACCESS，文献3から引用）

I 肺病変

1．頻　度

サルコイドーシスは経過中に90～95％に肺実質病変を伴うことが知られている．日本の本症の特徴としては50～70％が胸郭内病変で発見されている．しかし最近，眼症状を主とする例が年々増加してきている．米国の多施設共同の大規模な症例対照研究（A Case Control Etiologic Study of Sarcoidosis，ACCESS）の報告[1]では，肺病変の頻度が95％であり，他の臓器病変に比して著しく高率である（表3-1-1）．

2．病　態

健診発見例は胸部X線所見に比して自覚症状が乏しいことが特徴である．進行例では乾性咳嗽，労作性呼吸困難などがみられる．時に前胸部の不快感や胸痛を訴えることもある．広範な肺の線維化をきたした例では，fine crackleが聴取されることがある．呼吸不全例ではばち状指を呈していることもある[2]．

3．病　理

病理学的にサルコイドーシスの類上皮細胞肉芽腫は，通常，気管支・血管束（bronchovascular bundle），小葉間隔壁，胸膜下のリンパ流路に沿って分布する（図3-1-1 a，b）．肉芽腫の分布は両側性で上葉に著しい．肺のみならず他臓器に発生した肉芽腫は70％以上自然退縮するが，一部の進行例は線維化と蜂窩肺形成が存在する．肉芽腫はリンパ節外の間質に形成され，気腔にみられることは少ない．本症の気管支肺胞洗浄液中のリンパ球数の増加例では，lymphocytic alveolitisとして捉えられることがあるが，胞隔炎はまれとする報告もある[3]．

4．画像診断

1）胸部X線写真

サルコイドーシスの胸部X線所見は，BHLと肺野病変の有無によって5つの病期に分類されている（図3-1-2，3-1-3，3-1-4）[2]．また，BHLのない肺野病変を認めるⅢ期とⅣ期をま

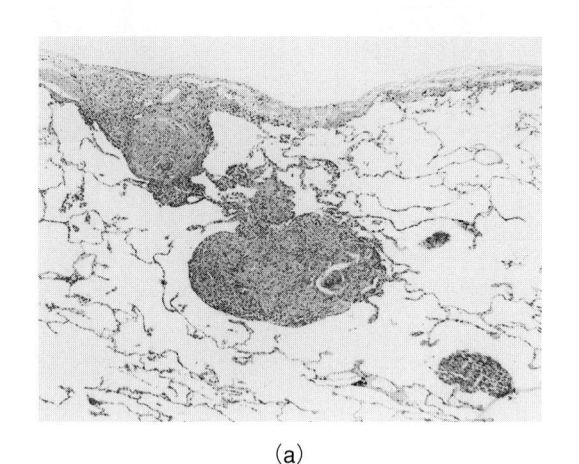

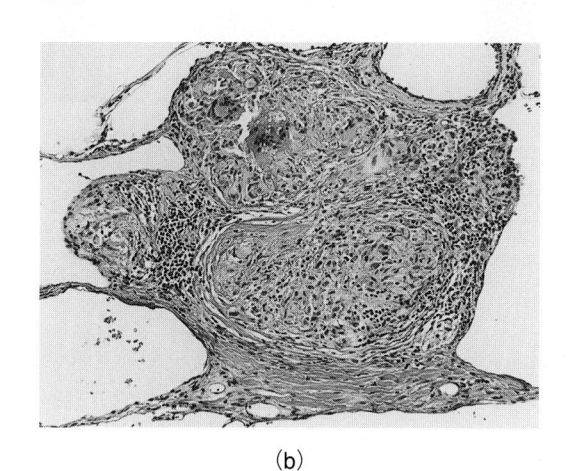

図3-1-1　サルコイドーシスの肺生検標本
(a) 弱拡：気道周囲，小葉間隔壁，胸膜直下などのリンパ路に沿って病変が存在する．
(b) 強拡：巨細胞を伴った非乾酪性類上皮細胞肉芽腫が認められる．

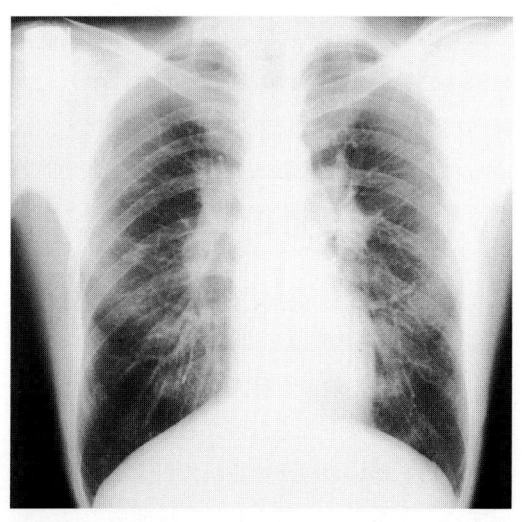

図3-1-2　Ⅰ期の胸部X線写真
両側肺門のリンパ節腫大を認める．

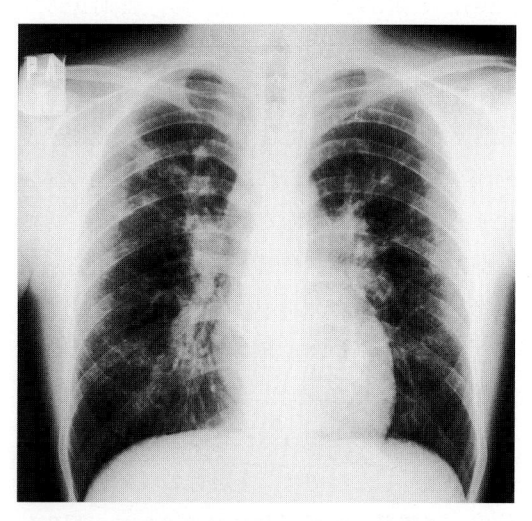

図3-1-3　Ⅱ期の胸部X線写真
両側肺門のリンパ節腫大と上肺優位の粒状影，一部結節影を認める．

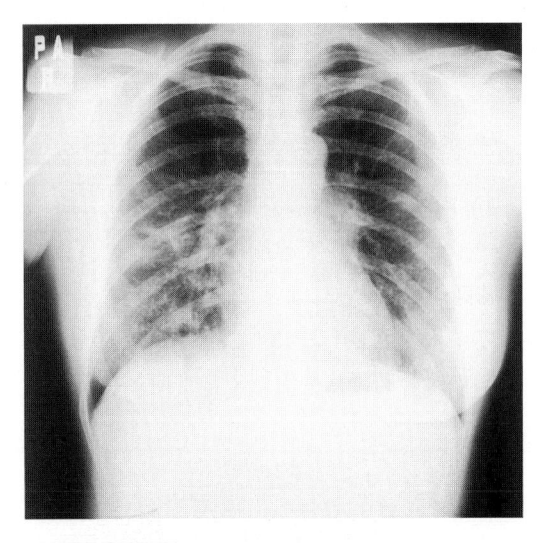

図3-1-4　III期の胸部X線写真
両側下肺の粒状影を認める．肺門リンパ腫大は明らかでない．

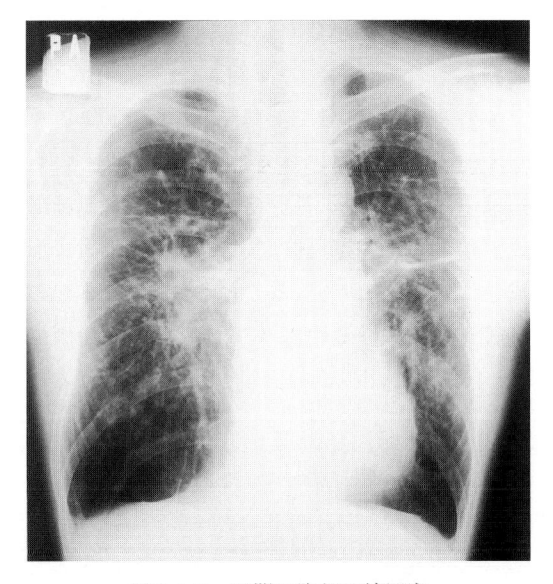

図3-1-5　IV期の胸部X線写真
肺門部の濃厚な塊状影とその周囲の粒状影，索状影を認める．上肺は縮小し，一方，下肺は透過性が亢進し，過膨張がみられる．

とめてIII期とする分類もある．両側肺門，縦隔リンパ節腫張はあるが，肺病変を認めない0期，I期であっても経気管支肺生検にて類上皮細胞肉芽腫が高率に検出されている．

ACCESSでは，各病期の頻度について0期8.3％，I期39.7％，II期36.7％，III期9.8％，IV期5.4％と報告されている[2]．日本では，0期4％，I期66％，II期25％，III期＋IV期5％と報告され[4]，米国に比しI期が多く，III期＋IV期が少ない傾向がみられることは，人種の違いによる病像の差異である．

肺野病変は多彩，多様であり，小粒状影，網状影，粒状網状影，あるいは淡い浸潤影を呈することが多く，これは肉芽腫の集合した病変の陰影である．時に多発する結節状影，スリガラス状影，空洞形成がみられることもある．肺線維化が進行した例では，上肺野の収縮を伴う塊状影，浸潤影，索状影などが認められ（図3-1-5），囊胞形成を呈する例もある．

2）胸部CT

胸部X線写真のみではサルコイドーシス病変と肺既存構造の関連性の解明が不十分であったが，HRCTの導入で肺病変の組織像との対比から画期的なCT画像診断の進歩がみられている[5]．

本症の特徴的CT所見は，病変がリンパ流路に沿って分布する微細粒状影であり，主として肺門周囲の気管支血管束に集中する粒状影が認められる．また粒状影は小葉中心部，小葉間隔壁，葉間および胸膜周囲に認められることが多い．

サルコイドーシスの肉芽腫は，通常，気管支血管束，小葉間隔壁に見出されることから，気管支血管影の不均一な腫大や気管壁肥厚像や小葉間隔壁肥厚像がよくみられる．また周囲は微細粒状影を伴い辺縁が樹枝状の粗大な結節影を呈することもある（図3-1-6）．IV期例では，肺構造の収縮を伴う濃厚な塊状影が肺門から広がる像がみられる（図3-1-7）．病変の進行例では，

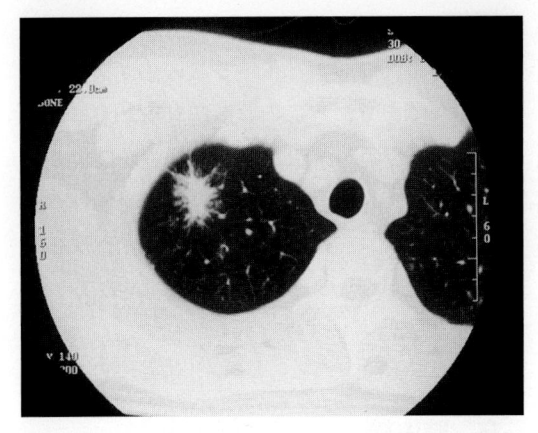

図3-1-6　周囲に淡い粒状影を伴った結節影を認める．結節影からはspicula状の線状〜索状影が放射状に伸びている．

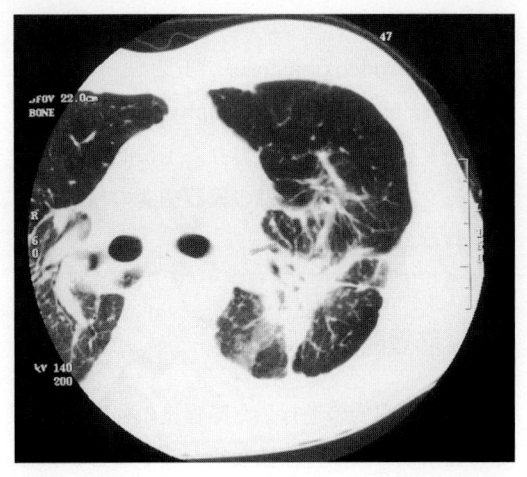

図3-1-7　図3-1-5の症例のHRCT
内部に拡張した気管支の透亮像を伴う濃厚な塊状影を認める．周囲には小粒状影，索状影がみられる．気管支血管束の不整な腫大や，胸膜の凹凸不整などの胸膜変化も存在する．

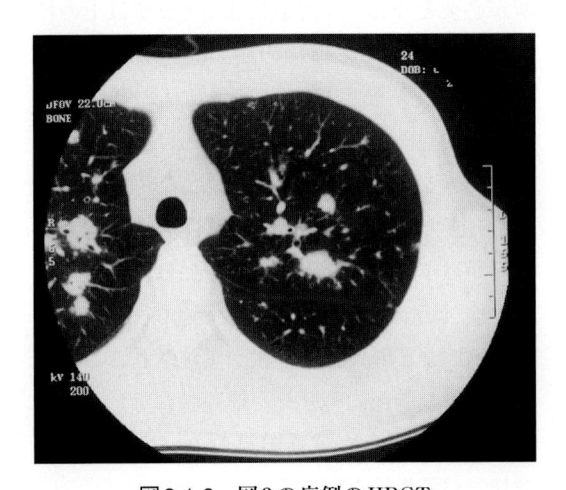

図3-1-8　図3の症例のHRCT
多発性の辺縁明瞭な結節影がみられる．結節影の内部には気管支の透亮像が認められる．

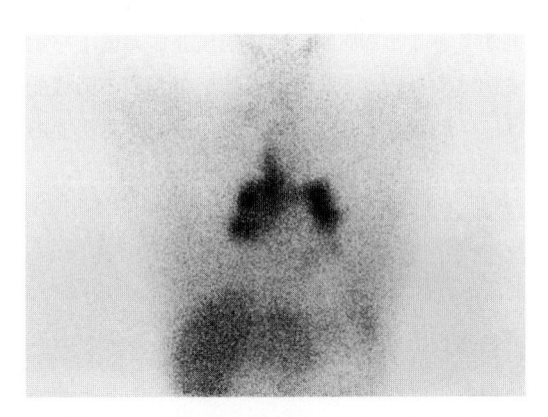

図3-1-9　図1の症例ガリウムシンチグラム
肺門および一部縦隔に集積を認める．

線維化が進み網状影が著明となる索引性気管支拡張（traction bronchiectasis）や蜂窩肺などが認められる．多発性結節影を呈する例（図3-1-8）や多数の肉芽腫や胞隔炎のためにスリガラス状影（ground-glass opacity）を示す例もあるが，囊胞や空洞形成例はまれである．

サルコイドーシスでは上葉に肉芽腫が多く分布するために上葉が収縮し，中枢から末梢に至る気管支血管束の肉芽腫がやがて線維化するとともに肺胞の虚脱が起こる．このような病変の進展は，非結核性抗酸菌症の胸部X線パターンと類似性がみられ，病因を考える上で興味ある知見でもある．

3）核医学検査

^{67}Gaシンチグラフィでは，リンパ節や肺野病変への異常集積が認められる（図3-1-9）．ガリウムの集積は炎症細胞浸潤や類上皮細胞肉芽腫の存在と関連するが，本症の肺野病変の進行や

第3章 サルコイドーシスの臓器病変　67

予後と関連しない．近年，ポジトロン核種のFDG（fluorodeoxiglucose）^{18}Fを使ったPET（positron emission tomography）が本症の画像検査として注目されており，主に心臓サルコイドーシスなどの肺以外の臓器病変の検索に用いられる．

5．肺機能検査

肺の間質病変の進行した線維化の程度に応じて%肺活量の減少，肺拡散能の低下などがみられる．ACCESSの検討では，肺サルコイドーシスの約7割がFVC80%以上，また9割がFEV$_{1.0}$70%以上と報告されており，多くの症例は初診時に肺機能障害を認めないことが示されている[1]．日本では，胸部X線検診での発見例が多いこともあり，肺機能検査値の低下を示す例は少ない．本症の経過観察のための肺機能は，%肺活量よりも肺拡散能の測定が有用である[6]．

6．間質性肺炎の血清マーカー

糖蛋白抗原であるKL-6は，サルコイドーシスの疾患活動性の指標として有用であり，肺病変を伴うⅡ期以上例で高値を示すことから肺野病変の評価に有用とされている[7]．さらに本症の血清中のKL-6，SP-D，Clara cell 16（CC16）を測定した研究[8]では，KL-6とCC16は肺機能とよく逆相関する．またKL-6高値例は2年後の肺病変の残存，あるいは進行の頻度が高かったことから，KL-6は肺病変の予後の予測因子としても有用と報告されている．

7．気管支肺胞洗浄液検査（BALF）

BALFの細胞成分では，総細胞数の増加，リンパ球比率の増加，CD4/CD8比の上昇がみられることが多い．CD4/CD8比3.5以上を判定基準とすると，サルコイドーシスの感度53%，特異度94%であり，本症の診断に有用とする報告もある[2]．しかし，CD4陽性T細胞が優位となる疾患としては，一部の過敏性肺炎や慢性ベリリウム肺などでも同様のBALF所見がみられることから疾患の鑑別に留意する必要がある[9]．

8．肺生検

1）経気管支肺生検（TBLB）

サルコイドーシスの確定診断には病理学的診断が必要となる．TBLBによる4カ所以上の標本採取では，90%前後の高い診断率が得られる．気管支粘膜生検でも50%前後の非乾酪性類上皮細胞肉芽腫が診断ができる．

2）外科的肺生検

TBLBで組織診断が得られず，非典型的画像所見から本症の診断困難な場合には，胸腔鏡下肺生検（Videoassisted thoracoscopic surgery, VATS）などの外科的生検が実施されることがある．また胸部内のリンパ節腫脹に対して他疾患との鑑別のため縦隔洞鏡あるいはVATS下のリンパ節生検を試みる場合もある．

9．予後

本症は約2/3の症例に自然寛解をみるが，10～30%の症例は慢性または進行性に経過する[2]．本症の活動性を示す指標の多くは予後規定因子として相関しないことが判明している．発症年齢が40歳以上，肺外病変の存在，凍瘡様狼瘡（lupus pernio）などを予後不良因子として挙げている報告もある[2]．

1）画像所見

胸部X線上，長期に陰影が残存する慢性例と線維化の進行例の存在から，陰影の残存率に

ては予後を規定できない．胸部X線上の病期から陰影の自然寛解率は，欧米においてⅠ期55〜90％，Ⅱ期40〜70％，Ⅲ期10〜20％，Ⅳ期0％と報告されている[2]．わが国の報告によると[10]，5年後の陰影の消失率は，Ⅰ期66.6％，Ⅱ期46.3％，Ⅲ期＋Ⅳ期10.0％であり，欧米とほぼ同じ結果であった．HRCT所見において，粒状影やスリガラス状影などが主体の症例は陰影の消退がみられるが，網状影を呈する例は陰影の残存率が高いことが示されている[11]．

2）遺伝的素因

最近，TNFβやACE，chemokine receptorであるCCR5などの遺伝子多型，さらにHLA-class Ⅰ allele単独であるいはHLA-DRのalleleとの組み合わせが本症の予後と関連する報告がある[12〜15]．ACE遺伝子のgenotypeがDD型の患者やHLA-A*03，B*07，DRBI*15，DRBI*14をもつ患者は予後不良であることが明らかにされている[13) 15) 16)]．

本症の疾患感受性に関わる遺伝子の研究は数多くあるが，予後と関連する遺伝子素因の研究は端緒についたにすぎない．今後の研究の発展が待たれる．

Ⅱ 気道病変

肺機能上の気流制限は，本症症例の5〜63％に認められており[17]，Ⅰ期からⅣ期のいずれの病期でも観察され，加療により改善を示している．本症の5〜83％には気道過敏性の亢進の報告がある[18]．気流制限の原因としては，気管支壁の肉芽腫性病変やその瘢痕性変化，線維化による気管の変形と偏位，腫大したリンパ節による気道の圧排などが考えられている．

気道過敏性の亢進は，気管支内腔の肉芽腫性病変との関連性，慢性の気道炎症，T細胞や類上皮細胞からのケミカルメディエーターの放出，気道粘膜の損傷が原因として考えられている．症状としては，呼吸困難が77.8％と高率にみられ，次いで咳嗽44.4％，喘鳴22.2％を訴える例が多い[18]．気道病変は各病期の症例にみられるが，特に肺病変のないⅠ期例が18〜44％を占めている[18]．胸部CTでは，呼気時に正常肺の濃度に比し低吸収域となる末梢気道のair trappingの所見や，一部に気管支壁肥厚と内腔狭小化を認める．

肺機能検査では，1秒率低下の閉塞性障害がみられる．肺線維化病変の進行例では，拘束性障害も合併する．残気率の増加など末梢気道障害のパターンを示す例もある．

気管支鏡所見では，粘膜の発赤，網目状の血管増生や黄白色の小結節などが観察される．進行例では，気管支内腔の壁不整や狭窄・閉塞などを認めることもある．本症の気管支粘膜生検では60％にサルコイド病変が検出され，気管支鏡所見が正常な場合でも30％が陽性とする報告[19]もある．

サルコイドーシスの気道病変は，かなり高率の頻度で認められることを理解しておきたい．

Ⅲ 胸膜病変

組織学的に肺サルコイドーシスは，胸膜に肉芽腫病変を伴うことが多い．HRCT所見からは本症の10〜20％に胸膜病変を認めている[20]．しかし胸水貯留や胸膜腫瘤を呈し胸膜サルコイドーシスと診断される例は極めて少数である．

胸膜サルコイドーシスは，大部分が胸水貯留で発見され，胸膜腫瘤はまれである．肺サルコイドーシスの診断後に胸膜病変の出現が多いが，胸膜病変が発見され，経過中に肺，その他の臓器病変が出現してくる例も存在する．胸膜サルコイドーシスの病期は，Ⅱ期22.9％，Ⅲ期＋Ⅳ期50％と肺病変を有する症例が多いが，0

期12.5％，Ⅰ期14.6％にも認められている．

胸水貯留は両側18.2％，右側52.7％，左側29.1％と右側に多い[21]．胸水の性状は，リンパ球優位とする浸出液が多く，時に乳糜，血性を呈することもある．胸水中にはCD4リンパ球優位であり，CD4/CD8比は2.35～8.6と高い[21]．胸水貯留は自然に減少することもあるが，穿刺排液してもすぐに再増量する場合はステロイド薬が投与される．治療反応性は一般に良好である．胸膜肥厚が強い例では慢性胸膜炎となり遷延化することもある．

胸膜腫瘤が進行性で呼吸困難などでQOLが支障をきたす例は治療対象と考えられる．

【参考文献】

1) Baughman RP, Teirstein AS, Judson MA, et al. Clinical characteristics of patients in a case control study of sarcoidosis. Am J Respir Crit Care Med 2001; 164: 1885–9.
2) The joint statement of the American Thoracic Society, the European Respiratory Society, and the World Association of Sarcoidosis and Other Granulomotous Disorders. Statement of sarcoidosis. Am J Respir Crit Care Med 1999; 160: 736–55.
3) Katzenstein AL. Systemic diseases involving the lung. Katzenstein eds. Kaztenstein and Askin's surgical pathology of non-neoplastic lung diseiase. W B Saunders Company. 1997; 178–86.
4) 立花暉夫．サルコイドーシスの全国臨床統計．日本臨牀 1994; 52: 1508–15.
5) Nishimura K, Ito H, Kitaichi M, et al. Pulmonary sarcoidosis: correlation of CT and histopathologic findings. Radiology 1993; 189: 105–9.
6) Medinger AE, Khouri S, Rohatgi PK. Sarcoidosis the value of exercise testing. Chest 2001; 120: 93-101.
7) Kobayashi J, Kitamura S. Serum KL-6 for the evaluation of active pneumonitis in pulmonary sarcoidosis. Chest. 1996; 109: 1276–82.
8) Janssen R, Sato H, Grutters JC, et al. Study of clara cell 16, KL-6, and surfactant protein-D in serum as disease markers in pulmonary sarcoidosis. Chest 2003; 124: 2119–25.
9) 佐藤篤彦, 須田隆文. サルコイドーシス. 北村諭編. 図説病態内科学 呼吸器－1. 東京. メジカルビュー社. 1994; 230–45.
10) 山本正彦. サルコイドーシスの臨床. 日内会誌1987; 76: 1947–514.
11) Murdoch J, Muller NL. Pulmonary sarcoidosis: changes on follow-up CT examination. AJR 1992; 159: 473–77.
12) Yamaguchi E, Itoh A, Hizawa N, et al. The gene polymorphism of tumor necrosis factor-β, but not that of tumor necrosis factor-α, is associated with the prognosis of sarcoidosis. Chest 2001; 119: 753–61.
13) 山口悦郎, 古家 乾, 川上義和. サルコイドーシスにおけるACE遺伝子多型性. 呼吸1997; 16: 1747–56.
14) Petrek M, Drabek J, Kolek V, et al. CC chemokine receptor gene polymorphism in Czech patients with pulmonary sarcoidosis. Am J Respir Crit Care Med 2000; 162: 1000–3.
15) Grunewald J, Eklund A, Olerup O. Human leukocyte antigen class I alleles and the disease course in sarcoidosis patients. Am J Respir Crit Care Med 2004; 169: 696–702.
16) Sharma SK, Balamurugan A, Pandey RM. Human leukocyte antigen-DR alleles influence the clinical course of pulmonary sarcoidosis in Asian Indians. Am J Respir Cell Mol Biol 2003; 29: 225–31.
17) Lavergne F, Clerci C, Sadoun D, et al. Airway obstruction in bronchial sarcoidosis. Outcome with treatment. Chest 1999; 116: 1194–9.
18) Shorr AF, Torrington KG, Hnatiuk OW. Endobronchial involvement and airway hyperactivity in patients with sarcoidosis. Chest 2001; 120: 881–6.
19) Shorr AF, Torrington KG, Hnatiuk OW. Endobronchial biopsy for sarcoidosis. A prospective study Chest 2001; 120: 109–14.
20) Brauner MW, Grenier P, Mompoint D, et al. Pulmonary sarcoidosis: evaluation with high-resolution CT. Radiology 1989; 172: 467–71.
21) Soskel NT, Sharma OP. Pleural involvement in sarcoidosis. Curr Opin Pulm Med 2000; 6: 455–68.

〈佐藤篤彦，須田隆文〉

COLUMN

肺サルコイドーシスの重症化因子

　全身性の肉芽腫性疾患であるサルコイドーシスの予後は一般に比較的良好であるが，症例によっては肺の線維化を伴うような重症例がある．本症の「重症例」についてはいろいろな研究者により定義があるが，名古屋市立大学グループは「サルコイド肉芽腫あるいは線維化により臓器障害をもつ症例で，何らかの補助・支援がなければ正常の日常生活ができない患者」を重症例としている．本症において生活不自由を訴えるほどの日常生活不能に陥る症例の頻度はそれほど高いものではなく，わが国における重症肺サルコイドーシスと考えられる症例の頻度は，文献によって異なるが，2～5％程度である．

　ところで，従来，予後に影響を及ぼす因子として，次のような臨床的事項が報告されている．人種や地理的要因が本症の予後に関連することはよく知られている．欧米では一般に発熱や結節性紅斑を伴って発症する症例の予後は良いとされ80％～90％が2年以内に自然寛解するといわれているが，わが国ではこのような症例は少ない．一方，米国における黒人例では重症例が多いというのが通説である．また女性で35歳以上の高齢発症例では，皮膚，上気道，骨，眼，心，肺病変などが慢性に経過し，予後不良の因子となる．肺の病変を伴い，肺機能障害が進行性であれば予後不良である．また眼病変が慢性化すると難治性となる．さらに症例は少ないが，高カルシウム血症による腎不全，心筋症，中枢神経病変，失明，脾機能亢進症を伴う門脈圧亢進症などを併発した場合に予後は最もよくない．報告は少ないが，扁桃炎と本症の重症化のあいだに関連があると述べたものもある．

　以上，内外の報告に基づいて肺サルコイドーシスの予後を左右すると考えられる因子について述べたが，このような各種臨床的因子が本症を悪化させるメカニズムについてはまったく不明であるといわざるをえない．各研究者のそれぞれの考察はあるが，推察の域をでていない．今後，本症の原因を含めた重症化因子の究明が進むことが待たれる．

〈山木戸道郎〉

2 心臓

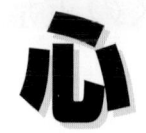

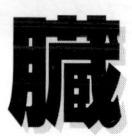

サルコイドーシスは多臓器に非乾酪性類上皮細胞肉芽腫を形成するが，一般的には自然寛解する予後良好な疾患と考えられている．しかし一部に慢性化・遷延化する症例があり，特にわが国では予後不良因子である心病変[1]の合併率が高いことが知られている[2]．心病変は本症による死亡原因の1位でもあるため[3]，本症の原因を明らかにすることは今後の新たな治療法の確立にも直結する重要なテーマである．

心臓サルコイドーシスの診断は，2006年に改訂されたサルコイドーシスの診断基準と診断の手引き[4]を参考に行うが，本稿では各臨床所見の陽性率を提示し（図3-2-1）[5]，症候の特徴について述べる．

I 臨床症状

本症に特異的な自覚症状はなく，合併する不整脈や心機能障害に付随して出現する．無症状の段階で心電図異常を指摘され発見される場合もあるが，完全房室ブロックに代表される刺激伝導障害や心室頻拍などの頻脈性不整脈による動悸や失神発作を契機に受診することもある．また心機能の低下に伴い，呼吸困難，浮腫などの心不全症状で気づく例や，なかには劇症型心筋炎様の病態を示し心原性ショックで発症する

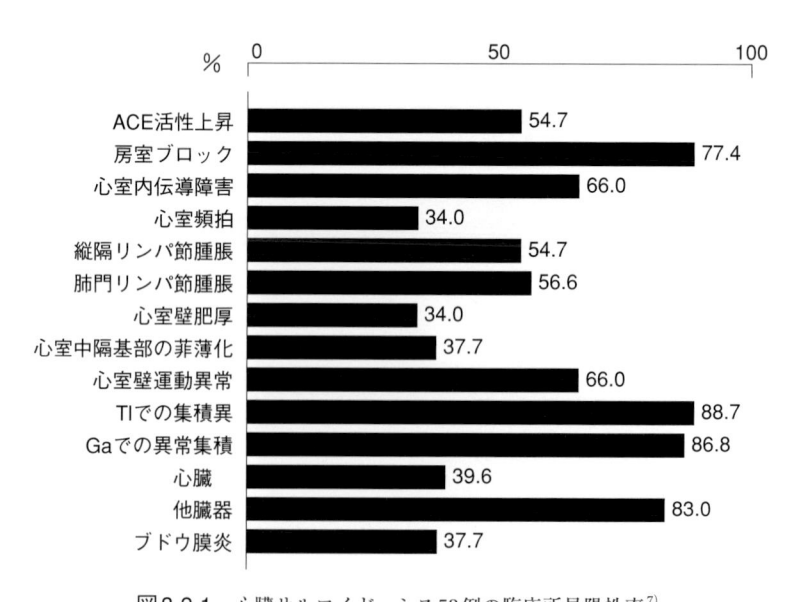

項目	%
ACE活性上昇	54.7
房室ブロック	77.4
心室内伝導障害	66.0
心室頻拍	34.0
縦隔リンパ節腫脹	54.7
肺門リンパ節腫脹	56.6
心室壁肥厚	34.0
心室中隔基部の菲薄化	37.7
心室壁運動異常	66.0
Tlでの集積異	88.7
Gaでの異常集積	86.8
心臓	39.6
他臓器	83.0
ブドウ膜炎	37.7

図3-2-1　心臓サルコイドーシス53例の臨床所見陽性率[7]
ACE：アンジオテンシン変換酵素，Tl：タリウム心筋シンチグラム，Ga：ガリウムシンチグラム

症例もある[6]．また他臓器でサルコイドーシスと診断され寛解後，数年して心病変を合併することもあるので継続的な経過観察が必要である．

II 診断

心電図（図3-2-2）

　完全右脚ブロックや房室ブロックなどの伝導障害を呈する例が多く，完全房室ブロックによる意識消失発作が受診契機となることもある．しかし房室ブロックで発症した場合，発症当初から本症と診断できる症例はむしろ少なく，特発性の房室ブロックとして扱われている症例も少なくない．ペースメーカーの植え込みが行われた高度房室ブロック連続100例を後ろ向きに調査した結果，追跡可能な89例のうち10例（11.2％）が本症と診断された[7]．また心電図異常を示さない心臓サルコイドーシスも一部ではあるが存在[8]するため，病初期に本症と診断することは難しく経時的な経過観察が重要である．また心室頻拍に代表される心室性不整脈も高頻度に認められ，心室細動を呈する重症例が存在し，死の転帰をとる危険性がある．

　自験53例では，房室ブロックは41例（77.4％），脚ブロックを含む心室内伝導障害は35例（66.0％），心室頻拍は18例（34.0％）に認められた．

1．胸部X線，胸部CT

　両側肺門リンパ節や縦隔リンパ節の腫張の有無，肺野病変について評価する必要があるが，詳細は肺サルコイドーシスの項を参照いただきたい．心臓サルコイドーシスを疑う症例では縦隔リンパ節，肺門リンパ節病変の存在が診断の手がかりになることがある．しかし自験53例の検討では29例（54.7％）に縦隔リンパ節腫

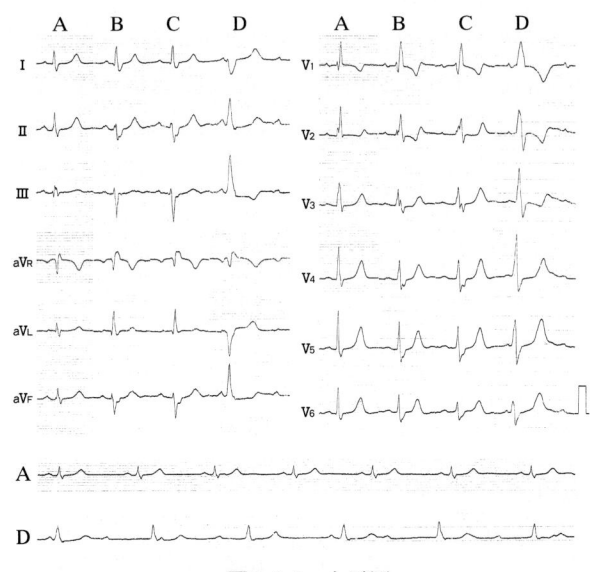

図3-2-2　心電図
A：完全右脚ブロックを示している．
B：完全右脚ブロックに左脚前枝ブロックが加わった（1年3カ月後）．
C：さらにⅠ度房室ブロックも認められる（さらに8カ月後）．
D：完全房室ブロックへと進展した（さらに半年後）．

脹，30例（56.6％）に肺門リンパ節腫脹が認められたのみであった．

2．心臓超音波検査（図3-2-3）

病初期には左室壁運動異常を示さない例が多く，浮腫を伴うリンパ球浸潤，類上皮細胞肉芽腫により心室壁が肥大し，肥大型心筋症に類似した形態を示すこともある[9)][10)]．巨細胞を伴う肉芽腫性病変は，最終的には線維化巣に置換すると考えられるが，病変部が局在する場合には心筋梗塞同様の局所的な壁運動異常や心室瘤として観察される．また病変がびまん性に広がり拡張型心筋症様の病像を呈するものもあり，形態は多岐にわたる．特に他臓器病変が明らかでない場合には拡張型心筋症との鑑別が重要で，左室縮小形成術等を受けた拡張型心筋症119例のうち6例が術後組織学的に本症であった[11)]．本症は3例の剖検例を含む5例の詳細な検討から心室中隔基部に好発すると考えられ[12)]，特に心室中隔基部の菲薄化は本症の典型像ともいえる．しかし自験例の検討では，心室中隔基部の菲薄化が認められた症例は20例（37.7％）で出現率は必ずしも高くなく，本病変が認められないことが本症を否定する根拠にはならないので注意が必要である．また心室中隔基部の菲薄化の有無と房室ブロックの有無には有意な関係がなく[13)]，この点も留意したい．しかし本病変は極めて特異度が高く，本病変が認められたときは，まず本症と考えてよい．

3．核医学検査，核磁気共鳴（MRI），陽電子放射断層法（PET）

^{201}Tl-Cl心筋シンチグラフィでは，1977年，灌流低下領域を示す3例中1例で灌流低下領域が剖検での肉芽腫の存在部位と一致したとの報告があり[14)]，以後，本法は広く用いられている．自験例で灌流低下が認められたのは47例（88.7％）と高率で，心病変の検出には有用である．

また^{123}I-β-methyl-p-iodophenyl-pentadecanoic acid（BMIPP）心筋シンチグラフィは^{201}Tlより心筋障害の検出感度が高く，心電図や心エコー所見が正常な例の早期発見や重症度の評価にも有用である[15)]．

^{67}Ga-citrateシンチグラフィでは，炎症細胞浸潤や類上皮細胞肉芽腫の存在と関連があり，全身像のほか心筋SPECTを撮像することにより，ステロイド薬投与後の効果判定にも有用である[16)]．^{99m}Tc-ピロリン酸心筋シンチグラフィでは，心筋の急性傷害部位を描出する[17)]．

ガドリニウム-DTPA造影MRI[18)]やfluorine-18-fluorodeoxyglucose PET[19)]は，心病変の検出やステロイド治療の効果判定に有用との報告がある．

4．心内膜心筋生検

サルコイドーシスでは，乾酪壊死を伴わない類上皮細胞肉芽腫が認められれば確定診断に至る．その他，胞体内に星芒小体（asteroid body）やSchaumann小体をもつラングハンス型，異物型巨細胞やリンパ球浸潤が認められる．しかしサルコイド肉芽腫は蓄積性疾患と異なり心筋内に散在性に分布するため，心生検ではサンプリングエラーが生じやすい．生検診断陽性率は病変部が心筋全体に及んだと考えられる拡張型心筋症様病像を呈した例で11例中4例（36.4％），刺激伝導障害が主体で左室駆出率が正常な例では15例中1例（6.7％）で，平均19.2％と低率のため[20)]，心生検による診断は困難な場合が多い．（図3-2-4：剖検例）電子顕微鏡的には心筋内毛細血管の基底膜多層化（basal lamina layering）が心筋生検例の18例中14例（77.8％）に認められ，ミクロアンギ

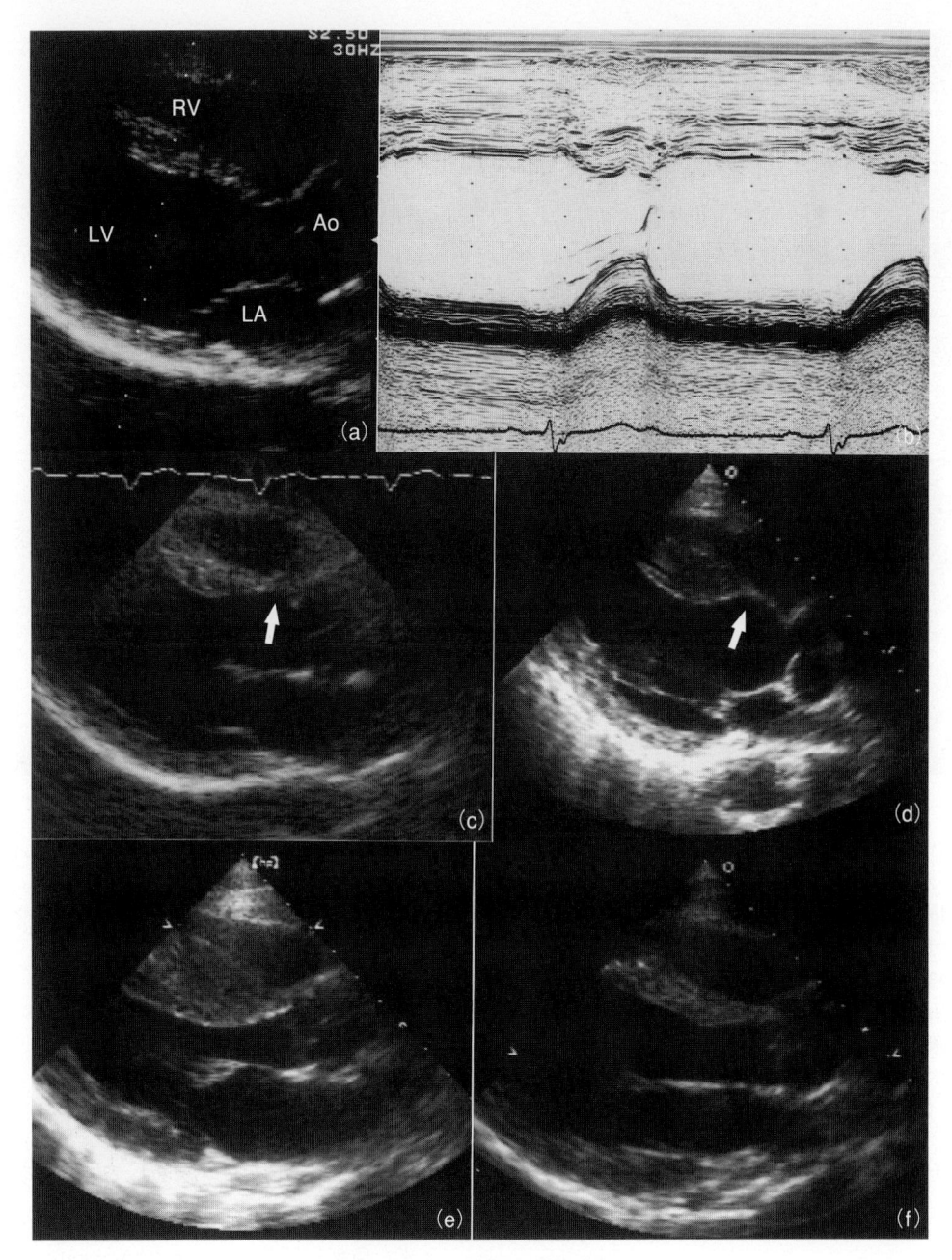

図3-2-3 心臓超音波検査像

(a/b) 47歳男性で，完全房室ブロックのため体内式ペースメーカーが植え込まれた．心エコー所見は正常で心筋生検では有意な組織所見が得られず，心臓サルコイドーシスの診断には至らなかった．Ao：大動脈，LA：左房，LV：左室，RV：右室
(c) aと同一症例．経時的に経過を観察していたところ，4年後の51歳時には心室中隔基部が菲薄化傾向を示してきた（矢印）．
(d) aと同一症例．さらに3年後の54歳時には心室中隔基部に限局した菲薄化が明らかになっている（矢印）．
(e) 心筋生検にて心臓サルコイドーシスと確定診断された35歳男性．ステロイド治療前で，心室中隔19 mm，左室後壁14 mmと非対称性中隔肥厚を呈し，肥大型心筋症類似の形態を示している．
(f) eと同一症例で，ステロイド治療開始3年後．心室中隔9 mm，左室後壁9 mmと左室肥大は退縮している．

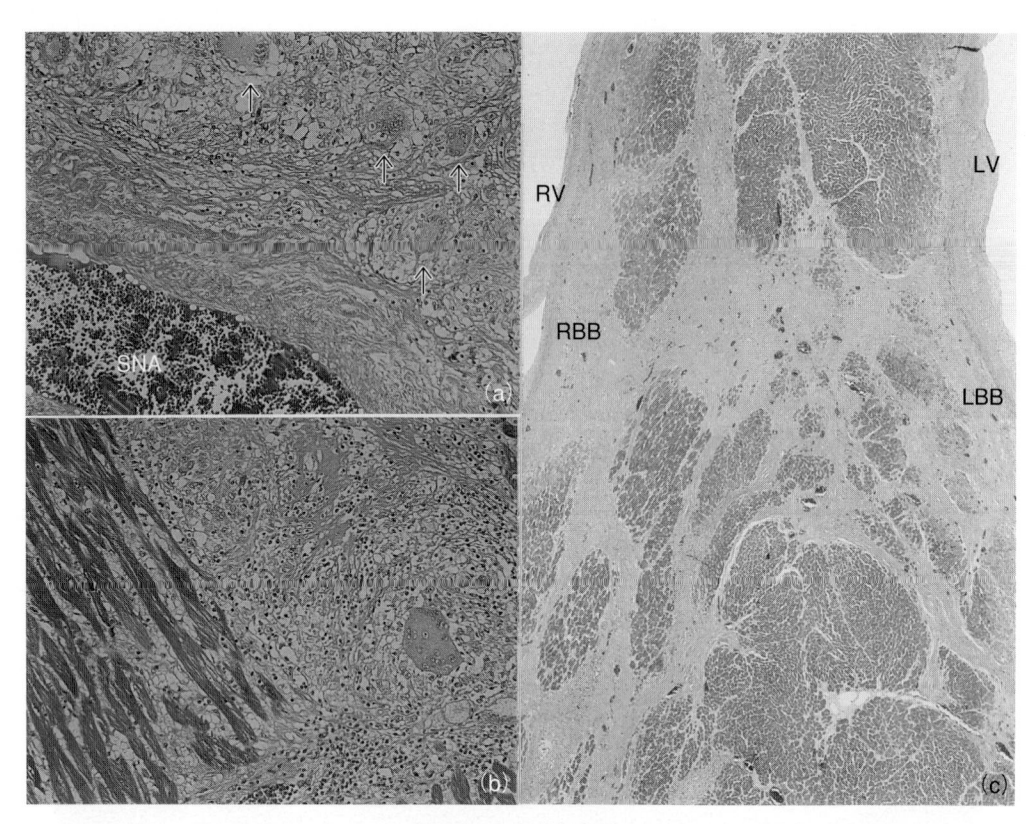

図3-2-4　剖検組織像

78歳女性の剖検例．高度房室ブロックにて発症し，体内式ペースメーカーが植え込まれ，経過中洞不全症候群も合併した．ステロイド治療は本人の同意が得られず行われなかった．約10年の経過ののち，突然死した．
(a) 洞房結節動脈（SNA）周囲の洞結節細胞は，巨細胞（矢印）を伴う類上皮細胞性肉芽腫に置換している．（マッソントリクローム染色，×100）
(b) 心室では巨細胞を伴う類上皮細胞性肉芽腫に加え，リンパ球浸潤もみられ，この所見はほぼ全周性に観察された．（H-E染色，×100）
(c) 右脚（RBB）および左脚（LBB）の伝導系細胞は脱落し，膠原線維に置換されている．（LV；左室面，RV；右室面，マッソントリクローム染色，×5）

オパチーを示すが[21]，糖尿病などでも認められ，本症に特異的な所見ではない．

III 治療

日本サルコイドーシス/肉芽腫性疾患学会のサルコイドーシス治療ガイドライン策定委員会・治療ガイドライン策定専門部会；循環器部会で作成された心臓サルコイドーシスの治療ガイドライン[22]（表3-2-1）が参考になる．初回の1日投与量はprednisolone（PSL）30 mgで，2〜4週ごとに5 mgずつ減量していく漸減投与法が一般的で，維持量は5〜10 mgとする．

また免疫抑制薬であるmethotrexate（MTX）を少量持続投与することにより，PSLの投与量を減量することが可能な場合もある．しかし心病変に対する有効症例報告はあるが，多数例の検討はなく，肝障害などの副作用の問題もあり必ずしも有効とは限らず[23]，現段階ではPSL治療難治例に限定すべきである．

抗TNFα作用をもつinfliximabによる治療も検討されているが[24]，心臓サルコイドーシ

表3-2-1 心臓サルコイドーシスの治療ガイドライン[22]

サルコイドーシスの死因の3分の2以上は，本症の心病変（心臓サルコイドーシス）による．特に早期の心病変にはステロイド剤が有効である．したがって，心臓サルコイドーシスの診断がなされ，以下のいずれかが認められ，活動性が高いと判断された場合には，ステロイド治療の適応となる．

Ⅰ．適応
　1) 房室ブロック[注1]
　2) 心室頻拍などの重症心室不整脈[注2]
　3) 局所壁運動異常あるいは心ポンプ機能の低下[注1]
　　注1) 高度房室ブロックおよび完全房室ブロックでは，ステロイド剤を投与するとともに，体内式ペースメーカーの植え込みを考慮する．
　　注2) 心室期外収縮，心室頻拍がステロイド治療によって全て消失することは稀であり，抗不整脈薬の併用を試みる．これらの治療にもかかわらず，持続性の心室頻拍などが認められる場合は，カテーテルアブレーションや植え込み型除細動器の適応となる．
　　注3) β遮断薬は，心不全や伝導障害を悪化させることがあるので注意を要する．

Ⅱ．投与法
　1) 初回投与量：1日量プレドニゾロン換算で30mg毎日投与または相当量の隔日投与．
　2) 初回投与期間：4週間．
　3) 減量：2～4週間毎に，1日量プレドニゾロン換算で5mg/日毎日あるいは相当量を隔日に減量．
　4) 維持量：1日量プレドニゾロン換算で5～10mg毎日投与または相当量の隔日投与．
　5) 維持量の投与期間：いずれ中止にすることが望ましいが，他臓器と異なり中止は難しい場合が多い．[注1]
　6) 再燃：初回投与量を投与する．
　　注1) ステロイド剤の重大な副作用で継続投与が困難な場合には，メソトレキサート5～7.5mg/週の経口投与も試みられている．しかし心病変に対する本剤の使用経験は少なく，その有用性も十分には明らかにされていない．

Ⅲ．効能
　1) 房室ブロックでは，伝導障害が改善し正常化する例もみられる．
　2) 収縮能は改善するまでには至らないが，心収縮はそれ以上悪化しない例が多い．
　　（ステロイド治療を行わない場合は，一般的に収縮能は次第に悪化する．）

Ⅳ．注意事項
　1) ステロイド剤の一般的な副作用．
　2) 投与後，心室頻拍が出現あるいは悪化する例が存在する．
　3) 投与後，心室瘤を形成する例が存在する．
　　（付）心臓サルコイドーシスのステロイド治療の有用性については，二重盲検比較試験で確認されているわけではなく，その意味ではevidenceはない．サルコイドーシスでは，心病変の存在は予後を左右する要因と考えられているが，他臓器と同じく自然寛解する例が存在する可能性も否定できない．

スに対する効果は定かではない.

【参考文献】

1) Hunninghake GW, Costabel U, Ando M. et al. ATS/ERS/WASOG statement on sarcoidosis. Vasc Diffuse Lung Dis 1999; 16: 149–73.

2) Iwai K, Sekiguchi M, Hosoda Y, et al. Racial difference in cardiac sarcoidosis incidence observed at autopsy. Sarcoidosis 1994; 11: 26–31.

3) Iwai K, Tachibana T, Takemura T, et al. Pathological studies on sarcoidosis autopsy. I. Epidemiological features of 320 cases in Japan. Acta Pathol Jpn 1993; 43: 372–6.

4) 森本紳一郎, 植村晃久, 平光伸也. 心臓サルコイドーシス診断の手引きの改訂. 呼と循 2006; 54: 955–61.

5) Uemura A, Morimoto S, Hiramitsu S, et al. Positive rates of various clinical parameters in cardiac sarcoidosis. Circ J 2004; 68 (Suppl I) : 582.

6) 加藤靖周, 森本紳一郎, 平光伸也, ほか. 発症時に劇症型心筋炎の病像を呈した心サルコイドーシスの一剖検例. 日サ会誌 2001; 21: 39–45.

7) Yoshida Y, Morimoto S, Hiramitsu S, et al. Incidence of cardiac sarcoidosis in Japanese patients with high-degree atrioventricular block. Am Heart J 1997; 134: 382–6.

8) 加藤靖周, 森本紳一郎, 平光伸也, ほか. 診断の手引きを満たさないものの, 心臓サルコイドーシスが強く疑われた2症例. 日サ会誌 1999; 19: 91–6.

9) Matsumori A, Hara M, Nagai S, et al. Hypertrophic cardiomyopathy as a manifestation of cardiac sarcoidosis. Jpn Circ J 2000; 64: 679–83.

10) Yazaki Y, Isobe M, Hayasaka M, et al. Cardiac sarcoidosis mimicking hypertrophic cardiomyopathy - Clinical utility of radionuclide imaging for differential diagnosis-. Jpn Circ J 1998; 62: 465–8.

11) 寺崎文生, 北浦 泰. 拡張型心筋症を呈する心臓サルコイドーシス—左室縮小形成術 (バチスタ手術) 症例を中心に—日サ会誌 2004; 24: 21–30.

12) Valantine H, McKenna WJ, Nihoyannopoulos P, et al. Sarcoidosis: A pattern of clinical and morphological presentation. Br Heart J 1987; 57: 256–63.

13) Uemura A, Morimoto S, Kato Y, et al. Relationship between basal thinning of the interventricular septum and atrioventricular block in patients with cardiac sarcoidosis. Sarcoidosis Vasc Diffuse Lung Dis 2005; 22: 63–5.

14) Bulkley BH, Rouleau JR, Whitaker JQ, et al. The use of 201thallium for myocardial perfusion imaging in sarcoid heart disease. Chest 1977; 72: 27–32.

15) 徳田 衛. 心サルコイドーシスにおける核医学検査の意義に関する研究. 藤田学園医学会誌 (臨時増刊) 1999; 18: 541–72.

16) Kurata C, Sakata K, Taguchi T, et al. SPECT imaging with Tl 201 and Ga-67 in myocardial sarcoidosis. Clin Nucl Med 1990; 15: 408–11.

17) Forman MB, Sandler MP, Sacks GA, et al. Radionuclide imaging in myocardial sarcoidosis. Demonstration of myocardial uptake of technetium pyrophosphate99m and gallium. Chest 1983; 83: 578–80.

18) Shimada T, Shimada K, Sakane T, et al. Diagnosis of cardiac sarcoidosis and evaluation of the effects of steroid therapy by gadolinium-DTPA-enhanced magnetic resonance imaging. Am J Med 2001; 110: 520–7.

19) 石田良雄, 中谷 敏, 立花暉夫. 心サルコイドーシスの診断ならびにステロイド治療の効果判定におけるFluorine-18 Fluoro-2-Deoxyglucose Positron Emission Tomographyの有用性. J cardiolo 2000; 35: 301–4.

20) Uemura A, Morimoto S, Hiramitsu S, et al. Histologic diagnostic rate of cardiac sarcoidosis: Evaluation of endomyocardial biopsies. Am Heart J 1999; 138: 299–302.

21) Sekiguchi M, Nagao H, Abe K, et al. A study on the incidence of basal lamina layering in cardiac and skeletal muscle biopsy specimens. J Clin Electron Microscopy 1983; 16: 771–2.

22) サルコイドーシス治療に関する見解 - 2003. 編集日本サルコイドーシス/肉芽腫性疾患学会, 日本呼吸器学会, 日本心臓病学会, 日本眼科学会, 厚生省科学研究—特定疾患対策事業—びまん性肺疾患研究班: 日サ会誌 2003; 23: 105–14.

23) 加藤靖周, 森本紳一郎, 植村晃久, ほか. メトトレキサート療法をこころみた心臓サルコイドーシスの4症例. 日サ会誌 2003; 23: 83–6.

24) Baughman RP, Lower EE, du Bois RM: Sarcoidosis. Lancet 2003; 361: 1111–8.

(植村晃久、森木紳一郎)

COLUMN

胃のサルコイド病変

　サルコイドーシスでは胃に病変をみることが少ないので，胃に単発性に肉芽腫性病変を認める場合，これを胃サルコイドーシスとすべきか否かが常に問題になる．この点を自験例（日本臨牀 1975; 33: 1575–1578; Z Erkrank Atem Organ 1977; 149: 134）をまじえて考察する．その際，以下の事項について留意すべきと考える．①本症での胃の罹患頻度は剖検例で54例中少数（日胸疾会誌 1973; 11: 749–67），非サルコイド死亡者13例中1例と低く，Longcopeらは30例（Medicine 1952; 31: 1–132），Rickerらの報告では22例中いずれも0例（Am J Clin Pathol 1949; 19: 725–49），Palmerらは60例の生検で6例である（J Lab Clin Med 1958; 52: 231–4）；②胃サルコイドーシスでは40〜50歳代と本症の好発年齢（10歳代後半から20歳代）より高い；③胃以外に臨床的に明らかな病変を認めることが少ない；④ACE高値，ツベルクリン反応の陰転化などの所見に乏しい；⑤悪性腫瘍では組織診断が絶対であるのに対して本症の場合には診断の参考所見である．

　胃サルコイドーシスでは，胃に肉眼的異常所見を認め，生検や切除によって類上皮細胞肉芽腫を認めてはじめて本症を疑う．胃内視鏡所見としては，①多発潰瘍びらん，②スキルス型胃癌を疑わせる粘膜肥厚・硬化，③結節性病変，④敷石状小結節病変，⑤以上の混合型などが観察される．

　自験例は49歳男性で，14歳時に肺結核の既往がある．胃内視鏡検査で良性腫瘍と診断されたが短期間に8kgの体重減少と消化器症状が続くので胃切除術を受けた．切除標本で胃は全体に浮腫状であり，肉芽腫が粘膜内にとどまり，筋層にはおよんでいなかった．確診のため肺・腎の生検を行ったが肉芽腫は認めなかった．最終的には縦隔鏡下にリンパ節生検を行い，肉芽腫を証明した．胃病変にかぎらず臓器に肉芽腫を単発に認める場合には，常にこの点が問題になる．眼病変の場合はその特異所見が問題となっている（Ann NY Acad Sci 1976; 278: 445–54）．

　本症における胃病変の頻度は高くはないが，7年間にわたって再発を繰り返す症例も報告されている（Gastroenterol Endoscopy 1986; 23: 120–7）．本症の好発年齢より高い方にシフトしていることは病変が残存し，遷延していることを，ACEが高値にならないのは病変分布が広範でなく活動性も高くないことを示唆している．臨床的に所見がないから組織レベルで病変がないことにはならない．肉芽腫を形成する疾患を慎重に鑑別し，除外診断することが大切である．

　胃に単発に肉芽腫病変を認めた場合の考え方，問題点について述べた．報告例を通覧すると胃にみられた．サルコイド反応ではなく，サ症の胃病変と考えたい．

（伊藤慶夫，高田俊範）

3 神経・筋肉

I はじめに

かつて神経および筋肉のサルコイドーシス病変の頻度は少なく，最近のMRIなどの画像診断の進歩により，神経，筋における無症候性のサルコイドーシス病変や全身性サルコイドーシスの所見を欠くisolated sarcoidosisもみられ，その頻度は高くなりつつある．

II 神経サルコイドーシス

1．神経サルコイドーシスの分類と頻度

神経サルコイドーシスの分類を表3-3-1に示す[1]．臨床的に神経サルコイドーシスは，外国では全サルコイドーシスの平均5～15%にみられ[2〜4]，剖検では，無症候性サルコイドーシス病変は10～25%に認められる[4]．日本剖検例では，神経病変は6.7%にみられ[5]，中枢神経系病変で死亡した剖検例もある．

2．神経サルコイドーシスの臨床症状

神経症状は多彩であるが，病巣に応じた症状を示す（表3-3-2）[2)6)]．症状は，通常ステロイド投与により改善し，isolated sarcoidosisでは診断の参考になる．

1）髄膜病変

髄膜病変は最も多く，髄膜炎，肥厚性肉芽腫性硬膜炎を起こす．急性および慢性の無菌性髄膜炎で頭痛，項部硬直，ケルニッヒ徴候などの髄膜刺激症状を伴う．無症候性も多い．頭蓋底の髄膜炎は脳神経障害を起こしやすく，上衣細胞，脈絡叢への浸潤は，クモ膜や中脳水道を圧迫し，ときに水頭症を起こす．慢性髄膜炎は反復性で長期治療を要するが，急性例では副腎ス

表3-3-1　神経サルコイドーシスの分類

1. 中枢神経病変
    a. 質内肉芽腫性病変
        ①限局性腫瘤形成型（頭蓋内圧亢進症状，下垂体機能低下症，尿崩症，けいれん）
        ②びまん性転移性肉芽腫形
        ③脊髄病変（腫瘤形成型やびまん性腫脹型など）
    b. 髄膜病変
        ①サルコイド髄膜炎・髄膜脳炎
        ②サルコイド肥厚性硬膜炎
    c. 水頭症
    d. 血管病変
        ①血管炎
        ②脳室周囲白質病変
        ③静脈動血栓症（偽性脳腫瘍）
    e. 脳症
2. 末梢神経病変
    a. 脳神経麻痺
    b. 脊髄神経麻痺
        ①多発単ニューロパチー
        ②多発ニューロパチー
        ③単ニューロパチー
        ④神経根障害，神経叢症，馬尾症候群
        ⑤小径線維ニューロパチー
3. その他
    Heerfordt症候群

（文献1より改変）

表3-3-2 神経サルコイドーシスの臨床症状とその頻度

	Zajicek JP et al. (1999)	Nowak DA & Widenka DC (2001)
脳神経麻痺	72%	50%
視神経障害	38	-
顔面神経麻痺	19	-
外転神経麻痺	10	-
三叉神経麻痺	7	-
聴神経麻痺	7	-
動眼神経麻痺	3	-
頭痛	-	30
けいれん		10
下垂体/視床下部機能障害	3	10
感覚・運動障害	-	10
精神症状	10	10
小脳脳幹症状	21	10
水頭症	6	10
髄膜炎症状	12	5
脊髄障害	28	-

（文献2, 6より引用）

テロイド薬が奏効する[2)～6)]．

2) 実質内肉芽腫性病変

比較的まれだが，脳内に大小さまざまの限局性，またはびまん性の病変を認めることがある．サルコイド結節が癒合した限局性の腫瘤性病変や脳実質内に結節が散在するびまん性転移性肉芽腫性病変である．全身性サルコイドーシスの所見を欠き，脳実質に限局した腫瘤性病変のみを認めることもある（isolated CNS sarcoidosis）[2)～4) 6)]．

症状は病変部位によって異なり，巣症状を認める．基底核病変では舞踏運動やバリズムなどの不随意運動やパーキンソニズムをきたす．テント下病変はまれだが，小脳・脳幹病変では小脳症状を認める．下垂体病変で尿崩症を呈した日本剖検例もある．サルコイド脳症では，軽度不安から明らかな精神病，高度の認知症に至るまで種々の程度の精神症状を認める[4)]．肉芽腫性血管炎は，しばしばくも膜下出血を起こす[4)]．てんかんも起こしやすい．

脊髄病変では硬膜内・外腫瘤やくも膜炎を認める．髄内の脊髄腫瘤病変では，脊髄症や馬尾症候群をきたす[2)～4) 5)]．硬膜内髄外腫瘤では圧迫による脊髄症や神経根性ニューロパチーをきたす．頸髄，胸髄が最も侵されやすく，病変部以下の感覚障害，痙性麻痺，深部反射亢進，神経因性膀胱などを生じる．

3) 末梢神経病変

脳神経は最も傷害されやすく，多くは神経内に浸潤した肉芽腫性炎症性病変によるが，頭蓋底部の髄膜炎や頭蓋内圧亢進などによっても起こる．顔面神経麻痺は最も多く，一側ないし両側性であるが，前者がより多い．次いで視神経が侵されやすい．多くは一側だが，時に両側性に障害される．乳頭，視神経，視神経交叉への直接浸潤や周囲からの肉芽腫の圧迫によって生じる．霧視，視野欠損，乳頭浮腫などがみられる．その他，動眼，聴，舌咽，迷走の各脳神経麻痺もみられ，外眼筋麻痺，複視，難聴，時にめまい，球症状などを認める[2)～4) 5)]．

末梢神経障害では多発単ニューロパチー，多発ニューロパチー，単ニューロパチー，神経根障害・神経叢症の病型をとる．傷害神経の支配に一致した筋力低下，筋萎縮や感覚障害を生じる．多発ニューロパチーでは手袋靴下型の運動・感覚障害を示す[2)～4) 5)]．小径線維ニューロパチーもみられ[3)]，日本報告例もある．

3. 神経サルコイドーシスの検査所見

1) 髄液所見

患者の髄液では，圧上昇，細胞増多，蛋白上昇がみられるが，患者の1/3は正常である[2)]．髄液中のACEは神経サルコイドーシス病変組織内の類上皮細胞より産生されるが，神経サルコイドーシス患者の55%で上昇し[6)]，中枢神経障害合併例では頻度が高い．しかし，ギラン・バレー症候群や脳脊髄の腫瘍，感染でも上昇す

る．また，髄液中のlysozymeの増加も，神経症状のない例（33%）に比べ，ある例（75%）に多い[4]．髄液中のoligoclonal bandは18.5%で陽性[4]で，CD4/CD8比の上昇，好酸球増多[4]，β_2-microglobulinの上昇もみられることがある．髄膜炎では髄液糖の低下がみられる[6]．髄液検査は，本症の診断に特異的ではないが，診断の参考や疾患活動性の評価に有用である．

2）画像所見

CTスキャンMRI，Gallium（Ga）シンチグラフィ，fluorodeoxyglucose-PETスキャンなどの神経画像検査は，高感度で病変を描出するが，本症の診断には特異的ではない[3)～4)5)]．

CTスキャンに比べ，MRIがより精度が高く，皮質，白質，上衣下病変ではT1強調で特徴的な低信号域，T2強調で限局性，またはびまん性の高信号域を示す．Gadolinium-DTPA（Gd）投与後の造影パターンは脳軟膜が線状に造影されるものから多巣性やびまん性に脳実質内が造影されるものまでさまざまで（図3-3-1），腫瘤状もみられる．皮質，髄膜の造影効果は38～65%，脱髄を思わせる脳室周囲や白質病変は40～50%，弧発性の髄内病変は10%にみられる[4)5)]．肥厚性肉芽腫性硬膜炎では，限局性，または全周性に種々の厚さに髄膜が造影される．脊髄では，頸髄や上部胸髄に限局性あるいは紡錘状の病変を示す．

4．神経サルコイドーシスの病理所見

サルコイドーシスの病理像は，非乾酪性類上皮細胞肉芽腫を認め，それがやがて消褪，あるいは硝子質結合識に置き換わることを特徴とする．肉芽腫は毛細血管周囲に形成されやすく，肉芽腫性血管炎とミクロアンギオパチーを認める．中枢神経系では多くは脳軟膜，とくに脳底部と後頭蓋下部，または漏斗部や第三脳室壁の底部や前部に病変を認める．中枢神経組織では，最初に脳軟膜に炎症性病変が起こり，くも膜下腔からVirchow-Robin腔に沿って脳実質に伸展

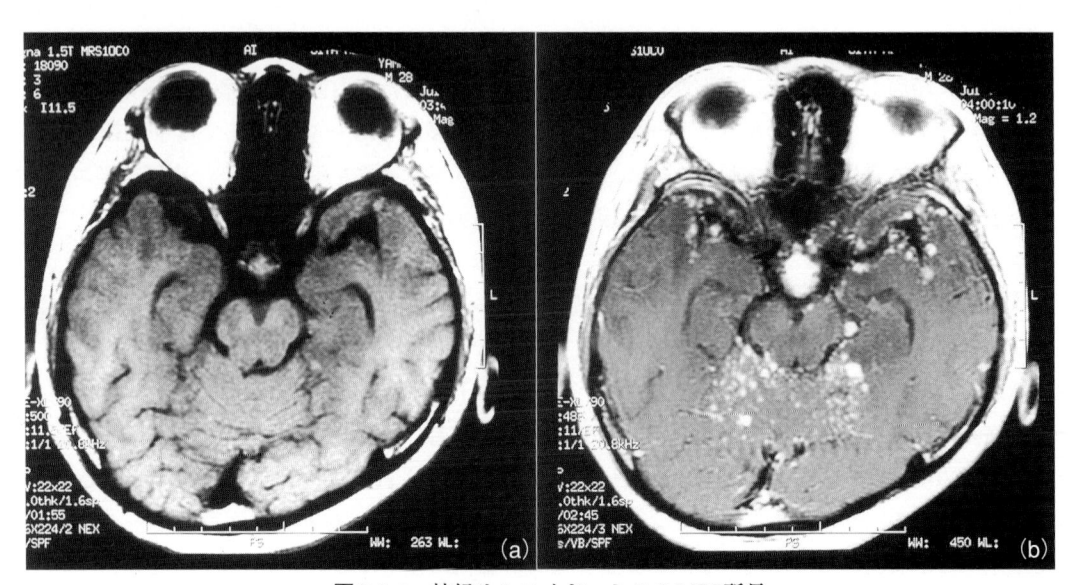

図3-3-1　神経サルコイドーシスのMRI所見

T1強調画像にて，Gadolinium（Gd）造影効果を有する鞍上部腫瘤影および小脳テントやシルビウス裂に沿って多数の小結節影を認める．(a) Gd造影前，(b) Gd造影後

する[5]．Virchow-Robin腔は，脳底部で特に大きく，これが脳底部の髄膜炎を起こしやすい理由と考えられている．そのため高頻度に視床下部，第三脳室，脈絡膜，視神経や視交叉部，脳幹から出る脳神経の障害を起こす．脳軟膜は肥厚し，脈絡膜炎，脳室上衣炎，また，Virchow-Robin腔内やくも膜にはリンパ球の浸潤と類上皮細胞肉芽腫を認める[3)～4) 6) 7)]．

末梢神経では局所性～多巣性の神経内鞘の肉芽腫や肉芽腫性血管炎がみられ，変性パターンは節性脱髄および軸索変性をともに認める[8) 9)]．

III 筋サルコイドーシス（サルコイド・ミオパチー）

1. 筋サルコイドーシスの病型と頻度

筋サルコイドーシスは，無症候性と症候性に大別され，症候性は，さらに腫瘤型，急性～亜急性筋炎型，慢性ミオパチー型の臨床病型に分類される[10) 11)]．

本邦における筋サルコイドーシスの疫学はないが，立花の肺外病変全国調査では，サルコイドーシス患者879人中，筋サルコイドーシスは130例で，うち腫瘤型78例（60％），ミオパチー型29例（22％），無症候性23例（18％）である．

2. 筋サルコイドーシスの臨床症状

症候性では上記病型のいずれかの病像を示すが，これらが混在したり，末梢性ニューロパチーを合併することもある（neuromyopathy）．多くは無症候性であるが，症候性では主に頸部，躯幹，四肢の近位筋優位の筋力低下，筋肉痛（自発痛，把握痛），時に有痛性痙攣や拘縮を認める．腫瘤型では，傷害筋に種々の大きさの結節を触知する以外に本症に特徴的な所見はな

い．慢性ミオパチー型では四肢の近位筋優位，またはびまん性の筋力低下，筋萎縮を認め，筋ジストロフィーや多発筋炎（PM），皮膚筋炎（DM）に類似する[10)～12)]．

血清creatine kinase（CK）は上昇するが，正常のことも多い．針筋電図ではミオパチーの所見を示す．末梢神経伝導速度は正常だが，ニューロパチーの合併例では，しばしば遅延する．ACEは通常上昇するが，正常のこともある[10)～12)]．

3. 筋サルコイドーシスの画像

CTでも筋肉内結節が描出されるが，MRIでは筋腫瘤は，T1強調，T2強調，プロトン密度のいずれの画像でも周辺部が高信号域，内部は低信号域を示す．病変は筋肉の走行に沿って広がり，卵型の結節である（図3-3-2）．内部の低信号域は小病変では見られないこともあるが，しばしば星形の低信号域を示しdark starと呼ばれる．切れ方によってはthree stripesと呼ばれる3層構造を呈し，中心部は低信号域で，両端は高信号域を示す．Gd造影により両端，あるいは周辺部の高信号域は強く造影される．ステロイド治療後は，造影効果はみられない．病理学的には中心部は線維化で，周囲は炎症性肉芽腫である場合が多い[13)]．筋炎型やミオパチー型では，上記所見を示すことは少なく，びまん性の高信号域や多数の小結節を描出することがあるが，非特異的で他の炎症性ミオパチーとの鑑別はつかない[13)]．

Gaシンチグラフィでは肉芽腫性病変部に取り込まれ，ミオパチー型ではびまん性，腫瘤型では結節像を示す．診断確定には特異性を欠くが，臨床検査で明らかでない病変の検出やステロイドなどの治療効果を知る上で有用である[13)]．

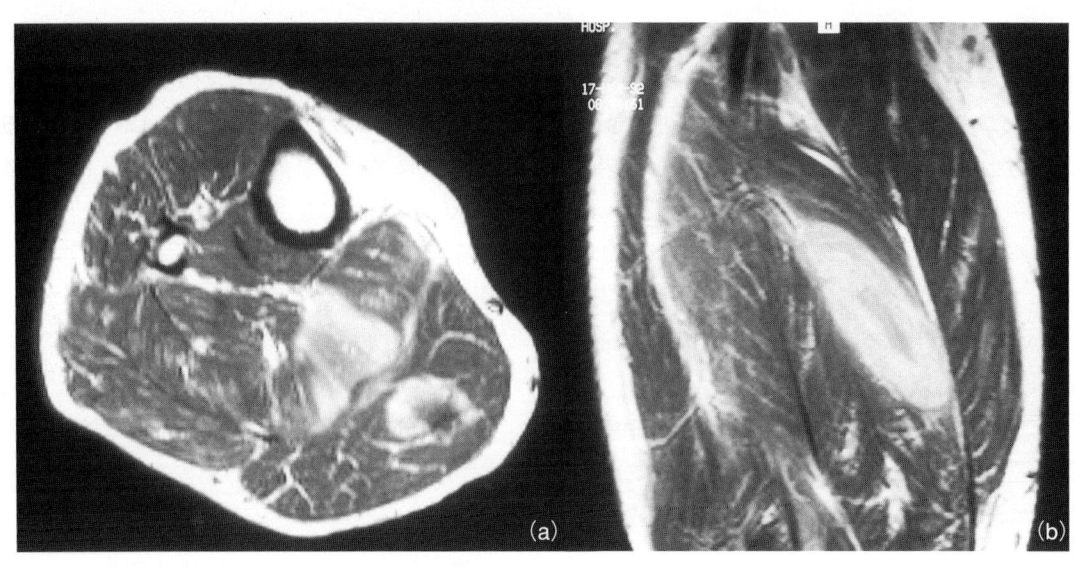

図3-3-2　腫瘤型筋サルコイドーシスのMRI所見
T2強調画像．中心部は低信号域（dark star），周辺部は高信号域を示し（a, b），切れ方によっては両端が高信号域の3層構造（three stripes）を示す(a)．(a) 横断像，(b) 冠状断像

4．筋サルコイドーシスの筋病理像

筋サルコイドーシスの筋病理では，間質であるperimysiumや筋線維束（筋束）内のendomysiumに類上皮細胞，多核ラングハンス型や異物型巨細胞およびリンパ球より成る非乾酪性肉芽腫を中心とした炎症性病変を認める（図3-3-3）．肉芽腫は血管周囲に形成され，しばしば肉芽腫性血管炎やミクロアンギオパチーを認める．肉芽腫形成過程を考察すると，筋束内に多数の肉芽腫性炎症細胞がみられ，非壊死性の筋線維内に浸潤し，正常な細胞質に取って変わり，そこに小肉芽腫を形成する．個々の小肉芽腫は全周をしばしば細胞膜関連蛋白であるdystrophinやmerosinに囲まれていて，肉芽腫が筋線維内に形成されていることを示す（図3-3-3）．Dystrophinやmerosin陽性の筋線維膜は肉芽腫の増大と共に次第に膨張し，やがて断裂し，筋線維の崩壊を起こす．このようにして筋束内には弧発性や癒合性の多数の小肉芽腫が形成され，しばしば周囲の筋線維を圧迫したよ

うな所見を示すが，壊死[11)14)15)]やDMでみられるような虚血による筋線維束周囲萎縮はない．肉芽腫はさらに増大し，やがて筋束内は全て癒合性の大きな肉芽腫で占拠され，中にわずかながら細胞死を逃れ，残存した変性線維が存在し再生するが，ほとんどの筋線維は消失し，肉芽腫の辺縁では炎症細胞の消失とともに著明な間質の線維化がみられ，肉芽腫は次第に退縮していく（healing stage）．肉芽腫性炎症性病変のない筋束内では筋線維は正常で，ミクロアンギオパチーや筋線維束周囲萎縮はみられない[15)]．

間質や筋線維内の肉芽腫にはCD3＋T細胞が多数みられ，その多くはCD4＋T細胞である．周辺にはCD8＋T細胞が散在する．また，多数のCD68＋細胞がみられる[15)]．これはリンパ節などの他の全身臓器におけるそれと全く同じである．

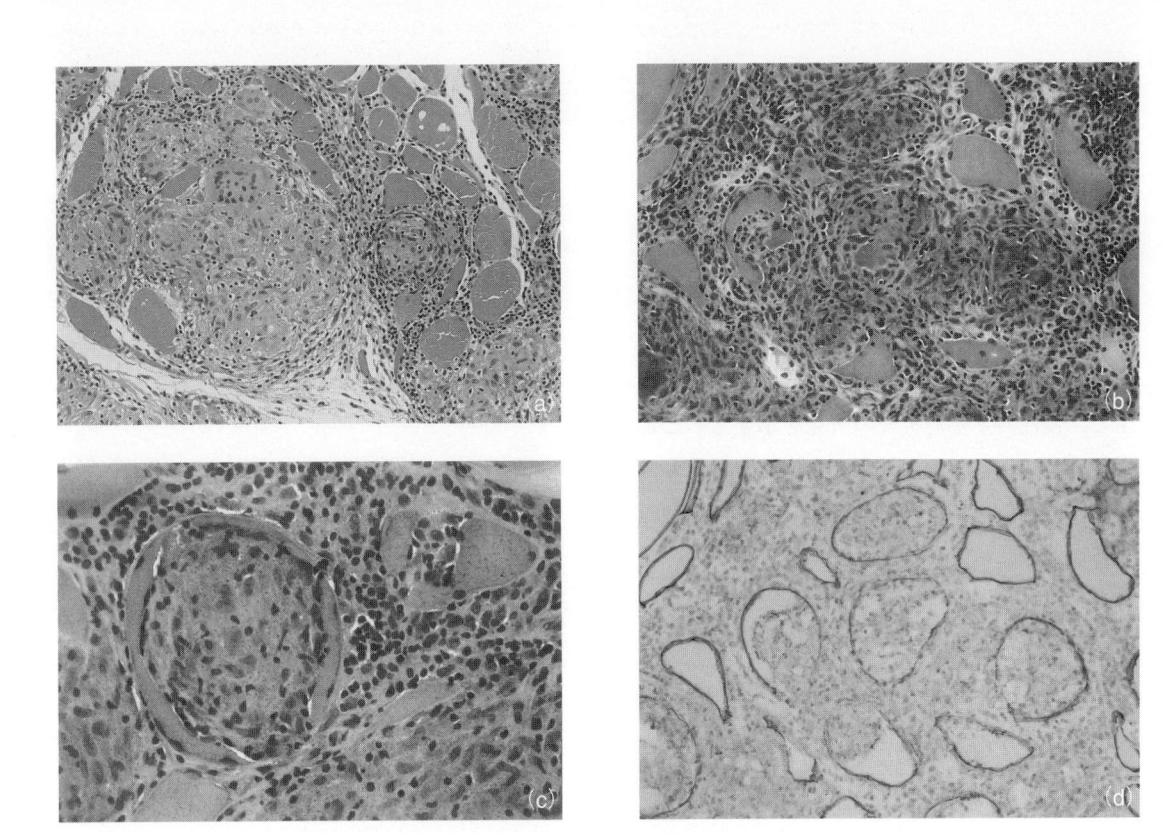

図3-3-3 筋サルコイドーシスの病理像（CD-ROMカラー図参照）

筋線維束内に類上皮性肉芽腫がみられるが(a, H&E)，しばしば筋線維内に肉芽腫性炎症細胞の浸潤を認める(b, H&E)．また，筋束内に多数みられる小肉芽腫は，全周を筋細胞膜蛋白であるmerosinに囲まれており，筋線維内に形成された肉芽腫であることがわかる（c, H&E；d, merosin免疫染色）．

5. 筋サルコイドーシスにおける筋線維の崩壊機序

　筋サルコイドーシスにおける筋線維の崩壊機序については，①肉芽腫の圧迫による直接の筋障害，②内分泌機序，③IL-1，2などのリンホカインやサイトカインによる筋障害，④ミクロアンギオパチーや肉芽腫性血管炎による慢性循環不全による虚血，⑤自己免疫機序などが考えられている[15]．しかし，前述したように筋病理は，それを示唆する所見というよりは，肉芽腫性炎症細胞の筋線維内への直接浸潤による筋線維の崩壊を示唆する所見を示している．

　筋ジストロフィーや炎症性ミオパチーなどの種々のミオパチーにおける筋線維の崩壊機構にライソゾーム系のcathepsins，非ライソゾーム系のcalpainやATP-ubiquitin依存性プロテアーゼ（proteasomes）などのプロテアーゼが深く関与していることが知られている[15]．筋サルコイドーシスでは，これらのプロテアーゼは間質や筋線維内の肉芽腫内の多数のマクロファージ，類上皮細胞や巨細胞に強く発現し，matureよりもearly/prematureの肉芽腫でより強い．一方肉芽腫形成のない部位，筋束周囲の筋線維や肉芽腫により機械的に圧迫を受けた筋線維の多くはこれらのプロテアーゼに強陽性反応を示さない[15]．

　以上より，筋サルコイドーシスの筋崩壊機序は間質の血管から出た類上皮細胞，マクロファージ，リンパ球などの炎症細胞が肉芽腫を形成

するプロセスで筋束内の非壊死性の筋線維内に直接浸潤し，細胞質を崩壊しつつ小肉芽腫を形成することが原因である．そこにcalpain, cathepsins, proteasomeなどのプロテアーゼが関与し，肉芽腫の増大と共に筋線維は完全に崩壊，消失し，さらに筋束内に多数の肉芽腫を形成し，増大する．やがて肉芽腫の消褪とともに，線維化が起こり，一方壊死を逃れた筋線維は再生し，慢性のミオパチーの所見を示すものと推定される．これはPMやDMの筋崩壊機構とは異なっており，また，肉芽腫による機械的圧迫や血管病変に伴う虚血によるものではないと思われる（図3-3-4）．

【参考文献】

1) 飯塚高浩, 坂井文彦. 神経サルコイドーシス. 日本臨牀 2002; 60: 1785–93.
2) Zajicek JP, Scolding NJ, Foster O, et al. Central nervous system sarcoidosis—diagnosis and management. QJM 1999; 92: 103–17.
3) Hoitsma E, Faber CG, Drent M, et al. Neurosarcoidosis: a clinical dilemma. Lancet Neurol 2004; 3: 397–407.
4) Vinas FC, Rengachary S. Diagnosis and management of neurosarcoidosis. J Clin Neurosci 2001; 8: 505–13.
5) Iwai K, Tachibana T, Takemura T, et al. Pathological studies on sarcoidosis autopsy. I. Epidemiological features of 320 cases in Japan. Acta Pathol Jpn 1993; 43: 372–6.
6) Nowak DA, Widenka DC. Neurosarcoidosis: a review of its intracranial manifestation. J Neurol 2001; 248: 363–72.
7) 松井 泰夫, 折津 愈, ほか. 脳膜脳炎型サルコイドーシスの診断と治療. 神経治療 1989; 6: 235–42.
8) 折津 愈, 作田 学. 神経サルコイドーシス. 日胸疾会誌 1990; 28: 67–8.
9) Thomas PK, Landon DN, King RHM. Diseases of the peripheral nerves. Graham DI, Lantos PL.(eds). Greenfield's Neuropathology. Vol II. (6th ed.) London: Arnold; 1997. pp367–487.
10) Silverstein A, Siltzbach LE. Muscle involvement in sarcoidosis. Asymptomatic, myositis, and myopathy. Arch Neurol 1969; 21: 235–41.
11) Banker BQ. Other inflammatory myopathies. Edit-

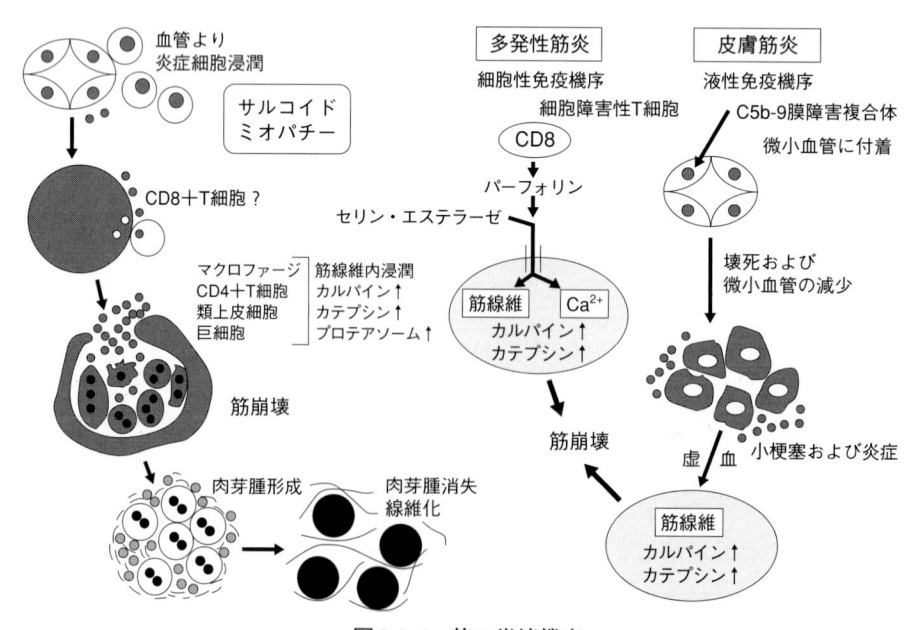

図3-3-4　筋の崩壊機序

ed by Engel AG, Franzini-Armstrong C. Myology. (2nd ed.) NewYork: McGraw Hill; 1994. pp1461–86.
12) Wolfe SM, Pinals RS, Aelion JA, et al. Myopathy in sarcoidosis: clinical and pathologic study of four cases and review of the literature. Semin Arthritis Rheum 1987; 16: 300–6.
13) Otake S. Sarcoidosis involving skeletal muscle: imaging findings and relative value of imaging procedures. AJR Am J Roentgenol 1994; 162: 369–75.
14) Hewlett RH, Brownell B. Granulomatous myopathy: its relationship to sarcoidosis and polymyositis. J Neurol Neurosurg Psychiatry 1975; 38: 1090–9.
15) Kumamoto T, Yukishige K, Ito T, et al. Cellular distribution of proteolytic enzymes in the skeletal muscle of sarcoid myopathy. Acta Neuropathol (Berl) 2002; 104: 38–44.

〔熊本俊秀〕

4 内分泌系

　サルコイドーシスは全身性疾患であり，内分泌系臓器にも病変がみられるが，その頻度はそれほど高くない．本症の内分泌病変についての最初の総説はWinnackerら[1)2)]によるものである．

I 間脳－脳下垂体系の病変

　間脳－脳下垂体系は神経系との接点で，中枢神経病変としてもサルコイド肉芽腫がよくみられる部位であるが，本症の内分泌病変のうち最も高頻度であり[2)～5)]，血管壁や血管周囲に肉芽腫が形成される傾向にある[2)]．視床下部や下垂体にできた肉芽腫により同部位の機能低下を来し，さまざまな症状が出現する．

　脳下垂体病変では後葉の病変が最も頻度が高い[2)～5)]．下垂体後葉がサルコイド肉芽腫で侵されると，後葉ホルモン（バソプレシン）の分泌が低下し，多尿，多飲などの尿崩症の症状を呈する．しかし，バソプレシン欠乏がないのに尿崩症の症状が起こった症例も報告され，浸透圧受容体の障害や浸透圧維持機構の下方へのリセットも関与しているといわれている[5)]．尿崩症は下垂体のみでなく，視床下部の病変でも起こる．

　いずれにしても，尿崩症はサルコイドーシスの内分泌病変のうち最も頻度が高いものである．性差はなく，2歳の乳児から77歳までの報告があるが，一般的には若年成人に多い[2)3)5)]．この診断には内分泌学的検査とともに，脳CT，MRIが有用であり，脳脊髄液のACE活性やリンパ球4/8比の高値も参考になる．多尿・多飲には腎原性のものもあるので，病態の正しい把握が必要である．ステロイド治療は必ずしも有効ではない[4)]．

　間脳・脳下垂体の血管壁や血管周囲に肉芽腫が起こりやすいことと，下垂体の後葉よりも血管の豊富な前葉にサルコイド肉芽腫がまれであることは矛盾しているようにみえる．この説明として，脳脊髄液を介して原因物質が脳下垂体に伝播するという考えがある[2)]．この考えは脳底部に本症病変がよくみられることも説明できる[2)]．

　下垂体前葉が侵されると，低血糖症状，下垂体性小人症，infantilism，性腺機能低下，Frolich症候群（脂肪性器性異栄養症）などを呈するが，下垂体後葉障害に比してまれである[2)3)5)]．

　視床下部下垂体病変で高プロラクチン血症がみられることがある[5)]．

II 甲状腺

　外国剖検例では4.5%[6)]，本邦剖検例では320例中13例（4%）[7)]に甲状腺のサルコイド肉芽腫がみられた．生前の甲状腺機能は正常で，剖検時に偶然本症病変を認める例が多く，臨床的に甲状腺機能亢進症や機能低下症の症状を呈することはまれである[2)6)]．しかし，甲状腺機能低下症を呈して生検で本症病変を認めた例があり[8)]，また逆に甲状腺機能亢進症を呈し，甲状

腺切除組織に本症を認めた症例もある[8]．

本症で甲状腺に対する自己抗体が20～30%の頻度でみられ[9) 10)]，橋本病が合併すること[8]からは共通の免疫状態の変化があることが考えられる[9) 10)]．すなわち，多腺性内分泌異常症の可能性が考えられている．

III 副甲状腺（上皮小体）

副甲状腺の本症病変は剖検でもほとんど認められないが[2) 7)]，ごくまれに副甲状腺に本症病変が認められる[2) 8)]．

一般に，本症では副甲状腺ホルモン（PTH）は低値のことが多い[5) 11) 12)]．これは後述するように，サルコイド肉芽腫に由来する$1,25(OH)_2D$が腸管からのカルシウム吸収を亢進させるため，これに反応して，負のフィードバックがかかり，低値になっているものと考えられる[5]．

IV 副腎

剖検時に副腎にサルコイド肉芽腫を認めた報告はあるが，臨床的に副腎に本症病変がみられることはまれである[2) 5)]．下垂体機能低下に伴う副腎不全はあるが，原発性副腎不全を来すことはまれと考えられる．生前に副腎不全を呈した例の報告は非常に少ない．本症の副腎機能は正常と報告されている[2]が，本症でのアジソン病の合併は一般人口のアジソン病発症率よりも優位に高く，アジソン病に橋本病が合併するII型の多腺性自己免疫症候群（polyglandular autoimmune syndrome）と考えられる[9]．

V 膵臓

本邦剖検例では膵臓の本症病変は3.4%である[7]が，臨床的に膵臓病変がみられることは少ない．膵病変では膵炎を呈することもあるが，無症状のことが多い．膵臓の悪性リンパ腫との鑑別が問題となる．膵病変による耐糖能低下などの糖代謝異常はまれである[2) 3) 5)]．

VI 性器

精巣，精巣上体，前立腺，乳房，子宮，などにサルコイド肉芽腫がまれに認められる[2) 3) 5) 13)～15)]．

1. 男性性器

国内外ともに精巣，精巣上体に起こることが多い[2) 3) 5) 7) 13)]．本邦剖検例[7]では精巣3%，精巣上体0.3%，前立腺2.5%である．精巣，精巣上体では無痛性の腫瘤として発見される．時に疼痛を伴う．精子が減少し，不妊を来すことがある．ライディッヒ細胞が障害されると，二次性徴の変化を来すことがある．ほかに，陰茎，陰嚢，精嚢，精索を侵すことがあるが，まれである[2) 5)]．

2. 女性性器

女性性器病変の中で最もよくみられるのは子宮である[2) 5) 15)]．無月経，不正性器出血，子宮頸部の発赤などがみられる．子宮頸部の生検や掻爬で診断する．子宮筋腫で摘出した子宮に偶然本症病変をみることもある．

卵管に肉芽腫がみられることもある[2) 5)]．乳腺にも本症病変がまれにみられる[14]．乳腺に腫瘤を自覚したり，乳腺検診で発見されるが，BHLと同様に自然に消退しうるものと考えられる．卵巣などの他の女性性器では非常にまれと考えられる[2]．

3. 胎盤

一般に妊娠中は本症は軽快傾向となるので，胎盤病変は非常にまれと考えられるが，胎盤の母胎側にサルコイド肉芽腫がみられた報告があ

る[3].

VII 高カルシウム血症

本症に高カルシウム血症が高頻度に合併することは古くから知られ[1]，多くの診断基準に採用されている．カルシウム代謝は図に示したが，皮膚で紫外線Bの作用により，7-デヒドロコレステロールからコレカルシフェロール（ビタミンD_3）が産生される．ビタミンD_3はいったん，血中に取り込まれ，肝臓のチトクロームp450により25OH-D（25-hydroxyvitamin D）になる[5)11)16)]．さらに，ビタミンD-1α水酸化酵素（vitaminD-1α hydroxylase）により活性型ビタミンDの$1,25(OH)_2D$（1,25-dihydroxyvitamin D）に代謝される．ビタミンD-1α水酸化酵素は正常では腎の近位尿細管に存在し，PTHとリン酸の血中濃度がこの酵素の産生を調節している[5)11)]．しかし，本症や結核では肺胞マクロファージや肉芽腫の類上皮細胞がビタミンD-1α水酸化酵素を産生し，$1,25(OH)_2D$が過剰に変換・産生される結果，高カルシウム血症が起こる[5)11)]と考えられている．しかも，この場合はPTHの支配を受けず，インタ

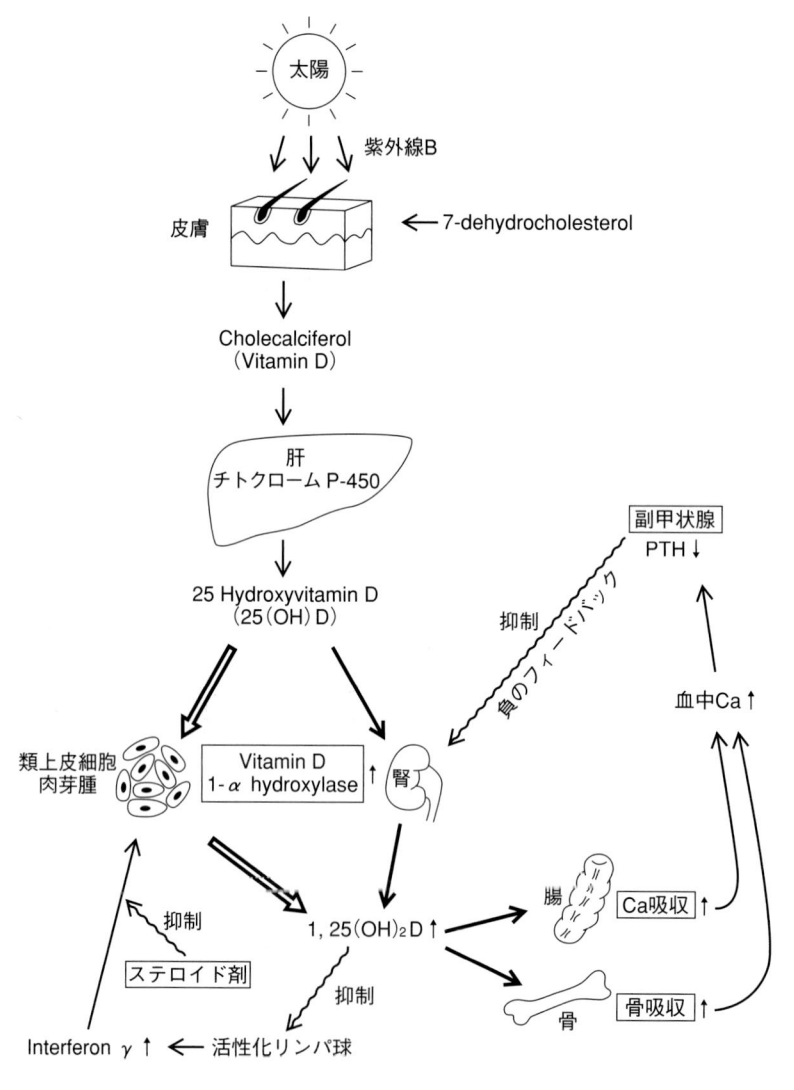

図3-4-1 サルコイドーシスにおける高Ca血症の機序

ーフェロン-γにより産生が亢進し，糖質ステロイドで抑制されることが分かっている．したがって，本症ではステロイド投与により，高カルシウム血症が改善する[5]．

1,25(OH)$_2$Dは細胞にあるビタミンD受容体（VDR，Vitamin D receptor）に結合する．VDRはステロイドホルモン受容体ファミリーに属する核内レセプターである．小腸細胞のVDRに1,25(OH)$_2$Dが結合すると，カルシウム結合蛋白の発現が亢進し，腸管からのカルシウムの吸収が促進される．また，骨では破骨細胞の分化を誘導して骨吸収を促進する[17]．こうして血中Caが増加する[16) 17)]．

VDRは活性化リンパ球にも存在し，1,25(OH)$_2$Dは末梢血中のリンパ球の増殖を抑制し，IL-2活性を抑制し，インターフェロン-γの産生を抑制するという恒常性維持の免疫機構があるものと考えられる[5]．別の言葉でいえば，サルコイド肉芽腫自体が内分泌臓器として働いているともいえよう．

一方，近年PTHと類似のアミノ酸配列をもつPTHrp（PTH related protein）が悪性腫瘍での高カルシウム血症に関与していることが明らかにされたが，サルコイド肉芽腫でもPTHrp産生が行われ，本症で血中濃度も上昇していることが国内外から報告された[12) 18)]．しかし，北欧の報告では血中のPTHrpは上昇していない[19]という．PTHrpの測定法の違いも考慮に入れるべきであろうが，高カルシウム血症へのPTHrpの関与についてはまだ研究の余地があると思われる．

【参考文献】

1) Winnacker JL, Becker KL, and Katz S. Endocrine aspects of sarcoidosis. N Engl J Med 1968; 278: 427–34.
2) Winnacker JL, Becker KL, and Katz S. Endocrine aspects of sarcoidosis (concluded). N Engl J Med 1968; 278: 483–92.
3) 泉 孝英．サルコイドージスにおける内分泌病変．サルコイドージスの臨床 -その周辺と鑑別-．金芳堂，京都．1975: pp207–9.
4) Murialdo G and Tamagno G. Endocrine aspects of neurosarcoidosis. J Endocrinol Invest 2002; 25: 650–62.
5) Bell NH. Endocrine complications of sarcoidosis. Endocrinol Metab Clin North Am. 1991; 20: 645–54.
6) Harach HR, and Williams ED. The pathology of granulomatous diseases of the thyroid gland. Sarcoidosis 1990; 7: 19–27.
7) Iwai K, Takemura T, Kitaichi M, et al. Pathological studies on sarcoidosis autopsy. II. Early change, mode of progression and death pattern. Acta Pathol Jpn 1993; 43: 377–85.
8) 佐々木 悠，奥村 恂．甲状腺病変．日本サルコイドーシス学会編．最近のサルコイドーシス －臨床全科の症例を中心として－ 現代医療社．東京．1993: pp80–3.
9) Papadopoulos HI, Hornblad Y, Liljebladh et al. High frequency of endocrine autoimmunity in patients with sarcoidosis. Eur J Endocrinol 1996; 134: 331–6.
10) Nakamura H, Genma R, Mikami T et al. High incidence of positive autoantibodies against thyroid peroxidase and thyroglobulin in patients with sarcoidosis. Clin Endocrinol 1997; 46: 467–72.
11) Adams JS, Gacad MA, Diz MM, et al. A role for endogenous arachidonate metabolites in the regulated expression of the 25-hydroxyvitamin D-1-hydroxylation reaction in cultured alveolar macrophages from patients with sarcoidosis. J Clin Endocrinol Metab 1990; 70: 595–600.
12) Zeimer HJ, Greenway TM, Slavin J, et al. Parathyroid-hormone-related protein in sarcoidosis. Am J Pathol 1998; 152: 17–21.
13) 豊嶋幹生，千田金吾，増田昌文，ほか．精巣病変を伴ったサルコイドーシスの1例．日呼吸会誌 2000; 38: 63–6.
14) 鈴木 勝．乳腺サルコイドーシス．日本臨牀 2002; 60: 1818–21.
15) DiCarlo FJ Jr, DiCarlo JP, Robboy SJ, et al. Sarcoidosis of the uterus. Arch Pathol Lab Med 1989; 113: 941–3.
16) 難波範行，大薗恵一．ビタミンD－ビタミンDの代

謝調節と作用機序. medicina 2004: 41: 1974–6.
17) 池田恭治. 骨粗鬆症治療におけるビタミンD. medicina 2004: 41: 2034–6.
18) 松本哲郎, 沢部俊之, 杉崎勝教, ほか. 高カルシウム血症を来たし, PTHrpが高値を示したサルコイドーシスの2症例. 日サ会誌　2000; 20: 51–4.
19) Bucht E, Eklund A, Toss G, et al. Parathyroid hormone-related peptide, measured by a midmolecule radioimmunoassay, in various hypercalcaemic and normocalcaemic conditions. Acta Endocrinol 1992; 127: 294–300.

（森下宗彦）

COLUMN

感染とサルコイドーシス

　最近, サルコイドーシスの原因療法として確実といえるものが内外の研究で示され（Arch Dermatol 2001; 120–4; 日サ会誌 2004; 24: 43–8), それらを詳細に検討すると本症の起因体（増殖菌）についての示唆も見られる. また, 米国のACCESS studyはMicrobe-rich environmentとHLA subtypesの2つの相互影響を見ることが重要としている（Clin Respir Med 2004: 565–82）.

従来の感染を主体とした病因論
　本症では病変が類上皮細胞肉芽腫（ECG）から成るため, 結核菌を始めとする感染菌が起因体と考えられてきたが, 病変部DNAのPCR法を含む検討で結核菌は検出ず, 検討された細菌やtransmissible agent説なども追試で否定された（医学のあゆみ 1996; 178: 20–5）.

細菌壁成分が起因体という根拠
　結核菌説は否定的になったが, その研究過程で結核菌の細胞壁成分とECG形成能との関係が, 細胞壁の生化学的成分研究として活発に行われ, 最終的には, MDP（muramyl-dipeptide）についてECG形成能を認めている（Infect Immun 1978; 19: 613–20）. しかし, MDPは感作能がなく, また肉芽腫形成能のagentは不溶性とされているのにMDPは水溶性である. したがって, MDPによるECG形成実験でもIncomplete Freund's adjuvantが用いられている（同上）. Adjuvant併用のECG形成実験では, 組織像として1週目に油滴の周囲を中心に好中球・好酸球浸潤が見られる.

しかし, 私達の行ったa連鎖球菌壁（SCW）成分のphosphate-buffered saline（PBS）suspensionの足蹠内注入実験では, そのような所見はなく, サルコイド型ECG形成過程を, マクロファージ内のSCW成分の変化としてみると, 本症のECGのHamazaki-Wesenberg（HW）小体と同じ組織化学染色を示す小体がみられ, それが3週後ほとんど消失のときに類上皮細胞像が成熟した形となっている（日胸疾会誌 1993; 31: 20–3）. 以上のようなECGの形成実験と患者病変像の組織化学染色上の酷似をみると, a-連鎖球菌が本症の起因体である可能性が高いと思われる.

最近の病因論の中の感染菌
　最近の病因に関する感染, 特に内因的感染として表される常在菌感染の中で, Propionibacterium（P）と私達が1990年より蓋然性の高い起因体としているa連鎖球菌の両者がある. この両者を比較すると, 常在する部位の差（上気道の方が多い）, 本症活動期のBAL液のCD4/CD8比高値, ACCESS studyで関連ありとされるmicrobe-richの環境に近い細菌叢の部位として, 慢性扁桃炎などが蓋然性が高いと思われる（福岡医誌 1991; 82: 370–86, Sarcoidosis 1991; 8: 120–4）. 本症の慢性扁桃炎合併率は53%で, 日本人成人での4%に比し極めて高い. 疾病要因としてのリンパ球刺激試験の成績では, P. acnesに対する反応より, SCWに対する反応の方が高い傾向にある（日サ会誌 2003; 23: 11–21, Chest 1992;

101: 758–62)．上記の ACCESS study でも有意性を認められたのは，microbe-rich の環境のみであり，また最近の遺伝因子研究では，HLA クラス II に最強の関連ありとされている．両者の関連性を予後との関係も含めて検討しているのは連鎖球菌についてのみである．

各例における難治性の有無の要因

心臓サルコイドーシスは難治性の代表であるが，各例一対の HLA-DR 型の組み合わせとしてみると，SCW 高応答性 DR 型の組み合わせが高く，また各例の一対の対立遺伝子の組み合わせを見ると，本症では SCW 免疫応答性の高低が DRβ 鎖 57 番目のアミノ酸残基が異なることによる可能性が示唆される（日サ会誌 2000; 20: 35–8）．

病因的治療について

本症の起因体としては常在菌が強く疑われるので，その治療の原則は除菌ではなく減菌であろう．われわれは慢性扁桃炎症巣の摘除，Povidone-iodine による含嗽により難治例で改善を認めたが，近年，ミノサイクリンの有用性も確認した．Ciproxane と Clarithromycin の無効性と，これら 3 抗生薬の最小阻止濃度（MIC）の差異から起因体として P より連鎖球菌の方が蓋然性が高いと考える（日サ会誌 2004; 24: 43)．

〔重松信昭，藤田昌樹〕

肝臓・脾臓・消化器

I 肝病変

1. 頻度

肝病変を考えさせる自他覚症状がなく肝機能が正常でも，胸部X線像でサルコイドーシス病変を示すわが国の症例では，腹腔鏡・肝生検で約8割の高頻度に潜在性肝本症病変を認め[1]，外国症例でもしばしば無症状で肝生検陽性率は50～80%と高頻度である[2)～4)]．わが国のサルコイドーシス剖検例で肝病変は137/320（44.6%）[5]に認められる．

2. 自他覚症状

肝病変を疑わせる自他覚症状をみる症例や肝機能障害を示す症例は少ない[1)～4) 6) 7)]が，黄疸や著明な肝腫，肝脾腫さらに食道静脈瘤，腹水などの門脈圧亢進症を示す症例[1) 2) 4) 6) 7)]（文献1, 表1）や，肉芽腫による原発性胆汁性肝硬変（PBC）類似[1) 2) 4) 6)～8)]・原発性硬化性胆管炎（PSC）類似[6) 7)]（Alam, 1997）の肝内胆管の減少，消失に伴う胆汁うつ滞で黄疸，かゆみなどの症状をみる症例がある．肝腫触知は20%程度である[2)～4)]．全身症状は著明ではないが，食欲不振，体重減少，全身倦怠，発熱（まれには不明熱）を訴える症例がある[1) 2)]．

3. 検査所見

1）肝機能

肝病変は肝生検で高頻度陽性であるが，ALP高値[2) 4) 6)] ALP，ALTともに高値などの肝機能異常は少なく[1) 2) 4) 6) 7)]，肝生検陽性の全国症例では39/176，22.2%[1]である．腹部CTで病変を検出し，肝生検が陽性であった全国症例ではALT and/or ALP高値は10/12（83.3%）[7) 10) 11) 12)]である．ステロイド治療後多くは肝機能正常化を示す[1)～3) 7) 10)]．まれに重症肝機能障害・肝不全を示す[1)～4) 6) 7)]．PBC類似症例ではALP著明高値，ALT高値，高ビリルビン血症を示すが，抗ミトコンドリア抗体は陰性である[1) 2) 4) 6) 7)]（Nakanuma, 2001）．

2）血清ACE，リゾチーム活性

ACE活性高値は外国症例[4) 6)]，腹部CTで病変を検出し，肝生検が陽性の全国症例11例で，ステロイド投与前[7) 10) 11)]に認め，リゾチーム高値例[7) 10)]もある．ステロイド治療後，血清ACE活性・リゾチーム値は正常化する[1) 7) 10)]．

3）腹部超音波

外国症例，肝生検陽性のわが国の症例で，脾・腹腔内リンパ節病変とともに，肝に多発性hypoechoic area[7) 13) 16) 17)]を認め，ステロイド治療後CT所見とともに改善を示す[7) 16)]（Sartori, 2002）．ときにhyperechoic結節も認める[17]．

4）腹部CT

1980年後半以後，胸部X線像で本症病変を示し肝生検陽性のわが国の症例，外国症例でし

ばしば転移性肝悪性腫瘍を疑わせる肝多発結節性 low density area を認め[2)4)7)〜12)17)]（文献7で全国症例12例表示），外国症例では5％に認め[17)]，多発結節性および索状病変を示すわが国の症例もある[18)]．肝病変は同様の脾病変 and/or 腹腔内リンパ節腫大とともに認められ[2)7)8)16)〜18)]（外国症例では脾病変を65％に認め[17)]），ステロイド治療後に，いずれも改善を示している[7)〜10)16)17)]．造影CTでより明瞭に[7)]また早期相でより明瞭に（吉原ほか，1995），あるいは後期相でより明瞭に[7)]上記所見を認める．外国症例で肝腫は29％に認める[17)]．

5）腹部MRI

わが国で，多発性に，T1強調像で等信号[12)]・T2強調像で低信号域[18)]，T1強調像で低信号・T2強調像で高信号[7)12)]あるいは肝の一部でT1強調像で不均一，Gadolinium増強T2強調像で高信号[11)]を示す症例の報告がある．ステロイド治療後改善する．外国症例でT1，T2強調像で低信号を[4)17)]，Gadolinium増強T1強調早期画像で明瞭に認める症例の報告がある[17)]．

6）ガリウムシンチグラフィ

肝・脾に異常集積を認める[13)]．

7）FDG-PET

肝・脾・膵周囲リンパ節に多発性高集積を示し，ステロイド治療後改善を示す[19)]．

8）腹腔鏡

著者自験例およびほかのわが国の症例[1)7)8)]では，肝表面に多彩な結節を認めている．肝機能正常例では，粟粒大結節は少数散発のことも，びまん性に多発することもあり，ALT，ALP高値，腹部超音波，CT，MRIで大結節性肝病変を認める症例では，直径1cm以上の結節・多発性の融合する結節を認める．色は黄白色，灰白色，形は小円形，だ円型，ときに斑状[11)]で，まれにびまん性に地図状の白苔[12)]を認める．局在は肝辺縁部にもみられる．結節以外の肝表面は正常であることが多い．上記同様の結節を同時に肝・脾に認める症例[1)7)8)10)〜12)]，腹膜面にも認めその生検が陽性である症例[1)12)]もある．多くの症例でステロイド治療後異常所見が改善する[1)7)8)10)11)]．

9）病理組織像

著者が検討した全国症例[1)7)]や外国症例[2)4)6)]についてみると，肝病変の生検組織像は，病変の大きさは最大径100〜1000ミクロン前後で，形は円形・楕円形であり，数は各検体毎に1〜20個の壊死を伴わない類上皮細胞肉芽腫で，ときに融合傾向を示す．肉芽腫を構成する類上皮細胞の数は数個〜多数個であり，異物型あるいはラングハンス型巨細胞を認め，進展例や陳旧例では線維化，硝子化とともに巨細胞内にときに星状細胞，まれにSchaumann小体を認める．肉芽腫内，肉芽腫周辺にリンパ球浸潤が著明な症例もある．肉芽腫の局在は主にグリソン鞘域，ときに小葉内である．わが国で本症の肝類上皮細胞肉芽腫の超微細構造が検討されている[1)]．肝肉芽腫内にACEが免疫組織学的に認められる[6)]．既述のように門脈域の肉芽腫による肝内胆管の著明減少，消失などのPBC，PSC類似の肝内胆管胆汁うつ滞組織像を示す症例（肝100例中58％とのDevaney，1993報告もあり），最近もPBC類似生検組織像の症例報告[9)]がある．著者が検討した全国剖検例の肝病変組織像は，硝子化を伴う孤立性で小さい萎縮性類上皮細胞肉芽腫散発が多く，融合した大きな類上皮細胞肉芽腫が多発する症例もある．わが国の剖検例でPBC類似[7)]あるいは同一症例にPBC，PSC類似（Nakanuma，2001）の組織像を伴う本症肝病変を示すものがある．

一方，本症類似の肝類上皮細胞肉芽腫はPBCでも認められ[1)2)4)7)14)]，PBC以外にも結核，悪性リンパ腫などの肉芽腫性肝炎[1)〜4)7)]でも，またまれにわが国の剖検例で肝細胞癌組織内にサルコイド反応として認められる[15)]．

4. 肝外病変との関連

腹腔鏡・肝生検で認められる潜在性肝病変は，BHLのみの症例でも高頻度に[1]，また皮膚，眼，耳下腺，筋肉病変，顔面神経まひ，尿崩症などの肺外病変とともに認められる[1,7]．胸部X線像改善後，腹腔鏡肝生検で認めた肝病変が消失した例，硝子化肝病変が持続する例，初回腹腔鏡肝生検検査後12年後の再検時に肺野病変持続とともに肝病変の持続を確認した例もある[1]．ステロイド治療で，胸部X線像改善とともに腹部超音波，腹部CT，MRIで認めた肝・脾・腹腔内リンパ節病変は同時に改善，消失する[7〜11,13]．

5. 治療，経過，予後

自他覚症状や明らかな肝機能障害がない潜在性の肝病変はステロイド治療の対象にならない．無症状で生検陽性の肝病変や肝機能異常症例の経過は一般に良好で，肝機能が正常化し，自然改善する例が多く，肝不全に至る症例はない[1,20]．軽度肝機能異常・腹部CTで肝・脾病変が自然改善する例もある（堀本ほか，2002）．著明な肝腫・肝脾腫・肝機能障害を示す症例や腹腔鏡肝生検，腹部超音波所見，腹部CT，MRIで著明な肝病変を示す症例はステロイド治療の対象となる．ステロイド治療で異常所見が改善する症例がある一方，重症肝病変が本症発見時や経過中に出現する例，肝不全による死亡例[1,4,6,7]，肝不全で肝移植を受けた例[4,21]，肝移植後に肝病変の経過が良好な例[4]（Casavilla et al, 9例, 1993），肝機能が正常でも肝生検で病変が陽性の例[22]，肺病変が悪化した例[23]がある．門脈圧亢進症で食道離断術や，摘脾を実施した症例[1,4,7]もある（わが国の門脈圧亢進症症例は文献1，表1）．まれに，肝病変で肝静脈狭窄，Budd Chiari症候群をみた例がある[2,4,6]．

6. 合併症

肝内胆管胆汁うつ滞所見を示すPBC，PSC合併症例[1,4,6,7]がある．わが国における合併症全国集計で，本症の肝病変と肝癌・肝癌を含む3重癌などの悪性腫瘍を合併した剖検例の報告がある[1,7,24]．また，本症の肝病変と同時にあるいは異時にA型，B型，C型肝炎を合併した例[1,7,24]や本症の肝，骨髄病変に悪性リンパ腫を合併した剖検例（中野ほか，1994），門脈圧亢進症を伴う肝病変に胆管癌合併例の報告がある．腹部CT，MRI，肝生検で認める肝・脾病変にC型肝炎を合併した例[25]，C型肝炎のInterferon α治療中に肝病変が悪化した例[26]もある．

II 脾病変

1. 頻度，発見動機，発見時年令

脾病変発見頻度はわが国のサルコイドーシス剖検例で127/320（41.4%）[5]，外国剖検例で38〜77%[2]である．無症状発見が多く，外国症例の針生検で24〜59%[2]（1983年Selroos検討では184/312，59%）である．わが国で合併症のため開腹時の生検例[27]，経皮生検陽性例[19,27]がある．発見動機は腹部症状，脾腫，腹腔鏡検査，画像所見異常などで[1,7,16,27]，1994年までのわが国の脾病変25例の発見時年令は40歳以上50%，胸部X線でサルコイドーシス病変ありが76%であり，発見時期は主に胸部X線像，ほかの肺外病変で本症発見時，一部は経過中である[24]．

2. 自他覚症状

わが国の症例では腹部膨満，腹痛，発熱などを訴え，サルコイドーシスの発見時ないし経過中に脾腫，ときには巨腫を認める[1)27)]．外国症例では有症状の症例は2%以下と少ないが[2)]，巨脾に伴い発熱，倦怠，体重減少，腹痛などを訴え，脾腫を3～15%に触知し，しばしば肝腫大，腹腔内リンパ節腫大を伴う[2)28)]．

3. 検査所見

1) 血液検査所見

著明脾腫，脾機能亢進に伴い汎血球減少，白血球減少，血小板減少，貧血を認める[1)～3)28)]（文献1，表1，2）が，無症状で腹部CT上SOLを認める脾病変症例では脾機能亢進の所見はみられない[27)]．

2) 血清ACE活性

肝病変とともに腹部CTで異常を認めた例や，脾摘あるいは生検陽性の脾病変全国症例12例はステロイド投与前すべて高値であった[27)]．外国症例でも，著明高値を示す例の報告がある[2)17)]．

3) 腹部超音波

1980年代以後のわが国の症例で，多くは肝生検陽性の肝サルコイドーシス病変，腹腔内リンパ節病変とともに，あるいは脾単独で，多発性hypoechoic areaを認める[1)3)16)17)27)]．外国症例でも同様[17)]で，わが国や外国症例で脾腫を10/63（16%）あるいは21/37（57%）に認める[16)27)]．

4) 腹部CT

わが国の症例[7)8)10)～13)19)27)29)]，外国症例[17)]で，多くは生検陽性の肝サルコイドーシス病変，腹腔内リンパ節病変とともにあるいは脾単独で，多発性低吸収域，SOLを認め，結節性・類円形・斑状・不規則な形を示す．外国症例で脾腫17%，肝・脾腫も認め，同時に認める肝病変は脾病変症例で53%，腹腔内リンパ節腫大は肝・脾病変症例で76%である[17)]．

5) 腹部MRI

わが国の症例で，肝・脾にT1強調画像で多発性低信号域，T2強調画像で多発性高信号域，脾にT2強調画像で多発性低信号域を認めた例あるいはT1，T2強調画像およびGadolinium増強造影後に多発性小結節性低信号域を認めた症例の報告がある[11)13)27)]．外国症例で，T1，T2強調画像で脾に多発性低信号域を認め，Gadolinium増強T2強調早期画像で明瞭に認めた症例の報告がある[17)]．ステロイド治療で異常所見は改善している[8)～10)13)27)]．

6) ガリウムシンチグラフィ

摘脾例[27)29)]，脾生検陽性例[13)27)]で脾に異常集積を認める．

7) FDG-PET

肺・肝・脾に強い集積を認め，ステロイド治療後に，肺・脾の集積が改善を示した症例の報告がある[19)]．

8) 腹腔鏡・摘出脾の肉眼的所見

脾表面に肝表面と同様の多発性小白斑[1)8)11)27)31)]．を認め，ときに直径1～2cmの比較的大きな半球状の腫瘤状病変[11)27)]を認める．摘出脾の割面像は大小さまざまな多発性結節がみられる[29)31)]．

9) 病理組織像

脾生検，脾摘，剖検例で，巨細胞，星状小体を含め，多発性の壊死を伴わない類上皮細胞肉芽腫を認める[1)4)7)27)28)]．悪性リンパ腫などでも脾に本症に類似する類上皮細胞肉芽腫を認めることがある[2)]．サルコイドーシス全国剖検例の一部で脾の融合肉芽腫の中心部に壊死様の硝子化物質沈着を認めている（岩井，1973）．

4. 脾以外の病変との関連

 脾病変は多くは皮膚，眼などの肺外病変とともにみられるが，胸部X線像で異常ない例やあるいはBHLのみの例でも脾病変を認めることがある[24]．また脾摘後の経過中に肺野病変が出現した例や再悪化した例もある[27]．腹部超音波，CT，MRIによる検索や開腹脾摘時に，肝・腹腔内リンパ節病変を同時に認めた例の報告もある[1)2)16)17)27)〜29)]．

5. 治療，経過，予後

 腹部CTでみられた肝・脾病変が同時に自然改善した例（堀本，2002），肺・脾病変が同時に自然改善した例（Arriero，2000）が報告されている．ステロイド治療はプレドニゾロン60 mg/日，隔日朝1回内服または30 mg/日連日内服2カ月，以後漸減して約2年間投与する．外国でステロイド不応例にメソトキサート，アザチオプリンを投与した例がある[28]．

 脾摘実施は，わが国の例では，巨脾[1)27)31)]，脾機能亢進[1)27)]，画像で脾悪性リンパ腫などを疑った例[27]の報告がある．米国の13例の脾摘の適応は，著明脾腫，重症脾機能亢進症，悪性リンパ腫，悪性腫瘍除外，脾破裂予防であり，脾摘後の経過は一般に良好である[28]．ステロイド治療が有効で腹部超音波，CT，MRI所見の改善症例[13)27)28)]がある一方，経過中に再悪化した例[27]，著明肝・脾病変で門脈圧亢進症を呈し食道離断術，脾摘実施例[1]，黄疸，腹水，門脈圧亢進症を呈し死亡に至って，剖検で肝・脾・腹腔内リンパ節にサルコイドーシス病変を確認した例（濤川，1971）や巨脾破裂例[2]（Sharma，1967）もある．

III 腹腔内リンパ節病変

 わが国のサルコイドーシス剖検例で全身リンパ節病変は279/320（87.9%）の高頻度に認め，腹腔内リンパ節病変も肺門・縦隔リンパ節とともにみられる[5]．1994年までの腹腔内リンパ節病変の全国症例25例についてみると，40歳以上68%，胸部X線像でサルコイドーシス病変ありが32%，病変は本症発見時に確認されているものが多いが，本症経過中に診断されている症例もある[24]．著者らの検討では，胸部X線像で本症病変を有し腹部症状のない症例のリンパ管造影で高頻度に腹腔内リンパ節病変を認めている．また著者らの検討では，腹部超音波検査で1994年検討[16]以後9/67（13.4%）に腹腔内リンパ節腫大を認め，腹部CTでも多くは肝・脾病変とともに確認されている[2)7)16)]．外国症例でも同様である[17]．また，著者自験例で，悪性リンパ腫疑いで開腹生検して，本症腹腔内リンパ節病変を発見，ステロイド治療後FDG-PET集積所見改善を示すが，10年後合併症で開腹手術時のリンパ節生検で病変が持続し，同時に血清IL-18の高値が持続した例（立花，2004），ステロイド治療後に腹腔内リンパ節・脾のFDG-PET著明集積がともに著明に改善した例の報告[19]もある．また，経皮胆管造影で胆道末端部狭窄を認め，膵頭部癌疑いで開腹し，膵頭部・総胆管周囲など広範に多数の腫大した腹腔内リンパ節病変・膵・肝病変を認めた症例もある（鈴木，1972）．さらに，閉塞性黄疸，腹部CTで肝門部リンパ節腫大，ERCPで肝門部総肝管狭窄を認め，肝門部癌疑いで開腹し，総肝動脈周囲や肝門部のリンパ節・肝・胆嚢に病変を認めた症例もある[1]．腫大リンパ節の局在は総肝動脈幹・肝十二指腸靱帯・膵頭後部・腹部大動脈周囲などである．リンパ節病変は多発性で，大きさは直径20〜40 mmが多い[16]．外国症例11例の腫大した腹腔内リンパ節の局

在は，腹腔動脈周囲が82%，肝門部が73%，腹部大動脈周囲が73%などである．著明なリンパ節腫大（大きさが直径2cm以上で4カ所以上の腫大）が約10%にみられた[17]．

IV 胃病変

外国症例で消化管病変は1%以下の低頻度であるが，その中で胃病変が最多[2)32)]，ほかの消化管・肝・脾・膵病変とともにみられる症例もある[32)]．胃症状のない米国症例で胃生検陽性は6/60（10%，Palmer, 1968）であった．わが国のサルコイドーシス剖検例で胃病変は8/320（2.5%）[5)]で，潜在性病変が考えられる．

1990年代以前のわが国の症例は，外国症例[32)]同様に，嘔気，嘔吐，胃痛，時には吐血，体重減少などを訴えており，胃透視，内視鏡所見で，びらん，潰瘍形成，linitis plastica様所見，antrum，pylorus変形などを認めている．多くの症例が胃癌・胃潰瘍疑いで胃切除を受けており，胃・局所リンパ節，ときには肝病変[1)34)]を認めている．病理組織像は全身性サルコイドーシス病変同様に壊死を伴わない類上皮細胞肉芽腫であり，病変局在は粘膜，粘膜下，筋層，漿膜下まで全層に及ぶ（Tachibana, 1972）．一般に胃切除後の長期経過は良好であるが，その後の経過中に，腸病変の出現をみた例[34)]がある．1994年までの胃病変全国症例72例では，発見時の年令は40才以上が63%，発見時の胸部X線像でサルコイドーシス病変なしが87.5%，胃生検診断が48.6%である[24)]．

最近は胃生検診断例が多く，ステロイド投与あるいは無治療で経過を胃内視鏡，胃生検によりみたところ，病変が改善したり，消失した例があり，病変が持続する例もある．外国症例についても同様である[32)]（Farman, 1997）．

胃癌，胃悪性リンパ腫の合併例がある．しかし，悪性腫瘍の局所リンパ節やときには悪性腫瘍の原発巣に隣接してみられるサルコイド反応は，全国調査では肺癌と共に胃癌症例に最多であった[24)]．またサルコイドーシス全国調査では，合併する悪性腫瘍は肺癌，胃癌が最多である[24)]．この事実から，胃サルコイドーシス・胃癌合併と診断する時には，サルコイド反応を伴う胃癌を除外診断すべきである．

V 食道，腸病変

食道・腸病変はまれで[32)]，わが国のサルコイドーシス剖検例で，食道病変4/320（1.25%）・腸病変7/320（2.2%）である[5)]．1994年までの全国症例は，食道病変2例，腸病変9例で，40才以上が1/2，多くはサルコイドーシス発見時に病変を発見されている[24)]．

食道病変については，胃切除時に病変を認めた例，進行性の嚥下障害や上腹部痛で内視鏡検査を受けて食道に隆起性病変を認め，生検が陽性であった例（Davies, 1972；大塚, 1982，など）がある．腫大リンパ節による圧迫で嚥下障害を来した例もある（Cook, 1970）．

小腸・大腸病変[32)]については，わが国の例では，眼病変，BHL，肺病変，下血，直腸下部潰瘍性病変，直腸生検陽性でステロイド治療有効例[35)]，下痢，回腸末端部多発性潰瘍，限局性隆起病変生検陽性例（桜本ほか，1991）や胃病変で胃切除6年後に出現した回盲部腫瘤を切除して腸病変を認め同時に肝にも病変も認めた例がある[34)]．また，外国例では，小腸狭窄をきたして生検陽性でステロイド治療した例，小腸病変で出血，開腹切除した例（Fleming, 1994），血清ACE高値の例[32)]，大腸病変で腸狭窄をきたして生検陽性でステロイド治療した例（Hilzenrat, 1995），虫垂病変例[32)]がある．

合併症については，外国症例ではCrohn病，潰瘍性大腸炎があり[32)]，一方これらの疾患で

はサルコイドーシス類似の類上皮細胞肉芽腫を示す症例もある[32].

VI 膵病変

まれで[32) 36)],わが国のサルコイドーシス剖検例で11/320（3.4%）[5)],外国剖検例1952年Longscope & Freiman集計で5%である.1994年までの全国調査で膵病変症例は3例あり,発見時の年令は40歳以上である[24).外国症例では,腹部超音波検査でhypoechoic,腹部CTでhypodense massを,胆管造影では狭窄を認めている[17).多くは膵頭部癌の疑いで開腹している.膵・膵周囲リンパ節生検で陽性18例の検討[36)では,腹痛67%,体重減少88%,胆汁うつ滞型黄疸22%,胸部X線でのサルコイドーシス病変64%,血清アミラーゼ高値50%,膵炎タイプ2例であった.腹部超音波検査,腹部CT,ガリウムシンチグラフィ異常による良性,悪性のほかの膵疾患の鑑別は困難で,生検による確認が必要である.予後は良好で,自然改善やステロイド有効例が8割である.また,腹痛を主訴とする急性慢性膵炎タイプ10例,腹部超音波検査・腹部CT・開腹で膵腫瘤を認めた15例をまとめた報告で,血清アミラーゼ高値は前者で6/9,後者で2/11,後者でERCPで総胆管狭窄・膵管閉塞を認めた症例もある[37).

わが国の例で,膵癌疑いで開腹し,腹腔内リンパ節・肝病変とともに膵病変を認めた例（鈴木,1972）,右上腹部に腫瘤を触知し,腹部超音波で膵頭部に低エコー腫瘤,ERCPで胆管・膵管狭窄を認め,ガリウムシンチグラフィで膵に集積があり,開腹し,腹腔内リンパ節・膵病変を認めた例（長谷川,1986）がある.

VII 胆嚢,胆道,腹膜病変

まれに,閉塞性黄疸で開腹し,腹腔内リンパ節・胆道壁・胆嚢に病変を認めた例（Bloom, 1978),腹腔内リンパ節・肝病変と共に胆嚢病変を認めた例[1),腹水で開腹したところ,腹膜に結節を認め,生検が陽性であった例（Wheeler, 1985),腹腔鏡・肝生検検査時に,肝・脾表面にみられる結節と同様の小結節を腹膜表面に認め[1),生検が陽性であった例[7)などがある.

【参考文献】

1) 立花暉夫.サルコイドーシスにおける肝障害.肝胆疾患—新しい診断・治療体系—.下巻.日本臨牀 1988増刊号：458-64.
2) Lynch III JP, Sharma Om P, Baughman RP. Extrapulmonary sarcoidosis. Sem Respir Med 1998; 13: 229-54.
3) Hunninghake G, Costabel U, Ando M, et al. ATS/WASOG/ERS statement on sarcoidosis. Sarcoidosis Vasc Diffuse Lung Dis 1999; 16: 149-73.
4) Sherlock S. The liver in sarcoidosis. In: James DG ed. Sarcoidosis and other granulomatous disorders. Marcel Decker, New York, 1994; 375-86.
5) Iwai K, Takemura T, Kitaichi M, et al. Pathological studies on sarcoidosis autopsy. II. Early change, Mode of progression and death pattern. Acta Pathol Jap 1993; 43: 377-85.
6) Ishak KG. Sarcoidosis of the liver and bile ducts. Mayo Clin Proc 1998; 73: 467-72.
7) 立花暉夫.サルコイドーシスの肝,肝内胆管系病変.領域別症候群シリーズNo8 肝・胆道系症候群.肝臓篇下巻 日本臨牀1995: 333-6.
8) Tachibana T, Shinji Y, Yamamoto M. Clinical study on hepatic sarcoidosis with multiple mass lesion detected by abdominal CT. Sarcoidosis 1994; 11(Suppl 1): 396-9.
9) 藤田匡邦,東 征樹,水野史朗,ほか.長期観察中にPBC様所見を呈した肝サルコイドーシスの1例.日サ会誌 2001; 21: 63-7.
10) 野田康信,権田秀雄,大石尚史,ほか.肝,脾に多発性結節を形成したサルコイドーシスの1例.日胸 1997; 56: 417-20.

11) Kataoka M, Nakata Y, Hiramastu J, et al. Hepatic and splenic sarcoidosis evaluated by multiple imaging modalities. Int Med 1998; 37: 449–53.

12) 市川裕久, 片岡幹男, 尾形佳子, ほか. 筋肉病変の自然消失後, 肝病変を認めたサルコイドーシスの1例. 日サ会誌 2004; 24: 71–6.

13) 阿部克己, 横山佳明, 牛身尚史, ほか. 肝脾サルコイドーシスの2例. 画像診断 1996; 16: 1271–5.

14) 中沼安二, 大場一生, 原田憲一. 原因不明の肝肉芽腫性疾患—原発性胆汁性肝硬変を中心に— 日サ会誌 2002; 22: 13–8.

15) 津曲淳一, 神代正道, 中島敏郎. 原発性肝癌の病理形態学的研究—Sarcoid reactionを伴う肝細胞癌の1剖検例について— 久留米医学雑誌 1985; 48: 808–13.

16) 立花暉夫, 大森文夫, 進士義剛, ほか. サルコイドーシス肺外病変の超音波検査の有用性. 日本臨牀 1994; 52: 1530–4.

17) Warshauer DM, Lee JKT. Imaging manifestations of abdominal sarcoidosis. AJR 2004; 182: 15–28.

18) 北村 学, 石崎武志. 肝・脾サルコイドーシス. 日本臨牀 1994; 32: 1595–8.

19) 浜口真吾, 織内 昇, 樋口徹也, ほか. ポジトロンCTが特徴的な所見を示した全身性サルコイドーシスの2例. 画像診断 2001; 11: 1232–7.

20) Vatti R, Sharma Om P. Course of asymptomatic liver involvement in sarcoidosis: Sarcoidosis Vasc Diffuse Lung Dis 1997; 14: 73–6.

21) Padilla ML, Schilero GJ, Teirstein AS. Sarcoidosis and transplantation. Sarcoidoisis Vasc Diffuse Lung Dis 1997; 14: 16–22.

22) Fidler HM, Hadziyannis AP, Sherlock S, et al. Recurrent hepatic sarcoidosis following liver transplantation. Transplantation Proceeding 1997; 29: 2509–10.

23) Shibolt O, Kalish Y, Wolf D, et al. Exacerbation of pulmonary sarcoidosis after liver transplantation. J Clin Gastroenterol 2002; 35: 356–8.

24) 立花暉夫. サルコイドーシスの全国臨床統計. 日本臨牀 1994; 52: 1508–15.

25) Yamada S, Mine S, Fujisaki T, et al. Hepatic sarcoidosis associated with chronic hepatitis C. J Gastroenterol 2002; 37: 564–70.

26) Nakajima M, Kubota Y, Miyashita N, et al. Reccurence of sarcoidosis following interferon alpha therapy for chronic hepatitis C. Internal Med 1996; 35: 376–9.

27) 立花暉夫, 林 清二, 坂谷光則, ほか. 脾病変を有するサルコイドーシスの臨床的検討. 日サ会誌 2002; 22: 25–30.

28) Sharma Om P, Vucinic V, James DG. Splenectomy in sarcoidosis: indications, complications, and long-term follow up. Sarcoidosis Vasc Diffuse Lung Dis 2002; 19: 66–70.

29) 西谷弘美, 吉田裕明, 友成治夫, ほか. IgA腎症の経過中に脾多発性腫瘤として発見されたサルコイドーシスの一例. 日腎会誌 1996; 38: 40–5.

30) Lewis PJ, Salama A. Uptake of Fluorine-18-Fluorodexyglucose in sarcoidosis. J Nucl Med 1994; 35: 1647–9.

31) 小林洋三, 中田安成, 近藤 昭. 巨大脾腫を伴うサルコイドーシスの2例. 日胸疾会誌 1982; 29: 1251–5.

32) Sharma AM, Kadakia J, Sharma Om P. Gastrointestinal sarcoidosis. Sem Respir Med 1992; 13: 442–9.

33) 北野 馨, 鬼頭義次, 山本善護, ほか. 胃サルコイドーシスの1例. 日本臨牀1976; 28: 2700–6.

34) 松田康雄, 藤井義敬, 秦 石賢, ほか. 胃サルコイドーシスにて胃切除後, 廻盲部に同病変の出現をみた1症例. 日本臨牀1980; 38: 3286–91.

35) 中森祥隆, 坪井永保, 山口昭彦, ほか. 大腸サルコイドーシスの1例. 日サ会誌 1989; 9: 119–20.

36) Garcia C, Kumar V, Sharma Om P. Pancreatic sarcoidosis. Sarcoidosis Vasc Diffuse Lung Dis 1996; 13: 28–32.

37) Siavelis HA, Herrman ME, Aranha GV, et al. Sarcoidosis and the pancreas. Surgery 1999; 125: 456–61.

〔立花暉夫〕

6 腎臓・泌尿器

サルコイドーシスは全身性に非乾酪性類上皮細胞肉芽腫をみる疾患で，臨床症状は多彩であるが，腎症状で発見されることはまれである．

I 腎病変の種類，頻度と発見時期

1．種　類

サルコイドーシスの腎病変は，1) カルシウム代謝異常に伴う腎病変，2) 尿細管間質性腎炎，肉芽腫形成性腎炎，3) 糸球体腎炎，4) 腎血管炎のカテゴリーに分類される[1]〜[4]（表3-6-1）．

2．頻　度

外国症例では，高Ca血症が2.5〜17％，高Ca尿症が7.5〜65％，腎結石が約10％と報告されているのに対して[3]，わが国症例では，高Ca血症が5.1〜8％と報告されて[2]，Ca代謝異常に伴う腎障害は欧米に比して低頻度である．Lebacqら[5]（1970年）は，腎生検で10/25（40％）に類上皮細胞肉芽腫を認め，剖検例では7〜17％（Branson and Park[6]，1954年，Longscope and Freiman[7]，1952年），わが国の剖検例では，40/320（13％）に腎に類上皮細胞肉芽腫を認めている[8]．

表3-6-1　サルコイドーシスにおける腎・泌尿器障害

I．尿細管間質障害	II．糸球体障害
1．高カルシウム血症	1．微少変化型ネフローゼ症候群
高カルシウム尿症	2．巣状分節性糸球体硬化症
2．尿細管間質性腎炎	3．膜性腎症
肉芽腫性間質性腎炎	4．IgA腎症
3．上記に伴う障害	5．非IgA型メサンギウム増殖性糸球体腎炎
腎石灰化症	6．膜性増殖性糸球体腎炎
腎尿路結石	7．管外性増殖性糸球体腎炎
閉塞性腎症	8．管内性増殖性糸球体腎炎
濃縮力障害	9．上記に伴う障害
中枢性尿崩症	急性腎不全
腎性尿崩症	慢性腎不全
尿細管性アシドーシス	ネフローゼ症候群
腎性尿糖	III．血管炎
アミノ酸尿	動脈狭窄による血流障害
急性腎不全	腎血管性高血圧
慢性腎不全	IV．アミロイド腎症

（館野ら，日本臨牀1997，一部改変・追加）

3. 発見時期

腎病変の発現時期は，①他臓器病変で本症と診断され，腎症状がなく，腎生検か剖検で病変を認める場合，②他臓器病変で本症と診断され，同時か後に蛋白尿，腎機能障害，浮腫，高血圧など腎症状を有し，腎生検か剖検で病変を認める場合，③腎疾患として発見され，扱われてきた症例が，後に本症と診断された場合，などがある[2]．

II 肉芽腫性間質性腎炎 granulomatous interstitial nephritis，尿細管間質性腎炎 tubulointerstitial nephritis

肉芽腫性間質性腎炎の頻度は，外国剖検例で7～13%，生検で15～40%（平均34%）である[3]．この病変で認める非乾酪性類上皮細胞肉芽腫は類上皮細胞と多核巨細胞とともに，形質細胞，リンパ球を中心とした多数の炎症性細胞浸潤によって形成される（図3-6-1）．好酸球を伴う症例も報告されている．巨細胞の中には封入体（星状小体，Schaumann体）がみられることがある（図3-6-2）が，診断上の決め手にはならない．図3-6-1，2は慢性肉芽腫性尿細管間質性腎炎の像であるが，病変は腎皮質から髄質まで広く分布して見られる場合から一部に分布することもある．したがって，腎生検で必ずしも病変が証明されるわけではない．病変が慢性の経過で進行すると，尿細管萎縮や間質の線維化およびperiglomerular fibrosisに至る．

サルコイドーシスと診断されていて，腎以外の症状が軽度であるが，腎への肉芽腫の浸潤が著しく，蛋白尿，腎機能障害などの腎症候を示し，比較的急速に腎不全に至る場合（isolated granulomatous nephropathy[9]）もある．

本病変は，サルコイドーシスに特異的なものでなく，種々の鑑別診断を要する．すなわち，原因として最も頻度が高いものは抗菌薬，利尿薬，消炎鎮痛薬などの薬物で，その他，抗酸菌および一般細菌・真菌・寄生虫などの感染症，シュウ酸症などの代謝疾患，Wegener肉芽腫症やSjögren症候群などの血管炎や膠原病などによっても生じる[10]．また，ぶどう膜炎と急性尿細管間質性腎炎を合併するtubulointerstitial nephritis with uveitis（TINU）症候群は，骨髄とリンパ節に肉芽腫を認める場合（Dobrin症候群[11]）があり，本症との類似性がいわれている．

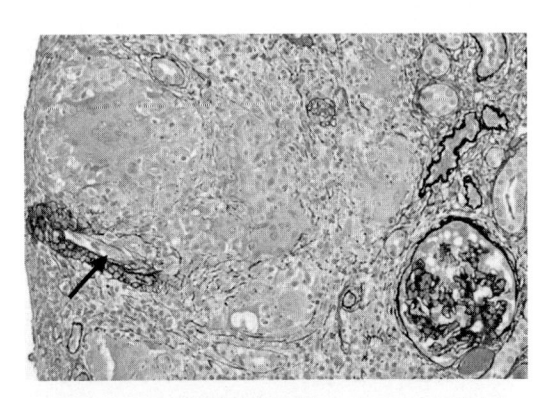

図3-6-1　肉芽腫性間質性腎炎（PAM-MT染色）
間質に多核巨細胞を含む非乾酪性肉芽腫と小動脈に血管炎（矢印）を認める．

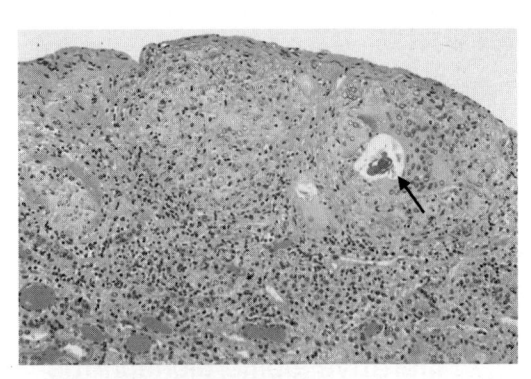

図3-6-2　肉芽腫性間質性腎炎（PAS染色）
Schaumann体（矢印）を認める．

III 糸球体腎炎 glomerulonephritis（GN）

サルコイドーシスの糸球体病変はまれである．Teilumら[12]（1951年）の報告以来，さまざまなタイプが報告されている[1~4]．本症における液性，細胞性免疫異常が，サルコイドーシスと糸球体腎炎の合併に関係すると推測されている．

1. 膜性腎症 membranous nephropathy

これまで本症にみられる糸球体腎炎の中で最も頻度が高いと報告されている．米国ではMcCoyら[13]（1972年），わが国では伊藤ら[14]が初めてネフローゼ症候群を伴った症例を報告した．膜性腎症と肉芽腫性間質性腎炎合併例の報告もある（Khanら[15]，1994年）．

2. IgA腎症 IgA nephropathy

わが国では佐伯ら[16]（1981年），岸ら[17]（1982年）が，サルコイドーシス経過中に腎生検でIgA腎症と診断した症例を報告し，海外でもTaylorら[18]（1982年）の症例もある．サルコイドーシスとIgA腎症に共通する免疫学的異常として，免疫複合体（特にIgA）の存在，T細胞機能の異常，血清IgA値の上昇などが認められることから，両疾患の関連性が推測されている[19]．

3. 非IgA型メサンギウム増殖性糸球体腎炎 non-IgA mesangial proliferative glomerulonephritis

McCoyら[13]（1972年）の報告以外，報告は少ない．

4. 膜性増殖性糸球体腎炎 membranoproliferative glomerulonephritis（MPGN）

Molleら[20]（1986年）以外，報告は少ない．

5. 半月体形成性糸球体腎炎 Crescentic GN（CrGN）

1981年以前は，immune-complex型の報告例が多かった．最近では，糸球体に有意の沈着を認めないpauci-immune型の特発性のCrGN合併例が報告されている．

6. 巣状分節性糸球体硬化症 focal segmental glomerulosclerosis（FSGS）

ネフローゼ症候群で発症し，巣状糸球体硬化症と診断され，ステロイドと免疫抑制薬の併用で改善した1例（Leeら[21]，1978年）の報告がある．

7. 微小変化型ネフローゼ症候群 minimal change nephrotic syndrome（MCNS）

サルコイドーシス経過中のステロイド抵抗性MCNS合併例（Parryら[22]，1997年），MCNS経過中のGraves病や慢性甲状腺炎の合併例の報告（Mündleinら[23]，1996年，Nishimotoら[24]，2000年）がある．

8. 管内性増殖性糸球体腎炎 endocapillary proliferative GN

ネフローゼ症候群，急性腎不全を呈し，腎生検で管内性増殖性糸球体腎炎と肉芽腫性間質性

腎炎を認め，ステロイドで改善した2例の報告（Michaelsら[25]，2000年）がある．

IV その他の腎障害[4]

まれな合併例として，腎血管炎合併例（図3-6-1），腎アミロイドーシス合併例，後腹膜リンパ節腫大による尿管圧迫・閉塞および後腹膜線維症による水腎症の報告がある．また，腎乳頭状腺癌，腎盂・膀胱の移行上皮癌などの腎泌尿器系悪性腫瘍の合併報告があり，注意が必要である．さらに腎に腫瘤形成を認め，腫瘍と鑑別を要したとする報告もある．

V 経過，検査，治療と予後

腎障害の原因は多彩であるため，可能なかぎり正確に病態を鑑別した上で治療を考慮すべきである．腎障害を臨床的に評価する場合，血中Ca，腎機能検査，尿検査（尿中Caを含む），腹部単純X線写真，超音波検査などを行うべきである．

著明な腎機能障害，高カルシウム血症を示す場合は，ステロイド治療の適応であり，日本サルコイドーシス／肉芽腫性疾患学会で作成したサルコイドーシス治療に関する見解を参考にして治療する[26]．一般にステロイド薬使用後に再燃した場合やステロイド単独で十分な効果が認められないときは，日本ではメトトレキサート，アザチオプリン，シクロスポリンが少数例ではあるが，単独またはステロイドと併用で（腎以外の病変に）使用されている[26]．国際的にはメトトレキサート，アザチオプリンが勧められている[27]．一方，間質の線維化が強い場合には，保存的治療が主体となる．

日本のサルコイドーシスによる死亡の主な死因は心病変である[8]．しかし，末期腎不全，透析，米国での腎移植の報告もあり，腎病変をできるかぎり早期に診断し，早期に治療することが最も大切であると考えられる．

【参考文献】

1) 鈴木好夫, 小椋陽介, 大坪修, ほか. サルコイドーシス. 腎と透析 臨時増刊号 他臓器疾患と腎 1988; 25: 439–46.
2) 舘野純生, 小林豊: サルコイドーシスにおける腎病変. 日本臨牀 1994; 52: 205–10.
3) Kenouch S, Mery JP. The patient of sarcoidosis. Davison AM, Cameron S, Grünfeld JP et al eds, Oxford Textbook of Clinical Nephrology, 2nd ed. Oxford University Press, Oxford, 1998; 837–43.
4) Göbel U, Kettritz R, Schneider W, et al. The protean face of renal sarcoidosis. J Am Soc Nephrol 2001; 12: 616–23.
5) Lebacq E, Desmet V, Verhaegen H. Renal involvement in sarcoidosis. Postgrad Med J 1970; 46: 526–9.
6) Branson JH, Park JH. Sarcoidosis-hepatic involvement: presentation of a case with fatal liver involvement, including autopsy findings and review of the evidence for sarcoid involvement of the liver as found in the literature. Ann Intern Med 1954; 40: 111–45.
7) Longcope WT, Freiman DG. A study of sarcoidosis; based on a combined investigation of 160 cases including 30 autopsies from The Jones Hopkins Hospital and Massachusetts General Hospital. Medicine 1952; 31: 1–132.
8) Iwai K, Takemura T, Kitaichi M, et al. Pathological studies on sarcoidosis autopsy. II. Early change, mode of progression and death pattern. Acta Pathol Jpn 1993; 43: 377–85.
9) Singer DRJ, Evans DJ. Renal impairment in sarcoidosis: granulomatous nephritis as an isolated cause (two case reports and review of the literature). Clin Nephrol 1986; 26: 250–6.
10) 上野光博, 鈴木靖, 荒川正昭. 尿細管間質病変. 腎と透析 臨時増刊号 1993; 35: 310–6.
11) Dobrin RS, Vernier RL, Fish AJ, et al. Acute eosinophilic interstitial nephritis and renal failure with bone marrow-lymphnode granulomas and anterior uveitis. A new syndrome. Am J Med 1975; 59: 325–33.
12) Teilum G. Glomerular lesions of the kidney in sarcoidosis (Boeck's disease). Acta Pathol Microbiol Scand

1951; 28: 294–301.

13) McCoy RC, Tisher CC. Glomerulonephritis associated with sarcoidosis. Am J Pathol 1972; 68: 339–358.

14) 伊藤慶夫, 平野徹, 森川聡, ほか. ネフローゼ症候群を伴ったサルコイドーシス―とくに腎病変との関連について―. 内科 1977; 40: 999–1003.

15) Khan IH, Simpson JG, Catto GRD, et al. Membranous nephropathy and granulomatous interstitial nephritis in sarcoidosis. Nephron 1994; 66: 459–61.

16) 佐伯文彦, 吉良有二, 網野晧之, ほか. 臨床的にサルコイドーシスと診断され, ついでび漫性糸球体腎炎, 慢性甲状腺炎を発症した1例. 日内会誌 1981; 70: 66–70.

17) 岸俊行, 江尻東伍, 大田原保幸, ほか. IgA 腎症を伴ったサルコイドーシスの一例. 日胸疾会誌 1984; 22: 324–9.

18) Taylor RG, Fisher C, Hoffbrand BI. Sarcoidosis and membranous glomerulonephritis: a significant association. Br Med J 1982; 284: 1297–8.

19) 西谷弘美, 吉田裕明, 友成治夫, ほか. IgA腎症の経過中に脾多発性腫瘤として発見されたサルコイドーシスの一例. 日腎会誌 1996; 38: 40–5.

20) Molle D, Baumelou A, Beaufils H, et al. Membranoproliferative glomerulonephritis associated with pulmonary sarcoidosis. Am J Nephrol 1986; 6: 386–7.

21) Lee SM, Michael AF. Focal glomerular sclerosis and sarcoidosis. Arch Pathol Lab Med 1978; 102: 572–5.

22) Parry RG, Falk MC. Minimal-change disease in association with sarcoidosis. Nephrol Dial Transplant 1997; 12: 2159–60.

23) Mündlein E, Greten T, Ritz E. Graves' disease and sarcoidosis in a patient with minimal-change glomerulonephritis. Nephrol Dial Transplant 1996; 11: 860–2.

24) Nishimoto A, Tomiyoshi Y, Sakemi T, et al. Simultaneous occurrence of minimal change glomerular disease, sarcoidosis and Hashimoto's thyroiditis. Am J Nephrol. 2000; 20: 425–8.

25) Michaels S, Sabnis SG, Oliver JD, et al. Renal sarcoidosis with superimposed glomerulonephritis presenting as acute renal failure. Am J Kidney Dis 2000; 36: E4.

26) 日本サルコイドーシス/肉芽腫性疾患学会, 日本呼吸器学会, 日本心臓学会ほか. サルコイドーシス治療に関する見解―2003. 日サ会誌 2003; 23: 105–14.

27) Hunninghake GW, Costabel U, Ando M, et al. ATS/ERS/WASOG Statement on sarcoidosis. Sarcoidosis Vasc Diffuse Lunf Dis 1999; 16: 149–73.

(上野光博, 下条文武, 鈴木栄一)

COLUMN

小児のサルコイドーシス

サルコイドーシスは原因不明の全身の慢性肉芽腫性疾患で，しばしば若い成人に発症するが，小児期に発症することもある．本症は世界全域，すべての民族でみられるが，家族集積性が観察されていることから，遺伝性素因の関与が疑われる．小児サルコイドーシスの頻度については，新津らは1953年から21年間の仙台市内の小，中学校の定期胸部X線写真検査の結果をもとに検討し，年平均発見率は小・中学生1万につき0.28と報告した（診断と治療1974. 162–6）．一方，Hoffmannらの検討によると1979年から16年間のデンマークでの15歳以下のサルコイドーシスの年平均罹患率は15歳以下の人口10万につき0.29であった（Acta Paediatr 2004; 93: 30–6）．彼らは真の罹患率は不明としているが，これらの成績から小児の本症の発生頻度は成人のそれよりやや低いと考えてよいであろう．ところで，小児期に発症するサルコイドーシスには年長児に発症する成人型のほかに4歳以下に発症する若年型もある．後者は肺病変を伴わず関節炎，ぶどう膜炎，皮膚炎を主徴とするが，同様の所見を呈する疾患にBlau syndromeと呼ばれる病態があり，本症との関係も議論されている．

本症の臨床像については，定期胸部X腺写真検査で発見される無症状の症例から多彩な症状をみるものまで多彩である．小児，成人とも肺は最も侵されやすい臓器で，その障害の広がりと性状もさまざまである．わが国ではぶどう膜炎などの眼症状から診断される症例の頻度が高いが，小児でも眼症状で発見される例がある．また，神経系も本症でしばしばおかされる臓器で，われわれは中枢神経系罹患の症状を示さない小児，成人肺サルコイドーシス患者に脳波検査を行い，約40％に異常所見を認めている（日本医事新報 1976; 2734: 18–22）．

経過については小児の場合も病変が数カ月から数年続いたあとに自然に消退することがある点は成人の場合と同様であるが，われわれは小児，成人肺サルコイドーシス患者で経過中に，水痘，麻疹，帯状疱疹に罹患し，それらが治癒した後でBHLが縮小ないし消失した5症例を経験している（サ研究会誌 1983; 3: 185–8）．

小児サルコイドーシスの治療には，成人の場合と同様に，副腎皮質ホルモンが眼病変や進行性の肺病変，高カルシウム血症・尿症などに対して用いられる．これに反応しない重症例ではメソトレキセートの使用も考慮する（Am J Med Sci 1990; 299: 153–7）が，小児の場合にはそのような例はほとんどない．

〔堀川雅浩〕

7 皮膚

　サルコイドーシスの皮膚病変の発症頻度は10～30％で，胸郭内病変，リンパ節病変，眼病変に次ぐと考えられている．しかし，概して自覚症状に乏しく，見逃されやすい部位に生じる小さな皮疹も多いので，詳細に診察すればさらに頻度は高くなるものと考えられる．本症の発見動機となる自覚症状の中で，皮膚症状で発見される例は眼症状で発見される例に次いで多く，発見時に存在する症状の中でも眼病変に次いで2番目に多い[1]．また，サルコイドーシスの診断に病理組織所見は欠かせないが，他臓器に比べ皮膚は容易に生検を行える部位であるため，サルコイドーシスの診断において，臨床，組織の両面から皮膚病変は非常に重要である．

　その症状は多彩で，人種，民族による差が大きい．種々の分類法があるが，わが国では福代の分類に従ってサルコイドーシスの皮疹を記載している[2,3]．これは組織学的特徴を加味した分類法で，（1）肉芽腫を認めない非特異的病変である結節性紅斑，（2）肉芽腫とともに異物が証明される瘢痕浸潤，（3）肉芽腫を認めサルコイドーシスの特異的病変である皮膚サルコイド，に大別されている．皮膚サルコイドはさらに臨床症状より，結節型，局面型，びまん浸潤型，皮下型とその他のまれな病型に細分されている．

I 結節性紅斑

　結節性紅斑は発赤を伴う有痛性の皮下硬結で，主として両側下腿伸側に多発する病変である．皮下脂肪組織を反応の場とする一種の反応性炎症であり，その基礎疾患には上気道感染症，Behçet病，Crohn病など種々のものが報告されている．組織学的には，いわゆるseptal panniculitisの像を示し，皮下脂肪組織の葉間結合組織に主として単核球の細胞浸潤が認められる．初期に好中球浸潤，後期に多核巨細胞を

表3-7-1　各皮膚病型の頻度

	結節性紅斑	瘢痕浸潤	結節型	局面型	びまん浸潤型	皮下型	苔癬様型
竹内ら[a]	3(6%)	7(13%)	26(49%)	17(32%)	6(11%)	14(26%)	0
田村ら[b]	0	7(19%)	17(47%)	11(31%)	0	6(17%)	0
小林[c]	2(5%)	11(25%)	17(39%)	20(45%)	3(7%)	7(16%)	3(7%)
西脇ら[d]	0	3(13%)	4(17%)	8(33%)	2(8%)	5(21%)	5(21%)
自験例	2(2%)	64(56%)	52(46%)	25(22%)	3(3%)	20(18%)	6(5%)

a)竹内千尋ら．皮膚病診 2000, 22：782-786，b)田村政昭ら．臨床皮膚科 2000, 54: 781-785，c)小林衣子．皮膚病診療 2001, 23: 74-84，d)西脇洋子ら．日皮会誌 2002, 112: 135-1362

混じることがあるが，明らかな肉芽腫形成は認められない．サルコイドーシスによる結節性紅斑の臨床症状，組織像も他の原因による結節性紅斑と同様である．

諸外国では，サルコイドーシスは結節性紅斑の重要な基礎疾患であり，その半数以上がサルコイドーシスとの報告もある．しかし，欧米に比べてわが国での発症頻度は非常に低く，各施設からの統計（表3-7-1）でもサルコイドーシスの皮膚病変の5％以下である．結節性紅斑が契機となって発見されたサルコイドーシスの皮膚科領域での報告例も数えるほどにすぎない．橋本ら[4]の80例の結節性紅斑の統計では2例のみがサルコイドーシスであった．

II 瘢痕浸潤

瘢痕浸潤は陳旧性の瘢痕部位に肉芽腫反応が生じたもので，多くは外傷に基づく瘢痕に一致して発症する．そのため，外傷を受けやすい膝蓋（図3-7-1）や肘頭に好発する[5]．臨床像は瘢痕に応じて種々の像を呈するが，一般に紅褐色の丘疹，結節，あるいはそれらが融合した病変であることが多い．目立った病変の場合もあるが，概して膝蓋や肘頭は自身にとって死角となりやすい部位であるので，指摘されて初めて気づく病変もまれではない．また，たとえ気づいていても古い傷跡にすぎないと思われている場合も多い．

また，膝蓋・肘頭に加えて，顔面も外傷を受けやすい部位であり，瘢痕浸潤の好発部位の一つと考えられる．顔面の皮疹は膝蓋・肘頭と異なり，気づきやすいので見逃すことは少ないが適切な病型診断がなされていないことがある．線状に配列し，傷跡を想像させる所見であれば，異物を確認しなくとも臨床的に瘢痕浸潤と診断できる．しかし，なかには一見すると傷跡に生じた皮疹とはわからず，偏光顕微鏡で初めて異物を認める症例がある．そのような例は概して顔面の隆起性病変であることが多く，皮膚サルコイドの結節型と診断されやすい．

組織学的に瘢痕浸潤は類上皮細胞肉芽腫に加えて，偏光顕微鏡で病変部に重屈折性を示す異物が観察される（図3-7-2a）．異物の多くはシ

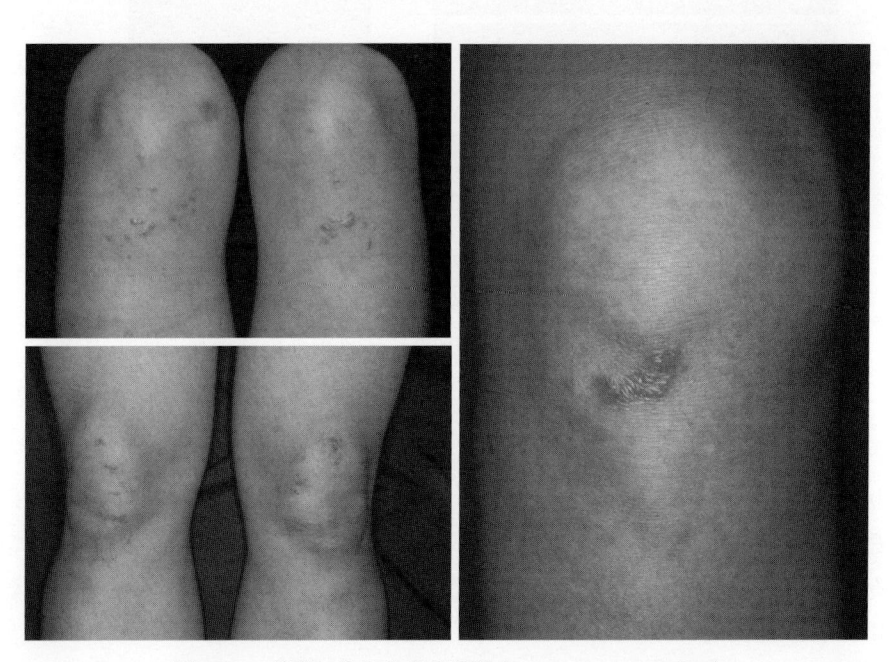

図3-7-1　膝蓋に生じた瘢痕浸潤 (CD-ROMカラー図参照)

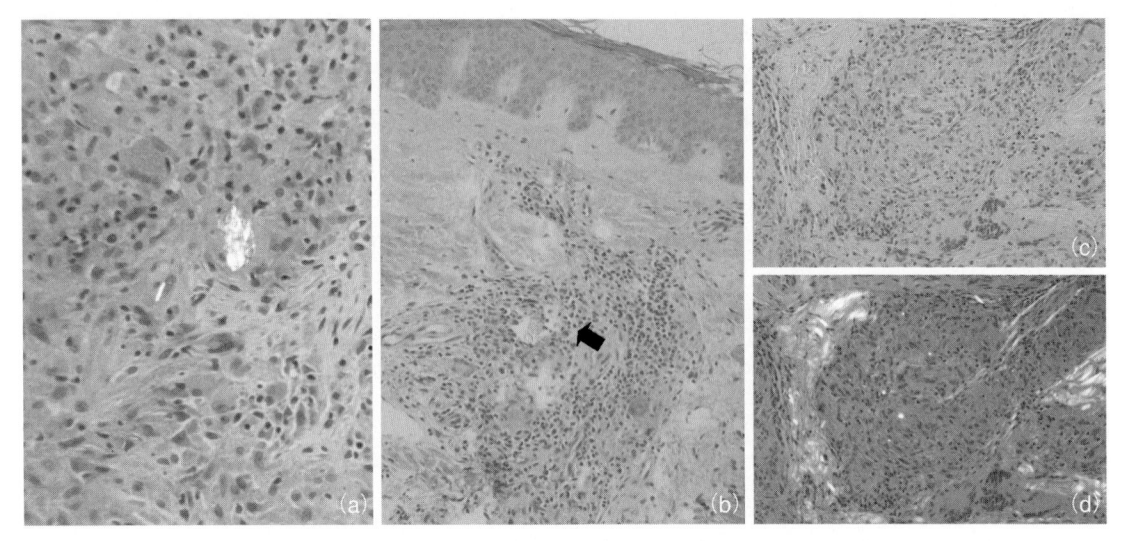

図3-7-2 瘢痕浸潤の組織所見(CD-ROMカラー図参照)

(a) 偏光顕微鏡所見
(b) 通常の顕微鏡下での異物
(c) 通常の顕微鏡では認められない異物
(d) 同標本の偏光顕微鏡所見

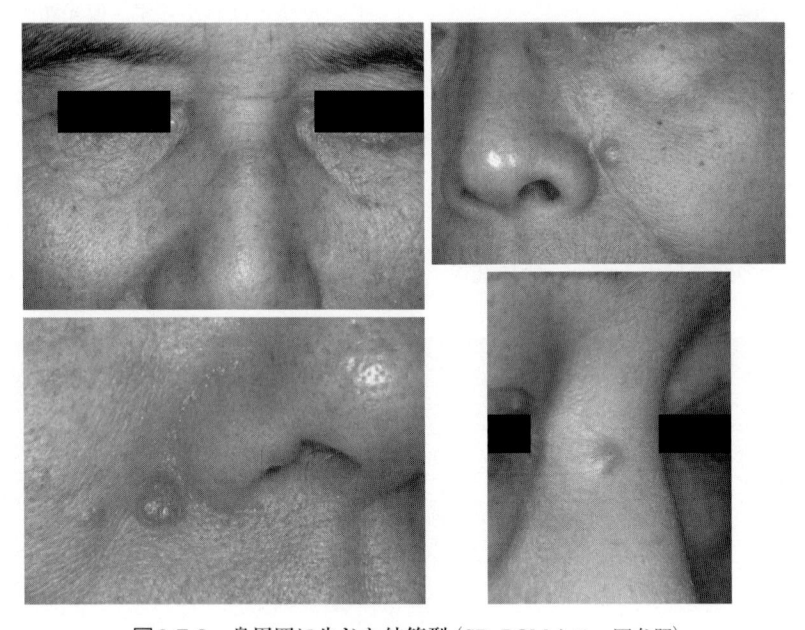

図3-7-3 鼻周囲に生じた結節型(CD-ROMカラー図参照)

リカであり，しばしば巨細胞内に認められる．通常の顕微鏡でも図3-7-2bに示すように詳細に観察するとガラス状の光沢を有する不整形の物質を確認できることがある．しかし，小さな異物では通常の顕微鏡では検出されずに（図3-7-2c），偏光顕微鏡で初めて明らかになる（図3-7-2d）．外傷以外の瘢痕としては，熱傷や手術後の瘢痕などが報告されている．

Ⅲ 皮膚サルコイド

1. 結節型

　隆起性の病変で，皮膚サルコイドの中で最も頻度が高い．紅色の丘疹，結節（図3-7-3）で，鱗屑や血管拡張を伴うことが多い．顔面，四肢に好発するが，顔面では鼻周囲に生じることが多い．臨床経過などが異なることから直径1cm以上の大結節型と，それ以下の小結節型に区分することがある．大きな結節は皮疹数としては少なく単発性であることも多い．また皮疹消失までの期間が長く，ステロイド外用薬などの治療薬に対する反応性が悪い．それに対して，小さな皮疹は一般に多発する傾向にあり，自然消失傾向が強い．

2. 局面型

　水平方向に進展する病型で，環状の形態（図3-7-4）を示す場合と斑状病変（図3-7-5）とがある．自験例では局面型30例中環状病変25例，斑状病変5例であり，わが国の報告例でも同様に環状病変の方が多い．環状病変は辺縁がやや堤防状に隆起し，中央部は正常皮膚色で，やや萎縮性である．種々の大きさを示し，鶏卵大や手掌大に至るものもある．皮疹消失までの期間が長く，瘢痕を残したり頭部に生じると脱毛を起こすことがある．前額に好発し，多発する傾向がある．

　本病型は心サルコイドーシスの合併頻度が他の皮膚病型に比較して高い[6]．最近5年間にわが国の皮膚科領域で報告された19例の心病変，皮膚病変を有する症例の中で11例が局面型であった．

3. びまん浸潤型

　いわゆるlupus pernio（Besnier）に相当する病型である．わが国ではSLEにみられるchilblain lupusと訳名が同じ凍瘡様狼瘡であり，混乱を避けるために，びまん浸潤型と呼称される．暗紅色の色調で，び漫性に腫脹し凍瘡様の皮膚病変である．凍瘡の好発部位に発症し，指趾・頬部・耳介・手背・鼻背などに認められる（図3-7-6）．デンマークや南アフリカでは約

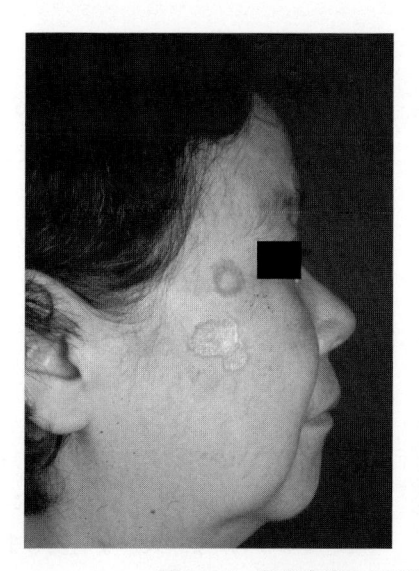

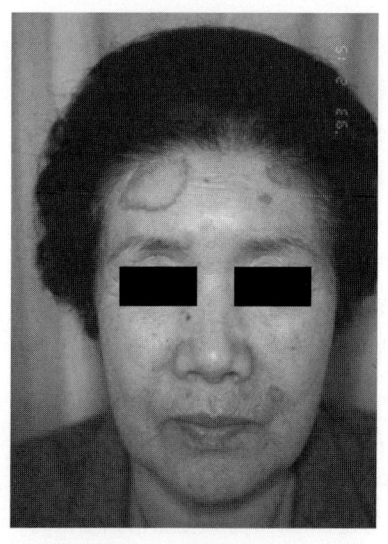

図3-7-4　環状皮疹の局面型（CD-ROMカラー図参照）

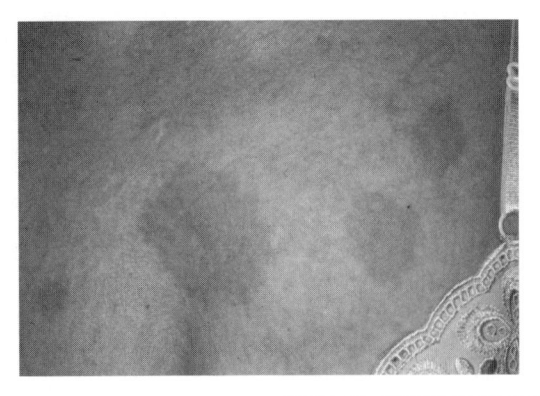

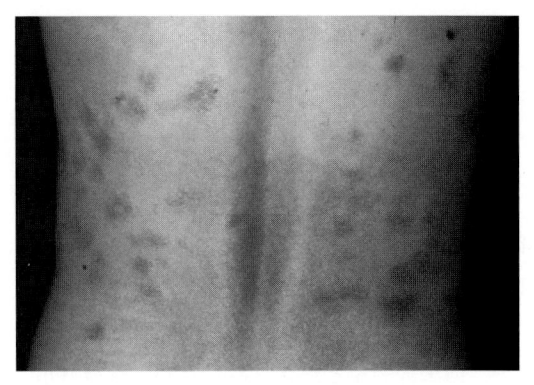

図3-7-5　斑状皮疹の局面型（CD-ROMカラー図参照）

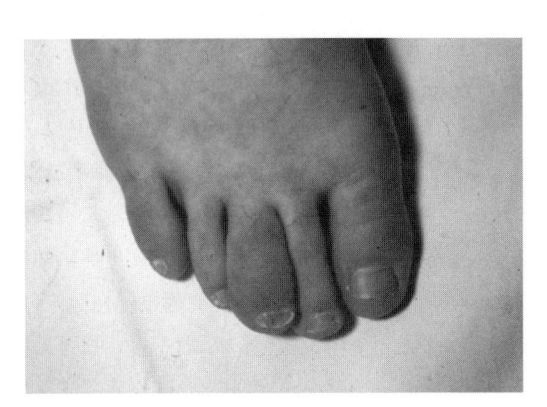

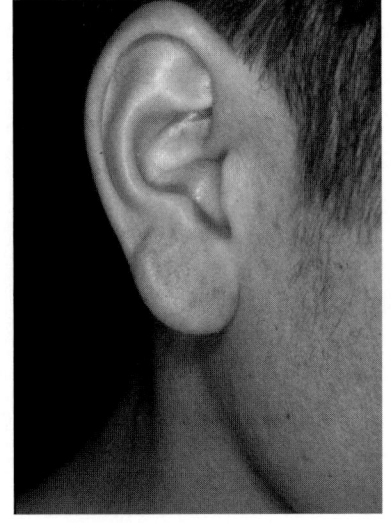

図3-7-6　びまん浸潤型（CD-ROMカラー図参照）

10％の発症頻度であるが，わが国ではいずれの施設からの統計でもその頻度は低く，まれな病型と考えられる．指趾に生じた症例では，自覚症状がなくとも病変部の下床に指骨の嚢状骨炎が発見される例が多い．

最近5年間のわが国の報告例を見ると，15例中10例で抗核抗体が陽性であり，Wiesenhutterら[7]が報告している全サルコイドーシス患者の抗核抗体陽性率5～30％や，20倍以上を陽性所見とした杉崎ら[8]の49％（健常人35％）に比べても有意に高い．さらに，10例中抗体価の記載があった9例中6例は1280倍以上の高値を示していた．その中でもセントロメア抗体の陽性例が6例に認められている．びまん浸潤型以外の皮膚病型と抗核抗体との密接な関連性はこれまで指摘されていないので，びまん浸潤型では，自己抗体の検査と抗セントロメア抗体関連症状である皮膚硬化やレイノー現象に注意した診察が必要と考えられる．

4. 皮下型

皮下の弾性硬の結節，硬結で，表面皮膚は通常正常皮膚色である．大きさは大豆大から鶏卵大が多いが，かなり大きな病変もまれではなく，四肢や殿部に板状硬結として生じることがあ

る．このような広範囲に板状硬結を呈するわが国での症例は，高齢女性に多く，糖尿病の合併頻度が高く，また自然消失傾向が強いことが報告されている[9]．皮下型は一般に多発する傾向が強く，四肢に好発する．通常自覚症状はないが，時に圧痛，自発痛を伴うことがある．また，表面に血管拡張を伴う例が報告されている．

5．その他

1）苔癬様型

粟粒大から半米粒大の小さな扁平丘疹が主体の（図3-7-7），結節型の一亜型と考えられる．しかし，苔癬の概念である同じ性状を有する扁平小丘疹が融合せずに，集簇あるいは多発するという特徴を呈するために，特殊型として扱われている．全身に播種状に出現したり，すべて

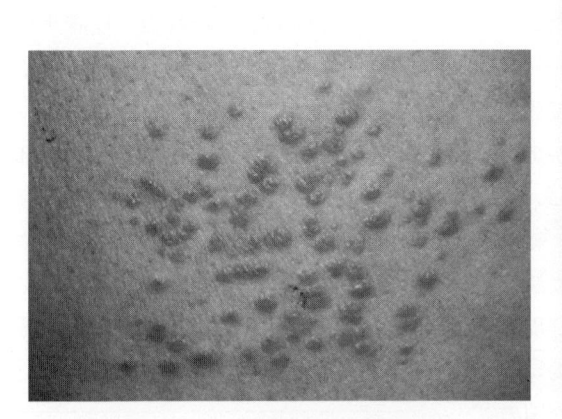

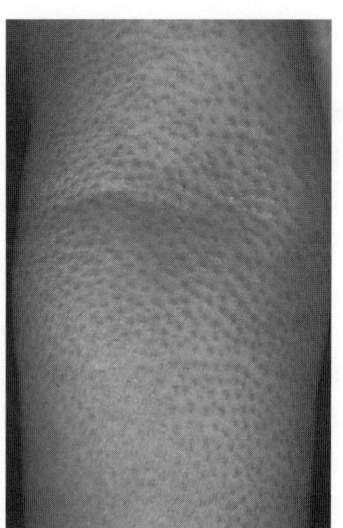

図3-7-7　苔癬様型（CD-ROMカラー図参照）

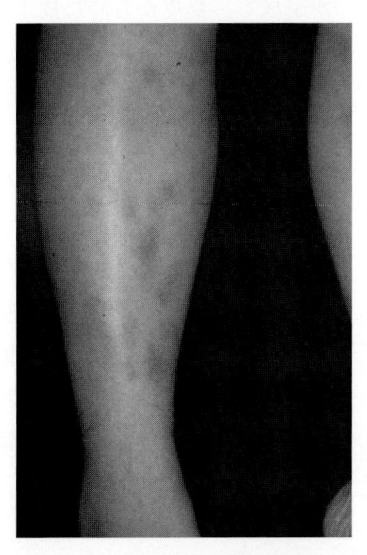

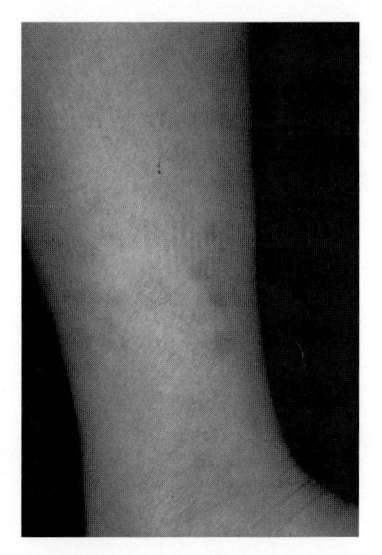

図3-7-8　結節性紅斑様皮疹（CD-ROMカラー図参照）

の皮疹が毛孔一致性に生じることがある[10]．経過は良好で自然消失傾向が強い．

2) 結節性紅斑様皮疹

結節性紅斑に臨床症状が類似する（図3-7-8）が，病理組織学的に類上皮細胞肉芽腫を認める皮疹である[11]．結節性紅斑と比較して，皮下硬結，熱感，自発痛や圧痛が軽度である．爪甲大の小さな皮疹が多発する例や，不規則な形の紅斑を伴う皮下結節として出現する例が報告されている．青壮年の女性に好発し，他の皮膚病型との合併が少ない．また，他の皮膚病型と比較して眼・肺病変の合併率が高い．

3) 魚鱗癬様皮疹

魚鱗癬は皮膚が乾燥して魚の鱗を並べたように鱗屑が付着している状態で，遺伝的に発症する場合（先天性魚鱗癬）と，成人になって悪性リンパ腫，固形癌，代謝異常などを基礎疾患として発症する場合（後天性魚鱗癬）とがある．好発部位は両側下腿伸側で冬に増悪する．組織学的には角質，表皮の肥厚があり，細胞浸潤は少ない．サルコイドーシスによる魚鱗癬様皮疹は，魚鱗癬に類似する臨床像で，組織学的に類上皮細胞肉芽腫を認めるものである．わが国の報告例では毛孔一致性の小丘疹を伴うことが多いとされている[12]．

4) リベド（網状皮斑）

リベドは網状あるいは樹枝状の紅斑で，循環障害に伴い主として四肢に生じる．基礎疾患として，抗リン脂質抗体症候群，結節性多発動脈炎，SLEなどの膠原病がよく知られている．サルコイドーシスによるリベドでは組織学的に血管周囲に類上皮細胞肉芽腫が見られることが多い[13]．

5) その他

その他の皮膚病変として，潰瘍，白斑，乾癬様皮疹などが報告されている．

IV 各皮膚病変の頻度と診察のポイント

各皮膚病変の頻度は，皮膚サルコイドの中では結節型が最も高く，局面型，皮下型がそれに次ぐ．結節型，局面型とも顔面に好発し，皮下型は四肢に多発する傾向がある．一方，瘢痕浸潤の頻度は報告者によって大きな差がある．著者が過去1年間に経験したサルコイドーシス患者での瘢痕浸潤の有病率は80％に及び，注意深く診察すれば非常に高い頻度でみられる皮膚病変と考えられる．

以上より，皮膚サルコイドーシスを見逃さないようにするためには，1) 皮膚サルコイドの好発部位である顔面を十分に観察する．特に被髪辺縁部や鼻周囲の皮疹に注意する．2) 瘢痕浸潤の好発部位である膝蓋部や肘頭部の診察は特に慎重に行う．3) サルコイドーシスは種々の皮疹を示すために，非典型的な皮疹や微小な病変でも積極的に生検することが大切である．

V 組織像

類上皮細胞が集合して種々の大きさの肉芽腫を形成し，真皮から時に皮下組織に存在する．このような肉芽腫は皮膚病型により大きさや分布が異なり，結節型では真皮全層に大型の結節として，局面型では真皮上層に比較的小さな肉芽腫がみられる．また，びまん浸潤型の肉芽腫も小型で真皮全層に散在し，血管拡張を伴う．皮下型では皮下脂肪織中に局在する．壊死はほとんど観察されないが，皮下型では顕著な壊死がみられることがある．肉芽腫を覆う表皮は萎縮，肥厚，正常とさまざまである．また，海綿状浮腫や基底層の液化変性が見られることがある[14]．

VI 鑑別疾患

臨床症状からの鑑別は各皮膚病型ごとに異なる（表3-7-2）．また，組織学的に鑑別すべき疾患は結核，ハンセン病などの感染性肉芽腫性疾患や環状肉芽腫などの非感染性肉芽腫性疾患，サルコイド反応を呈する悪性腫瘍などである．

VII 治療

皮膚病変の治療は原則的に副腎皮質ホルモン薬の外用を行うが，strong以下の外用薬では奏効しない．副腎皮質ホルモン薬の密閉療法（ODT）や局注（ケナコルト®）は有用である．副腎皮質ホルモン薬の内服は，外用薬に対して反応性の悪い次の皮膚病変が適応となる．1. 瘢痕を残す顔面の局面型，2. びまん浸潤型，3. 皮下型，4. 美容上問題となる皮膚病変．

トラニラスト，ACE阻害薬，ミノサイクリンなどの内服薬，タクロリムス外用薬，紫外線治療などが試みられ，とくにミノサイクリンの有効例が報告されている．奏効率の点では劣るものの，副腎皮質ホルモン薬の内服に比較すると副作用が少ないことから薦められる．

VIII まとめ

サルコイドーシスでは多様な皮膚病変が認められる．組織採取の侵襲が大きい他臓器に比べ，皮膚は容易に生検が行えることを考えると，肉眼的，組織学的情報を提供しうる皮膚病変は，サルコイドーシスの診断において極めて重要である．

【参考文献】

1) 平賀洋明. 第8回全国サルコイドーシス実態調査成績. 日サ会誌 1994; 13: 3-8.
2) 福代良一. サルコイドーシス. 清寺 真, 佐野栄春, 久保田 淳ほか編 現代皮膚科学大系第18巻 中山書店 東京 1988; 277-359.
3) 岡本祐之. サルコイドーシス. 玉置邦彦総編集 最新皮膚科学大系第9巻 中山書店 東京 2002; 258-70.
4) 橋本喜夫, 川岸尚子, 松本光博, ほか. 結節性紅斑が先行した頸部リンパ節結核 当教室13年間の結節性紅斑の統計も加えて. 臨床皮膚科 1991, 45: 931-4.
5) 岡本祐之. サルコイドーシス 診断における瘢痕浸潤の重要性. Visual Dermatology 2003; 2: 327-31.
6) Okamoto H, Mizuno K, Ohtoshi E. Cutaneous sarcoidosis with cardiac involvement. Eur J Dermatol 1999; 9: 466-9.

表3-7-2 臨床症状からの鑑別疾患

皮膚病型	鑑別疾患
結節性紅斑	他の原因による結節性紅斑，硬結性紅斑，結節性脂肪織炎
瘢痕浸潤	シリカ肉芽腫，肥厚性瘢痕，外傷後瘢痕，結節型・皮下型サルコイドーシス
皮膚サルコイド	
結節型	皮膚リンパ球腫，環状肉芽腫，悪性リンパ腫，感染性肉芽腫
局面型	環状肉芽腫，Annular elastolytic giant cell granuloma，白癬，環状紅斑，感染性肉芽腫
びまん浸潤型	凍瘡，エリテマトーデス
皮下型	皮下型環状肉芽腫，粉瘤，石灰化上皮腫
苔癬様型	扁平苔癬，稗粒腫，光沢苔癬，悪性リンパ腫
結節性紅斑様	結節性紅斑

7) Wiesenhutter GW, Sharma OP. Is sarcoidosis an autoimmune disease? Report of four cases and review of the literature. Semin Arthritis Rheum 1979; 9: 124–44.

8) 杉崎勝教, 松本哲郎, 重永武彦, ほか. 自己抗体の発現を伴うサルコイドーシス患者の臨床的特徴 特に多臓器病変との関連について. 日サ会誌 2000; 20: 27–30.

9) 相崎知子, 相馬良直, 五十棲健, ほか. M蛋白血症を合併し, 四肢の板状硬結を呈した皮下型サルコイドーシスの1例. 皮膚臨床 1998; 40: 1953–6.

10) Fujii K, Okamoto H, Onuki M, et al. Recurrent follicular and lichenoid papules. Eur J Dermatol 2000; 10: 303–5.

11) Okamoto H, Mizuno K, Imamura S, et al. Erythema nodosum-like eruption in sarcoidosis. Clinical and Exptl Dermatol 1994; 19: 507–10.

12) 青木万紀子, 新田悠紀子. 魚鱗癬様皮疹を呈したサルコイドーシスの1例. 臨床皮膚科 1999; 53: 217–19.

13) 岡本玲子, 檜垣祐子, 川島眞, ほか. 末梢神経障害を伴いリベドを呈したサルコイドーシスの1例. 臨床皮膚科 2002; 56: 941–4.

14) Okamoto H. Epidermal changes in cutaneous lesions of sarcoidosis. Am J Dermatopathol 1999; 21: 229–333.

〈岡本祐之〉

COLUMN

サルコイドーシスとツベルクリン反応

　サルコイドーシス患者にはツベルクリン反応（ツ反応）陰性者が多いとJadassohn（1913年）が報告して以来，皮膚の遅延型アレルギーの低下は本症の特徴の一つと理解され，わが国では診断基準の一助として用いられてきた．その陰転化率は30〜70％と範囲が広いが，これは対象症例の病期の違い，即ち病勢とその広がりが異なることによるものと思われる．ツ反応は5型に分類されたアレルギー反応のうちのIV型アレルギーに属し，抗原であるPPDに反応したTh1細胞がインターフェロンγ（IFN-γ），インターロイキン2（IL-2）の放出により集積してきたマクロファージを活性化させ，このマクロファージがIL-1，TNF-α などのサイトカインを放出して毛細血管や線維芽細胞を増殖させ，皮膚の発赤・硬結が生じる反応である．これと同様の反応はカンジダなどの真菌やDNCBという合成物に対してもおこり，また接触性皮膚炎，さらにある種の自己免疫疾患でもおこるとされている．

　国際疾病分類（ICD）では，かつては本症は炎症疾患に分類されていたが，ICD10（1992年）では免疫機構の障害に分類された．しかし，ツ反応の陰転化の問題も含めて，本症において免疫異常が起こっているか否か明確なところは不明である．

　ツ反応の減弱化の機序を，量的，質的な面に分けて考えるとき，まず量的観点から①サルコイドーシスは全身性の疾患であり，言い換えれば肉芽腫が全身性に形成されており，かつその場ではTh1型反応が亢進しており，したがってこの炎症の場にTh1細胞が動員されているため，皮膚での同様の反応であるツ反応が減弱化しているとの推論が可能である．しかしながら，本症ではmitogenに対する幼若化が低下を示すとの報告もあり，質的にもTリンパ球にも何らかの変化が生じていることも考えられる．

　すなわち，②サプレッサーTリンパ球の作用，③T細胞の抗原リセプター（TCR）への共通刺激シグナルの欠如，④細胞性免疫抑制因子の存在，などであるが，いまだ明らかではない．

　一方，本症の場合と同様にツ反応が減弱化する疾患があることは周知のとおりである．それらは一部の感染症麻疹，水痘などのウイルス感染症・マイコプラズマ感染症・粟粒結核などの感染症・悪性リンパ腫ほかのリンパ系疾患・癌などであり，そのほかに免疫抑制薬投与例，低栄養，加齢などが挙げられる．

　ところで，わが国での結核感染率は低下しており，結核感染を受けた人の約90％は40歳以上であり，70歳代で80％，50歳代で50％，30歳代に至っては7％とツ反応陽性率は低い．かつBCGの予防効果の期待度が低いことから，2003年より小学・中学時でのBCG再接種が廃止となり，細胞性免疫能をツ反応で評価することはますます難しくなってきている．

（志摩　清）

8 眼病変

サルコイドーシスは非乾酪壊死性類上皮肉芽腫性病変をリンパ節，肺，皮膚，眼，その他全身多臓器に形成する原因不明の慢性炎症性疾患である．本症患者の約50％に眼病変が生じるとされ，その多くはぶどう膜炎と呼ばれる眼内炎症疾患である．ぶどう膜炎はベーチェット病，サルコイドーシス，Vogt-小柳-原田病などの全身疾患にみられるものと，ウイルス（ヘルペス性網膜壊死，サイトメガロウイルス網膜炎など），細菌（結核，ハンセン病など），真菌，原虫・寄生虫（トキソプラズマ症など）などの病原微生物による眼内炎症疾患としてみられるものがある．わが国では，かつてはベーチェット病がぶどう膜炎の原因疾患の第一位であったが，最近ではほとんどの施設においてサルコイドーシスがぶどう膜炎の原因疾患の第一位になっている[1)2)]．わが国のみならず，諸外国においてもサルコイドーシスを眼内炎症疾患の観点からみると，ぶどう膜炎の原因疾患として極めて重要である[3)～7)]．わが国でサルコイドーシスが多いという要因の一つは，全身的な診断基準がしっかり確立されていて，例えば，眼科で本症が疑われる症例の場合に，内科に紹介して経気管支肺生検や気管支肺胞洗浄液検査などが行われるなどの協力関係が良好で，組織診断群や臨床診断群に診断される比率が高いことが挙げられる．

それでは，眼科で本症を疑い内科へ紹介する根拠となる眼病変にはどのようなものがあるのか？　サルコイドーシスにみられるぶどう膜炎では，非特異的な眼内炎症病変とともに，本症に極めて特徴的な眼病変が混在している．本症に特徴的といえるものは，本症の他臓器病変と同様に肉芽腫性病変である．虹彩結節，隅角結節，雪玉状硝子体混濁など，いわゆる肉芽腫性ぶどう膜炎と呼ばれる病像を呈し，その眼病変は特徴があり本症の診断に有用とされている．

以下に，サルコイドーシスに特徴的とされている種々の眼病変について解説し，個々の眼病変のサルコイドーシス診断における有用性について考察する．また，本症は慢性の経過をとる炎症疾患であり，眼においても同様に慢性炎症を生じるために，長期の臨床経過で白内障や緑内障などの種々の眼合併症を生じてくるので，眼合併症についても解説する．

I サルコイドーシスの眼病変

厚生労働省の「サルコイドーシスの診断基準」の中で，『眼サルコイドーシス診断の手引き』（表3-8-1）において6項目の眼病変が挙げられ，その中の3項目以上がみられればサルコイドーシスを疑って全身検査を行い，その検査成績が「サルコイドーシスの診断基準」の臨床診断群の基準に合致すればサルコイドーシス臨床診断群とするとされている．

以下に，『眼サルコイドーシス診断の手引き』に示されている6項目の眼病変，すなわち，①前部ぶどう膜炎，②隅角結節，周辺部虹彩前癒

表3-8-1 眼サルコイドーシスの診断の手引き
（日本サルコイドーシス肉芽腫性疾患学会ホームページ《http://jssog.room.ne.jp/》より）

1. 前部ぶどう膜炎
2. 隅角結節，周辺部虹彩前癒着特にテント状PAS
3. 硝子体の数珠状，雪球状，塊状又は微塵状混濁
4. 網膜血管周囲炎（多くは静脈炎，ときに動脈炎）及び血管周囲結節
5. 網脈絡膜滲出物及び結節
6. 網脈絡膜の広範囲萎縮病巣（光凝固斑様又はこれに類似の不定形萎縮斑）

以上の6項目中3項目以上のときは臨床診断疑群としてサルコイドーシスの診断基準1-(2)(3)の検査成績から診断する．

着，③硝子体混濁，④網膜血管周囲炎，⑤網脈絡膜滲出斑および結節，⑥網脈絡膜の広範囲萎縮病巣，ならびに，この6項目以外の眼病変でサルコイドーシスに特徴的といわれている眼病変について具体的に説明する．また，東京医科歯科大学病院眼科ぶどう膜炎専門外来に通院中のサルコイドーシス組織診断群患者67名と，対照疾患群患者（ベーチェット病，原田病，結核性ぶどう膜炎）111名とで，各々の眼病変の出現頻度を比較し，感度と特異度を検討した結果を以下に示す．

1. 前部ぶどう膜炎

前部ぶどう膜炎とは，虹彩あるいは毛様体などの前眼部組織に生じた炎症をいう．具体的には，前房水中に炎症細胞の浸潤がみられれば前部ぶどう膜炎と診断される．したがって，このような病変はサルコイドーシスのみならずベーチェット病，Vogt-小柳-原田病などほとんどすべてのぶどう膜炎においてみられる非特異的な眼病変といえる．

実際に，前部ぶどう膜炎の出現頻度を検討すると，サルコイドーシス組織診断群67名中54名（81%），対照疾患群111名中99名（89%）であり，両者間に有意差はない．また，サルコイドーシスの診断における前部ぶどう膜炎の感度は0.81と高いが，特異度は0.11と極めて低く，本症の診断に有用な眼病変とはいい難いと考えられる．

2. 肉芽腫性前部ぶどう膜炎

前部ぶどう膜炎は前項で記載したように眼球の前半分に炎症がある病態で，ぶどう膜炎であればほとんど常にみられる非特異的病変である．しかし，豚脂様角膜後面沈着物（図3-8-1）や虹彩結節（図3-8-2）を伴う前部ぶどう膜炎は「肉芽腫性前部ぶどう膜炎」と呼ばれ，サルコイドーシス，結核，ハンセン病などの肉芽腫性疾患に特徴的に見られる眼病変と考えられている．

角膜後面沈着物：前房中に炎症細胞が浸潤浮遊すれば，角膜後面に炎症細胞が沈着し角膜後面沈着物を生じる．ベーチェット病などの非肉芽腫性疾患では，微細な細胞が角膜後面全体に瀰漫性に沈着するが，サルコイドーシスなどの肉芽腫性疾患ではマクロファージなどの炎症細胞が集簇して大型の角膜後面沈着物を形成する．この形状が水面に落ちて固まった羊脂や豚脂に似ていることから，"mutton-fat like keratic precipitate"，あるいは，「豚脂様」角膜後面沈着物（以下，豚脂様KP）（図3-8-1）と呼ばれている．

虹彩結節：肉芽腫性疾患に伴うぶどう膜炎では虹彩にしばしば小さな肉芽腫病変（結節）を

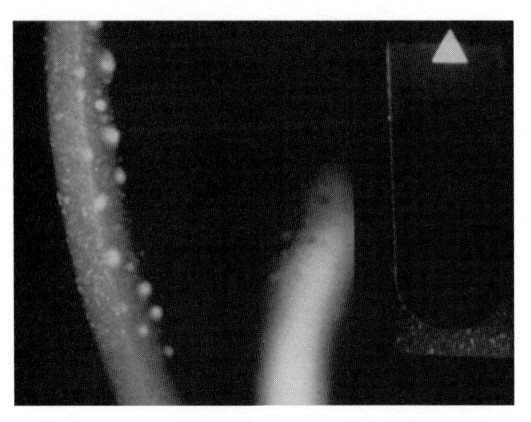

図3-8-1 豚脂様角膜後面沈着物（豚脂様PK）
（CD-ROMカラー図参照）
サルコイドーシスに伴うぶどう膜炎では，角膜後面に大型の白色沈着物が多数付着する．

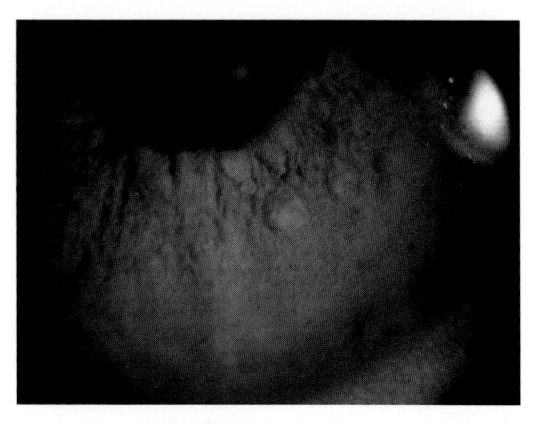

図3-8-2 虹彩結節（CD-ROMカラー図参照）
虹彩実質から虹彩表面に出てきているBusacca結節．このほかに瞳孔縁に出現する虹彩結節はKoeppe結節と呼ばれる．いずれも，サルコイドーシスに特徴的な眼病変とされる．

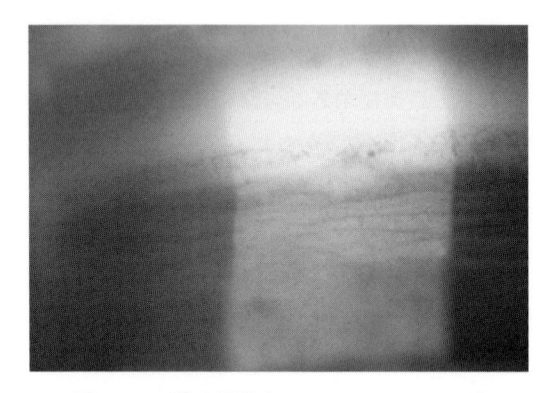

図3-8-3 隅角結節（CD-ROMカラー図参照）
前房隅角の線維柱帯にみられる隅角結節．

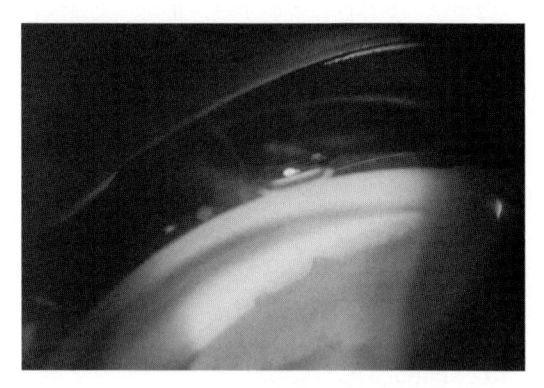

図3-8-4 テント状周辺虹彩前癒着（テント状PAS）
（CD-ROMカラー図参照）
隅角結節に虹彩周辺部が癒着して生じたテント状の虹彩前癒着．

生じる（図3-8-2）．生じる場所としては，瞳孔縁や虹彩実質が多く，瞳孔縁の虹彩結節はKoeppe結節，虹彩実質の結節はBusacca結節と呼ばれる．

豚脂様KPあるいは虹彩結節を伴う肉芽腫性前部ぶどう膜炎の出現頻度は，サルコイドーシス組織診断群では53.7％，対照疾患群では19.8％であり，両者間に極めて高い統計的有意差がある（P＜0.0001）．本症診断における肉芽腫性前部ぶどう膜の感度は0.54，特異度は0.80と特異性であり，感度はやや低いものの特異性の高い眼病変といえる．

3. 隅角結節，テント状虹彩前癒着（テント状PAS）

解剖学的に虹彩と角膜があわさる部分は前房隅角と呼ばれ，そこには房水が眼内から眼外へ流出する通路となる線維柱帯とシュレム管と呼ばれる組織がある．通常の細隙灯顕微鏡では観

察できないが，隅角鏡と呼ばれる特殊なコンタクトレンズを用いて観察することができる．肉芽腫性ぶどう膜炎の活動期には線維柱帯に小さな白色の肉芽腫性病変（隅角結節，図3-8-3）がしばしばみられる．また，これらの隅角結節が虹彩根部と癒着するとテント状の小さな周辺虹彩前癒着（peripheral anterior synechia, 以下，PAS）（図3-8-4）が形成される．隅角結節は活動性肉芽腫性病変を表すが，テント状PASは炎症が消退したあとでも残る病変であり，両者は基本的に同じ肉芽腫性病変と考えられる．

これらの隅角の肉芽腫性病変（隅角結節あるいはテント状ＰＡＳ）の出現頻度は，サルコイドーシス組織診断群67名中55名（82.1％），対照疾患群111名中わずか18名（16.2％）であり，両者間に統計的有意差があり（P＜0.0001），感度は0.82，特異度も0.84であり，隅角の肉芽腫性病変はサルコイドーシスの診断に極めて有用な眼病変といえる．

4. 硝子体病変

ぶどう膜炎ではしばしば炎症細胞が硝子体に浸潤し硝子体混濁を生じる．ベーチェット病などの非肉芽腫性ぶどう膜炎では細かい炎症細胞が硝子体全体に浸潤し瀰漫性硝子体混濁を生じるが，サルコイドーシスなどの肉芽腫性ぶどう膜炎では，硝子体中に類上皮肉芽腫を形成し雪玉状や塊状の硝子体混濁（図3-8-5），あるいは，それが連なって数珠状あるいは真珠の首飾りと呼ばれる独特の硝子体混濁を形成する．

塊状，雪玉状，数珠上，真珠の首飾り様の硝子体混濁の頻度は，サルコイドーシス組織診断群では71.6％，対照疾患群では22.5％であり，両者間に高い統計的有意差がある（P＜0.0001）．本症の診断における塊状硝子体病変の感度は0.72，特異度は0.77であり，診断に有用な眼病変といえる．

5. 網脈絡膜病変

ぶどう膜炎では炎症細胞が網膜や脈絡膜に滲出する結果，眼底の白斑あるいは滲出斑と呼ばれる病変（図6）が生じる．白斑，滲出斑，出血などの病変が黄斑部（網膜の中心部）に及ぶと高度の視力低下の原因になる．したがって，これらの眼底病変は最も注意すべきものであり，眼底での場所，数，大きさなどにより，全身的な副腎皮質ステロイド薬投与（内服）の適応を決定する重要な所見である．

しかし，診断という観点からみると，これらの病変はサルコイドーシスのみならずベーチェット病，結核，交感性眼炎，サイトメガロウイルス網膜炎など多くのぶどう膜炎疾患でみられる非特異的病変である．現行の「眼サルコイドーシス診断の手引き」では，単に網脈絡膜滲出物および結節という表現が用いられており，文字どおりの網脈絡膜滲出斑の頻度はサルコイドーシス組織診断群で58.2％，対照疾患群44.1％であり，両者間に統計的有意差はなく，感度（0.42），と特異度（0.56）がほぼ同じである．

網脈絡膜の白斑や滲出斑は，眼底の部位（眼底周辺部か後局部か），数（多発性か孤立性か），広がり（融合するか散在性か），大きさ，出現様式（急性か慢性か）などに，疾患により特徴がある．例えば，サルコイドーシスで生じる網脈絡膜滲出斑は直径が1/2～1/4乳頭径大の大きさで，眼底周辺部特に下方の眼底周辺部に散在する傾向があり，経過は慢性である．このようにサルコイドーシスに特徴的な網脈絡膜滲出斑に絞り込んで，診断基準の内容を再検討する必要があると思われる．

6. 網膜静脈周囲炎

多くのぶどう膜炎ではさまざまな形の網膜血管炎がみられる．動脈炎が主体のもの（ヘルペ

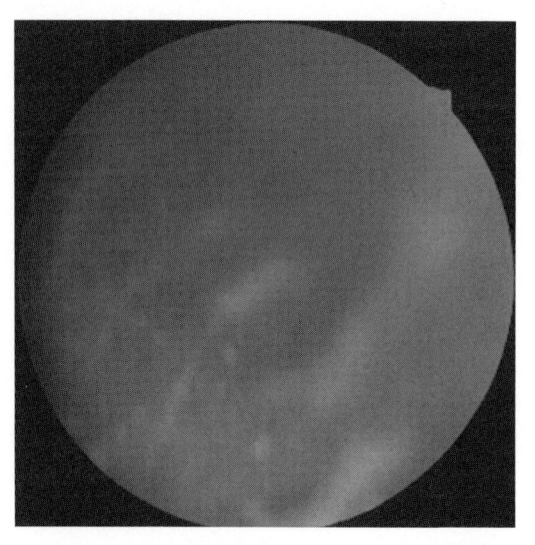

図3-8-5 硝子体塊状混濁（CD-ROMカラー図参照）
硝子体に小結節が生じると塊状あるいは雪玉状の硝子体結節を生じる．雪玉状の結節が連なると「真珠の首飾り（strings of pearls）」と呼ばれる．

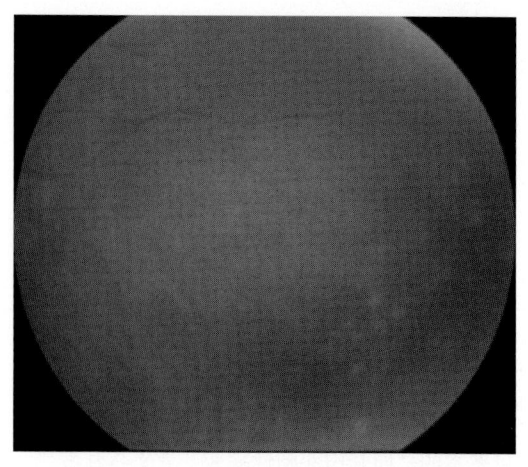

図3-8-6 多発性の網脈絡膜滲出斑
（CD-ROMカラー図参照）
眼底周辺部，特に下方の周辺部に顆粒状あるいは斑状の白色滲出斑が散在する．

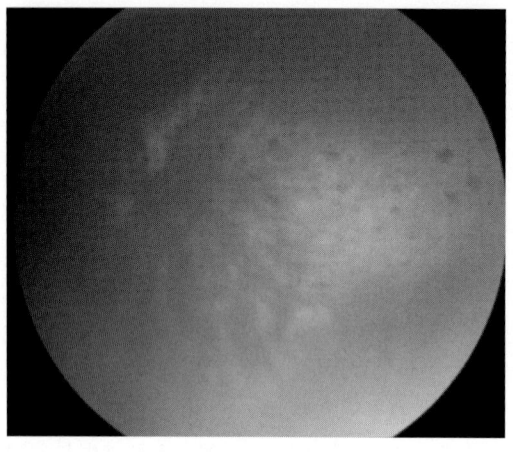

図3-8-7 多発性の網脈絡膜萎縮病巣
（CD-ROMカラー図参照）
網脈絡膜滲出斑が瘢痕化し，色素沈着を伴う萎縮病巣が周辺部眼底に散在する．

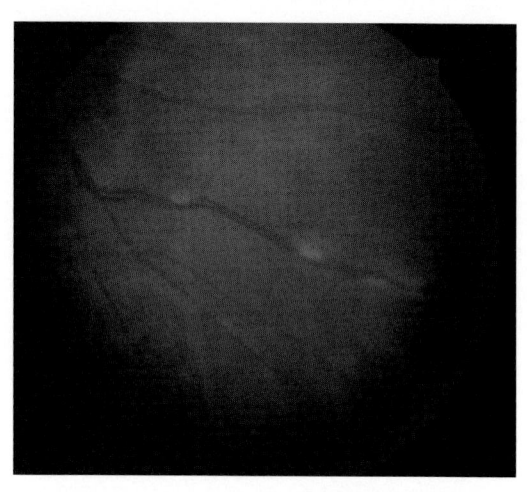

図3-8-8 竹の節状の網膜静脈周囲炎
（CD-ROMカラー図参照）
網膜静脈壁に白色の血管周囲の結節が生じて写真のような竹節状の静脈周囲炎の病像を呈する．

スウイルスによる急性網膜壊死），静脈炎が主体のもの（サルコイドーシス，結核），動脈と静脈が同等に広範囲に侵されるもの（ベーチェット病），まったく網膜血管炎を伴なわないもの（Vogt-小柳-原田病）などである．これらの中で，サルコイドーシスにみられる静脈周囲炎には際立った特徴があり，それは網膜静脈に沿って結節状の白色の浸潤が所々に生じる（竹の節のような外観を呈する）（図3-8-8）ことで，この病変は本症に特徴的といわれている．
　竹の節状の網膜静脈周囲炎の頻度は，サルコイドーシス組織診断群で44.8％，対照疾患群で

は11.7％で，両者間に統計的有意差（P＜0.0001）がある．本症の診断におけるこのような網膜静脈周囲炎の感度は0.45，特異度は0.88である．

II 眼病変によるサルコイドーシスの診断について

前述したように厚生省の「サルコイドーシスの診断基準」の『眼サルコイドーシス診断の手引き』（表1）では，6項目中3項目以上がみられればサルコイドーシスを疑って全身検査をし，その検査成績が臨床診断群の基準に合致すればサルコイドーシス臨床診断群とするとされている．しかしながら，この現行の『眼サルコイドーシス診断の手引き』の眼所見6項目のなかには，すでに述べたように本症の診断における感度と特異度がさまざまな眼病変で構成されている．例えば前部ぶどう膜炎の感度は0.81と高いが，特異度は0.11と極めて低く，実際の診断上の有用性には疑問が残る．また，網脈絡膜の滲出斑と出血も感度（0.42）と特異度（0.56）がほぼ同じで診断的な価値が低い．このように，現行の「眼サルコイドーシス診断の手引き」にはいくつか再検討を要する事項があり，現在，本学会において眼科と内科の専門医により，サルコイドーシスにおいて感度と特異度の高い眼病変で構成される診断基準を作成しつつある．

III サルコイドーシスの眼合併症

サルコイドーシスでは，長期にわたる慢性の眼内炎症により，白内障，緑内障，囊胞様黄斑浮腫，黄斑上膜などの視力低下につながる重篤な眼合併症を生じることがある．

白内障はサルコイドーシス患者の約半数に種々の程度に生じ，その多くはいずれ白内障手術の適応となる．炎症のある眼に対する手術侵襲は眼内炎症を悪化させることがあるので，手術は眼内炎症が十分に消炎してから行われる．手術による視力予後は良好である．

緑内障はサルコイドーシスの約20〜30％に合併する．サルコイドーシスで眼圧が高くなる機序は，眼内炎症により隅角結節が多数生じ房水の流出が障害されて眼圧が上昇する，テント状PASが広い範囲に生じて房水流出が障害される，治療に使用した副腎皮質ステロイドの副作用で眼圧が上昇するなど，さまざまである．このなかで，隅角結節による眼圧上昇は副腎皮質ステロイド薬点眼による治療が有効で眼圧も下降する．一方，テント状PASは隅角が器質的に癒着してしまっているので，副腎皮質ステロイド薬は無効で，眼圧下降薬点眼による治療を行い，それでも眼圧下降が不十分であれば緑内障手術が必要である．

囊胞様黄斑浮腫は，サルコイドーシスのみならず眼内炎症が長期に持続するさまざまなぶどう膜炎でみられる．しかし，サルコイドーシスでは患者の約20〜30％と高頻度に合併し，しかも視力低下をきたすので重要な眼合併症である．治療としては，副腎皮質ステロイド薬の内服，あるいは，長期滞留型のステロイドを眼周囲または硝子体中に局所注射する．

IV まとめ

サルコイドーシスは眼科領域では，わが国のぶどう膜炎の原因疾患の第一位の頻度を占める重要な疾患である．そのサルコイドーシスの眼病変について，本症に特徴的とされる肉芽腫性の眼内病変と本症の診断における有用性を解説した．また，視力予後に影響する重篤な眼合併症について，その頻度と治療について述べた．

【参考文献】

1) 古舘直樹, 小竹聡, 笹本洋一, 市石昭, 吉川浩二, 岡本珠美, 松田英彦. 北海道大学眼科におけるぶどう膜炎患者の統計的観察. 臨床眼科. 1993; 47: 1237–41.

2) 横井秀俊, 後藤浩, 坂井潤一, 高野繁, 臼井正彦. 東京医科大学眼科におけるぶどう膜炎の統計的観察. 日眼会誌. 1995; 99: 710–4.

3) Whitcup SM. Sarcoidosis. In Uveitis: Fundamentals and Clinical practice. Eds Nussenblatt RB & Whitcup SM. pp 301-311, Mosby 2004, Philaderphia

4) Ohara K, Okubo A, Sasaki H, Kamata K. Intraocular manifestations of systemic sarcoidosis. Jpn J Ophthalmol 1992; 36: 452–7.

5) 石原麻美, 石田敬子, 大野重昭. 眼サルコイドーシスの診断の手引きの見直し. 眼科. 1997; 39: 1093–8.

6) 合田千穂, 小竹聡, 笹本洋一, 吉川浩二, 岡本珠美, 松田英彦. サルコイドーシスの診断と眼症状に関する検討. 日眼会誌. 1998; 102: 106–10

7) 山口恵子, 中嶋花子, 東永子, 高橋卓夫, 吾妻安太良, 工藤翔二, 大原国俊. サルコイドーシス診断基準による眼サルコイドーシスの診断. 日眼会誌. 2004; 108: 98–102.

〔望月　學〕

COLUMN

内科からみた眼病変

　近年，眼科からぶどう膜炎の所見でサルコイドーシスを疑われて内科へ紹介されるのは当然のこととなっているが，1980年代後半ごろは全国的にみて眼病変を有する本症患者は30％程度であった．われわれは1982年に沖波らが報告した「全身所見を伴わないサルコイド性ぶどう膜炎は存在するであろうか」という論文（日眼会誌 1982; 86: 519）に興味をもち，熊本大学の眼科はもとより熊本市内の眼科医に手紙を出してぶどう膜炎を認める患者を紹介していただくようにお願いした．当初，理解されない医師もあったが少しづつ紹介患者が増え，20年を経過した今でも紹介は続いている．このような協力があり，1988年に当時のわが国の報告（30.1％）の2倍以上の高率（63.3％）で眼病変を有するサルコイドーシス症例が存在することを報告した（最新医学 1988; 43: 1421–2）．しかしわれわれだけでなく，1992年に泉らは本症患者の50％に眼病変を認めたと報告している（日内会誌 1992; 1489–95）．

　そこで沖波らの論文に戻って考え，「眼病変のみで臨床的にサルコイドーシスと診断してよいのか？」という問題に取り組んだ．つまり眼病変だけで他臓器病変がない（組織診断がない）場合をどう取り扱うかという命題である．このころは前斜角筋リンパ節生検（Scalene node biopsy）や経気管支肺生検（TBLB）を盛んに行っていた時期であるが，それでも診断がつかない場合も多数例あった．そこで当時盛んになってきていた肺胞洗浄液で何かつかめないか検討した．細胞成分はもとより液性成分の分析を試行した結果，液性成分のACEの軽度上昇は認めるが診断に使えるほどの意義はなかった．結局リンパ球の比率とCD4/8比が診断的価値があることがわかった（日胸疾会誌 1990; 28: 70–3）．

　われわれの提案は，眼所見のみで他臓器所見がない場合でも血清ACEあるいはリゾチームの高値やツベルクリン反応陰性の所見があり，加えて肺胞洗浄液中のリンパ球増加，CD4/8比の高値があれば組織診がなくてもサルコイドーシスと臨床診断してもよいというものであった．肺胞洗浄液のリンパ球の所見は，現在，診断基準にとりあげられている．

　当時は2臓器の病変が証明されないと確定診断にならないこともあり診断に難渋したが，われわれは肺胞洗浄液所見から診断し眼サルコイドーシスを多数報告し，眼所見を有する症例は20～30％といわれていたものを60～70％として当時かなりの質問責めにあった．しかしその後多くの施設で検討され，最近では眼所見のみで診断することが受け入れられるようになった．

　ところで，最近，眼科医からは「眼サルコイドーシス」とすると欧米のOcular Sarcoidosisと混同されやすく，欧米のそれはACE高値などを参考に臨床的に命名しているにすぎない，むしろわが国では組織学的にサルコイドーシスと確診した例の眼病変は「サルコイドーシスに合併するぶどう膜炎」とした方がよいとの見解も出されている．

〈岳中耐夫〉

9 その他の臓器

I 上気道病変

サルコイドーシスの上気道病変はSURT (Sarcoidosis of the Upper Respiratory Tract) と呼ばれているが一般にはあまり知られていない．

本症の鼻腔病変は，1905年Boeck[1]が皮膚病変例の中ではじめて鼻閉を訴え鼻粘膜生検陽性の1例を報告した．上気道病変は，1951年Lindsayら[2]，Larssonら[3]，1985年Scadding[4]の報告などがある．1982年Jamesは本症の上気道病変をSURTとして自験例の臨床像を記載し[5,6]，最近Sharmaも自験例を含めてSURTを解説している[7]．日本では植竹ら[8]が症例報告で上気道病変文献例41例をまとめて記載し，著者ら[10]も報告している．

1. 鼻腔病変

鼻腔は上気道の中で最も冒されやすい部位である．Wilsonら[9]は750例の本症患者のうち，上気道（URT）の有症状例のみを検討し，初診時18例と経過観察中9例の計27例が，鼻粘膜病変を有するサルコイドーシスと診断されている．この鼻のサルコイド病変に合併して，喉頭病変5例，後咽頭壁のリンパ組織が肥大して顆粒状を呈していたもの（後述する上咽頭の腫瘤性病変と考えられる）2例，アデノイド・扁桃病変が2例あった．Sharmaの報告[7]ではサルコイドーシスの1%に鼻腔病変があり，SURT53例中，36例（69%）に鼻粘膜病変があった．自覚症状は多くが鼻閉であり，その他，痂皮形成，鼻腔乾燥，鼻汁，鼻出血，嗅覚障害などがある[7,9]．鼻粘膜の次に冒されやすいのは鼻中隔と下鼻甲介である．隆起性病変は鼻閉をきたす．鼻中隔穿孔もありうる[7]．診断のためには問診で鼻閉などがないか聞くことからはじまるが，鼻のアレルギー疾患と症状が似ており，著者の経験ではもとから鼻アレルギー疾患を合併している例が多く，生検は出血が多く簡単にできないために鑑別が難しいことが多い．

2. 副鼻腔病変

SURTの中では鼻腔に次いで2番目に侵されやすい部位である．鼻腔病変に合併してみられ，副鼻腔CTで副鼻腔炎の所見がみられる．39歳女性サルコイドーシス症例で，鼻閉と顔面痛を訴えていたが，6年後には倦怠感，頭痛，嗅覚消失を訴え，肉芽腫が頭蓋内へ進展していたとの報告例がある[7]．自覚症状は，眼窩部周囲の痛み，圧痛，後鼻漏，鼻閉，頭痛[7]などで，一般の副鼻腔炎と変わらないために診断のためには生検が必要になる．

3. 喉頭病変

サルコイドーシス病変としてはまれで，頻度は本症2319例中12例（0.5%）[7]，750例中5例（0.67%）[9]である．リンパ流が多い喉頭蓋と仮声帯が侵されやすいが，リンパ流が少ない声帯

は冒されることが少ない[7]．主症状は，嗄声，咳嗽，構音障害，喉頭部違和感，喘鳴，摂食障害などで，時に呼吸困難を呈する．病変部位はうす桃色に腫大した顆粒状で，肥大すると気道閉塞も来すが潰瘍形成はまれである[7]．著者の経験例は32歳女性の喉頭蓋腫大のみを呈した例で，仰臥位で呼吸困難を訴えさまざまの治療を行ったが改善しなかった．他の本邦報告例もある．

4．扁桃病変

まれなサルコイドーシス病変で，扁桃に肉芽腫を認めた22例の検討で，本症8例，結核3例，リンパ腫2例，トキソプラズマ1例，不明7例との報告がある[7]．若年者に多く，他のSURT，他臓器病変の合併例が多いが，扁桃病変単独の例は診断困難である[7]．自覚症状は，睡眠時無呼吸症や再発性咽頭痛[9]などである．著者の経験では，15歳男性，両側扁桃腫大，呼吸困難を呈した例，36歳女性片側扁桃痛例がある．他に生検陽性の小児のわが国報告例がある．

5．上咽頭病変

時に腫瘤を形成するが，耳管開口部を侵さなければ無症状である．粗造な上咽頭粘膜面の所見を示し生検で類上皮細胞肉芽腫が証明されることがある[10]．著者の経験では，粗造な上咽頭粘膜面を呈した38例中，7例（18.4％）に類上皮細胞肉芽腫を認めており，上咽頭はサルコイドーシスでは観察・生検を行う価値のある部位と思われる．

6．舌病変

きわめてまれである．単発の結節または硬い斑を呈し，無症状であることが多い．無症状で舌と頬粘膜に硬結が触れる例や自然軽快例が報告されている[7]．

7．症例呈示

過去2年間にJR東京病院呼吸器内科を受診したサルコイドーシス症例において，症状の有無にかかわらず耳鼻咽喉科の専門医が検索した

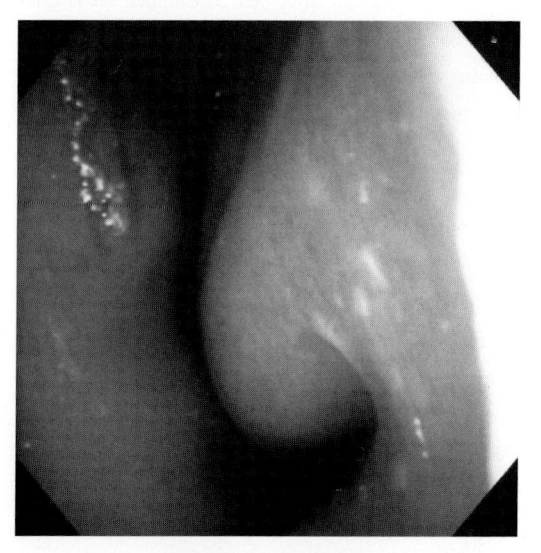

図3-9-1　左鼻腔所見
肥厚性鼻炎の像．

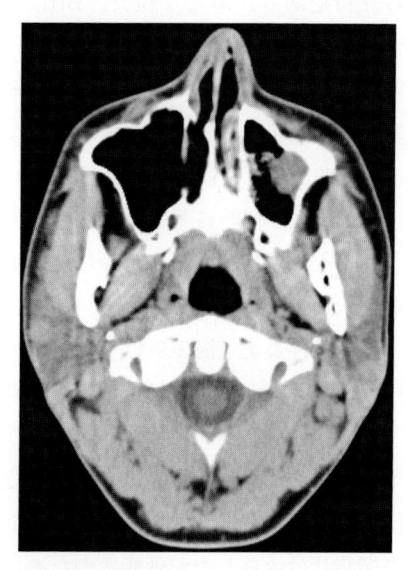

図3-9-2　CT像
肥厚性鼻炎と副鼻腔炎の像．

第3章 サルコイドーシスの臓器病変

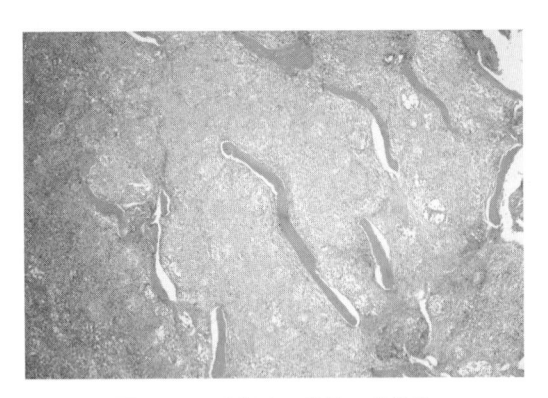

図3-9-3 手術時の鼻腔の組織像
非乾酪性類上皮細胞肉芽腫が認められSURTと診断された.（CD-ROMカラー図参照）

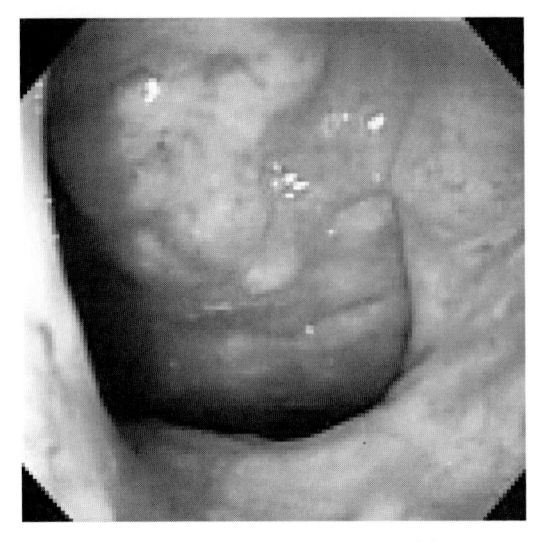

図3-9-4 上咽頭に認められた腫瘤
生検にて同様に類上皮細胞肉芽腫が証明された.（CD-ROMカラー図参照）

症例は106例（男/女；42/64）であった．そのうち明らかな上気道病変合併は11例であり，内訳は鼻腔5例（2例が難治性のためステロイド治療中），扁桃2例（2例とも切除），喉頭蓋1例（難治性），上咽頭腫瘤形成5例（すべて改善）であった（重複2例を含む）．

30歳男性　建築デザインプロデューサー　20歳から花粉症あり．ぶどう膜炎，BHL，ACE上昇が認められ，某大学病院でのTBLBで本症の組織診断がえられている．その後受診をせず，多忙で睡眠時間が短く，朝食をとらない生活を続け，関節痛，左胸痛，鼠径部リンパ節腫大などが出現し，同時に著明な鼻閉で十分な睡眠がとれなくなり当科を紹介受診した．肺野に広範な粒状陰影と右胸水を認めた．耳鼻咽喉科診察では肥厚性鼻炎（図3-9-1）+副鼻腔炎（図3-9-2）であったが，手術時鼻粘膜生検組織像で類上皮細胞肉芽腫（図3-9-3）が認められSURTと診断された．上咽頭にも腫瘍が認められ（図3-9-4）生検組織像は同様であった．手術後鼻閉症状は改善したが骨病変のためにステロイド薬を服用しほぼ軽快した．

【参考文献】

1) Boeck C. Fortgesetzte Untersuchungen über das multiple benigne Sarkoid. Arch Dermatol Syph 1905; 73: 71–86, 301–32.
2) Lindsay JR, Perlman HB. Sarcoidosis of the upper respiratory tract. Ann Otol 1951; 60: 549–66.
3) Larsson LG. Nasopharyngeal lesions in sarcoidosis. Acta Radiol 1951; 36: 361–73.
4) Scadding JG and Mitchell. The upper respiratory tract. Sarcoidosis. 2nd ed. Chapman and Hall Medical, London 1985; 290–301.
5) James DG, Barter S, Jash D et al. Sarcoidosis of the upper respiratory tract (SURT). J Laryngol Otol. 1982; 96: 711–8.
6) James DG. Upper respiratory tract. James DG ed. Sarcoidosis and other granulomatous disorders. Marcel Dekker Inc. New York 1994; 417–20.
7) Sharma Om P. Sarcoidosis of the upper respiratory tract. Selected cases emphasizing diagnostic and therapeutic difficulties. Sarcoidosis Vasc Diffuse Lung Dis 2002; 19: 227–33.
8) 植竹健司, 高橋直喜, 鈴木俊雄, ほか. 鼻粘膜病変による高度の鼻閉を初発としたサルコイドーシスの1例. 日胸疾会誌　1983; 21: 672–8.
9) Wilson R, Lund V, Sweatman M et al. Upper respi-

ratory tract involvement in sarcoidosis and its management. Eur Resp J 1988; 1: 269-72.
10) 山口哲生, 山田嘉仁, 河野千代子, ほか. 上咽頭の検索が診断に有用であったサルコイドーシスの2症例. 日サ会誌 2002; 22: 45-9.

II 骨病変

　骨病変の最初の記載は，1904年lupus pernioを伴ったKreibichの報告である[1]．欧米の骨病変の頻度は1～34%[2,3]である．わが国の骨病変の頻度は，厚生省特定疾患サルコイドーシス調査研究班と疫学調査協議会の昭和47年の調査集計では，15/1107（1.4%）であった[4]．

1. 臨床所見

　骨病変の好発部位は手足の短管骨が最も多く，頻度はかなり低いが長管骨（腓骨，脛骨など）がそれに次ぐ．脊椎，胸骨，骨盤，頭蓋骨，肋骨などの病変はまれであり症例報告が散見されるにすぎない[2,3,5,6,7]．日本でも同様で，脊椎，骨盤，頭蓋骨症例報告がある．症状は，疼痛と腫脹を訴えるものが多いが，無症状のものも約半数存在する[2,3,5,6,7]．骨病変は，Jamesがすでに1959年に述べているように，皮膚病変[8]，特にびまん浸潤型（lupus pernio）の皮膚病変[2,3,5]を伴うことが多い．日本でも，びまん浸潤型皮膚病変の41%（7/17）に骨病変が見られる[8]．また骨病変症例は胸郭内病変が高頻度である[3,5,6]．血清ACEは高値[9]，骨病変あり症例は，なし症例より高値であった[6]．

2. 画像所見

　平面X線像において，きめの粗いレース状の骨梁像や囊胞状の溶骨性病変 punched out cystが特徴的であり[2,3,5]，骨硬化像はまれである．溶骨や骨硬化病変は転移性骨病変や他の炎症性疾患でもみられる．骨シンチグラムやガリウムシンチグラムで異常集積像を認める[7,9]．時に平面X線像は陰性でMRIやシンチグラムで初めて発見できる例もある．特に骨シンチグラムが有用である[9]が，骨病変同定の感度は高いが特異性には乏しい．確定診断のためには病理組織学的検査で類上皮細胞肉芽腫を証明する必要がある．

3. 病態生理

　Rizzatoらは，サルコイドーシスにおいては$1\alpha25(OH)_2D_3$が高値で，破骨や骨吸収作用が刺激されることや，肉芽腫が破骨活性化因子を産生し骨吸収を促進して局所的に破骨を刺激することなどを，その機序として述べている[5]．

4. 治療

　無治療で改善するものもあれば，ステロイド薬で改善するもの[9]，手術で改善したもの[10]，手術とステロイド薬の併用療法が必要なもの[11]もある．ステロイド治療でほとんどの症例が自覚症状の改善をみるが単純X線像では改善がみられない[6]．カルシウム薬やビタミンDは骨粗鬆症には推奨されるものの，高カルシウム血症を引き起こすため，本症には比較的禁忌の薬剤とされている．手術治療に関しては，サルコイドーシスの骨病変に対して手術を行う際には創部の癒合不全や移植骨の生着遅延が起こることが多いという報告もあり注意を要する．

5. 症例提示

　過去10年間にJR東京総合病院呼吸器内科で

少なくとも1年間経過を追えたサルコイドーシス416例中，骨病変の合併を自覚症状（疼痛）と画像にて確認しえたものは9例（男/女；6：3，平均年齢32.6歳）であった．骨病変発見時期は，サルコイドーシス発症時2例，初診時から1〜23年の経過で発症7例である．骨病変には皮膚病変を伴いやすいとされているが，皮膚病変の合併したものは5例であった．骨病変の部位は，手の指骨または中手骨7例，足の趾骨または中足骨5例，手足に併存2例であった．組織生検ありは2例で，1例は治療のための手術時である．無治療改善2例，手術施行2例，ステロイド薬による改善5例（手術後の再発1例を含む）であった．その後の疼痛，QOLは改善しており，この程度の骨病変であれば一般病院で十分対応可能である．

症例1は，25歳時にBHLで発症した女性で，3年後に右足外側の痛みが出現し軽快せず，画像所見（図3-9-5，図3-9-6）からサルコイドーシスを疑い，手術治療を行った．病理組織像で類上皮細胞肉芽腫が証明され，組織のPCR検査では結核菌は陰性で，*Propionibacterium acnes*

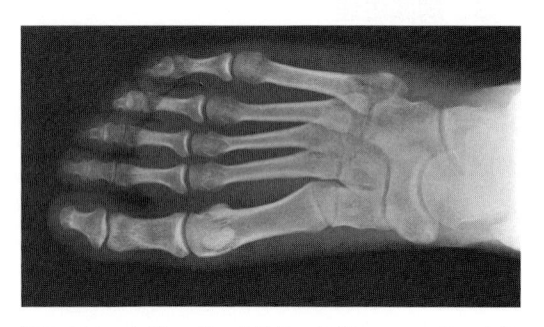

図3-9-5 症例1．第5中足骨の基部にレース状の小柱形成像を認める．（CD-ROMカラー図参照）

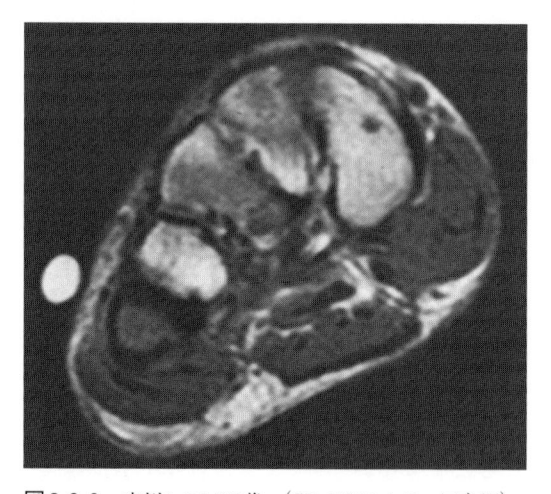

図3-9-6 症例1のMRI像．（CD-ROMカラー図参照）

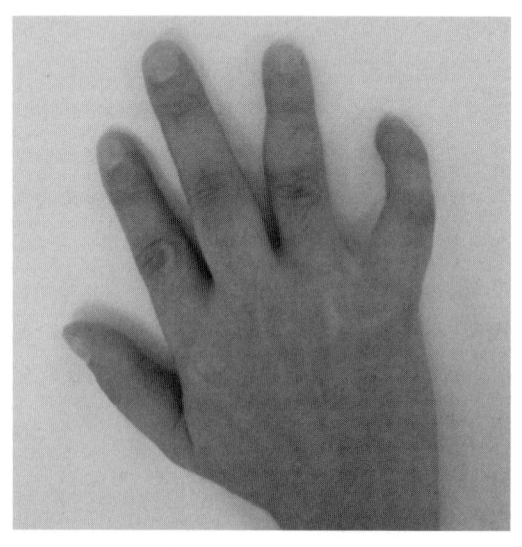

図3-9-7 症例2の右手．指の腫脹と変形を認める．（CD-ROMカラー図参照）

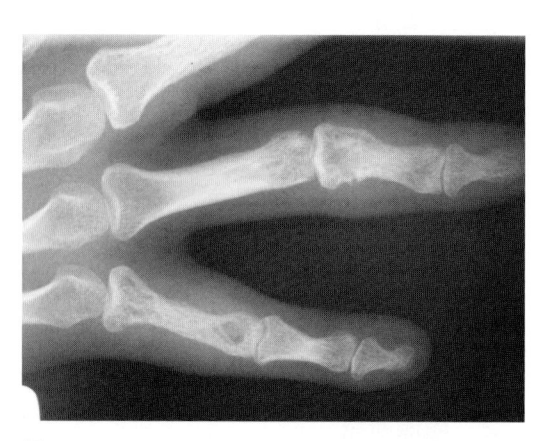

図3-9-8 症例2の右手X線像．第4，5基節骨にレース状小柱形成像と囊胞性変化を認める．（CD-ROMカラー図参照）

が陽性であった．症例2は31歳男性，BHL，肺のびまん性陰影，表在リンパ節腫大，および右手の無痛性の腫脹と変形を主訴として紹介された（図3-9-7，図3-9-8）．指の変形とX線像で嚢胞性変化が認められるが，痛みはなく，本人の希望で無治療観察中である．

【参考文献】

1) Kreibich K. Über lupus pernio. Arch Derm Syph 1904; 71: 3–16.
2) Sharma Om P. The musculoskeletal system. Sarcoidosis: A clinical approach. Charles C.Thomas, Springfield, Illinois, 1975: 103–12.
3) Neville E. , Carstairs LS, James DG: Sarcoidosis of bone. Quarterly J Med 1997; 46: 215–27.
4) 本間日臣，細田　裕，平賀洋明，ほか．昭和47年度サルコイドーシス全国疫学調査成績―二次調査―　昭和48年度厚生省特定疾患サルコイドーシス調査研究班業績 1974: 17–28.
5) Rizzato G, Montemurro L. The Locomotor system. In: James DG ed. Sarcoidosis and Other Granulomatous Disorders. Marcel Dekker, New York, 1994; 349–73.
6) Shorr AF, Murphy FT, Gilliland WR, et al. Osseous disease in patients with pulmonary sarcoidosis and musculoskeletal symptoms. Respir Med 2000; 94: 228–32)
7) Mangino D, Stover DE. Sarcoidosis presenting as metastatic bony disease. A case report and review of the literature on vertebral body sarcoidosis. Respiration 2004; 71: 292–4.
8) 福代良一．びまん浸潤型．c皮膚病変．サルコイドーシス．山村雄一，久木田淳，佐野栄春，ほか編：現代皮膚科学大系, 18, 中山書店, 東京, 1984; 314–57.
9) 吉川義顕，岡本祐之，今村貞夫．骨病変を伴ったびまん浸潤型サルコイドーシスの1例．皮膚科紀要　1993; 88: 465–8.
10) 皆川　敦，渡辺　誠，横内正直，ほか．RAとして治療されていた骨サルコイドーシスの1例．神奈川整・災誌 1994; 7: 201–6.
11) 山口哲生，河野千代子，山口嘉仁，ほか．サルコイドーシスにおける骨病変の臨床的検討．日サ会誌 2005; 25: 11–6.

III 関節病変

サルコイドーシスの関節病変は急性型と慢性型に2分類される．前者はほとんどが自然軽快して後遺症を残さないものであり，後者は関節の破壊，変形などをきたしうる[1]．

1. 急性の関節病変

欧州では，発熱，関節痛，下肢の結節性紅斑，BHL，時にはぶどう膜炎を伴って発症し，自然軽快するものが多く，レフグレン症候群と呼ばれる．女性が多いが結節性紅斑を伴わないものは男性に多い．関節症状は，他覚的所見がなく疼痛とこわばりを訴える程度のものから，腫脹，圧痛，関節運動制限がみられる程度のものまである[1]．両側足首の罹患が最も多く認められ，膝，手足の指趾，手首や肘も多く，普通対称的である[1,2]．Visserらの報告[3]では，対称性が76％，罹患関節が2〜4個のものは87％，多発関節炎が11％，単関節炎が2％であり，関節症状は55例全例が3カ月以内に消失している．Torralbaらの報告[1]では，持続期間は平均3週間〜3.7カ月で，ごくまれに持続性の関節痛を残す例もあり，再発する例もある．結節性紅斑の合併は25〜87.8％である．

治療は，多くが非ステロイド性抗炎症薬が有効であり，ステロイド薬使用はまれである．また，いったん改善した本症の急性関節炎が再発することは極めてまれである[1]．

この急性関節炎の病因については定かではない．滑膜生検では壊死を伴わない類上皮細胞肉芽腫は通常認められず，病初期に認められる各種のサイトカインや免疫複合体（Immune Complex；IC）がその一因と考えられる[2]．

足首周囲関節炎[1]はレフグレン症候群の亜

型で，足首周囲軟部組織の腫脹と圧痛，BHLがあり，結節性紅斑のないものである．罹患部の皮膚は発赤して熱感があるが，歩いても動かしても痛みはなく，関節貯留液，腱滑膜炎，関節周囲炎あるいはこれらの複合とされる．

2. 慢性の関節病変

本病変は肺や皮膚などの多臓器にサルコイド病変がある場合に多く認められる．本症の急性関節病変が慢性関節病変に移行することはほとんどない．普通，足首，膝，手首，手関節などを対称的に侵すが，時には単関節炎のこともある．関節液貯留が見られ，関節液所見は非特異的である．滑膜生検で非乾酪性類上皮細胞肉芽腫は約半数に認められる．関節の破壊や変形に進展する場合があり，X線像はRAに似る[1]．

指趾関節炎（Dactylitits）は，びまん性に手指や足趾がソーセージ様に腫脹して痛みを伴うものである．多くは多臓器病変，lupus pernio，破壊性の骨病変などを伴う[1]．まれながらわが国にも報告がある[4]．

Rizzatoは，本症の慢性関節病変を，本症の骨病変と接している場合と接していない場合とに分けて論じている．前者は骨の肉芽腫性炎症性変化が関節の腱鞘や滑膜に及び，軟部組織が腫脹すると考えられている[2]．治療は少量のステロイド薬，MTXなどの免疫抑制薬などが長期間必要になることが多い[1]．

3. 小児の関節病変

就学前幼児の関節病変は皮膚，眼，関節病変の3徴候が特異的で[1) 2)]，日本でも報告例がある[10]．若年性関節リウマチと似ている[1) 2) 8)]．年長小児は成人同様である[1]．小児関節病変症例はHLA B5 phenotype陽性のものが多く，遺伝的素因があるとみられている[2]．

4. 鑑別診断

関節リウマチ，リウマチ熱などが鑑別にあがる．サルコイドーシスによる単関節炎の場合には痛風による関節炎と鑑別の難しい場合がある．若年者，結節性紅斑やBHLの存在などはより本症を疑わせる．慢性関節リウマチの診断（RA）にアメリカリウマチ学会の診断基準が用いられることが多いが，この診断基準では，初期に関節症状が目立って他臓器所見のはっきりしないサルコイドーシスとRAとの鑑別は難しいと思われる[5) 6)]．リウマチ因子（RF）は，本症でも10%～47%陽性になるといわれており，また，活動性の高いサルコイドーシスほどRF陽性の頻度は高くなるので，RFが陽性か否かでRAか本症かを鑑別することはできない．

5. 症例例示

著者の経験では，骨の病変がなく，かつ関節の変形や破壊を伴う慢性関節炎の症例は極めてまれである．一方，骨のX線検査で異常を認めないものの多発性に関節痛を呈する症例は比較的多く経験される．過去2年間にJR東京総

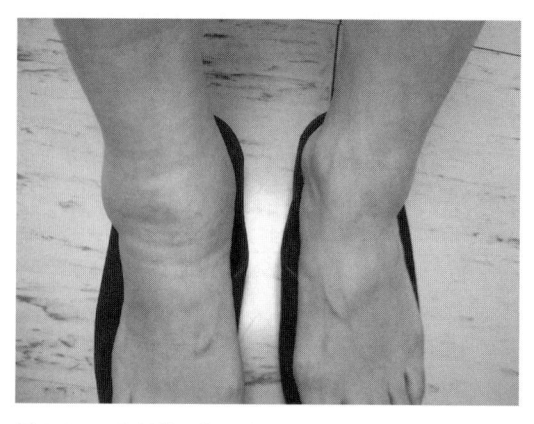

図3-9-9　右足首関節の腫大が認められる．骨に異常はなく，滑膜などの炎症による足首周囲炎と考えられる．生検は施行されていない．（CD-ROMカラー図参照）

合病院呼吸器内科外来受診268例中，関節痛を訴えていたのは19例（7％，男／女；4/15）であった．Hoitsmaら[7]はオランダの本症患者のアンケート調査で，半数以上に関節痛の症状があると述べており，どのような例を本症の関節病変と診断するかで頻度は大きく異なってくるであろう．

呈示症例（図3-9-9）は，41歳女性．下肢の紅斑，BHL，ぶどう膜炎でサルコイドーシスと診断され他院で経過中，一年以上経過して右足首の腫大が認められた例である．

【参考文献】

1) Torralba KD, Quismorio FP Jr. Sarcoid arthritis: a review of clinical features, pathology and therapy. Sarcoidosis Vasc Diffuse Lung Dis 2003; 20: 95–103.

2) Rizzato, G, Montemurro, L. The locomotor system. In: James DG ed. Sarcoidosis and other granulomatous disorders. Marcel ekker, New York, 1994: 349–73.

3) Visser H, Vos K, Zanelli E, et al. Sarcoid arthritis: clinical characteristics, diagnostic aspects, and risk factors. Ann Rheum Dis 2002; 61: 499–504.

4) 梅林芳弘, 小笠原理雄, 行木弘真佐. 著明な指趾骨の変化を伴ったサルコイドーシス. 日皮会誌 1998; 108: 1453–7.

5) 新美岳, 佐藤滋樹, 杉浦芳樹, ほか. 関節リウマチと鑑別を要したサルコイドーシス（Löfgren症候群）の1例. 日呼吸会誌 2003; 41: 207–10.

6) 粕本博臣, ほか. 関節リウマチの経過中にサルコイドーシスを発症した1例. 日腎会誌 2003; 45: 381–6.

7) Hoitsma E, De Vries J, van Santen-Hoeufft M, et al: Impact of pain in a Dutch sarcoidosis patient population. Sarcoidosis Vasc Diffuse Lung Dis 2003; 20: 33–9.

8) Ukae, S, Tsutsumi H, Adachi, H, et al: Prescool sarcoidosis manifesting juvenile rheumatoid arthritis: A case report and a review of the literature of Japanese cases. Acta Paediatrica Jpn 1994; 36: 515–8.

（山口哲生）

COLUMN

サルコイドーシスの骨髄病変

骨髄は多臓器罹患疾患であるサルコイドーシスの臓器病変の一つとして，まれではあるが病変が認められる．以前は骨病変に連続した病変としてとらえられ，多くの症例は剖検又はネクロプシーにより見つけられている．胸骨穿刺によりサルコイドーシスを診断したとの報告がDresslerにより行われ（Klin Wochenschr 1938; 17: 1467)，これが生前骨髄病変を同定した最初の症例と思われる．骨髄病変の同定にはあえて骨髄生検や骨髄穿刺を行わねばならず，これらを実施しての多数例の検討は少ない．米国で行われたACCESS研究（Am J Respir Crit Care Med 2001; 164: 1885）では解析した736例中29例（3.9%）に骨髄病変を認めたと報告され，またYanardagらは92例のサルコイドーシスのうち，50例に骨髄生検を実施し，5例（10%）に骨髄病変を認めたと報告している（Haematologica（Budap) 4, 419, 2002)．われわれの施設でも66例のサルコイドーシス患者に骨髄穿刺および骨髄生検を行い，4例（6.1%）に骨髄病変を認めている（日胸疾会誌 1983; 21: 738に1例追加)．剖検例ではその頻度は高くなり，Longcope（Medicine 1952; 31: 1)らは92例中16例（17%）と報告している．骨髄病変の診断には骨髄穿刺や骨髄生検が行われるが，骨髄穿刺液の凝固標本を用いての診断が最も容易であるため，多用されているが，病変検出率は0%～40%と幅が広い．われわれが骨髄病変を証明しえた4例は骨髄生検によるものであり，この内2例は凝固標本中にも病変が認められた．サルコイドーシスで貧血は4～20%に認められるとされているが，骨髄病変と末梢血液像を対比した報告は少なく，Yanardagらの報告によれば50例中，貧血は11例（22%）に，貧血と白血球減少の両者が3例（6%）にみられたが，何れの症例も骨髄病変は認められておらず，サルコイドーシスでみられる貧血や白血球減少，汎血球減少は骨髄病変よりもむしろ，脾病変による脾機能亢進を反映しているといわれている．われわれの経験した4例中，末梢血液像に異常が見られたのは1例で，著明な貧血と白血球減少がみられ，骨髄有核細胞数の減少と骨髄低形成性がみられたが，ステロイド投与により著明な改善がみられ，これらの末梢血液像の変化は骨髄病変によったと考えられた（日内会誌 1981; 70: 81)．骨髄中に肉芽腫が認められるのはサルコイドーシスのほかに，結核特に粟粒結核，EBウイルス感染，ブルセラ症，悪性リンパ腫，ヒストプラズマ症などがあり，臨床検査成績や臨床像を対比し，鑑別する必用がある．最近，血液疾患や悪性腫瘍の治療として，また再生医療の一つとして，骨髄移植を含む造血幹細胞移植が広く行われるようになった．この中でサルコイドーシスと診断されていたドナーから骨髄が採取され，移植された患者が移植後90日目に重症のサルコイドーシスになったとの報告があり（Bone Marrow Transplant 1994; 14: 161)，これは骨髄を介してサルコイドーシスの発症因子が伝達された可能性とレシピエントに対して行われた免疫抑制療法がサルコイドーシス発症を促進した可能性があり，サルコイドーシス発症因子や宿主因子を考える上で，多くのことを示唆していると思われる．

（片岡幹男，木村郁郎）

第4章

サルコイドーシスの診断と検査所見

1 診断基準と診断の進め方

　サルコイドーシスは原因不明の全身性肉芽腫性疾患である．したがってすべての臓器に病変が出現する可能性があり，そのため，多彩な臨床症状を呈するという特徴がある．さらにそれらの臨床症状は非特異なので，早期診断には鑑別疾患の際に本症を考慮することが重要となる．

　以前，わが国におけるサルコイドーシスは，無症状で，胸部X線の両側肺門リンパ節腫脹（Bilateral Hilar Lymphadenopathy 以下BHL）で発見される症例が多くみられた．しかし1991年に実施された全国サルコイドーシス実態調査成績[1]によると，従来健診発見例が圧倒的に高率であったのが，この調査では自覚症状発見例が64％と健診発見例の29.8％を上回っている．自覚症状発見例の内訳は霧視や飛蚊症などの眼症状が38.9％，皮膚症状16.0％と増加しているのは注目すべきことである．全国的規模の疫学調査はその後実施されていないが，さらに眼症状による発見例が増加しているといわれている．（表4-1-1）

I 症　状

1. 全身症状

　全身症状としては，発熱，関節痛，全身倦怠感などがある[1]．発熱は一般に軽度のことが多いが39℃以上になることがあり，不明熱の鑑別診断としてサルコイドーシスも考慮する必要がある．関節病変は膝，足首，肘，手首および指に最も多く，急性あるいは慢性に出現する．皮膚病変も高率にみられ，生検により早期に本症と診断されることもある．これらの全身症状

表4-1-1　性別の発見時症状

発見時症状	男(324例)	女(553例)	合計(877例)
霧視・羞明 飛蚊・視力低下	108(33.3)	233(42.1)	341(38.9)
全身倦怠	29(9.0)	34(6.2)	63(7.2)
せ　き	45(13.9)	65(11.8)	110(12.5)
発　熱	20(6.2)	31(5.6)	51(5.8)
関節痛	5(1.5)	9(1.6)	14(1.6)
皮　疹	25(7.7)	96(17.4)	121(13.8)
結節性紅斑	6(1.9)	13(2.4)	19(2.2)
その他	34(10.5)	71(12.8)	105(12.0)
小　計	207	433	640
な　し	117(36.1)	120(21.7)	237(27.0)
合　計	324	553	877

は，人種によって出現頻度が異なり，アフリカ系アメリカ人，アジア系インド人において白人やモンゴル系患者に比し高頻度にみられる[2]．

2．臓器別症状

1）肺

胸部X線上，肺門リンパ節および縦隔リンパ節の腫大は本症の発見動機となる重要な所見である．しかし大部分は無症状であり，12.5％に咳[1]，その他喀痰，労作時呼吸困難が認められる．胸痛を認めることもあるが，しめつけ感のみのことが多い．まれに喀血やばち状指がみられる．また中枢気道の粘膜下に病変が著しい場合には，気道狭窄が起こり，喘鳴や呼吸困難を訴えることもある．さらに肺病変が進行して線維化を呈してくると労作時の呼吸困難が出現し，線維化の進行により囊胞，気腫性変化などが起こるとその部位にアスペルギルス症が合併し喀血をみることもある．

2）眼（表4-1-2）

本症の発見動機として重要な眼症状の主なものは，霧視，羞明，飛蚊症，充血，視力低下などである．その他まれではあるが，結膜濾胞や涙腺病変によりドライアイをきたすこともあり注意を要する．ぶどう膜炎慢性経過後，続発性緑内障，続発性白内障，硝子体混濁を合併し視力低下が進行し，時に失明に至ることもある．

3）心臓（表4-1-3）

わが国のサルコイドーシスの死亡原因の第1位は，心病変である．自覚症状としては不整脈に伴う倦怠感，めまい，動悸，失神などがある．一方，心不全症状を呈すると夜間の発作性困難や労作時の息切れが出現する．本症の経過中に上記症状を伴った場合は診断は比較的容易であるが，心不全，完全房室ブロックで発病した場合は，本症の心病変の診断が遅れることがあり注意を要する．

4）皮膚

皮膚病変はサルコイドーシス患者の10～30％にみられ，結節性紅斑，瘢痕浸潤，皮膚サルコイドの3つの病変に分類される．欧米では結節性紅斑が約10％の頻度でみられるがわが国ではまれであり，皮膚サルコイドのうちの結節型が顔面，四肢に好発する隆起性の皮疹としてみられることが多い．一般的に慢性皮膚病変は，疼痛，かゆみを伴わず，潰瘍化することもない．発熱，BHL，結節性紅斑および関節痛をみとめるものはLöfgren症候群と呼ばれる．

5）神経系，筋肉

神経系サルコイドーシス病変は5～6％に認められるが，剖検例においては15％前後との報告もあり，潜在性に存在することが重要であ

表4-1-2 眼病変を強く示唆する臨床所見

以下の眼所見の6項目中2項目以上有する場合に眼病変を強く疑う． 　1）肉芽腫性前部ぶどう膜炎（豚脂様角膜後面沈着物，虹彩結節） 　2）隅角結節またはテント状周辺虹彩前癒着 　3）塊状硝子体混濁（雪玉状，数珠状） 　4）網膜血管周囲炎（主に静脈）および血管周囲結節 　5）多発する蝋様網脈絡膜滲出斑または光凝固斑様の網脈絡膜萎縮病巣 　6）視神経乳頭肉芽腫または脈絡膜肉芽腫
除外診断
結核，ヘルペス性ぶどう膜炎，HTLV-1関連ぶどう膜炎，ポスナー・シュロスマン症候群，ベーチェット病，眼内悪性リンパ腫などを除外する．

表4-1-3 心臓病変を強く示唆する臨床所見

心臓所見を主徴候と副徴候に分ける．
　1）主徴候4項目中2項目以上が陽性の場合．
　2）主徴候4項目中1項目が陽性で，副徴候5項目中2項目以上が陽性の場合．

(1) 主徴候
　(a) 高度房室ブロック
　(b) 心室中隔基部の菲薄化
　(c) Gallium-67 citrate シンチグラムでの心臓への異常集積
　(d) 左室収縮不全（左室駆出率50％未満）

(2) 副徴候
　(a) 心電図異常：心室不整脈（心室頻拍，多源性あるいは頻発する心室期外収縮），右脚ブロック，軸偏位，異常Q波のいずれかの所見
　(b) 心エコー図：局所的な左室壁運動異常あるいは形態異常（心室瘤，心室壁肥厚）
　(c) 核医学検査：心筋血流シンチグラム（thallium-201 chloride, あるいは technetium-99mmehoxy-isobutylisonitrile, technetium-99m tetrofosmin）での灌流異常
　(d) Gadolinium 造影MRIにおける心筋の遅延造影所見
　(e) 心内膜心筋生検：中等度以上の心筋間質の線維化や単核細胞浸潤

除外診断
　巨細胞性心筋炎を除外する．

る．中枢神経，末梢神経のすべての部位に病変は呈しうるが，臨床上末梢神経障害が多くみられる．中枢神経障害は髄膜脳炎型が多く頭痛，嘔気，嘔吐がみとめられる．末梢神経では顔面神経麻痺が最も多くみられ，ほかに舌咽神経，迷走神経，聴神経，視神経，三叉神経も冒され，これら脳神経の複数の症状が出現する．筋肉のサルコイドーシス病変は筋肉内に無症候性に腫瘤として形成されるものが多い．一方まれではあるが，ミオパチーを呈するものもあり，この際は四肢脱力，筋力低下，筋肉痛を呈する．

6）その他

本症の肝病変は潜在性に存在することが多く無症状のことが多いが，進行すると食欲不振，体重減少，全身倦怠感，腹痛，腹部膨満感などがみとめられる．その他耳下腺病変も2.2％にみられ[1]，その大部分は両側性でびまん性の腫脹としてみられる．腎病変は高カルシウム血症などカルシウム代謝異常を伴う腎障害や間質性腎炎，糸球体腎炎としてもみとめられるが，臨床症状を呈することは少ない．

II 診断の進め方

日常診療上本症の診断のきっかけは，上述のように胸部画像，特にBHLと眼症状が大部分である．しかしこれらの所見を欠き，非特異的な症状で発症する本症の診断は困難なことも多い．以下，サルコイドーシスを考慮しなければならない各臓器所見のポイントを簡単に述べる．詳細については，各検査所見を参照されたい．

1. 胸部画像所見

胸部単純X線で最も重要な所見は，両側肺門リンパ節腫大（BHL）である．BHLの有無については正面単純X線と同時に側面単純X線が有効である．鑑別診断としては珪肺，肺癌のリンパ節腫大，悪性リンパ腫，肺結核などが

挙げられるが，無症状で発見されるBHLは本症の可能性は高いとする報告がみられる．肺野病変は極めて多彩であり，近年高分解能CT（HRCT）導入によって詳細な検討がされてきている[3]．その結果，本症肺野病変のCT像は微細粒状影，結節影，気管支血管壁肥厚，線維化が主なものであり，特に気管支血管壁肥厚は最もよくみられる所見である．しかしこの所見は癌性リンパ管症，悪性リンパ腫，リンパ増殖性疾患でもみられ，本症に特異的なものではない．肺サルコイドーシスの進行例の画像所見として線維化がある．その大部分は上肺が収縮する所見としてとらえられるが，まれに両側下肺野に特発性間質性肺炎との鑑別が困難な症例もある．

2．ガリウムシンチグラフィ

本症におけるガリウムシンチグラフィの特徴的な所見は，両側の肺門リンパ節，右の傍気管リンパ節に連続した集積（ラムダパターン，ラムダサイン）や両側対称的に涙腺と唾液腺への集積を示す所見（パンダパターン，パンダサイン）である．それぞれのサインは本症に特有なものとはいえないが，両方のサインがみとめられる場合には極めて本症の可能性が高いとの報告がみられる[4]．通常臨床症状が乏しいとされる筋サルコイドーシスにおいて，その集積により初めて診断のきっかけになることがある．また心サルコイドーシスにおいて，心臓にガリウムシンチの集積をみとめることもあるが，その頻度は決して高いものではない．

3．MRI

本症の胸郭内病変においてはMRIよりもCT所見が有効であるが，神経系病変についてはMRI所見が重要である[5]．特に髄膜病変，脊髄病変を呈することの多い中枢神経サルコイドーシスにおいてMRIの診断的価値は高い．しかしMRIにおける異常所見もCT像と同様に非特異的所見であり，脳腫瘍や結核性髄膜炎，真菌性髄膜炎，多発性硬化症との鑑別が必要となる．

4．生化学的検査

1）アンジオテンシン変換酵素（ACE）

ACEは全身のほとんどの臓器に存在しており，特に肺，腎臓に多く血管内皮細胞に存在し，アンジオテンシンIをアンジオテンシンIIに転換する膜酵素である．1975年にLiebermanによって本症患者血清中で有意の上昇をみることが報告されて以来[6]，サルコイドーシスを疑った場合にまず第一に検査すべき項目となっている．したがって改訂前の診断基準の必須項目の一つとなっていた．しかし近年，その感度は50〜60％と低く，本症の診断上問題となっていた．ACEは類上皮細胞肉芽腫と肺胞マクロファージから産生されており，理論的には本症病変の活動性のマーカーと考えられるが，臨床的に必ずしもその活動性と一致しないこともあり留意する必要がある．その理由の一つとしてACE活性レベルが遺伝子多型のタイプにより異なることが報告されている．

2）リゾチーム

リゾチームは単球，マクロファージなど多種類の細胞から産生されるとされ，本症の類上皮細胞肉芽腫からの産生もあるが，本症での疾患特異性は低く，血液疾患をはじめとして活動性の肺結核症など種々の炎症性疾患でも上昇することが知られており，その診断的意義は小さい．

3）γグロブリン

サルコイドーシス患者の発病時にγグロブリンが増加し，軽快時には減少するという報告，また黒人のサルコイドーシスにおいて45％にγグロブリンの増加をみとめたとの報告もあ

り，改訂前の診断基準の検査項目に含まれていた．しかし最近の統計では本症におけるγグロブリンの上昇は10％前後であり，その有用性については再検討が求められている．

4）血清カルシウム

サルコイドーシスに高カルシウム血症が合併することは以前より知られており，欧米では10％前後と報告されている[7]．わが国では高カルシウム血症をみとめ，腎機能障害を呈する症例は少ないが，これらの所見を呈した場合はステロイド薬全身投与の絶対的適応となる．

5）可溶性IL-2受容体（sIL-2R）

近年sIL-2Rは肺胞マクロファージの表面に発現が増強しており，活動性本症で上昇するとの報告がみられる．しかし本症に特異的なものではなく，他のリンパ増殖性疾患や血液疾患，悪性腫瘍でも認められ，今後診断的意義よりも疾患活動性や予後因子の指標となりうるかどうか検討する必要がある．

6）KL-6

KL-6はⅡ型肺胞上皮，呼吸細気管支，上皮細胞などに発現する糖蛋白抗原であり，現在間質性肺炎の活動性の指標として広く臨床的に応用されている．本症においても間質性病変の活動性を推測するマーカーとして，今後の検討が注目されている．

5．肺機能検査

本症の肺機能検査所見としては，スパイロメトリーで％肺活量，肺拡散量の減少がみられる．％肺活量は肺野病変進行例ほど低下がみられる．しかしわが国におけるサルコイドーシスは，肺野病変を伴わないBHLのみで発見される症例が多いため，スパイロメトリーの異常を示す症例は少ない．また％肺活量と肺拡散能の異常は，線維化が高度にならなければ有意に低下しない％肺活量に比べ，肺拡散能は本症病初期でも有意な低下がみられることがあり，肺機能検査において必ず肺拡散能を含めることが必要である．

6．気管支肺胞洗浄液[8]

サルコイドーシスにおける気管支肺胞洗浄液（BALF）において，総細胞数は増加し，リンパ球比率の増加がみられる．CD4/CD8比は上昇し，CD4陽性T細胞が優位となる．このようなBALF所見を呈する疾患としては，慢性ベリリウム肺や夏型過敏性肺臓炎以外の過敏性肺臓炎，関節リウマチやシェーグレン症候群に伴う間質性肺炎などがあり，これらを鑑別する必要がある．BALF所見と本症の予後に関する検討では，総細胞数，リンパ球比率，CD4/CD8比のいずれにおいても予後との関連はないとする報告が多い．

7．気管支鏡所見[9]

本症における気管支鏡所見の特徴は気管，気管支分岐部鈍化開大，毛細血管怒脹，小結節，気管支狭窄である．気管支分岐角の鈍化・開大は，気管分岐部下リンパ節腫大を反映している．毛細血管増生所見は本症の気管支鏡所見で最も高頻度にみとめられ，通常両側壁に変化が強く，膜様部には少ない．結節性病変は淡黄色から白色調の表面平滑な結節であり，大きさは細顆粒状から米粒大のことが多い．この結節病変の生検により，肉芽腫が検出される率は60％前後とされる．気管支狭窄は頻度は少ないものの，臨床上問題となる重要な所見である．時には気管支炎を繰り返したり，喘息様の狭窄を繰り返すことがある．形成機序としては気管支粘膜下の肉芽腫性病変によるもの，リンパ節の腫大による気管支の圧排，肺線維化による気管支のねじれによるものなどが考えられる．この気管支

狭窄に対するステロイド薬の治療効果については，種々の報告がみられるが有効，無効については結論が出ていない．

8．経気管支肺生検

サルコイドーシスの診断基準における組織診断群は，類上皮細胞からなる乾酪性壊死を伴わない肉芽腫性病変をみとめることであるが，経気管支肺生検（transbronchial lung biopsy：TBLB）の検出率が高い．BHLのみで肺野病変を認めない場合でもTBLBの陽性率は88.1％との報告もみられ[10]．その陽性率は採取検体数の数で異なるとされる．最近では胸腔鏡下肺生検（video-assisted thoracoscopic surgery：VATS）が導入され，肺疾患全般にその有用性が報告されているが，サルコイドーシスにおいても時に症例によっては施行すべき検査法である．

9．心電図

心臓サルコイドーシスの病変は心室中隔に好発することが知られており，そのため完全右脚ブロックや左脚前枝ブロックなどの伝導障害を呈することが多い．さらに病変が進行すると，完全房室ブロックの所見を呈する．また心室性不整脈も高頻度に認められ，心室細動を繰り返す重症例も存在する．しかし心電図にまったく異常を呈さない心臓サルコイドーシスもあることから，心超音波検査などの検査が必要である．

10．心臓超音波検査

心臓超音波検査での心室中隔基部の菲薄化と壁運動異常が本症の心病変所見として注目され[11]，その後多くの症例の検討でこのれが心臓サルコイドーシスの特徴の一つと考えられるにいたった．

11．心内膜心筋生検

心臓におけるサルコイド肉芽腫は，心筋内に散在性に分布することが多いため，心生検ではその陽性率は19％と低率で，現在はあまり施行されない．

III 診断基準

サルコイドーシスにおいて，これまで述べてきた所見はいずれも非特異的なものであり，したがって本症の診断のためには診断基準が必要となる．サルコイドーシスの概念，定義は，国際サルコイドーシス学会を中心に数回にわたり改訂され，わが国においては1989年に厚生省特定疾患びまん性肺疾患調査研究班によって作成され，一部改訂したものが現在まで使用されてきた．このうち臨床診断群においてはツベルクリン反応陰性またはACEの上昇が必須の条件となっていた．しかしツベルクリン反応の陰性率は年々高くなっていること，血清ACE値の陽性率は次第に低下傾向にあることなどの問題点があり，診断基準の改訂が必要となってきていた．そこで2006年，サルコイドーシス／肉芽腫性疾患学会を中心に検討された結果，「サルコイドーシスの診断基準と診断の手引き-2006」が公表された．本文中に掲載した眼，および心臓の「サルコイドーシス病変を強く疑う所見」はこの改訂された「手引き」の内容を提示しており，新しいサルコイドーシスの診断基準の要約は本書に，本文は日本サルコイドーシス／肉芽腫性疾患学会誌に掲載される予定なので参照していただきたい．

表4-1-4　サルコイドーシスの診断基準と診断の手引き—2006要約

サルコイドーシスは原因不明の全身性（多臓器性）肉芽腫性疾患で，その病理像は類上皮細胞肉芽腫を特徴とする．診断に際しての基本は，1．非乾酪性類上皮細胞肉芽腫を確認すること，2．各臓器に特徴的な臨床所見を認めること，3．サルコイドーシスに頻度の高い全身検査所見を認めることの3条件を中心に検討することが重要である．しかし3条件は共にサルコイドーシスに特異的な所見ではないので，診断に際しては除外診断が重要な検討項目となる．また一部の症例では，下記の基準を満たさない症例（一臓器のみにサルコイドーシスを強く疑う臨床所見が認められる症例など）があるが，そのような場合は疑診として長期の経過観察を行うことが重要である．また，治療との兼ね合いで，疑診でも生命の危険が想定される場合は治療的診断として，診断に先行して治療を行う場合があることも付記する．以下は要約であり，詳細は日本サルコイドーシス/肉芽腫性疾患学会誌掲載の本文を参照されたい．

A. 診断基準
　サルコイドーシスの診断は組織診断群と臨床診断群に分け下記の基準に従って診断する．
1. 組織診断群
　　一臓器に組織学的に非乾酪性類上皮細胞肉芽腫を認め，かつ，下記1)〜3)のいずれかの所見がみられる場合を組織診断群とする．
　　1) 他の臓器に非乾酪性類上皮細胞肉芽腫を認める．
　　2) 他の臓器で「サルコイドーシス病変を強く示唆する臨床所見」3)診断の手引き参照）がある．
　　3) 表1に示す検査所見6項目中2項目以上を認める．

表1　全身反応を示す検査所見
　1) 両側肺門リンパ節腫脹
　2) 血清 ACE 活性高値
　3) ツベルクリン反応陰性
　4) Gallium-67 citrate シンチグラムにおける著明な集積所見
　5) 気管支肺胞洗浄検査でリンパ球増加またはCD4／CD8比高値
　6) 血清あるいは尿中カルシウム高値

2. 臨床診断群
　　組織学的に非乾酪性類上皮細胞肉芽腫は証明されていないが，2つ以上の臓器において「サルコイドーシス病変を強く示唆する臨床所見」（診断の手引き参照）に相当する所見があり，かつ，前記の表1に示した全身反応を示す検査所見6項目中2項目以上を認めた場合を臨床診断群とする．
3. 除外診断
　　他疾患を十分に除外することが必要である．除外項目については「診断の手引き」の記載を参照し検討する．

IV サルコイドーシスの新診断基準

　新診断基準の要約の一部を表4-1-4に示す．新診断基準は，従来と同じように組織診断群と臨床診断群に分けられており，サルコイドーシスは多臓器病変（2臓器以上）であることが強調されている．全身症状を示す検査所見として，1)両側肺門リンパ節腫脹2)血清ACE活性高値3)ツベルクリン反応陰性4)Gallium-67citrateシンチグラフィーにおける著名な集積所見5)気管支肺法洗浄液検査でリンパ球増加またはCD4／CD8比高値6)血清あるいは尿中カルシウム高値があげられている．組織診断群は1臓器以上の非乾酪性類上皮細胞肉芽腫を認めることを，また臨床診断群は2つ以上の臓器に「サルコイドーシス病変を強く示唆する臨床所見」と，かつ上記の6項目中2項目以上満たすこと

を条件としている．各臓器の「診断の手引き」は臓器特異性に十分配慮する形で具体的に述べられており，今後，症例の蓄積と新しい知見によりさらに精度の高いものになることが期待されている．

【参考文献】

1) 平賀洋明. 第8回全国サルコイドーシス実態調査成績 日サ会誌1994; 3: 3–7.
2) HunnighakeGW, CostabelU, AndoM, et al. ATS/WASOG/ERS statement on sarcoidosis. Sarcoidosis Vasc Diffuse Lung Dis 1999; 16: 149–73.
3) 伊藤春海. 画像診断. 新しい診断と治療のABC. 呼吸器3 サルコイドーシス. 最新医学別冊, 最新医学社, 大阪, 2002; 75–85.
4) 由水多津子, 菅 一能, 折橋典大, ほか. サルコイドーシスの67Gaシンチグラフィの検討— Lambda and Panda sign を中心に—. 核医学 1991; 28: 1151–7.
5) Laxa FJ, Grossman RI. MR of sarcoidosis in the head and spine: Spectrum of manifestations and radiographic response to steroid therapy. Am J Neuroradiol 1994; 15: 973–82.
6) Lieberman J. Elevation of serum angiotension—converting enzyme (ACE) level in sarcoidosis. Am J Med 1975; 59: 365–72.
7) James DG, Neville E, Siltzbach LE, et al. A world wide review of sarcoidosis. Ann NY Acad Sci 1976 278: 321–34.
8) 佐藤滋樹. 気管支肺胞洗浄液検査サルコイドーシスの症候論と診断学. 日本臨牀2002; 60: 1766–71.
9) 生島壮一郎, 折津 愈. サルコイドーシス 内視鏡による呼吸器疾患診療. 呼吸器病New Approach4, Medical View, 2002: 188–93.
10) 大道光秀, 山田 玄, 平賀洋明. サルコイドーシスの生検. 経気管支肺生検 (transbronchial lung biopsy; TBLB) と前斜角筋リンパ節生検 (scalene node biopsy). 日本臨牀1994; 52: 131–5.
11) Valantine H, McKenna W, Nihoyannopoulos P et al. Sarcoidosis: A pattern of clinical and morphological presentation. Brit Heart J 1987; 57: 256–63.

〈折津 愈〉

2 検査所見

2-(1) 画像検査

　サルコイドーシスは非乾酪性類上皮細胞肉芽腫の形成を主徴とする全身性系統疾患である．病理学的には肉芽腫の大きさは一般的には0.2mm程度であるが，これらが融合してさらに大きい塊状の病変を形成することがある．結核などに比べて病変部周囲の浸出性変化に乏しく，周辺との境界が明瞭である傾向が強い．肉芽腫病変の多くは胸郭内に限局するが，本症は全身性系統疾患であり，眼，皮膚，中枢神経系，骨軟部，肝臓，脾臓，腹腔内リンパ節などにも病変を形成しうる．胸郭内病変では肺門，縦隔リンパ節が最も侵されやすいが，肺実質や心筋などにも病変を形成しうる．

I 胸郭内病変の画像診断

1．リンパ節病変

　胸郭内では肺門，縦隔リンパ節が最も病変が生じやすい部位である．このほかに，頸部，鎖骨上窩や腋窩などにもリンパ節腫大が見られることがある．平面撮影などの画像ではリンパ節腫大は融合傾向に乏しく，特に肺門リンパ節はpotato-like appearanceといわれる八ツ頭状の概観を示す（図4-2-1-1a，b）．

　肺門縦隔のリンパ節腫大は，当然のことながら平面撮影に比べてCTでより鋭敏に検出できる．リンパ節腫大は縦隔のあらゆる部位に出現しうるが，最も頻繁に見られるのは，前縦隔，傍気管，気管分岐部などのリンパ節である（図4-2-1-1）．また頻度はやや低いが，傍食道リンパ節や肺間膜リンパ節，横隔膜リンパ節などの縦隔リンパ節腫大が見られることがある（図4-2-1-1i）．さらに胸郭外の後腹膜や頸部にもリンパ節腫大が見られうる（図4-2-1-2）．CT像でもリンパ節の境界は比較的鮮明で，融合傾向に乏しく，リンパ腫によるリンパ節腫大との鑑別点になりうる．非乾酪性肉芽腫であることを反映してリンパ節内部の低吸収域は目立たないことが多いが，内部に低吸収域を含むこともあり，他の原因によるリンパ節腫大との鑑別点にはならない．また石灰化を伴うことは比較的まれとされるが，珪肺症に類似する卵殻様石灰化や結節状など種々の形態の石灰化巣を含むことがある．リンパ節の石灰化は比較的時間経過の長い症例に多いとされる[1)～4)]．

　縦隔・肺門リンパ節腫大の有無を診断するには，通常単純CTのみで十分であり，造影薬の投与は必要としない．肺門リンパ節の正確な大きさの計測のためには肺門部血管とリンパ節を分離する必要があり，造影CTが必要になる（図4-2-1-1c～i）．

　サルコイドーシスのリンパ節腫大のMRIによる鑑別診断に関する報告は少ないが，T1，T2強調像とも腫大リンパ節の信号強度は非特異的で，一般に信号強度やT1，T2値から鑑別

診断上あまり有用な情報は得られず，その診断はCT同様にリンパ節の大きさによって行われることになる．ただし結核性病変に見られるような乾酪壊死を欠くことから，凝固壊死によるT2強調像で低い信号強度を示すことはまれである．造影CTや造影MRにおける造影パターンはびまん性の造影効果を示すものが多く，結核性リンパ節炎に見られるようなリング状の造影効果を示すことはまれである．これも病変が非乾酪性肉芽種病変であることの反映と考えられる．

2. 肺病変

サルコイドーシスの肺病変は，基本的には0.2mm程度の大きさの非乾酪性肉芽腫である．ときにこれらの肉芽腫が融合しさらに大きな病変（塊状陰影）を形成したり，病変の経過とともに肺の線維化が生じることがある．画像的には肺病変は，5mm以下の小さな粒状陰影である（図4-2-1-3，4-2-1-5）．結節ないし粒状陰影を示す肺の肉芽腫はリンパ路沿いの分布を示し，画像上はいわゆる広義間質病変のパターンをとる．すなわち肺野の肉芽腫を表す小粒状陰影は気管支・血管束や小葉間隔壁に沿って分布し，気管支・血管束が不整に肥厚したように見える（図4-2-1-4a, b）[5)~9)]．また病変は上肺野，ことにいわゆるaxillary portionに好発する傾向にある（図4-2-1-4a）肺野病変の解析についてはMSCT画像からの冠状断，矢状断画像が病変の分布をより明瞭に示しうることが報告されている[10)]．

結節陰影，粒状陰影以外には，小葉間隔壁の肥厚[5) 7)~9)]，不整形の索状陰影，線状陰影[5) 6) 8) 9)]，胸膜の結節状肥厚[8)]，やや大型の10mm程度までの結節陰影[8) 9)]，すりガラス陰影[9)]などが見られることが報告されている（図4-2-1-4a, b, c）．いずれもリンパ路沿いのいわゆる広義間質病変が主体と考えられる．すりガラス陰影は，CTの解像度以下の微細な病変によるものが想定される．また肺の構造破壊が進行したり，線維化を生じると収束傾向や牽引性気管支拡張，肺の変形などの所見が見られるが，肺の構造破壊とそれに続発する線維化と考えられる[11)]．線維化病変も上葉優位の傾向にある（図4-2-1-6a-d）．まれに石灰化を伴う粒状陰影を形成した例が報告されている[11)]．

時に小さな粒状陰影が融合して大きな塊状陰影を形成するがこの塊状陰影の周辺を取りまくように小さな粒状陰影が分布することが多く，galaxy signと記載されている[12)]（図4-2-1-4b, 4-2-1-5）．まれに塊状陰影から空洞を形成することがある[13)]．またalveolar sarcoidosisと呼ばれていた境界の不明瞭なfluffy shadowはCTで見るとやはり小さな間質性の粒状陰影の集合であり，真の肺胞性陰影ではなくいわばpseudoalveolar patternとでも呼ぶべきものと考えられる（図4-2-1-4c）[14)]．CTでの観察では，気管支壁の肥厚や気管支内腔などの気道病変が高率（65%）に証明され，気管支壁の肉芽腫を反映しているものと考えられる[15)]．

非典型的な所見として，嚢胞陰影を形成することがある[13)]．嚢胞性陰影の形成機序は不明であるが，細気管支病変によるチェックバルブ機構による可能性が疑われる．また，本症においては，呼気のHRCTを実施すると末梢気道病変やair trapping（trap）が高率に見られるとの報告がある[16) 17)]が，check valve機構による嚢胞形成と関連している可能性がある．

病変が進行し，上葉優位の肺線維症の所見を示す例がある．肺の容積減少と歪み，不整形の索状陰影，線状陰影，浸潤影などがみられ，牽引性気管支拡張や蜂巣肺の所見を示す[6) 18)]．病理学的には肺の構造破壊が中心となる．画像的は上葉優位の線維化病変であるが，このような末期の例でもどこかに広義間質分布を示す結節陰影がみられることが多く，サルコイドーシ

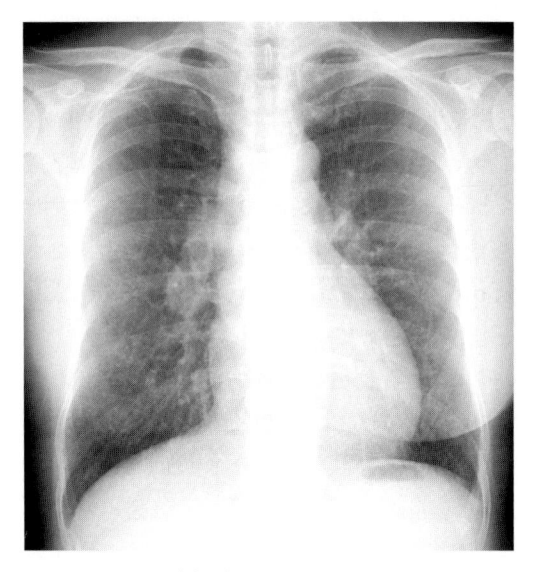

(a) 胸部平面正面像

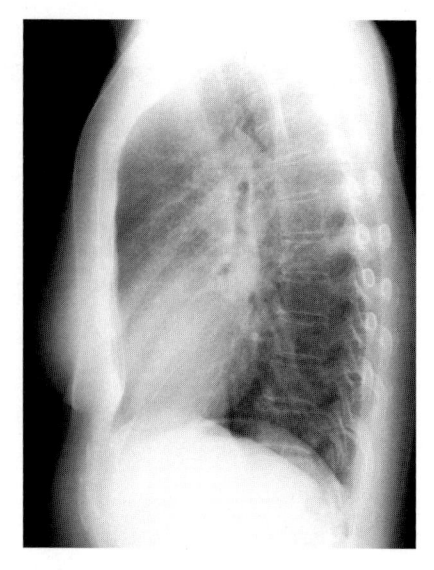

(b) 胸部平面側面像

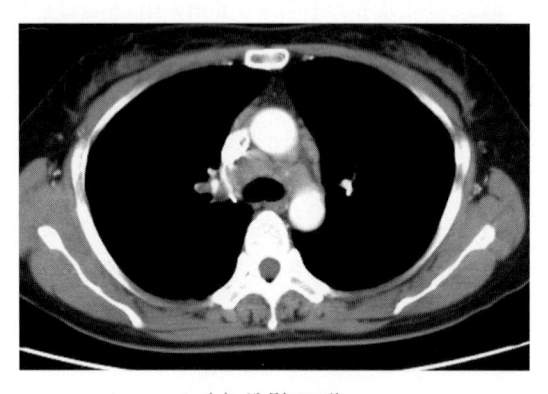

(c) 造影CT像

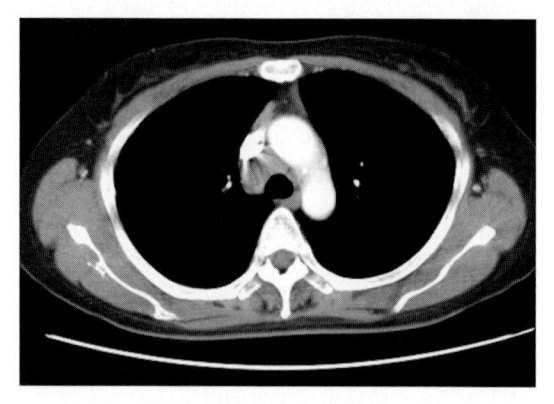

(d) 造影CT像

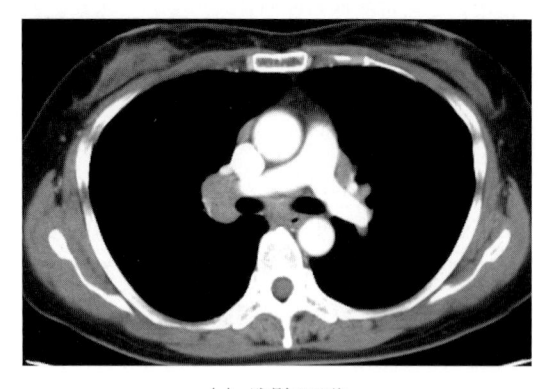

(e) 造影CT像

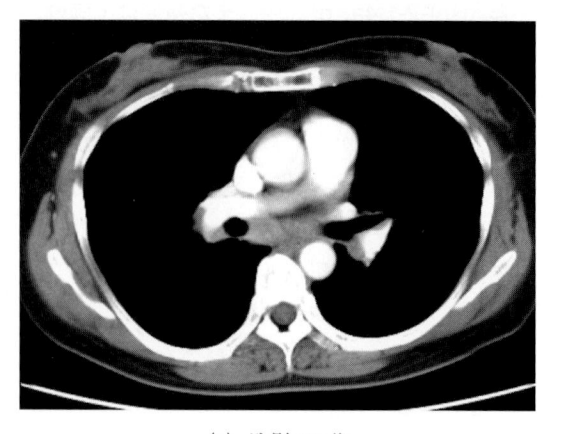

(f) 造影CT像

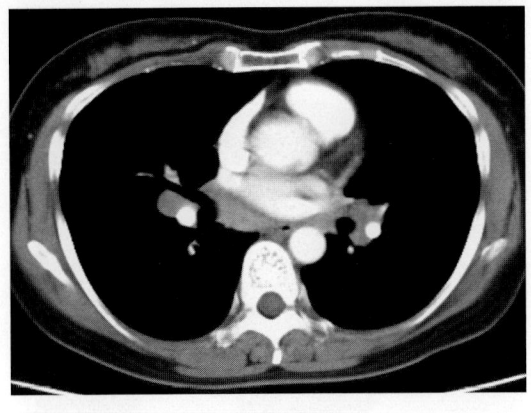

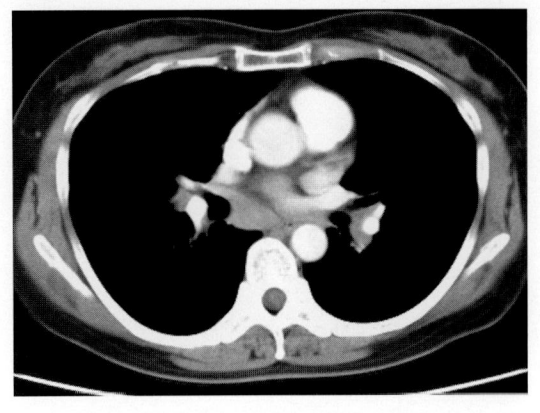

(g) 造影CT像　　　　　　　　　(h) 造影CT像

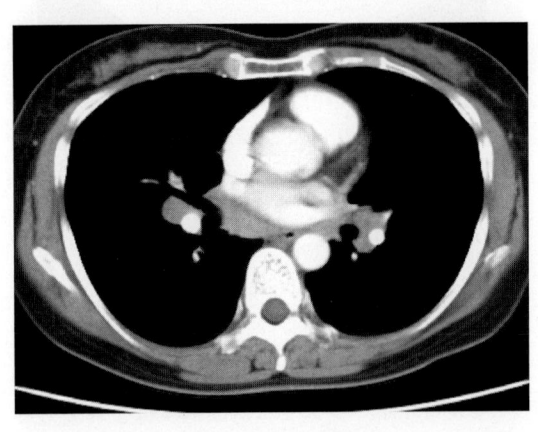

(i) 造影CT像

図4-2-1-1　サルコイドーシスによる縦隔・肺門リンパ節腫大

(a) 右傍気管帯の拡大，大動脈肺動脈窓部の腫瘤陰影，右傍食道線の偏位と気管分岐部下の軟部組織腫瘤などの縦隔リンパ節腫大とによる所見，いわゆるpotato-like appearanceを示す両側肺門リンパ節腫大が見られる．
(b) 前縦隔リンパ節腫大による軟部組織腫瘤，肺門リンパ節腫大による軟部組織腫瘤が認められる．肺門リンパ節腫大のために右上葉気管支口は不明瞭化し，右中間気管支幹の後壁は肥厚して見える．
(c) 両側前縦隔リンパ節腫大，右傍気管リンパ節，気管前リンパ節，動脈管索リンパ節の腫大が見られる．
(d) 左前縦隔，両側肺門リンパ節腫大が認められる．
(e) 両側前縦隔リンパ節腫大，分岐部リンパ節腫大が認められる．
(f) 傍食道リンパ節，両側肺門リンパ節腫大が認められる．
(g) 分岐部リンパ節腫大，両側肺門リンパ節腫大が見られる．
(h) 両側肺門リンパ節腫大が見られる．
(i) 両側肺門リンパ節腫大，傍食道リンパ節腫大が見られる．

スの進行した病変を疑うことができる例が多い（図4-2-1-6）．

血清ACE値，BAL所見，^{67}Gaスキャンでの肺集積などの疾患活動性指標と胸部CT所見の相関の検討では，小粒状陰影，浸潤影とも疾患活動性の指標になるという報告[19]と，画像所見は疾患活動性との相関が低いという相反する報告[20]がある．また肺機能と画像の関連では，一般的に画像所見と肺機能障害の相関はよいとする報告が多い[21〜23]が，必ずしも画像所見

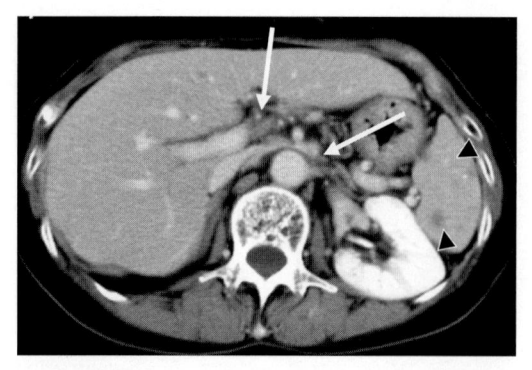

図4-2-1-2　腹部リンパ節腫大と脾病変
腹部リンパ節腫大（→），脾臓病変による低吸収域（◀）もみられる．

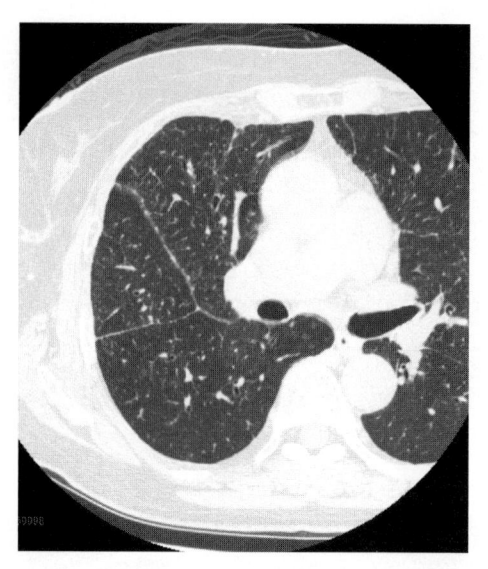

図4-2-1-3　小粒状陰影
肺野に2mm程度の小粒状陰影が見られる．小粒状陰影は胸膜面に及び胸膜が結節状に肥厚しているように見える．小葉間隔壁の肥厚を伴い，一部では気管支血管束の肥厚も認められる．

と肺機能障害（肺機能障害と画像所見）の相関がよくないとする報告もあり一定した見解は得られていない[7) 20)]．これらの乖離は母集団の病期や進行度などによる可能性が大きいと考えられる．また最初のCT所見から予後を予測することは困難で長期経過追及が必要であると考えられている[20)]．

合併感染症では，進行したサルコイドーシスによる気管支拡張や，嚢胞性病変に，アスペルギルス感染が生じ，菌球が形成されさらに肺の構造破壊を進行させることがある（図4-2-1-7）．またサルコイドーシスにクリプトコッカス感染症が合併した例も報告されている．サルコイドーシスと肺癌の合併例の報告は多く見られる．本症と肺癌の合併率が高いか否かについては一定した見解は得られていない．

3．その他の胸郭内病変

気管病変がまれに見られることがある[24)]．気管の病変はその上部に多く，気管壁の肉芽腫そのものによることもあるし，腫大リンパ節による圧排の影響もありうる[24) 25)]．

サルコイドーシスでは胸膜病変はまれであるが，気胸や胸水が報告されている．画像的には，胸膜の結節性肥厚がみられることがあるが，これは胸膜や小葉間隔壁に位置するリンパ路の病変によるものと考えられる．

わが国ではサルコイドーシスの心病変が多い．心筋病変の描出については核医学的検査の有用性が多く報告されてきたが，最近では組織間コントラストに優れるMR診断の有用性が高い．

4．核医学診断

現在のところ核医学診断で，最もよく利用されるのは^{67}Gaシンチグラムであるが，^{67}Gaシンチグラムは通常病変の活動性の指標になるとされる（図4-2-1-8, 4-2-1-9）．ステロイド治療により^{67}Gaの肺野への集積は低下する[26)]．また

(a)　　　　　　　　　　　(b)　　　　　　　　　　　(c)

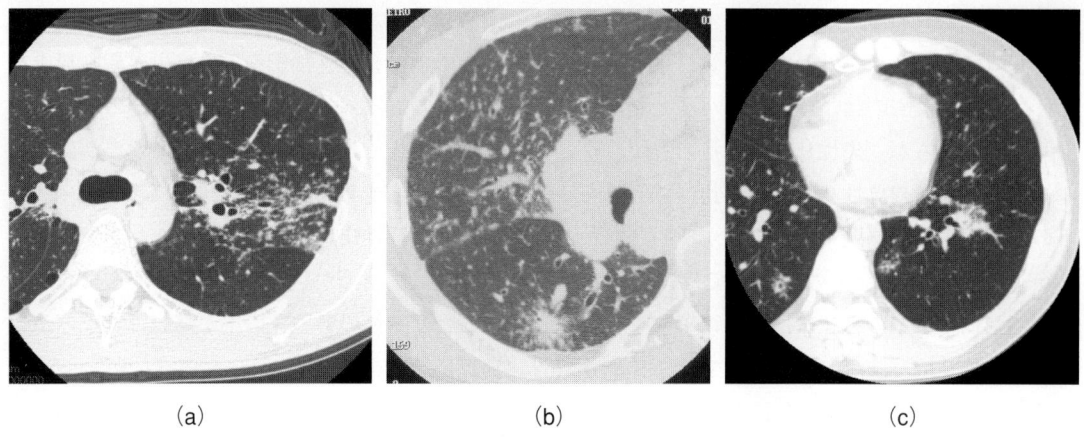

図4-2-1-4　血管気管支束の肥厚

(a) 小粒状陰影が気管支・血管束周囲に存在し，気管支・血管束が肥厚したように見える．胸膜面にも小粒状陰影が存在し，胸膜の結節状肥厚の所見を示す．索状陰影や気道壁の肥厚，軽度の気管支拡張も伴っている．
(b) 気管支・血管束の肥厚様所見と一部塊状陰影の形成が見られる．
(c) 気管支血管束沿いのすりガラス陰影が見られる

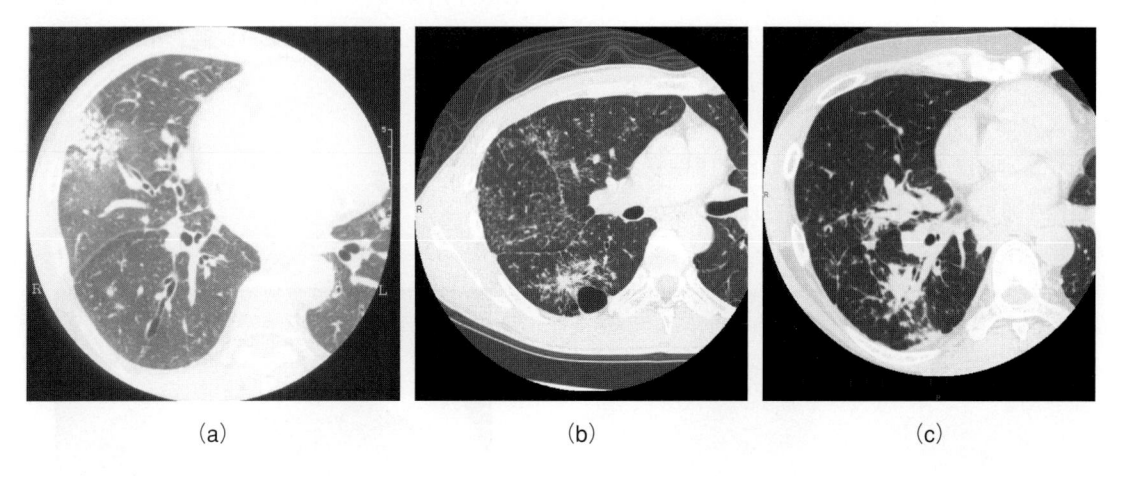

(a)　　　　　　　　　　　(b)　　　　　　　　　　　(c)

図4-2-1-5　塊状病変

小粒状陰影が融合し大型の陰影を形成する．大型の陰影の周囲に小粒状陰影が集まっているようにみえ，星雲をみるようであることからgalaxy signの名がある

TlやFDG-PETなどの核種でも肺野への集積（uptake）があり[27]　evolutional stageの^{67}Gaシンチグラム所見は種々で，ステロイド治療により半数では取り込みが低下したとされる[26]．

5．鑑別診断

気道中心性病変と広義間質病変が誤認されることがある．特に病変が高度な場合に多い．このような症例については，病変が軽度な部分に着目して鑑別診断を行うのが役に立つ．病変が高度な部分では，熟練した診断医でも広義間質病変と気道散布病変の判断を誤ることがあると

される．

　サルコイドーシス以外の広義間質を侵す疾患として代表的なものは，悪性リンパ腫と癌性リンパ管症であるが，癌性リンパ管症の方が，サルコイドーシスや悪性リンパ腫に比べて胸膜直下の間質や小葉間隔壁を侵すことが多いとされる[28]．悪性リンパ腫との鑑別点では，明瞭な腫瘤の形成や胸水の存在は，サルコイドーシスよりは悪性リンパ腫の診断を示唆する所見と考えられる[28]．またサルコイドーシスは病変の周囲の浸出性病変に乏しく，結節の境界が明瞭であるのに対して，癌性リンパ管症では浸出病変が強く，すりガラス陰影や胸水などを高率に伴う傾向にある．

　塵肺症のうちで，ベリリウム肺はサルコイドーシスに極めて類似した画像を示す．肺野の小結節陰影ないし粒状陰影は画像上サルコイドーシスとの鑑別が困難である[29]．また肺門縦隔のリンパ節腫大を伴う点もサルコイドーシスに類似するので，本疾患の診断には職業歴の聴取が必須である．

　その他に囊胞性陰影を示す疾患が囊胞形成を来すサルコイドーシスと鑑別を要する場合があるが，本症では詳細に検討するとどこかに広義間質の分布を取る陰影が見られることが多い．同じ肉芽腫性疾患であるランゲルハンス細胞組織球症は，結節がしばしば小葉中心性分布をとること，結節の囊胞化の率が高いことなどが鑑別点になりうる．

　サルコイドーシスの類縁疾患としてnecrotizing sarcoid granulomatosisがある．本疾患は病理学的にはサルコイドーシスとWegener肉芽種症の中間的所見を呈するといわれるが，サルコイドーシスの一型とする考え方も強い．HRCT所見は，気管支血管束に沿った，あるいは，胸膜下の結節陰影，浸潤影などと報告されている[30]．

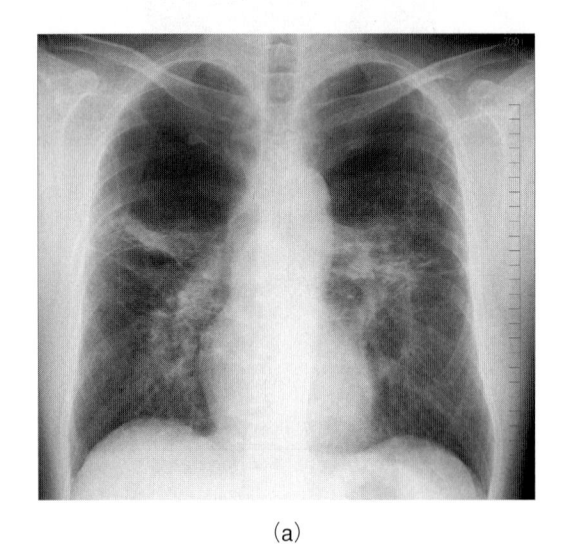

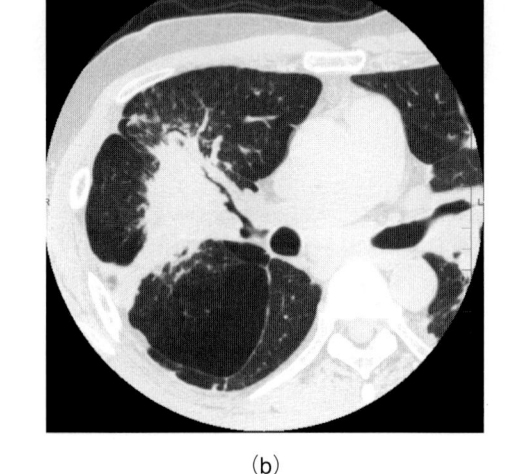

図4-2-1-6　線維化と囊胞陰影を示すサルコイドーシス

(a) 胸部正面像
　　正面像では，両側上肺野の囊胞陰影，上肺野から中肺野にかけての塊状陰影がみとめられる．
(b) CT像
　　上葉に，囊胞性陰影が見られる．また収束を伴う塊状陰影あるいは結節陰影が見られるが，気管支血管束沿いの分布をとる

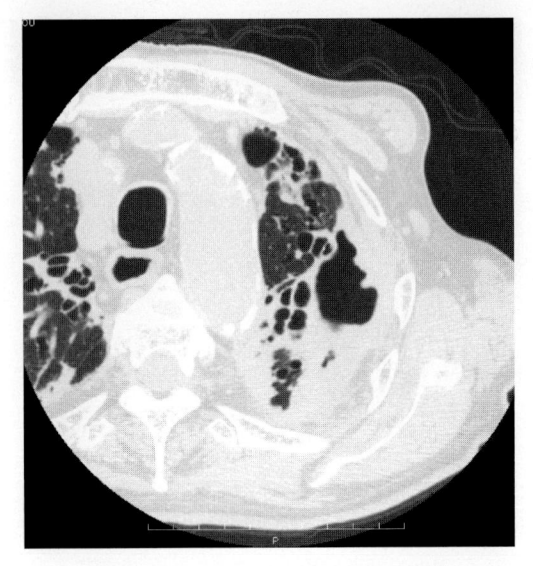

図4-2-1-7　アスペルギルス症の合併

線維化を示す末期のサルコイドーシスに合併したアスペルギルス症．サルコイドーシスの線維化と空洞病変に発生したアスペルギルス症の例で，空洞壁は厚くその周辺の浸潤影，空洞内の液面形成が見られる．

(a)

(b)

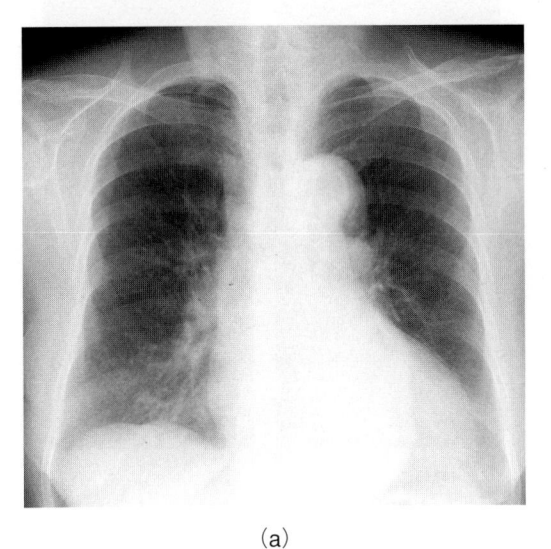

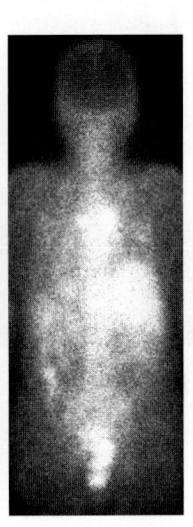

図4-2-1-8　^{67}Gaシンチグラム　リンパ節病変
(a) 胸部正面像
　　両側肺門縦隔リンパ節腫大が見られる
(b) ^{67}Gaシンチグラム
　　リンパ節腫大に相当してGaの集積が見られる．

II 胸郭外病変

胸部CTで評価が可能な，サルコイドーシスの肝臓，脾臓の結節性病変の頻度は思ったより高いが，ときに進行した胸郭内病変を欠く場合や，腹腔内リンパ節腫大のない肝脾のサルコイ

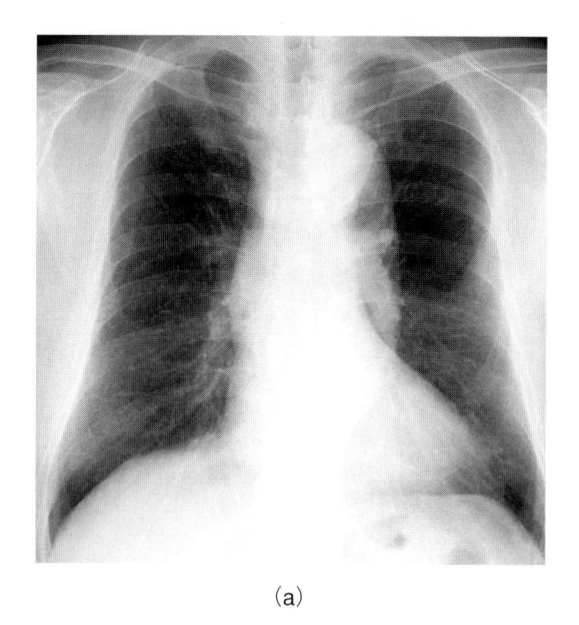

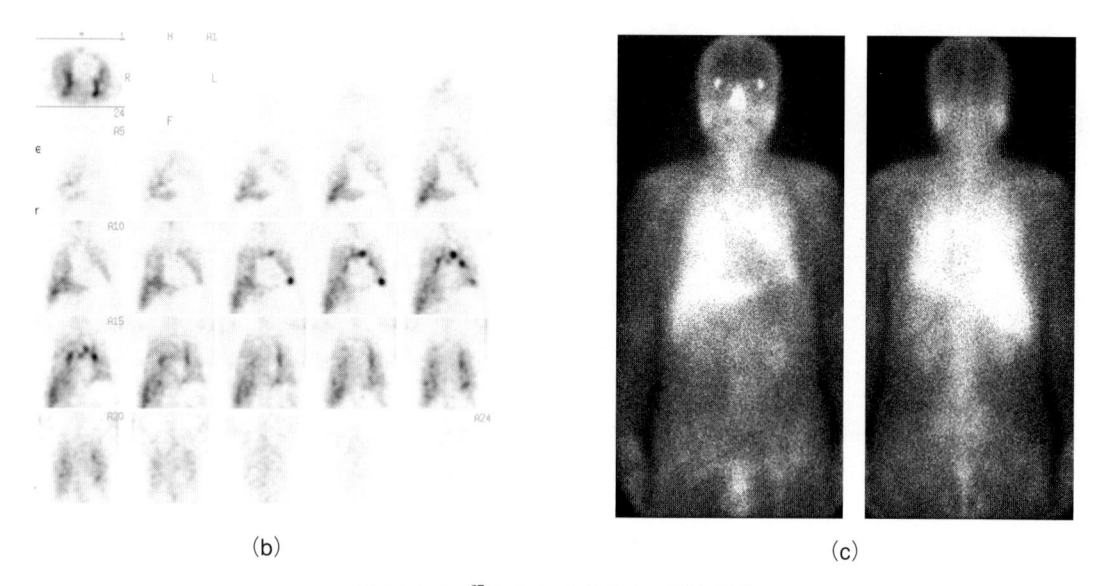

図4-2-1-9 ^{67}Gaシンチグラム　肺内病変
(a) 胸部正面像
　　高度のリンパ節腫大は認められない
(b) ^{67}Gaシンチグラム
　　肺野にGaの集積が見られる．
(c) ^{67}Gaシンチグラム冠状断層像
　　肺野のGaの集積以外に，肺門・縦隔のリンパ節への集積も認められる．

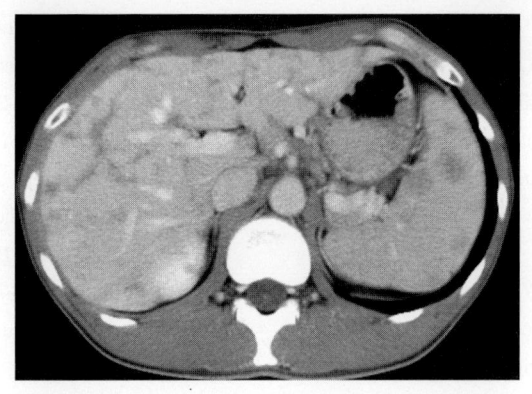

図4-2-1-10 サルコイドーシスによる肝脾病変
肝臓，脾臓に多発性低吸収域が認められる．

ドーシス症例も報告されている．すなわち腹腔内リンパ節腫大の程度や肝脾の病変の有無，程度は胸部病変の程度や有無と必ずしも一致しない．肝臓，脾臓においては，多くの場合臓器の腫大を伴い，多発する小低吸収域を示す（図4-2-1-10）[31)～34)]．画像上は，限局性の小さなlow density areaとしてみられる．また後腹膜，腹腔リンパ節腫大が胸部CT検査時に描出されることもある．中枢神経系病変も見られることがあり，腫瘍性病変に類似する．すなわち脳や脊髄内のCTやMRIで造影効果を示す腫瘍性病変として見られることが多い．サルコイドーシスの臨床診断が得られていない場合は，腫瘍性病変の診断で切除されて初めてサルコイドーシスと診断されることも多い．

【参考文献】

1) Gawne-Cain ML, Hansell DM. The pattern and distribution of calcified mediastinal lymph nodes in sarcoidosis and tuberculosis: a CT study. Clin Radiol 1996; 51: 263-7.
2) Israel HL, Lenchner G, Steiner RM. Late development of mediastinal calcification in sarcoidosis. Am Rev Respir Dis 1981; 124: 302-5.
3) Gross BH, Schneider HJ, Proto AV. Eggshell calcification of lymph nodes: an update. Am J Roentgenol 1980; 135: 1265-8.
4) McLoud TC, Putman CE, Pascual R. Eggshell calcification with systemic sarcoidosis. Chest 1974; 66: 515-7.
5) Nishimura K, Itoh H, Kitaichi M, et al. Pulmonary sarcoidosis: correlation of CT and histopathologic findings. Radiology 1993; 189: 105-9.
6) Kuhlman JE, Fishman EK, Hamper UM, et al. The computed tomographic spectrum of thoracic sarcoidosis Radiographics 1989; 9: 449-66.
7) Lynch DA, Webb WR, Gamsu G, et al. Computed tomography in pulmonary sarcoidosis. J Comput Assist Tomogr 1989; 13: 405-10.
8) Müller NL, Kullnig P, Miller RR. The CT findings of pulmonary sarcoidosis: analysis of 25 patients. Am J Roentgenol 1989; 152: 1179-82.
9) Brauner MW, Grenier P, Mompoint D, et al. Pulmonary sarcoidosis: evaluation with high-resolution CT. Radiology 1989; 172: 467-71.
10) Johkoh T, Müller NL, Nakamura H. Multidetector spiral high-resolution computed tomography of the lungs: distribution of findings on coronal image reconstructions. J Thorac Imaging 2002; 17: 291-305.
11) Weinstein DS. Pulmonary sarcoidosis: calcified micronodular pattern simulating pulmonary alveolar microlithiasis. J Thorac Imaging 1999; 14: 218-20.
12) Nakatsu M, Hatabu H, Morikawa K, et al. Large coalescent parenchymal nodules in pulmonary sarcoidosis: "sarcoid galaxy" sign. Am J Roentgenol 2002;

178: 1389–93.

13) Hamper UM, Fishman EK, Khouri NF, et al. Typical and atypical CT manifestations of pulmonary sarcoidosis. J Comput Assist Tomogr 1986; 10: 928–36.

14) Johkoh T, Ikezoe J, Takeuchi N, et al. CT findings in "pseudoalveolar" sarcoidosis. J Comput Assist Tomogr 1992; 16: 904–7.

15) Lenique F, Brauner MW, Grenier P, et al. CT assessment of bronchi in sarcoidosis: endoscopic and pathologic correlations. Radiology 1995; 194: 419–23.

16) Magkanas E, Voloudaki A, Bouros D, et al. Pulmonary sarcoidosis. Correlation of expiratory high-resolution CT findings with inspiratory patterns and pulmonary function tests. Acta Radiol 2001; 42: 494–501.

17) Hansell DM, Milne DG, Wilsher ML, et al. Pulmonary sarcoidosis: morphologic associations of airflow obstruction at thin-section CT. Radiology 1998; 209: 697–704.

18) Primack SL, Hartman TE, Hansell DM, et al. End-stage lung disease: CT findings in 61 patients Radiology 1993; 189: 681–6.

19) Leung AN, Brauner MW, Caillat-Vigneron N, et al. Sarcoidosis activity: correlation of HRCT findings with those of 67Ga scanning, bronchoalveolar lavage, and serum angiotensin-converting enzyme assay. J Comput Assist Tomogr 1998; 22: 229–34.

20) Remy-Jardin M, Giraud F, Remy J, et al. Pulmonary sarcoidosis: role of CT in the evaluation ! of disease activity and functional impairment and in prognosis assessment. Radiology 1994; 191: 675–80.

21) Bergin CJ, Bell DY, Coblentz CL, et al. Sarcoidosis: correlation of pulmonary parenchymal pattern at CT with results of pulmonary function tests. Radiology 1989; 171: 619–24.

22) Müller NL, Mawson JB, Mathieson JR, et al. Sarcoidosis: correlation of extent of disease at CT with clinical, functional, and radiographic findings. Radiology 1989; 171: 613–8.

23) Abehsera M, Valeyre D, Grenier P, et al. Sarcoidosis with pulmonary fibrosis: CT patterns and correlation with pulmonary function. Am J Roentgenol 2000; 174: 1751–7.

24) Prince JS, Duhamel DR, Levin DL, et al. Nonneoplastic lesions of the tracheobronchial wall: radiologic findings with bronchoscopic correlation. Radiographics 2002; 22 (Suppl 1): s215–30.

25) Kwong JS, Müller NL, Miller RR. Diseases of the trachea and main-stem bronchi: correlation of CT with pathologic findings. Radiographics 1992; 12: 645–57.

26) Sy WM, Seo IS, Homs CJ, Gulrajani R, Sze P, Smith KF, McBride J. The evolutional stage changes in sarcoidosis on gallium-67 scintigraphy. Ann Nucl Med 1998; 12: 77–82.

27) Higashi K, Ueda Y, Sakuma T, et al. Comparison of [18F] FDG PET and 201TI SPECT in evaluation of pulmonary nodules. J Nucl Med 2001; 42: 1489–96.

28) Honda O, Johkoh T, Ichikado K, et al. Comparison of high resolution CT findings of sarcoidosis, lymphoma, and lymphangitic carcinoma: is there any difference of involved interstitium? J Comput Assist Tomogr 1999; 23: 374–9.

29) Akira M. High-resolution CT in the evaluation of occupational and environmental disease. Radiol Clin North Am 2002; 40: 43–59.

30) Niimi H, Hartman TE, Muller NL. Necrotizing sarcoid granulomatosis: computed tomography and pathologic tomographic findings. J Comput Assist Tomogr 1995; 19: 920–3.

31) Scott GC, Berman JM, Higgins JL Jr. CT patterns of nodular hepatic and splenic sarcoidosis: a review of the literature. J Comput Assist Tomogr 1997; 21: 369–72.

32) Warshauer DM, Molina PL, Hamman SM, et al. Nodular sarcoidosis of the liver and spleen: analysis of 32 cases. Radiology 1995; 195: 757–62.

33) Warshauer DM, Dumbleton SA, Molina PL, et al. Abdominal CT findings in sarcoidosis: radiologic and clinical correlation. Radiology 1994; 192: 93–8.

34) Warshauer DM, Semelka RC, Ascher SM. Nodular sarcoidosis of the liver and spleen: appearance on MR images. J Magn Reson Imaging 1994; 4: 553–7.

35) Scott GC, Berman JM, Higgins JL Jr. CT patterns of nodular hepatic and splenic sarcoidosis: a review of the literature. Comput Assist Tomogr 1997; 21: 369–72.

〔酒井文和〕

2-(2) 生化学・免疫検査

サルコイドーシスの診断基準の検査所見の中で，生化学・免疫検査としてはツベルクリン反応，高γグロブリン血症，血清ACE上昇，血清リゾチーム高値が上げられている．このほかには高カルシウム血症も注目されることがある．これら項目の結果のみから，ただちにサルコイドーシスと臨床診断しえないことは明らかであるが，臨床診断上一定の評価をえている検査であり，本症の"ほぼ確実例"の臨床診断に必須の検査所見で，病態解析にも参考となる．

I ツベルクリン反応

ツベルクリン反応（ツ反）は結核菌を加熱滅菌処理後，菌体を濾過して取り除いた物質である精製ツベルクリン抗原（PPD）で，精製されているが単一の物質ではなく，いくつかの蛋白の複合物である．PPDを皮内注射すると，既感染によって感作されたT細胞（CD4陽性細胞）がその部位に集積し，サイトカインを放出する．放出されたサイトカインは局所の血管拡張，浮腫や炎症性細胞を集積させる．この炎症反応により発症した局所の発赤，硬結，二重発赤の大きさを接種48時間後に判定する検査で，発赤の長径が10mm以上を陽性とする．

1. 臨床的意義

ツ反は結核菌感染の有無を判断する皮膚反応であり，非結核性疾患判定のための検査ではない．わが国ではBCG接種の影響で成人の約80%はツ反が陽性である．しかし，疾患・病態によってはツ反が陰性化する場合があり，臨床診断，病態把握に有用な所見となる．サルコイドーシスは肺局所では細胞性免疫能は亢進しているが，全身的には細胞性免疫能が低下しているためにしばしばツ反が陰性化しその率は30～50%とされている．JR札幌鉄道病院の成績を表4-2-2-1に示した．ここに示した成績では本症患者の年齢，BCG接種の有無，結核罹患の有無については考慮されていないが，初診時ツ反を行った565例の本症症例中382名（67.6%）がツ反陰性であった．病期別では肺病変のみられるI，II，III期では71～75%で，病期で差はみられなかった．肺野病変の見られない0期では60%であり，肺野病変のみられる症例より陰性化率が低率であった．本症のツ反陰性化率は肺野病変の程度とは関連ないと考えられた．ツ反の陰性化はサルコイドーシスの細胞性免疫能の低下を表しているのであり，ツ反の陰性率が60～75%と高率であることは，本症の臨床診断，病態解析に有意義な検査所見である．

表4-2-2-1 サルコイドーシス患者のツベルクリン反応陰性率

病期	男性(%)	女性(%)	計(%)
0	29/50 (58.0)	94/157 (59.9)	123/207 (59.4)
I	86/127 (67.7)	103/138 (74.6)	189/265 (71.3)
II	29/35 (82.9)	18/27 (66.7)	47/62 (75.8)
III	9/13 (69.2)	14/18 (77.8)	23/31 (74.1)
計	153/225 (68.0)	229/340 (67.4)	382/565 (67.6)

2. ツ反の判定上の注意事項

1) 年齢

ツ反は加齢により減弱してくる．その要因として，加齢に伴う時間の経過による過敏性の減弱や加齢に伴う皮膚の反応性の減弱が考えられるが明らかではない．高齢症例でツ反を参考とする際には注意を要する．

2) ツ反が陰転化を示す疾患・病態

本症以外にもツ反が陰転化する疾患・病態がみられる．各疾患の陰転化率については不明であるが，a) 感染症としては麻疹，水痘，マイコプラズマ肺炎，AIDS，重症肺結核，結核性胸膜炎などがある，b) リンパ組織の悪性疾患（悪性リンパ腫，ホジキン氏病），c) 低蛋白血症を示すほどの栄養障害，d) 免疫抑制薬や副腎皮質ホルモン薬の服用中にもみられる．このようなツ反の陰転化の要因については明らかでないが，全身的細胞性免疫能の低下であり，CD4陽性T細胞の絶対的な減少にある．

II γグロブリン

γグロブリンはセルロースアセテート膜電気泳動法により分画された血清蛋白で，グロブリンの約10～20％を占める．

1. 臨床的意義

γグロブリンの上昇（多クローン性の増加）は慢性的な抗原刺激が存在する病態で認められることが多い．疾患としては慢性肝障害，慢性感染症，自己免疫疾患，悪性腫瘍などである．本症においても血清γグロブリンが上昇することが示されてきたが，本症の臨床診断，病態と関連した報告が明らかでなく，現在はほとんど注視されていない．

III 血清ACE（angiotensin-1-converting enzyme；アンジオテンシンI転換酵素）活性

ACEはアンジオテンシンIを加水分解して強力な昇圧作用を有するアンジオテンシンIIに転換する酵素である．同時にブラジキニンを分解，不活化する作用も有している．通常，正常人では腎，肺の血管内皮細胞で産生されているといわれている．健常成人の血清ACE活性の基準値は8.3～21.4 U/Lと幅がひろい．

1. 臨床的意義

1975年にLieberman[1]が血清中のACE活性がサルコイドーシスで特異的に上昇していることを発表して以来，本症の臨床診断，病態と血清ACE活性との関連について検討されてきた．本症患者の血清ACEは肺の血管内皮細胞以外に肉芽腫を構成する単球，マクロファージ，類上皮細胞からも産生され，血清ACE活性は肉芽腫の総量を反映するとされている．従来より，血清ACE活性の上昇は本症の診断，病態解析に有用で，サルコイドーシスの活動度判定に血清ACE活性の上昇が必須であるとさえいわれてきた．しかし，本症以外の疾患，病態でも血清ACE活性の上昇することがあること，さらにACE遺伝子型により血清ACE活性に差のみられることなどが報告され[2) 3)]，本症の臨床診断，活動度の判定には注意を要するとされている．しかし，本症に比較的特異的な生化学的血清マーカーであり，臨床的診断，活動度の評価に重要な参考所見であることも疑いない．

一般的に血清ACE活性は成人より小児で高く，男性が女性より高いとされている．サルコイドーシスでの陽性率は報告者により異なり，感度は30～80％とばらつきを認めるが，この差は本症の病期，遺伝子多型によるとも考えら

れている．表4-2-2-2にJR札幌鉄道病院の成績を示した．本症患者565名中276名（48.9%）に血清ACE活性の上昇を認めた．男性患者の陽性率が54.2%と女性の45.3%より高率であった．0期は30.4%と陽性率が低く，胸郭内病変を有するI～III期の本症患者では213/358（59.5%）が陽性であった．病期別ではI期が57%，II期で71%，III期が58%とII期で最も高率であった．ここに示した成績はACE遺伝子型別に分析していないが，血清ACE活性は病期0期で最も低く，II期で最も高いことより，本症の肉芽腫病変の多さ，活動度を反映していると考えられた．

2. 血清ACE活性の判定上の注意事項

1）サルコイドーシス以外で，血清ACE活性が上昇する疾患，病態がみられる．本症と鑑別を要する肉芽腫性疾患であるけい肺，活動性肺結核，粟粒結核，アスベスト肺や糖尿病，慢性肝炎，甲状腺機能亢進症，高血圧症などの非呼吸器疾患でもみられ，臨床診断には注意を要する．

2）ACE遺伝子型による血清ACE活性；血清ACE活性の上昇が本症の臨床診断に注目されだしたころ，血清ACE活性は施設により測定値に差が見られることが指摘されていた．測定方法を同一にしても差がみられた．健常成人の血清ACE活性は同一個体では，ほぼ一定の値を示すとされているが，血清ACE活性の基準値にも示したように幅が広く，個体間では約5倍の差がみられるとされている．人種間でも差があるとされていた．このような個体間の差，人種間の差にACE遺伝子型が関与していることが示された．ACEの遺伝子多型としてはInsertion allele（I）とDeletion allele（D）のホモ接合体であるIIとDDおよびヘテロ接合体であるIDの3種類が同定されている．本症患者のACE遺伝子型と血清ACE活性との関連について，山口ら成績を表4-2-2-3に示した．血清ACE活性は健常成人でも，本症でもACE遺伝子型でDD＞ID＞IIの順に高値を示しており，いずれのACE遺伝子型も本症で高値を示していた．

表4-2-2-2 サルコイドーシス患者血清ACE活性

病期	男性(%)	女性(%)	計(%)
0	19/50　(38.0)	44/157　(28.0)	63/207　(30.4)
I	70/127　(55.1)	81/138　(58.7)	151/265　(57.0)
II	25/35　(71.4)	19/27　(70.4)	44/62　(71.0)
III	8/13　(61.5)	10/18　(55.6)	18/31　(58.1)
計	122/225　(54.2)	154/340　(45.3)	276/565　(48.9)

表4-2-2-3 サルコイドーシスおよび健常人のACE遺伝子多型性とSACE活性

	total	genotype			p Value*
		II	ID	DD	
sarcoidosis	25.5 ± 9.5 (n = 72)	19.0 ± 4.3 (n = 23)	27.5 ± 10.3 (n = 37)	33.6 ± 9.6 (n = 12)	$p < 0.0001$
controls	14.2 ± 4.2 (n = 341)	11.8 ± 2.9 (n = 158)	15.2 ± 3.6 (n = 138)	19.3 ± 3.9 (n = 45)	$p < 0.001$
p value**	$p < 0.0001$	$p < 0.0001$	$p < 0.0001$	$p < 0.0001$	

文献3)から引用

しかし，図4-2-2-1に示したように，健常成人のACE遺伝子型DDの血清ACE活性はサルコイドーシス患者のACE遺伝子型IIの血清ACE活性とほぼ同じであり，ACE遺伝子型IIの本症患者では血清ACE活性はあまり上昇していないことが明らかである．また，日本人のACE遺伝子多型の頻度はDD；13%，ID；43%，II；46%とされているのに対し，白人ではDD；36%，ID；46%，II；18%とまったく逆の分布を示している．血清ACE活性の低い遺伝子型IIの頻度が日本人では約半数を占める．日本人は血清ACE活性が低い人種ということになり，血清ACE活性から本症の病態，活動度を人種間を乗り越えて比較検討することは難しい．血清ACE活性から，本症の病態を臨床的に評価する場合にはACEの遺伝子型を考慮しなければならない．

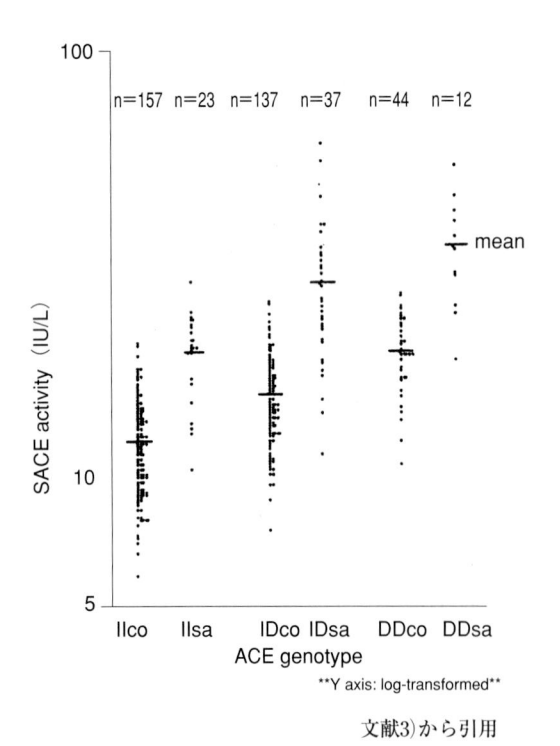

図4-2-2-1 ACE遺伝子型別SACE活性の分布
co：健常成人，sa：サルコイドーシス．

IV 血清リゾチーム (lysozyme)

リゾチームは細胞膜に存在するムコペプチド中のN-アセチルムラミン酸とN-アセチルグルコサミンのあいだのβ-1,4-グリコシド結合を切断する酵素でムラミダーゼともいわれている．ほとんどあらゆる組織，体液，分泌中に存在し，生体防御機構に関与している．ヒトの鼻汁，涙，唾液，喀痰に高濃度に含まれ，好中球，単球，組織マクロファージにも存在している．血清リゾチームの測定は比濁法で行われ，健常成人の基準値は3.4〜8.6μg/mlである．

1. 臨床的意義

1973年，Pascualら[4]が本症の血清中リゾチーム活性が上昇していることを報告した．それによると，血清リゾチーム活性の上昇は両側肺門リンパ節腫脹に肺野病変を有する本症とこれに眼病変や皮膚病変などの肺外病変を伴ったものに認められるとしている．すなわち，病変が広範な症例で血清リゾチーム活性は上昇している．JR札幌鉄道病院での成績を表4-2-2-4に示した．血清リゾチーム活性の陽性率は本症患者565名中303に陽性（53.6%）であった．病期0期では陽性率が30%と低く，胸郭内病変を有するI期の症例では171/265（64.5%）で，II期の症例では50/62（80.7%）と陽性率が高かった．わが国のサルコイドーシスでも血清リゾチーム活性は肺病変が広範で活動度の高い症例で高くなることが示された．性別では男性の陽性率が高い傾向をみるが，有意差はない．

サルコイドーシスにおける血清リゾチームの由来は明白でなく，肉芽腫を構成する単球系細胞とリンパ球に由来すると考えられている．

表4-2-2-4 サルコイドーシス患者の血清リゾチーム活性

病期	男性(%)	女性(%)	計(%)
0	17/50 (34.0)	45/157 (28.7)	62/207 (30.0)
I	85/127 (66.9)	86/138 (62.3)	171/265 (64.5)
II	25/35 (71.4)	25/27 (92.6)	50/62 (80.7)
III	6/13 (46.2)	14/18 (77.8)	20/31 (64.5)
計	133/225 (59.1)	170/340 (50.0)	303/565 (53.6)

2. 血清リゾチーム判定上の注意事項

リゾチームは血液細胞（単球細胞）に多く含まれており，単球性白血病では血清リゾチーム活性が著しく上昇する．また，肝疾患，潰瘍性大腸炎でも上昇する．肉芽腫性疾患では肺結核症，けい肺症，慢性ベリリウム症でも上昇することが指摘されており，サルコイドーシスの診断，活動性の判定には注意しなければならない．

【参考文献】

1) Lieberman J. Elevation of serum angiotensin coverting enzyme (ACE) level in sarcoidosis. Am J Med 1975; 59 365–72.
2) Rigat B, Hubert C, Alhenc-Gelas F et al. An insertion/deletion polymorphism in the angiotensin I-converting enzyme gene accounting for half the variance of serum enzyme levels. J Clin Invest 1990; 86: 1343–6.
3) 古家乾, 山口悦郎, 川上義和, ほか. サルコイドーシスにおけるACE遺伝子多型性と血清ACE活性. 日本臨牀 1994; 52: 1561–6.
4) Pascual RS, Gee JBL, Finch SC. Usefulness of serum lysozyme measurement in diagnosis and elevation of sarcoidosis. N Engl J Med 1973; 289: 1074–9.

（阿部庄作，平賀洋明）

2-(3) 呼吸機能検査

I 病理・画像所見と機能障害

　サルコイドーシスでは肺胞・気道・血管・肺間質や胸膜などにさまざまな程度の病変が生じ，これを反映してガス交換や気流・血流などに種々の障害が起こる．肺機能は病理所見をそれなりに反映しこれらはPathological-radiological-functional correlationの観点から分析されるが，ScaddingとMitchellはその著書"Sarcoidosis"で本症の呼吸機能を画像所見と関連させて以下のように整理した[1]．

1）両側肺門リンパ節腫大（BHL）のみ：ほぼ正常範囲内かあってもごく軽度の異常．まれに中等度の拡散能低下．
2）新鮮な肺浸潤陰影（＋BHL）：軽度の異常．陳旧性の肺野病変：異常の程度は増加し，気流量低下をみることもある．
3）線維化病変：ほぼすべての症例で一種ないしそれ以上の項目での異常．

　これは本症の画像所見と呼吸機能所見の関係を簡潔に示しているが，そこで述べられているように，この一般則からはずれる症例も少なくない．この点に関するpre CT時代の報告に本症34例を対象に肺の経皮針生検による病理所見と胸部X線および呼吸機能所見を対比したYoungらによる検討[2]がある．それによると，病理所見的には発症1年以内の症例で画像所見の異常の有無にかかわらず95％で肺に肉芽腫がみられ，その率はより経過の長い例では50％以下であった．一方，呼吸機能で肺病変の程度と有意に相関していたのは拡散能（D_{LCO}）と労作時の動脈血酸素分圧の低下で，これらが肺病変の広がりを反映するよい指標と考えられた．

　このように呼吸機能と画像所見のあいだにある程度の相関があったが，病変の広がり群別では呼吸機能検査所見の幅は大きく，両者間に明瞭な相関関係を得られていない．このように呼吸機能と画像所見のあいだで必ずしも明解な相関が得られにくい理由として，胸部X線写真・呼吸機能検査がともに軽度の異常を検出するにたりるほど十分に鋭敏ではないことが挙げられる．このような限界はあるが，本症の肺病変を把握したり治療効果を判定する際には画像・機能の両面からの分析が必要である．以下にサルコイドーシスの呼吸機能について換気力学，拡散能，血流障害，負荷検査などを中心に病理・画像所見と対比させながら述べる．

II 呼吸機能の異常

1．拘束性換気障害

　サルコイドーシスの呼吸機能異常として最初に注目されたのは肺活量（VC）の減少である．Harrisonらによる107症例の新規罹患例についての検討[3]では，拘束性障害はstage1・2では2〜3％にすぎなかったがstage3, 4では15％, 33％の多くでみられた．また，stage1, 2間でも後者でVCの減少が有意に多かったとする報告もある．Bradvikら[4]はstage2・3の66症例の検討でVCおよび全肺気量（TLC）の有意の低下を認め，これらをstatic lung complianceの低下によるものと考えた．拘束性障害が線維化病変の例でより多いのは当然としても，その場合でも著明な異常は10％以下にしかみられなかったとする報告もある．

　非線維化性の肺病変が拘束性障害にどの程度相関するかは議論のあるところである．Berginら[5]はCTで肺病変をスコア化してこれを呼吸機能検査の成績と比較し，肺病変とVC

低下のあいだに有意の相関関係を認めた．それによると肺胞性パターンの例ではVC減少の有無はまちまちであったが，多発性小結節性病変や線維化を伴う例では全例で顕著なVC低下がみられ，広範な肉芽腫性病変が拘束性障害を来すものと考えられた．

2. 閉塞性換気障害

拘束性障害の陰に隠れがちであるが，本症では閉塞性障害もまれならずみられる．

上気道の狭窄

古くから鼻粘膜や喉頭病変についての記載がある．まれな所見であるが，喘鳴がみられ，フローボリューム曲線で呼出時に特徴的なプラトー所見を示す[6]．

主気管支の狭窄

中枢気管支に高度の狭窄をみることは少ないが，99例の検討で8例で区域性無気肺を認めたとする報告がある[7]．

下気道の狭窄

古くからstage1の症例でも最大中間呼気流量（maximal midexpiratory flow rate：MMF）の低下がみられたとする報告があるが，その後の検討もこれを裏づけており，123例の黒人症例についての検討ではBHLのみの場合を含めて63%に気道閉塞（その多くは軽度の）がみられた[8]．ただし出現頻度には人種差があり，本邦例ではさほど多くはない．

細気管支病変

本症ではしばしば気道抵抗の上昇がみられ，その一部はMMFの減少を伴っており，これらは細気管支病変によるものと考えられている[9]．また，一回呼吸法N_2呼出曲線でstage1・2の症例でもクロージング・ボリュームの増加がみられたとする報告もある[10]．

気道過敏性の亢進

Bechtel[11]らの報告では本症20例のうち10例でメサコリン・テストが陽性で，これらの症例では気道閉塞所見が有意に多かった．本症の肺胞洗浄液にmast cellの増加を認めた報告もあるが[12]，このような気道過敏性は気管支鏡検査でみられる粘膜の発赤・腫脹・小血管の網の目様怒脹や，時にみられる乾性咳の症状とも関連する所見と思われる．

3. その他の異常

拡散能

本症のDLcoの低下は初期例でも時にみられるが高度の肺病変の例で異常の頻度も低下の程度も大きい[8]．その機序については膜・血流の両面から検討されており[13]，最近のDLNOによる分析では前者を第一義的としている[14]．しかしこれらの検討はやや特殊で，一般にはDLco/VAを本症のガス交換障害の鋭敏な指標として用いるのが妥当であろう．

血流障害と換気/血流分布

肺循環に関しては，ほかの間質性肺疾患の場合と同様に本症でも線維化を示す進展例の多くが肺動脈圧の上昇を示したとする報告がある[15]．これらは拡散能低下を伴っており，広範な小血管の肉芽腫や線維化病変の結果と考えられた．最近の本邦からの報告で，組織診断例212例のなかで12例（5.7%）が肺高血圧（収縮期圧≧40mmHg）を示した[16]．これらは肺病変進展例で酸素飽和度の低下を伴うなどの特徴があり，肺機能との間では%TLCの低下が独立因子として認められた．ただし，TLC低下のないPH症例もあり，その場合，気管支・血管鞘に拡がる肉芽腫性病変の関与が想像されるが，画像との比較検討ではこれを支持する根拠はえられなかった．一方，換気・血流の検討では軽症例でも不均等分布（特に上肺で顕著）を認め，これも拡散能低下に相関していた[17]．

負荷検査

本症では換気障害が軽度の例でも運動負荷でしばしばA-aDO$_2$が開大する．Bradvikら[18]は63例の肺サルコイドーシスを分析し運動負荷時の運動能力の低下や抵抗の増大などを認め，安静時の評価のみでは検出できない異常があることを指摘している．また，Sietsemaら[19]は運動負荷検査で20例のうち9例でanaerobic thresholdでの酸素摂取量の低下を認め，このような運動時の酸素摂取能低下の一部は軽度の右心機能低下によるものと考えている．

肺外病変による機能障害

呼吸筋機能に関する検討は多くないが，Renziら[20]は時に呼吸パターンの異常がみられるとしている．横隔膜病変によるVC減少の症例があり，浅い呼吸パターンの例もある．後者では中枢性呼吸ドライブの亢進が疑われている．

経過とステロイド治療の影響

本症の経過を検討した報告では，画像所見が改善したにもかかわらず呼吸機能の改善がみられなかった例や拡散能が低下した症例も示されており[21]，肺病変の変化が画像よりも機能により鋭敏に反映される例があることがわかる．なお，ステロイド治療が肺病変に有効な場合はVCとDLcoの両者の改善がみられるが，前者の方が鋭敏とされる[22]．

III まとめ

本症の呼吸機能障害は多彩で，進展例での拘束性・閉塞性障害や拡散能低下などのほかに，胸部X線写真で明らかな異常がない例で軽度の機能低下を認めることもあり，また，経過中に症状がなくても機能異常がみられることもある．CTの進歩で肺病変の精細な描出が可能になったが，肺機能検査は画像検査を補完するものとして必須である[23]．

参考資料

（東大病院の最近の54症例についてのデータ）

1) BHL：22例中に5例で閉塞性換気障害
2) BHL＋肺病変：29例中に2例で拘束性，10例で閉塞性，2例で混合性換気障害
3) 非線維化性肺病変：3例中に1例で閉塞性，1例で拡散能低下を伴う混合性換気障害
4) 線維化性肺病変：2例中に1例で拡散能低下を伴う混合性換気障害．

この成績は以下のことを示唆している．画像検査で肺病変がある場合は半数以上になんらかの呼吸機能の異常があり，肺病変のみの進展例では拡散能低下を含む換気障害の頻度が高い．一方，画像で異常が乏しい場合にも閉塞性障害が少なくなく，末梢気道病変の関与が疑われる．（提供：東大医学部附属病院検査部石井彰先生 現在東京学芸大学保健管理センター）

【参考文献】

1) Scadding JG, Mitchell DN. Changes in respiratory function. Lung changes. In: Sarcoidosis. 2nd ed. London, Chapman & Hall, 1985, pp 160–4.
2) Young RL, Lordon RE, Krumholz RA et al. Pulmonary sarcoidosis 1. Pathophysiologic correlations. Am Rev Respir Dis 1968; 97: 997–1008.
3) Harrison BDW, Shaylor JM, Stokes TC et al. Air flow limitation in sarcoidosis-a study of pulmonary function in 107 patients with newly diagnosed disease. Respir Med 1991; 85: 59–64
4) Bradvik I, Wollmer P, Simonsson B et al. Lung mechanics and their relationship to lung volumes in pulmonary sarcoidosis. Eur Respir J 1989; 2: 643–51.
5) Bergin CJ, Bell DY, Coblentz CL, et al. Sarcoidosis: correlation of pulmonary parenchymal pattern at CT with results of pulmonary function tests. Radiology 1989; 171: 619–24.
6) Bower JS, Belen JE, Web JG, et al. Manifestations and treatment of laryngeal sarcoidosis. Am Rev Respir Dis 1980; 122: 325–32.

7) Olsson T, Bjornstad-Pettersen H, Stjernberg NL. Bronchostenosis due to sarcoidosis: a cause of atelectasis and airway obstruction simulating pulmonary neoplasm and chronic obstructive pulmonary disease. Chest 1979; 75: 663–6.

8) Sharma OP, Johnson R. Airway obstruction in sarcoidosis: a study of 123 nonsmoking black American patients with sarcoidosis. Chest 1988; 94: 343–6.

9) Sellers RD, Siebens AA. The effects of sarcoidosis on pulmonary function, with particular reference to changes in pulmonary compliance. Am Rcv Respir Dis 1965; 91: 660–4.

10) Crawford O, Al-Bazzaz FJ. Single breath nitrogen washout in pulmonary sarcoidosis. Respiration 1982; 43: 158–63.

11) Bechtel JJ, Trammel S, Dantzker DR, et al. Airway hyperreactivity in patients with sarcoidosis. Am Rev Respir Dis 1981; 124: 759–61.

12) Flint KC, Leung KB, Hudspith BN, et al. Bronchoalveolar mast cells in sarcoidosis: increased numbers and accentuation of mediator release. Thorax 1986; 41: 94–9.

13) Saumon G, Georges R, Loiseau A, et al. Membrane diffusing capacity and pulmonary capillary blood volume in pulmonary sarcoidosis. Ann NY Acad Sci. 1976; 278: 284–91.

14) Phansalkar AR, Hanson CM, Shakir AR, et al. Nitric oxide diffusing capacity and alveolar microvascular recruitment in sarcoidosis. Am J Respir Crit Care Med 2004; 169: 1034–40.

15) Emirgil C, Sobol BJ, Herbert WH, et al. The lesser circulation in pulmonary fibrosis secondary to sarcoidosis and its relationship to respiratory function. Chest 1971; 60: 371–8.

16) Handa T, Nagai S, Miki S, et al. Incidence of pulmonary hypertension and its clinical relevance in patients with sarcoidosis. Chest 2006; 129: 1246–52.

17) Renzi G, Anthonisen NR, Grassino A, et al. Regional lung function in sarcoidosis. Scand J Respir Dis 1974; Suppl 85: 64–74.

18) Bradvik I, Wollmer P, Blom-Buelow B, et al. Lung mechanics and gas exchange during exercise in pulmonary sarcoidosis. Chest 1991; 99: 572–8.

19) Sietsema KE, Kraft M, Ginzton L, et al. Abnormal oxygen uptake responses to exercise in patients with mild pulmonary sarcoidosis. Chest 1992; 102: 838–45.

20) Renzi G, Milic-Emili J, Grassmo AE. The pattern of breathing in diffuse lung fibrosis. Bull Eur Physiopathol 1982; 18: 461–72.

21) Boushy SF, Kurtzman RS, Martin ND, et al. The course of pulmonary function in sarcoidosis. Ann Intern Med 1965; 62: 939–55.

22) Williams MH Jr. Pulmonary function in sarcoidosis. In: Fanburg BL ed. Sarcoidosis and other granulomatous diseases of the lung. Marcel Dekker, New York, 1983; pp77–98.

23) Badr AI, Sharma Om P. Pulmonary function. In: James DG ed. Sarcoidosis and other granulomatous disorders. Marcel Dekker, New York, 1994; pp247–66.

〔四元秀毅〕

2-(4) 気管支鏡検査

サルコイドーシスは原因不明の肉芽腫性全身疾患であるが，その診断には組織学的に非乾酪性類上皮細胞肉芽腫を証明することが必要である．このような点から本症の診断における気管支鏡の役割はきわめて重要である．気管支鏡を用いたサルコイドーシス診断のための手段としては①経気管支肺生検（transbronchial lung biospy；TBLB），②気管支粘膜生検（endo-bronchial biopsy；EBB），③縦隔リンパ節の経気管支吸引針生検（transbronchial needle aspiration；TBNA），④気管支肺胞洗浄（bronchoalveolar lavage；BAL）が挙げられる．その他，内腔所見もきわめて特徴的なものがあり，重要である．生検およびBALについては他章で詳述されるので，ここでは生検のうちのEBBについて，少し触れることとし，主に内視鏡所見について詳述することとしたい．

I 気管支粘膜生検（EBB）

先に述べたように，サルコイドーシスの診断のためには非乾酪性類上皮細胞肉芽腫を証明することが必要であるが，第一選択として行われるのがTBLBである．TBLBは気管支鏡検査に伴って行われるルーチンの手技で，比較的容易であり，合併症も正しく行えばきわめてまれである．そのサルコイド肉芽腫の証明率（診断率）は50〜80%とされている．さらに診断率を上げる一つの方法として，気管支粘膜生検（EBB）が挙げられる．このEBBは気道粘膜の所見が正常であっても，ある率陽性となることが知られている．Shorrらは，34例の本症においてprospectiveに通常のTBLBにEBBを加えて，診断率がどう変化するかを検討した[1]．その結果，TBLBによる診断率は58.8%，EBBは61.8%であり，EBBを加えることにより，診断率は20.6%上乗せすることができたという．正常にみえる気管支粘膜でも30%において，サルコイド肉芽腫を証明できたとしている．同様の検討はすでにArmstrongらによっても行われており，粘膜異常所見がない場合でも生検率は37%であり，TBLBによる診断率73%，気管支粘膜生検での診断率57%，両方ともに行うと88%に達することを報告している[2]．気道粘膜

表4-2-4-1 サルコイドーシスの内視鏡像の特徴

- 非特異的所見
    - *粘膜の浮腫，発赤，肥厚，ひだの変形，粘膜の粗造化，分岐開大
    - *リンパ節腫脹による圧排，狭窄所見
    - *無気肺，線維化による気管支の変形
- 特異的所見
    - *気管支粘膜下の血管怒張
        1）単純に血管が目立っているもの
        2）走行不整で網目状を呈するもの
    - *顆粒状または結節状の白色または黄色の隆起
    - *プラークと呼ばれる白色または黄色の小局面

大道光秀「気管支鏡所見．サルコイドーシス」門正男，河原正明，長井苑子編．気管支内視鏡診断テキスト．東京，文光堂1999．pp134〜143．より引用

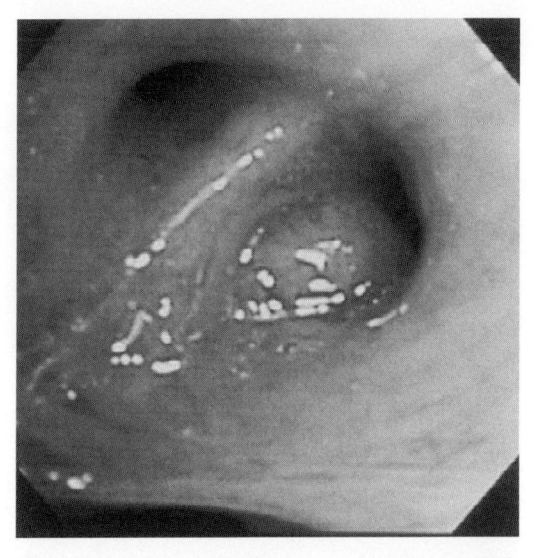

図4-2-4-1　リンパ節腫脹による圧排と考えられる狭窄所見．（CD-ROMカラー図参照）

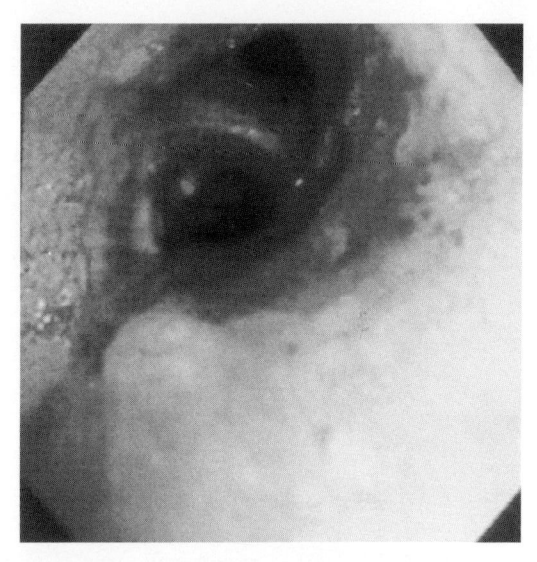

図4-2-4-2　発赤所見．（CD-ROMカラー図参照）

の病変は本症できわめて普通にみられ，EBBは安全に診断率を上昇させることが可能なので，臨床家は本症疑いの症例にはルーチンにEBBを行うべきであるとしている[1]．

II 気管支鏡所見

非特異的所見とされる気道閉塞所見と，特異的所見である血管怒張，顆粒状・結節状隆起，プラークに大別される．

1．非特異的所見

本症における気道閉塞はさまざまな部位（small airwayからlarge airway）にさまざまな機転で生じるが，その頻度も報告により，5〜63％と多様である．閉塞が生じる原因としては，①肉芽腫による直接的な閉塞および肉芽腫が消退したときの線維性瘢痕，②腫大したリンパ節による圧排，③末期の肺線維化に伴うdistortionが挙げられている．所見としては，粘膜の粗造化，分岐開大や圧排所見，気管支の変

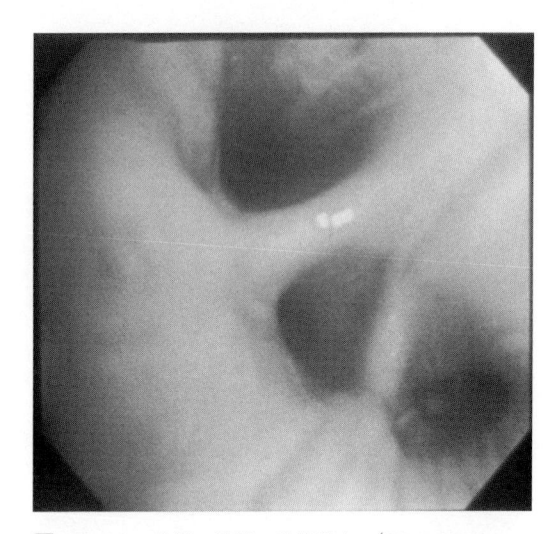

図4-2-4-3　粘膜の浮腫，分岐開大．（CD-ROMカラー図参照）

形所見が認められる（図4-2-4-1〜4-2-4-3）[3]．頻度としては，気管・気管支分岐部の鈍化・開大は57％（24/51）[4]，区域気管支狭窄は12％（6/51）[4]，edemaは55％[2]，bronchostenosisは26％[2]との報告がある．気管支壁の肉芽腫による閉塞に限ってみれば，ステロイド治療によく反応し，改善したという[5]．

2. 特異的所見

特異的な気管支鏡所見として，以下の3つが挙げられる．①血管怒張（hypervascularity），②顆粒状・結節状隆起（mucosal nodularity），③プラーク（plaque）である．

1）血管怒張（hypervascularity）（図4-2-4-4～4-2-4-7）

左右主幹を中心に中枢気道にみられる所見で，両側壁に強く，膜様部には少ないとされる．亀甲状血管怒張，網目状血管怒張（network formation）と表現される細かい増生パターン（毛細血管増生所見）と，比較的太い血管の増生が目立つ場合の2通りがある．本所見は本症

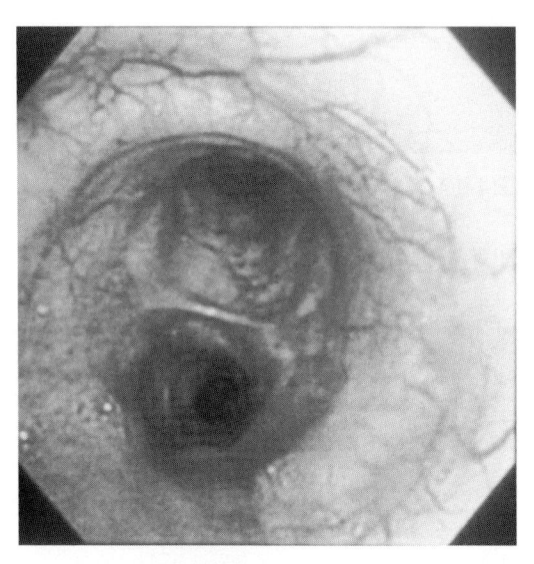

図4-2-4-4　網目状血管怒張．（network formation）（CD-ROMカラー図参照）

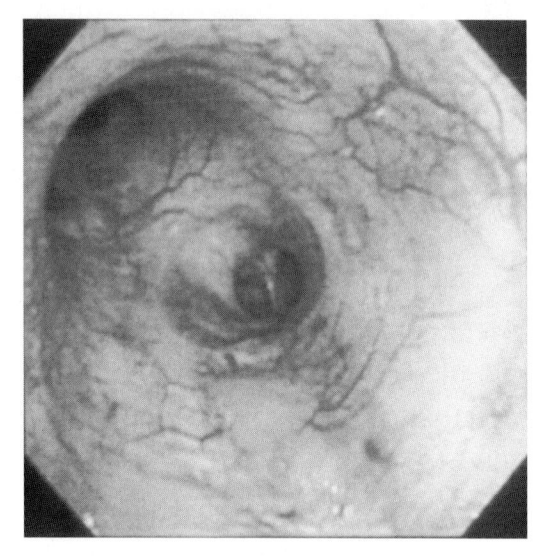

図4-2-4-5　網目状血管怒張．（network formation）．（CD-ROMカラー図参照）

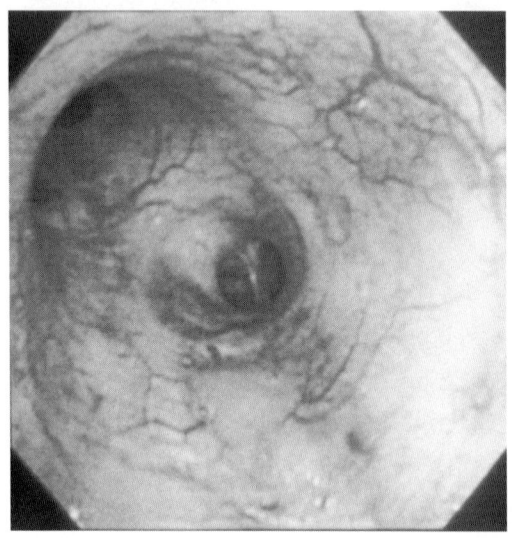

図4-2-4-6　網目状血管怒張（network formation）4時の方向には顆粒状隆起も認める．（CD-ROMカラー図参照）

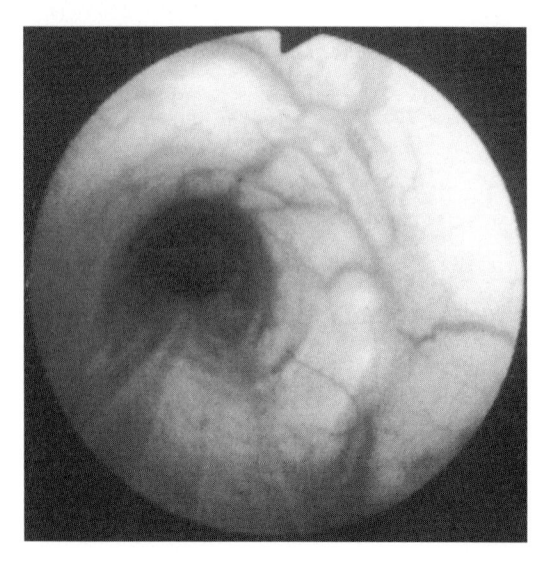

図4-2-4-7　血管が単純に目立つ所見．（CD-ROMカラー図参照）

に最も高頻度に認められる所見で，松岡らは，0期69％（9/13），Ⅰ期90％（45/50），Ⅱ期91％（41/45），Ⅲ期83％（5/6）という数字を[6]，生島らは71％（30/51）と報告している[4]．しかし米国からの報告では38％（38/101）との報告[2]があり，人種差の存在も考えられる．本所見については，左右主幹に強いことから，腫大したリンパ節による気管支壁外からの圧迫による可能性も考えられるが，荻原ら[7]はBHLの直接的な関与を否定し，松岡らも本所見の出現が両側肺門リンパ節腫脹（BHL）とは必ずしも一致せず，BHLのある時期に高頻度であるが，BHLのない時期にも認められるので，BHLが本所見の成因ではないとしている[6]．また，経時的変化の観察から，本症の活動性を反映している訳ではないと報告した．

この所見に関してはサルコイドーシスのさまざまな臓器でみられる微小血管病変すなわち，ミクロアンギオパチーの一部として捉える見方がある[8]．ミクロアンギオパチーは形態的に骨格筋，網膜血管，気管支粘膜，心筋などにおいて毛細血管や細静脈の内皮細胞変性，基底膜の多層化などを特徴とする[9]．サルコイドーシスにおけるミクロアンギオパチーの成因として類上皮細胞から分泌される血管内皮増殖因子（VEGF）[10]や，マクロファージからのTGF-α，TGF-β，FGF[11]の関与が考えられており，本症のBAL細胞から血管新生を促進する因子が産生されるとの報告[12]もみられる．

2）顆粒状・結節状隆起（mucosal nodularity）（図4-2-2-8～4-2-2-10）

サルコイドーシスでみられる気道の隆起性病変は大きさとしては細顆粒状～米粒大（2～4mmの直径）で太い気道にびまん性に散在する．淡黄色から白色調の表面平滑な小局面，プラークとの中間的なものもある．両方を合わせて結節性病変として検討されている場合もある．網目状の血管怒張と混在する例もみられる．頻度的には，松岡らは0期15％（2/13），Ⅰ期28％（14/50），Ⅱ期33％（15/45），Ⅲ期0％（0/6）

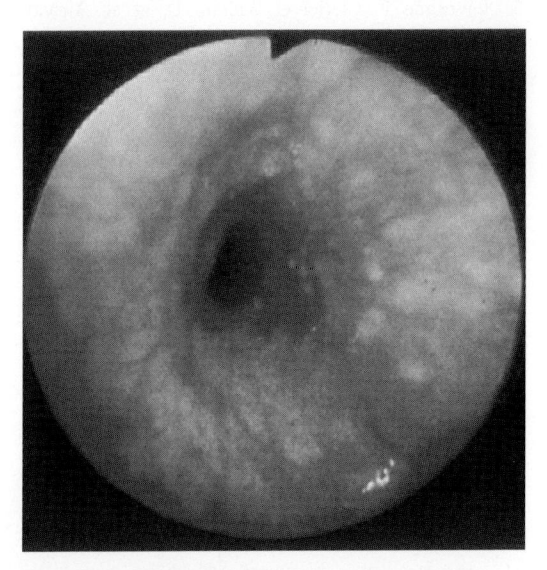

図4-2-4-8　顆粒状・結節状の白色～黄白色の隆起．一部扁平なプラークもあり，血管怒張や気道の狭窄も伴っている．（CD-ROMカラー図参照）

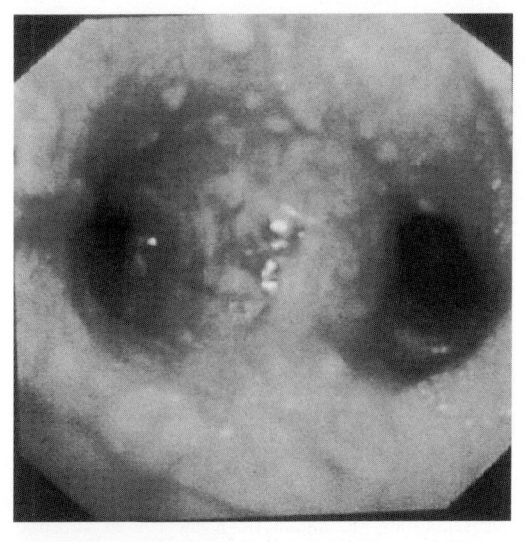

図4-2-4-9　多数の顆粒状・結節状隆起．プラークも有り．spurの肥厚・開大も認められる．（CD-ROMカラー図参照）

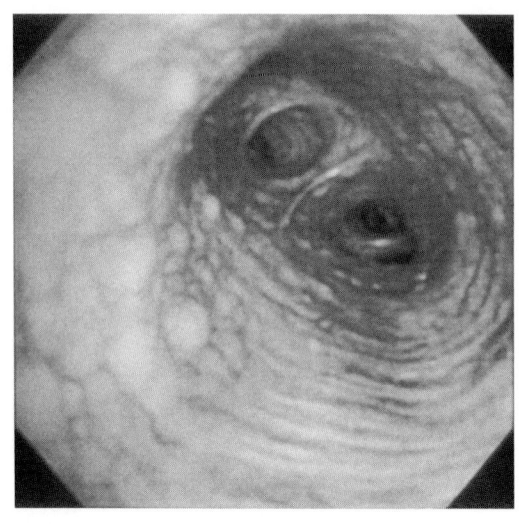

図4-2-4-10 血管怒張所見と隆起性病変．（CD-ROMカラー図参照）

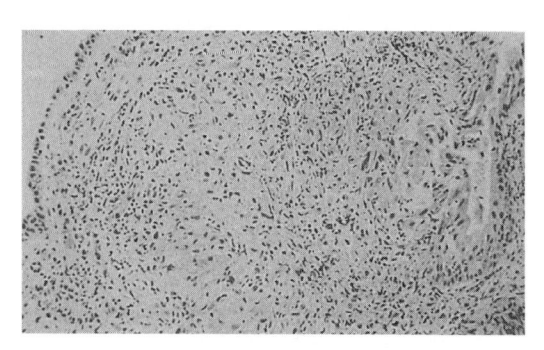

図4-2-4-11 隆起性病変と生検によって得られた，上皮下のサルコイドーシス肉芽腫．（CD-ROMカラー図参照）

と報告し[6]，生島らは18%としている[4]．欧米での報告では，64%（40/51）と高率[2]であり，松岡らの報告同様StageⅢで頻度が低いとしている．この結節性病変はステロイド薬に速やかに反応して消失し，病態の活動性を反映して再び出現してくるという[13]．また，BHLの改善に一致して消失，軽快したが，ACE値，BAL中リンパ球比率との関連はないという[6]．ある程度，サルコイドーシスの活動性を反映している所見ともいえる．この所見がある部位を生検することにより肉芽腫を証明することができる．（図4-2-4-11）

【参考文献】

1) Shorr AF, Torrington KG, Hnatiuk OW. Endobronchial biopsy for sarcoidosis. A prospective study. Chest 2001; 120: 109–14.
2) Armstrong JR, Radke JR, Kvale PA, et al. Endoscopic findings in sarcoidosis. Characteristics and correlations with radiographic staging and bronchial mucosal biopsy yield. Ann Otol 1981; 90: 339–43.
3) 大道光秀. 気管支鏡所見—サルコイドーシス. 門政男, 河原正明, 長井苑子編. 気管支内視鏡診断テキスト. 文光堂, 東京, 1999: pp134–43.
4) 生島壮一郎, 折津愈. サルコイドーシス. 大田健, 永井厚志, 飛田渉編. 呼吸器病New Approach 4. 内視鏡による呼吸器疾患診療. メジカルビュー社. 東京, 2002 : pp188–93.
5) Lavergne F, Clerici C, Sadoun D, et al. Airway obstruction in bronchial sarcoidosis. Outcome with treatment. Chest 1999; 116: 1194–9.
6) 松岡緑郎, 小林英夫, 北村諭. サルコイドーシスの気管支鏡所見およびその経時的変化の検討. 気管支学 1988; 9: 340–5.
7) 荻原正雄, 井田徹也, 田井久量, ほか. 肺サルコイドーシス症における気管支粘膜下の血管変化の研究—気管支ファイバースコープによる検索—. 気管支学 1981; 3: 291–300.
8) 武村民子. サルコイドーシスの病理組織学的特徴. 呼吸器科 2003; 3: 81–6.
9) Mikami R, Sekiguchi M, Ryujin Y, et al. Changes in the peripheral vasculature of various organs in patients with sarcoidosis — possible role of microangiopathy. Heart Vessels 1986; 2: 129–39.
10) Tolnay E, Kuhnen C, Voss B, et al. Expression and localization of vascular endothelial growth factor and its receptor flt in pulmonary sarcoidosis. Virchows

Arch 1998; 432: 61–5.
11) Okabe T, Takaku F. A macrophage factor that stimulates the proliferation of vascular endothelial cells. Biochem Biophys Res Commun 1986; 134: 344–50.
12) Meyer KC, Kaminski MJ, Calhoun WJ, et al. Studies of bronchoalveolar lavage cells and fluids in pulmonary sarcoidosis. I. Enhanced capacity of bronchoalveolar lavage cells from patients with pulmonary sarcoidosis to induce angiogenesis in Vivo. Am Rev Respir Dis 1989; 140: 1446–9.
13) 岡田光子, 松岡緑郎, 高橋英気, ほか. 気道粘膜に著しい結節性変化を認めたサルコイドーシスの3例. 気管支学 1986; 8: 114–21.

(杉山幸比古)

COLUMN

クベイム反応

サルコイドーシスは何らかの病因（物質）に対する感作Tリンパ球による一種の細胞性免疫反応である．クベイム抗原を皮内注射しても24時間後や48時間後に紅斑が発生することはまれで，陽性の場合には1週間以後に淡紅色小丘疹が発生し，3週間目以後には病理組織学的に真皮内に類上皮細胞肉芽腫が発生する．このような免疫学的反応をEpsteinはgranulomatous hypersensitibityと安平は超遅延型反応と呼んだ（臨床病理 1980; 28: 119–24）．Lebacqら・Behrendら・河端は白血球ないしリンパ球によってクベイム反応が受身伝達されること，Douwesら・伊藤ら・SchubotzらのLMITを応用した in vitro Kveim testの研究によってクベイム反応が一種の細胞性免疫であることが確認された．クベイム反応は1941年Kveimがサルコイドーシス患者のリンパ節の乳濁液を患者の皮内に注射すると数週間以上持続する丘疹が発生することに気づき，そこに病理組織学的に類上皮細胞肉芽腫が形成されることを発見した（西日皮膚 1977; 39: 546–51）．その後多くの研究者がクベイム反応が結核患者にも陽性反応を示すことがあることに気づき，その特異性に疑問をもった．しかしChaseとSiltzbachの製造したクベイム抗原は特異性が高く，その特異性が相当に信頼されるようになった．Chase-Siltzbach抗原はサルコイドーシス患者の脾から作成され，各国に配布されて，international studyが行われた．1967年ごろオーストラリアで製造された抗原（CSL抗原）も各国で使用されたが，lotによっては結核症やその他の疾患患者にも陽性反応が発生することが報告された（同上論文）．わが国では1950年福代によって初めてクベイム抗原が作られ，1966年ごろからサルコイドーシス研究協議会のクベイム抗原が国立予防衛生研究所の浅見・片岡によって試作され，配布された．これらのクベイム抗原はlotによって陽性率や特異性に大きなばらつきがあった（同上論文; 皮膚臨床 1987; 29: 237–44）．クベイム抗原は脾やリンパ節を材料として製造されるが，片岡の抗原はChase-Siltzbach TypeⅠの抗原の製法で作られた上清をさらに1,500rpm 10分間遠心して得た上清に石炭酸を加えたものであった．クベイム抗原の活性因子は今日なお不明であるが，新しく形成された類上皮細胞肉芽腫に存在していると考えられている．活性因子はlysosome由来の膜に結合しているdense bodyであるという説，活性因子が外界に由来している可能性，particulate fractionであるという説，membrane fractionであるという説などがある（西日皮膚 1977; 39: 546–51）．クベイム反応の実施法・判定基準は上記文献に詳述されているので参照されたい．Propionibacterium acnesとクベイム抗原との関係については積田らの研究によって活性の高いクベイム抗原にはアラキドン酸が少ないことが分かったが，Propionibacterium acnesの産生する物質は発見できなかった（臨床病理の上記論文）．

(北郷　修)

2-(5) 気管支・肺胞洗浄液

びまん性肺疾患の診断において気管支肺胞洗浄液（bronchoalveolar lavage fluid：BALF）検査の果たす役割は大きい．サルコイドーシスの診断においてもこれは同様である．

I 気管支肺胞洗浄の歴史

1897年にKillianが硬性気管支鏡による経気道的異物摘出に成功し，引き続いてJacksonが分泌物除去の治療のために硬性気管支鏡を用いて肺洗浄を行ったことが，気管支鏡を用いた肺胞洗浄の始まりといえよう．今日的な気管支肺胞洗浄（bronchoalveolar lavage：BAL）が可能になったのは1966年の池田による柔軟な気管支ファイバースコープ（bronchoscope）の開発・発表以降である．1970年代後半からはサルコイドーシスに対してBALを行った診断的価値に関する報告が見られてくる[1)～4)]．

II サルコイドーシス診断基準の歴史

サルコイドーシスの疾患概念は「原因不明の全身性肉芽腫性疾患」と定義されている．その診断には類上皮細胞肉芽腫の病理学的証明が不可欠である．しかし，さまざまな理由で生検が困難なことや，あるいは生検で得られた組織中に類上皮細胞肉芽腫が認められないこともある．このような場合には，胸部X線所見や臨床所見からサルコイドーシスを強く疑うにもかかわらず，確定診断に至らない場合がある．

わが国では，サルコイドーシスは厚生労働省特定疾患に指定されており，診断は厚生労働省びまん性肺疾患調査研究班が作成した診断基準に従って行われる．1989年に策定された診断基準（旧診断基準）では組織診断基準と臨床診断基準が設けられた．臨床診断には①ツベルクリン反応陰性，②γ-グロブリン上昇，③血清ACE上昇，④血清リゾチーム上昇，⑤^{67}Ga集積像陽性（リンパ節，肺など）の5項目が設けられ，胸郭内病変・胸郭外病変のいずれかの臨床所見があり，①または③を含む3項目以上が陽性であれば臨床診断群（ほぼ確実）と定義された[5)]．

しかしACE活性レベルは遺伝子多型のタイプによって異なり[6) 7)]，活動性のあるサルコイドーシスであっても血清ACEが正常範囲内にとどまっている症例も報告されている[6)]．また，保険診療上の問題から血清リゾチームは測定されない場合もある．旧診断基準に従うと，血清ACE，リゾチーム以外の3項目すべてを満たさなければ診断に至らない場合もあった．

診断基準は1997年に改訂され（新診断基準），臨床診断の判定に必要な検査は在来の5項目にBALF所見が追加された．多くの場合，気管支鏡検査で確定診断を目的に経気管支肺生検を行う際にBALを行うチャンスがあり，この結果を診断にいかせるようになった．組織診断が困難なうえに旧診断基準も満たさず疑診のままとなるような症例でも，診断基準の改訂により診断できる可能性が出てきたのである．

III BALの手技と検体の扱い

BALとは気管支鏡を用いて行う検査法であり，ほとんど侵襲なしに終末細気管支，肺胞領域からの細胞，吸入粉塵，病原物質，液性成分を採取できる．サルコイドーシスのようなびまん性肺疾患の場合にはBALは中葉から行われる．

B⁴あるいはB⁵の区域または亜区域気管支に気管支ファイバースコープを確実に楔入したのち，生理食塩水で洗浄する．洗浄の一回量は50mlとし，計3回手動でゆっくり注入し，気管支が虚脱しないように内腔の状態を確認しながら吸引回収する．総洗浄量は150ml程度が一般的である．回収率が極端に低い場合は検査結果の信頼度は低くなる．

喫煙はBALFの細胞所見に大きな影響を与えるので，検査施行前に喫煙歴の調査を行う必要がある．喫煙が行われている場合，BALFでは細胞数が3～4倍増加し，マクロファージの比率が増加し，リンパ球比率が低下する．またCD4/CD8比は非喫煙者と比べて低下するため，喫煙の影響は考慮すべき重要な因子である．

リンパ球サブセットに関する分析は，モノクローナル抗体を用いて免疫蛍光標識されたBALF中の細胞をフローサイトメトリーにより測定するのが一般的である．長時間経過した検体では細胞数が減少するなど，結果に影響を与える可能性がある．短期間での測定が可能な場合には検体を室温に保つのが最良であるが，測定までに時間がかかる場合には，搬送中の細菌混入や増殖を防ぐなどの目的で4℃に保存する．CD3，CD4，CD8の測定であれば低温保存の影響はさほどないと考えられる[8]．

IV ATS/ERS/WASOG 共同見解

1999年に発表されたATS/ERS/WASOGの共同見解では，BALFは生検のされていない症例において診断の補助となると述べられている．サルコイドーシスにおいては，多くの症例でBALF中の①総細胞数，②リンパ球比率，③CD4/CD8比が増加する．①，②の所見は種々のびまん性肺疾患で観察されるが，③が加わった場合，サルコイドーシスを疑う大きな根拠となる[9]．

Costabelは117人の病理診断されたサルコイドーシス患者について検討し，BALF中のCD4/CD8比が3.5以上に上昇すれば，サルコイドーシス診断の感受性は52％，特異性は94％，CD4/CD8比が5.0では特異性は97％となり，生検しなくてもBALFの成績からサルコイドーシスと診断ができると報告した[10]．同様にWinterbauerはCD4/CD8比が4.0以上で，サルコイドーシス患者27人と他の間質性肺疾患患者28人を感受性は59％，特異性は96％で判別できたと報告した[11]．これらの感受性から逆に考えれば，診断の最初のステップとしてBALだけ行えば，サルコイドーシス患者の50～60％はほとんど危険を伴うことなく診断に至るとも考えられる．しかし，いずれの報告でもその感受性の低さから，CD4/CD8比が正常範囲内でも，あるいは1.0より低くてもサルコイドーシスを否定することはできない．

この共同見解では，サルコイドーシス患者に認められる免疫異常として9項目が記載されている（表4-2-5-1）．これらの多くはBALFから確認できるものであり，BALFの解析はサルコイドーシスの免疫異常を捉えるうえで重要なものといえる．

V 気管支肺胞洗浄液の診断学的意義

BALFのリンパ球増加所見は活動性の指標にはなるが，診断的価値や予後の指標としては確立されていない．しかし，CD4/CD8比が3.5以上に上昇すると特異度は高くなる．筆者らは，わが国で多く見られる眼サルコイドーシス所見に，両側肺門リンパ節腫脹（bilateral lymphadenopathy：BHL），血清ACE高値といったサルコイドーシスに典型的で特徴的な臨床症状・所見を満たし，かつBALF中のCD4/CD8

表4-2-5-1　サルコイドーシス患者に認められる免疫異常

・ヘルパーインデューサー活性とIL-2を産生するCD4陽性T細胞が肺胞内及び間質へ集積する

・肺病変局所で，限られたT細胞受容体レパートリーを持つT細胞が増殖する．T細胞受容体は少数のクローン性パターンを示し，一部の患者肺内ではγ/β T細胞受容体を持つ細胞が増殖する

・肉芽腫形成時にIL-2とIFNγなどのTh1サイトカインの産生が病変局所で亢進する

・病変局所のT細胞ではTNFリガンドとTNF受容体スーパーファミリーの発現が亢進する

・B細胞は活性化され，病変局所での免疫グロブリン産生の亢進を認める

・肺の免疫担当細胞は自発的に増殖速度が亢進する

・病変局所に抗原提示能を持つ単球・マクロファージが集積し，活性化マーカー(HLA-DR，HLA-DQ，CD71)，接着分子(CD49a，CD54，CD102)の発現亢進が認められる

・肉芽腫形成や肺傷害を誘導すると考えられるマクロファージ由来のサイトカイン(IL-1，IL-6，IL-8，IL-15，TNFα，INFγ，GM-CSF)とケモカイン(RANTES，MIP-1α，IL-16)の放出が亢進する

・マクロファージ由来の線維化に関与するサイトカイン(TGFβ及び関連ケモカイン，PDGF，IGF-1)の産生が亢進する

文献9より訳・改編

表4-2-5-2　健常人、サルコイドーシス患者のBALF所見

	細胞数($\times 10^4$/ml)	macrophages(%)	lymphocytes(%)	neutrophils(%)	eosinophils(%)	CD4+/CD8+
佐藤(健常非喫煙25人)1994	5.99 ± 3.33	86.6 ± 9.6	12.5 ± 9.4	0.7 ± 0.9		2.47 ± 1.08
佐藤(健常喫煙21人)1994	25.17 ± 16.97	95.8 ± 2.3	3.7 ± 2.1	0.3 ± 0.5		0.79 ± 0.37
厚生省びまん性肺疾患調査研究班(健常非喫煙272人)，1992	12.72 ± 8.42	87.75 ± 7.27	10.69 ± 6.99	0.94 ± 1.31	0.27 ± 0.64	
ATS非喫煙(77 never smokers), 1990	12.9 ± 2.0	85.2 ± 1.6	11.8 ± 1.1	1.6 ± 0.07	0.2 ± 0.06	
ATS非喫煙(50 ex-smokers), 1990	13.9 ± 1.1	86.0 ± 1.4	11.4 ± 1.2	2.1 ± 0.5	0.5 ± 0.2	
ATS喫煙(64 current), 1990	41.8 ± 4.5	92.5 ± 1.0	5.2 ± 0.9	1.6 ± 0.2	0.6 ± 0.1	
田村(サルコイドーシス117人), 1991	22 ± 2	68 ± 3	31 ± 3	4.6 ± 0.5		4.6 ± 0.5

文献8, 13, 14, 15より改変

比が3.5以上の上昇を認めれば，組織診断群に匹敵する高い診断的価値が得られるものと考えている[12]．国内[8)13)14)]およびATS[15]で発表されている健常人（喫煙，非喫煙）およびサルコイドーシス患者の主なBALF所見を示す（表4-2-5-2）．

津田らは170例のサルコイドーシス患者で，組織診がないと仮定した場合に，BALF検査ができなければ78症例（45.8％）が診断に至らなかったと報告している[16]．経気管支肺生検を行ったとしても必ずしも組織診に至らない場合もあり，このような際にもBALFは診断に非常に有用であるといえる．

工業的分野で広く使われているベリリウムの暴露によって引き起こされる慢性ベリリウム症のBALF細胞所見は，サルコイドーシスと同様にCD4+Tヘルパー細胞の増加で特徴づけられる．臨床所見，胸部X線所見でも，また病理組織学上でもサルコイドーシスと慢性ベリリウム症との区別はできない．職業歴などから慢性ベリリウム症を疑う場合には，BALFにより得られたリンパ球に対してベリリウム塩でリンパ球幼若化試験を行えば，慢性ベリリウム症患者では100％陽性になるといわれ，それぞれの鑑別が可能である[17]．

最近ではサルコイドーシス患者のBALF中に発現している可溶性プロテオームをプロテオミクス解析で網羅的に明らかにしていこうという試みがなされている[18)19)]．

VI 気管支肺胞洗浄液とPropionibacterium acnes

サルコイドーシスの病因として，文部省特定研究難病班（本間日臣班長）は本症患者のリンパ節からPropionibacterium acnes（P. acnes）が高頻度かつ高濃度に分離されることを明らかにし，江石らは免疫病理学的・分子生物学的手法によりサルコイドリンパ節病巣内にP. acnesが存在することを報告しているが，現段階ではサルコイドーシスの病因論として決着を見ていない[20)21)]．

片岡らは，サルコイドーシス患者のBALFから得られた肺胞リンパ球，肺胞マクロファージのP. acnesとの反応について検討し，活動期サルコイドーシス患者の肺胞リンパ球はP. acnesに対して特異的に反応して個々のサイトカインを産生し，マクロファージ由来のサイトカインと共同してT cellの増殖につながり，ひいては肉芽腫形成へ進むものと考察している[22]．

VII おわりに

BALは安全に行える検査であるが，経時的に複数回施行することは一般的ではなく，施行時の病態を理解するために活用される．BAL中リンパ球比率増加所見がサルコイドーシスの活動性の指標として診断基準にも組み込まれているが，総細胞数，リンパ球比率，CD4/CD8比のいずれでも予後予測を行うことは困難であり，治療適応や治療期間，効果判定の指針に関しても今後の議論が必要である．

【参考文献】

1) Weinberger SE, Kelman JA, Elson NA, et al. Bronchoalveolar lavage in interstitial lung disease. Ann Intern Med 1978; 89: 459–66.

2) Stanislas-Leguern G, Marsac J, Arnoux A, et al. Serum angiotensin-converting enzyme and bronchoalveolar lavage in sarcoidosis. Lancet 1979; 1: 723.

3) Hunninghake GW, Fulmer JD, Young RC Jr, et al. Localization of the immune response in sarcoidosis. Am Rev Respir Dis 1979; 120: 49–57.

4) Lenzini L, Heather CJ, Rottoli L, et al. Studies on bronchoalveolar cells in human diseases. II. General

morphology and ultrastructure of pulmonary macrophages and small mononuclear cells in sarcoidosis. Respiration 1980; 40: 81–93.

5）平賀洋明. サルコイドーシスの診断基準. 厚生省特定疾患びまん性肺疾患調査研究班 昭和63年度研究報告書 1989; 13–6.

6）古家乾, 山口悦郎, 伊藤昭英, ほか. サルコイドーシスにおけるACE遺伝子多型性の検討 日サ会誌 1993; 12: 79–80.

7）古家乾, 山口悦郎, 伊藤昭英, ほか. 日本人におけるACE遺伝子多型性と血清ACE活性. 医学のあゆみ 1994; 168: 1099–100.

8）米田良蔵. 気管支肺胞洗浄法（BAL）の手技と応用に関する指針案. 厚生省特定疾患びまん性肺疾患調査研究班編. びまん性肺疾患における気管支肺胞洗浄法（BAL）の手技と応用に関する指針. 1992; 25–32.

9）Hunninghake GW, Costabel U, Ando M, et al. ATS/ERS/WASOG statement on sarcoidosis. Sarcoidosis VASC Duffuse Lung Dis 1999; 16: 149–73.

10）Costabel, U, Zaiss AW, Guzman J. Sensitivity and specificity of BAL findings in sarcoidosis. Sarcoidosis 1992; 9: Suppl. 1. 211–4.

11）Winterbauer RH, Lammert J, Selland M, et al. Bronchoalveolar lavage cell populations in the diagnosis of sarcoidosis. Chest 1993; 104: 352–61.

12）Takahashi T, Azuma A, Abe S, et al. Significance of lymphocytosis in bronchoalveolar lavage in suspected ocular sarcoidosis. Eur Respir J 2001; 18: 515–21.

13）佐藤滋樹. サルコイドーシス気管支肺胞洗浄法（BAL）の免疫学的検査. 日本臨牀 1994; 52: 1550–5.

14）田村尚亮. サルコイドーシスのBALF所見をどう考えるか. 厚生省特定疾患びまん性肺疾患調査研究班編. びまん性肺疾患における気管支肺胞洗浄法（BAL）の手技と応用に関する指針. 1992; 33–8.

15）The BAL Cooperative Group Steering Committee. Bronchoalveolar lavage constituents in healthy individuals, idiopathic pulmonary fibrosis, and selected comparison groups. Am Rev Respir Dis 1990; 141(5 Pt2): S169–202.

16）津田富康, 杉崎勝教, 山口哲生, ほか. 「サルコイドーシスの診断指針見直しについて」に関する研究. 厚生省特定疾患びまん性肺疾患調査研究班平成13年度研究報告書 2002: 76–80.

17）Rossman MD, Kern JA, Elias JA, et al. Proliferative response of bronchoalveolar lymphocytes to beryllium. A test for chronic beryllium disease. Ann Intern Med 1988; 108: 687–93. Erratum in: Ann Intern Med 1989; 110: 672.

18）Wattiez R, Hermans C, Cruyt C, et al. Human bronchoalveolar lavage fluid protein two-dimensional database: study of interstitial lung diseases. Electrophoresis. 2000; 21: 2703–12.

19）Sabounchi-Schutt F, Astrom J, Hellman U, et al. Changes in bronchoalveolar lavage fluid proteins in sarcoidosis: a proteomics approach. Eur Respir J 2003; 21: 414–20.

20）Ishige I, Usui Y, Takemura T, et al. Quantitative PCR of mycobacterial and propionibacterial DNA in lymph nodes of Japanese patients with sarcoidosis. Lancet 1999; 354: 120–3.

21）Eishi Y, Suga M, Ishige I, et al. Quantitative analysis of mycobacterial and propionibacterial DNA in lymph nodes of Japanese and Europian patients with sarcoidosis. J Clin Microbiol 2002; 40: 198–204.

22）片岡幹男, 中田安成. サルコイドーシス患者肺胞リンパ球のPropionibacterium acnesとの反応. 日サ会誌 2003; 23: 23–31.

（本橋典久, 吾妻安良太）

2-(6) 生検（肺・その他の臓器）

　1999年にATS・ERS・WASOGより表明されたstatementで再確認されるように，原因不明の多臓器疾患であるサルコイドーシスの診断は，臨床的および放射線学的所見に加えて，壊死を伴わない類上皮細胞肉芽腫が組織学的に証明されれば確実となる[1]．したがって本症の診断には病変部位からの生検による組織学的所見が不可欠である．しかしながら既知の原因による肉芽腫および局所性サルコイド反応を除外しなければならないので，診断は臨床病理学的に慎重に行うべきである．なお，全身性多臓器疾患という観点からすれば，複数の臓器で生検を施行して肉芽腫性病変を証明することが望ましい．

　一方，生検はその大小にかかわらず必然的に侵襲を伴う．眼病変の場合のように結膜以外では生検がほとんど不可能な臓器もあり，その際には眼科的な観察所見をもとに診断される．サルコイドーシスでは眼病変が高頻度にみられるので，これに合致する眼病変をみた場合，眼以外の1臓器（多くは肺）で生検を施行して診断を確定することが多い．皮膚病変がみられる場合は，当然ながらアプローチが容易で侵襲性の低い皮膚生検を優先する．

　なお，本症では確定診断以外の目的で生検を行うことがある．病変の広がり（侵襲臓器）を確認する場合，非典型的な病変が他疾患によるものか否かを判定する場合などである．その際，目的とする臓器で生検を行うので，一般的な生検部位や生検方法でないことがある．

　以下に，重要性の高い生検やアプローチのしやすい生検などについて臓器別に述べる．

I 肺生検

　サルコイドーシスの90％以上に肺病変がみられること，経気管支肺生検（TBLB）は侵襲性が低いにもかかわらず診断率が高いことから，肺は最も生検される機会の多い臓器である．また，胸部X線病期0期でも肺生検で比較的高率にサルコイド病変が証明されるので，胸部異常陰影の有無にかかわらず本症を疑った場合は診断確定のために肺生検を積極的に施行すべきである．

1．経気管支肺生検（TBLB）

　今日，TBLBはびまん性肺疾患の病理学的診断に広く用いられ，有用性が確立されている．なかでも本症では高率に肉芽腫の存在を確認できるので極めて有用である．しかし，過敏性肺炎，粟粒結核，塵肺など，他のびまん性肺疾患でも肉芽腫形成がみられるものがあることから，鑑別には細心の注意をする必要がある．TBLBで得られた肉芽腫の性状・存在部位・肉芽腫周囲の肺組織所見などを検討することにより診断精度を上げることが重要である．

　松岡ら[2]の本症108例で施行したTBLB（上葉，下葉で各々3個の検体採取）の検討によると，類上皮細胞肉芽腫の検出率はサルコイドーシス全体で82.1％，胸部X線病期分類別に0期66.7％，I期76.6％，II期92.5％，III期100％であった．上，下葉別で比較すると，III期を除く0～II期において上葉で有意に検出率が高く，症例全体でも同様の結果であった．TBLBによる肉芽腫検出率について諸家の報告をまとめると，本症全体で30～97％，0期10～70％，I期40～80％，II期70～90％，III期50～100％

と幅は広いが，いずれの報告も胸部X線病期分類とよく相関している．上・下葉別に比較した文献は少ないが，松岡と同様の結果を示すものが多い．したがって肉芽腫検出率は肺内病変の分布・密度・大きさなどをよく反映しているものと考えられる．

生検個数については，少なくとも3個以上は必要であり，4～5個あれば十分とされている．検出率に関しては，個数のほかに検体のサイズや採取部位，さらには術者の技量や経験も大きく関わってくる．

以上のことから，0期やⅠ期では上葉主体（特にサルコイドーシスの肺病変が密に存在し，かつ透視下にTBLBを施行しやすいS^2_b，S^3_a領域），Ⅱ期やⅢ期ではCT上の病変分布を参考に，4～5個の検体を採取することが推奨される．

TBLBに気管支肺胞洗浄（BAL）を併用するとサルコイドーシスの診断率はさらに高まる．本症を疑って気管支鏡検査を施行する場合，BALを先行させ，その後に同側肺でTBLBを施行するのが一般的な検査順序である．多くの場合気管支肺胞洗浄液（BALF）所見とTBLB所見は相関するが，時にBALF所見は活動性サルコイドーシスに合致するのにTBLBで肉芽腫がみつからないことがある．この場合，臨床的に本症以外の疾患を考えにくい場合は暫定的に本症と診断することが多いが，他疾患を否定できない場合は再度の肺生検や他臓器生検を行って診断を確定する．

サルコイド病変がリンパ路に沿って形成されやすいことから，肺内では気管支血管束付近に肉芽腫形成をみることが多い．遠藤ら[3]のTBLBにおける肉芽腫の局在についての検討では，気管支壁あるいは気管支周囲55％，細気管支周囲35％に比べ，肺胞領域優位は10％と少ないので，検出率を上げるためには鉗子挿入位置を加減して比較的太い気管支を含む肺組織を生検することが必要であると述べている．しかし，実際には技術的にかなり難しいものと思われる．

2．気管支粘膜生検

本症の気管支鏡内視鏡所見として，比較的中枢の気管支粘膜に肉芽腫によると思われる小結節病変の多発をみることがある．直視下生検にもかかわらず，気管支粘膜生検による肉芽腫検出率はTBLBほど高くないことが多い[3]．気管支鏡および鉗子の方向性が制限されるため，肉芽腫の存在する粘膜深部まで鉗子が到達しにくいためと思われる．

3．胸腔鏡（VATS）下肺生検

サルコイドーシスの多くはTBLBで診断可能なため，より侵襲性の高いVATS下での肺生検を最初から行うことはまずない．しかし，TBLBでは診断不可能と予測される本症以外のびまん性肺疾患が疑われる例，嚢胞，気胸や胸水貯留例などの非典型例[4]においては施行されることがある．VATSでは診断に十分な肺組織の採取以外に，肺表面，胸膜の肉眼所見，胸膜生検，条件が許せば肺門・縦隔リンパ節生検も併せて施行できるメリットがある．開胸に比べれば侵襲も少ない．

4．開胸肺生検

TBLBが一般化する前は，サルコイドーシスを含めびまん性肺疾患の病理学的診断目的に開胸肺生検[5]が（状況が許せば）施行されていた．今日ではTBLBやVATSにとって代わられたため，行われることはまれである．しかし，前記のVATS下肺生検と同様の状況において施行されることがある．VATSよりも確実に肺・胸膜・肺門や縦隔のリンパ節の生検を行う

ことができる．

5．CTガイド下経皮肺生検

　得られる組織が限られ気胸のリスクも高いことから，サルコイドーシスを始めとするびまん性肺疾患における有用性はない．しかし，特殊な状況下では施行されうる．例えば，本症患者に発生した胸膜直下の空洞性病変に実施し診断を確定した症例報告[6]がある．

II　リンパ節生検

　サルコイドーシスのリンパ節病変には多数の非乾酪性類上皮細胞性肉芽腫が充満しており，診断上生検の価値は極めて高い．ちなみに，現在まで本症の病因究明のため病変部位から各種病原体の検出を培養あるいはDNAレベルで試みられてきたが，検体としては主に生検リンパ節が用いられている．

1・前斜角筋リンパ節生検
　（ダニエルス生検）

　気管支ファイバースコープが普及する以前，肺生検は硬性気管支鏡や開胸を要する侵襲性の高い検査であった．したがって本症の診断に肺生検が行われることは少なく，主に前斜角筋リンパ節生検が行われていた．診断率が70〜90％と高いため，現在でもTBLBで肉芽腫が証明されない場合などに施行される．前斜角筋リンパ節が腫大していなくても，局所麻酔下にリンパ組織を含む脂肪組織を一塊として切除（pre-scalene fat pad biopsy）する[7]．リンパ節腫大がなくてもリンパ組織が採取されていれば診断には十分である．なお，鑑別のために抗酸菌や真菌培養を必ず施行する．難点は小外科手術ゆえ術後頸部に小切開痕を残すことである．

2．表在リンパ節生検

　サルコイドーシスでは縦隔および両側肺門リンパ節腫大を高率にみるが，明らかな表在リンパ節腫大を呈する症例は少ないので，アプローチが容易にもかかわらず表在リンパ節生検をすることは少ない．一方，表在リンパ節は非特異的に腫大することも多いことから，生検する場合には病的に大きく腫大したリンパ節で行う必要がある．

3．経気管支針吸引による
　　縦隔リンパ節生検

　通常，経気管支針吸引は細胞診目的に行われるが，得られた検体が生検に匹敵することが少なくない．サルコイドーシスにおいても気管分岐部リンパ節腫大がある場合に診断用生検の一つとして試みる価値がある．組織塊が得られた場合は組織が壊れないように生検検体としてホルマリン固定する[8]．組織塊が得られず細胞診として処理された検体でも肉芽腫を確認できることがある．

4．経気管支鏡的縦隔リンパ節生検

　気管支鏡下で生検鉗子を用いた気管分岐部のリンパ節生検は以前より試みられていたが，技術的にかなり難しく実用的とはいえなかった．最近沖ら[8]は経気管支針吸引生検陰性の本症において極小生検鉗子を用いた気管分岐部リンパ節生検を施行し，診断確定に有用かつ極めて安全であったと報告している．この方法は，経気管支針吸引直後に穿刺孔にシースを通した外径1.15mmの極小生検鉗子をシースごと挿入し，透視下で生検を繰り返すというものである．特殊な器具を必要とせず，技術的にも容易なことから，試みるべき生検法と思われる．

5. 縦隔鏡下縦隔リンパ節生検

診断困難な非典型例などでは侵襲的な縦隔鏡下縦隔リンパ節生検[9]を考慮すべき場合がある．陽性率は高いが，侵襲は大きい．他疾患を疑われてこの生検を施行され，結果として本症と診断される例もある．外科的な縦隔リンパ節生検としては，ほかにVATSや開胸時にも行われることがある（前述）．

III 皮膚生検

皮膚病変は胸部，眼に次いで頻度が高く，その種類は多彩である．皮膚生検は簡便・安全・確実に行え，診断も容易である[10]．

IV 肝生検

サルコイドーシスでは日本剖検例で44.6%，肝生検例で80%に肝病変が認められる．本症の肝病変の多くが自覚症状に乏しい潜在性病変であることから，肝腫大や肝機能障害がみられなくても肝生検で高頻度に病変が認められる可能性がある．本症が強く疑われるにもかかわらず，肺病変が証明されない場合，肝生検を試みる価値がある．また，本症症例で肝脾腫，肝機能障害，腹部超音波検査，CTなどの異常所見を認めた場合，他の肝疾患（肝結核・原発性胆汁性肝硬変・肝悪性リンパ腫など）との鑑別のために積極的に肝生検をすべきである[11]．

肝生検には腹腔鏡下肝生検，CTガイド下経皮肝生検，開腹肝生検などの方法がある．肝臓・脾臓・腹腔内を肉眼的に観察でき，侵襲性の低い腹腔鏡下肝生検が最も好ましい．

V 脾生検

日本剖検例では脾病変も肝病変とほぼ同頻度41%に認められる．脾生検については，血流が多いことなどから敬遠されがちであるが，CTで明瞭に腫瘤が認められる症例に対してCTガイド下経皮的脾生検は確実かつ比較的安全に診断を可能とするという報告[12]がある．

VI 筋生検

サルコイドーシスの50～80%に筋生検で肉芽腫が証明されることから骨格筋も本症の好発部位であり，ほとんどが無症候性病変である．まれに筋肉腫瘤型やサルコイドミオパチー型がみられ，筋生検にて診断が確定する．本症確定診断にはTBLBを優先させるので，無症候例に筋生検を施行することはほとんどない．筋生検は，罹病期間の短いもの，多臓器病変を伴うものほど陽性率が高いといわれている[13]．

VII 心内膜心筋生検

サルコイドーシス臨床例の心病変の頻度などについては不明の点が少なくないが，本邦剖検例においては死因に占める割合が高い．心内膜心筋生検で肉芽腫の陽性率はあまり高くなく非特異的所見の方が多いともいわれており，実際には他の検査所見とあわせ総合的に診断することが多い[14]．

VIII 神経生検

サルコイドーシスの神経病変は大きく中枢神経病変と末梢神経病変とがあり，前者に対する開頭生検はまれである．後者のうち脳神経病変，脊髄神経病変も生検されることは少ないが，脊髄神経病変は生検の対象となり，腓腹神経生検診断例が報告され，肉芽腫性血管炎の像が得られる症例がある[15]．

IX 口唇生検

　Gaシンチグラムにて耳下腺部への異常集積像を認め，潜在的なサルコイドーシス病変の存在を疑うことがある．小唾液腺病変が本症で高頻度にみられるので，口唇生検は本症の診断に有用であるとの報告がある．Tabakら[16]は50名の本症および35名の結核患者に口唇生検を施行し，本症のみ24名（48%）に肉芽腫をみとめたと報告し，TBLBより検出率は劣るものの侵襲性が低いことから口唇生検はfirst lineの組織学的診断法とみなすべきと述べている．

X 腎生検

　欧米に比べ，わが国におけるサルコイドーシスの腎病変は少ないとされている．しかし日本剖検例では13%に腎病変がみられ，潜在性病変が示唆される．本症腎病変は①カルシウム代謝異常に伴う腎障害，②尿細管間質性腎炎および肉芽腫性腎炎，③糸球体腎炎，④血管炎があり②・③に①を併せもつ例もある[17]．腎生検は侵襲性がやや高いので，施行には注意が必要である．

XI 骨髄生検

　骨髄病変は剖検例の17%にみられ，生検の陽性率は低いとされている．わが国では汎血球減少を認めた高齢者の骨髄病変報告例を含め，骨髄生検の16%，骨髄穿刺液clot sectionの9%に肉芽腫を検出している[18]．骨髄穿刺は極めて安全・簡便な検査であり，血液学的異常を呈する症例においては積極的に施行すべきである．

【参考文献】

1) ATS/ERS/WASOGによるステートメント. 日サ会誌 2001; 21: 97–124.
2) 松岡緑郎, 倉富雄四郎, 岡田光子, ほか. 経気管支肺生検によるサルコイドーシスの肺内病変分布の検討. 日胸疾会誌 1986; 24: 1334–8.
3) 遠藤富士夫, 鈴木栄一, 重原秀樹, ほか. びまん性肺疾患における経気管支肺生検 (TBLB) の意義. 気管支学 1982; 4: 323–32.
4) 兼松貴則, 大串文隆, 小川博久, ほか. 囊胞状変化を呈した肺サルコイドーシスの1例. 日呼吸会誌 2001; 39: 117–21.
5) 北市正則. サルコイドーシス, 慢性ベリウム肺および過敏性肺臓炎の肺病変の病理組織学的比較検討. 日胸疾会誌 1984; 22: 769–82.
6) 吉岡寿麻子, 迎寛, 角川智之, ほか. 著明な壁肥厚性空洞肺病変を伴ったサルコイドーシスの1例. 日呼吸会誌 2003; 41: 486–90.
7) 北郷修. 前斜角筋リンパ節生検. 臨床医 1981; 7: 121–2.
8) 沖昌英, 坂英雄. 極小生検鉗子での縦隔リンパ節生検. 気管支学 2005; 27: 121–5.
9) 小田誠, 田村昌也, 竹塚宣男, ほか. 縦隔鏡下リンパ節生検施行症例の検討-適応, 有用性, 問題点および手技-. 気管支学 2003; 25: 687–90.
10) 須賀康, 小川秀興. 皮膚サルコイドーシス. 日本臨牀 1994; 52: 1603–7.
11) 立花暉夫. サルコイドーシスにおける肝障害. 肝・胆疾患─新しい診断・治療体系−下巻. 日本臨牀 1988 増刊号: 458–64.
12) 村嶋秀市, 林信成, 木本達哉, ほか. CTガイド下経皮的脾生検にて確診された腹部サルコイドーシスの1例. 臨放 1992; 37: 523–6.
13) 高見和孝, 鈴木勝, 堀内正. 筋サルコイドーシス. 日本臨牀 1994; 52: 1599–602.
14) 矢崎善一, 熊崎節央, 山田博美, ほか. 心サルコイドーシス. 日本臨牀 1994; 52: 1582–9.
15) 作田学. 神経サルコイドーシス. 日本臨牀 1994; 52: 1590–4.
16) Tabak L, Agirbas E, Yilmazbayhan D, et al. The value of labial biopsy in the differentiation of sarcoidosis from tuberculosis. Sarcoidosis Vasc Diffuse Lung Dis 2001; 18: 191–5.
17) 舘野純生, 小林豊. サルコイドーシスにおける腎病変. 日本臨牀 1994; 52: 1613–8.
18) 中田安成, 小林洋三, 岸俊行, ほか. サルコイドーシスの骨髄異常の検討. 日胸疾会誌 1983; 21: 738–43.

〔赤川志のぶ〕

COLUMN

BAL細胞中のサイトカイン

　サルコイドーシスの原因はいまだに明らかにされないが，活性化されたマクロファージとTリンパ球から放出されるさまざまなサイトカインが炎症および細胞性免疫反応の主役を演じることに疑問の余地はない．ゆえに，サルコイドーシスのBAL細胞では，活動性に応じて多彩なサイトカインの発現が展開する．

　サルコイドーシス患者のBAL中で最も特徴的に増加するサイトカインは，肺胞マクロファージが産生するTNF-αであり，治療が効果を示すと低下する（Lancet 2003; 361: 1111–18）．本症の肺胞マクロファージからはIL-1，MIP-1α，MCP-1，RANTES，IL-8，IL-12，IL-18なども分泌され，肺胞マクロファージの絶対数の増加と合わせ，BALF中の産生量が増加する．培養肺胞マクロファージにおける炎症性サイトカインの産生は病勢が強い新規症例が安定期症例よりも高く，疾患活動性に関わることが示唆される．実際，etanercept, infliximabなどの抗TNF療法は，治療抵抗性のサルコイドーシスに有効性を示している．IL-18は，本症においてIFN-γの重要な誘導因子であり，サイトカインカスケードに寄与する．

　肺胞マクロファージから主として放出されるIL-12はTH1反応を誘導し，活性化されたT細胞がIL-2，IFN-γ，IL-16ほかのサイトカインを放出して肺胞へ単核球を走化させ，引き寄せられた単核球がまた反応を増強してゆく．BALF中の可溶性IL-2 receptorの量はT細胞の活性化を反映し，IL-12レベルは予後不良因子とされる（J Intern Med 2003; 253: 18–30）．

　サルコイドーシスの炎症はTH1サイトカインを産生するT細胞が主体であるが，気管支肺胞洗浄（BAL）細胞中では必ずしもTH2サイトカイン発現すべてが低下しているわけではない．IL-13はBALF細胞で発現亢進しており，特にI期症例で高く，サルコイドーシスの早期においてTNF-αを抑制することにより炎症反応を抑制し寛解に作用している可能性が指摘され，TGF-β活性化によるサルコイド肉芽腫退縮への関与も推定されている．さらに，IL-13は本症における気道過敏性を示す一群の要因ではないかとも考えられている．一方，IL-4は本症ではそのような変動は見られない（Thorax 2003; 58: 519–24）．IL-22は炎症性肺疾患での病理発生に関与が推定されるが，本症BALF中のIL-22蛋白レベルは低下を示した（Am J Respir Cell Mol Biol 2004; 31: 220–26）．

〈檜山桂子〉

第5章 サルコイドーシスの予後と治療

サルコイドーシスの予後と合併症

　サルコイドーシスは，慢性経過をたどる肉芽腫病変形成を主徴とする原因不明の全身性疾患である．最近の研究の進展で，ある種の微生物の菌体成分などに対する感受性のある個体に発現された免疫反応が病変形成に関与しているのではないかという仮説が提出されている．一方では，全身性疾患としての亜型が多く，かつ，遺伝子的にもヘテロな疾患であることを示唆する報告が多いことから，サルコイドーシスは症候群ではないかという観点も強調されてきている．しかし，サルコイドーシスの病変形成が最も頻度高く認められるのは，胸郭，肺，肺門リンパ節，縦隔リンパ節および気道である．本稿では，肺門・縦隔リンパ節病変，気道病変，肺野病変を一括して肺サルコイドーシスとして取扱い，肺サルコイドーシスに焦点をあて，他の臓器病変や全身症状所見を肺外サルコイドーシス病変として一括して，対比しながら，疾患の臨床経過，予後，合併症についてまとめることとする．

　サルコイドーシスでは，自然寛解を示すものから線維化をきたすものまで，幅広い臨床経過が認められるために，どの症例に対しては経過観察のみでよいか，どの症例には治療が必要でどの時期に導入すべきか，どの薬剤を選択すべきか，どれくらいの期間治療を継続すべきか，再燃の場合の治療はどのようにするかなどについて理解し，実地臨床での判断決定に役に立ち，研究の方向を定めることができるような立場で，予後や合併症の問題を理解していかねばならない．

I 罹患臓器評価の必要性

　全身性疾患としてのサルコイドーシスを認識し，その予後を予測するためには，サルコイドーシスの病変，および罹患臓器の判定の標準化が必要となる．肺門リンパ節のみの症例の多くは自然寛解することや，心臓病変の予後がよくないこと，罹患部位の複数あるものは慢性化しやすいあるいは難治化するということが知られているが，全身性疾患としてのさらなる詳細な評価によって，予後の予測，治療管理方針の決定ができる可能性があるからである．

　ATS（米国胸部学会）/ERS（欧州呼吸器学会）/WASOG（世界サルコイドーシス・肉芽腫性疾患会議）共同で，サルコイドーシスに関する定義，病理病態，診断，治療，経過についての見解が1999年に発表され[1]，さらに，米国において他施設共同のACCESS（A Case Control Etiologic Study of Sarcoidosis）が実施され，サルコイドーシスの罹患臓器と臨床像および所見に関して，後述のように，一定の見解が示されている[2]．これらの検討を通じて，サルコイドーシスの全身性疾患としての評価の重要性が改めて認識されてきた．そして，サルコイドーシスの全身性疾患としての評価はなかなかに難しい問題を有していることも指摘されている[3]．

1. 病変部位評価の方法

　サルコイドーシスの病変部位がどこにあって，その病変がどのような性質のものであるかを適正に診断評価することができるようになれば，サルコイドーシスという全身性疾患の臨床像と亜型の有無とそれに関わっての臨床経過，予後などの評価により信頼性が加わってくるので，重要なポイントである．

　病変部位，病変の性質によって全身性病変の臨床経過が異なるとのNevilleらの1980年代の報告[4]などからも明らかなように，以前よりサルコイドーシスは全身性疾患として認識されてきたが，診断方法の進歩，症例の蓄積，長期観察例の蓄積をへて，サルコイドーシスは基本的に慢性経過をとる全身性疾患であることが強調されてきている．診断の第一歩は，どのような病変についても，サルコイドーシスではないかと疑うことであり，このことが，正しい診断，罹患臓器の把握，そして予後の予測を適正にすることを可能にするのである．

　ACCESSでは，米国の10施設から初診後6カ月以内のサルコイドーシス736症例を選び，その240症例については2年以上の経過を観察して，臓器罹患部位とその所見についての評価方法の標準化という問題を検討した[2]．肺あるいは肺外病変の定義を標準化しようとの試みである．専門委員会の見解と文献上の評価によって，サルコイドーシスの臓器罹患については，それぞれ，臨床所見に基づいて，definite，probable，possible，noneの4つのグループが定義されている．

　Definiteな臓器罹患：特異的な臓器に生検陽性所見があり，他の原因が見出されない場合と定義される．しかし，他の臓器で生検陽性所見を示しているサルコイドーシス症例の場合，ある臓器の生検陽性所見がなくても，ある臨床所見が，明らかにdefiniteなサルコイドーシス病変であると考えられる場合もある．

　Probableな臓器罹患：Definiteな臓器罹患がある症例にみられる他の臓器病変（臨床所見）の評価の基準である．例えば他の臓器で生検陽性所見を示しているサルコイドーシス症例で，脾臓の腫大，Bell麻痺，アルカリホスファターゼ上昇などの所見がある場合，それぞれ，脾臓，顔面神経，肝臓にサルコイドーシス病変があると評価できるような場合である．

　Possibleな臓器罹患：他の疾患でも認められる所見であるが，サルコイドーシスにも認められる所見でもあるというような場合である．例えば，閉塞性肺機能障害，緑内障，腎結石，治療に反応する筋肉痛など多種多様な臨床所見が列記されている．

　ACCESSとは別に，サルコイドーシスと他疾患のクローン病，日常みられる胃腸疾患，悪性腫瘍，心疾患，喘息などとの合併状況を検討した報告もある[5]．これらの方法を用いて罹患部位を評価すると，サルコイドーシスにおける罹患臓器および関連検査異常の一覧は表5-1-1に示されるようになる[6]．標準化された方法に従って，肺病変と肺外病変の数を算定することができ，これらの数が多いほど，一般的には，慢性化や予後不良と関連する可能性がでてくるといえる．

表5-1-1 罹患臓器病変の頻度

臓器	%	臓器	%
肺	95	神経系	4.6
皮膚	15.9	耳下腺・唾液腺	3.9
リンパ節	15.2	骨髄	3.9
眼	11.8	高カルシウム血症	3.7
肝臓	11.5	耳鼻科領域	3.0
結節性紅斑	8.3	心臓	2.3
脾臓	6.7	腎臓	0.7
		骨・関節	0.5
		筋肉	0.4

（Baughman RP ら., Am J Respir Crit Care Med 2001）

ここでは，罹患部位として最も頻度の高い肺病変についての臨床経過，予後について，以下にまとめてみる．

II 肺サルコイドーシス：予後の予測と評価

肺サルコイドーシスの予後予測のための評価に必要な項目としては，臨床症状（咳，息切れ，喘鳴，発熱，倦怠感，動悸など）の有無，胸部画像所見上の病期，胸部CT所見上の病変の部位と程度，肺機能検査所見上の異常の有無と程度，肺外病変の有無である．初診時の評価に加え，予後予測のためには，観察期間をおいて，これらの項目の変化を評価することが，基本的には合意されてきている[1)7)]．結核や，リンパ腫，肺腫瘍，Sjögren症候群，肉芽腫形成性感染症などの鑑別が必要である場合もある．鑑別のために，血清ACE値，可溶性インターロイキンIIレセプター値，ツベルクリン反応，自己抗体，腫瘍マーカー，特異的抗体や抗原の評価などが有用なことがある．

肺サルコイドーシスの臨床症状を訴える頻度には人種差があり，欧米では全症例の1/2から1/3にみられるが[1)]，わが国では自覚症状を訴える症例の頻度は少ない．臨床症状があるから予後が不良とは断定できないが，しかし，症状があれば，治療の必要性もでてくるために，治療に反応するかどうか，再燃するかどうかという点では，予後不良に関連していく問題を抱えることとなる．

胸部画像所見上の病期によって臨床経過での陰影の残存率が異なり，特にIII期の肺野病変のみの症例においては陰影の改善率は低いことを，京大胸部研自験症例337例の10年以上の経過観察から確認している[8)]．一方，肺門リンパ節腫脹（BHL）のみの無症状症例で，肺外病変をもたない若年症例の病変は，自然寛解率

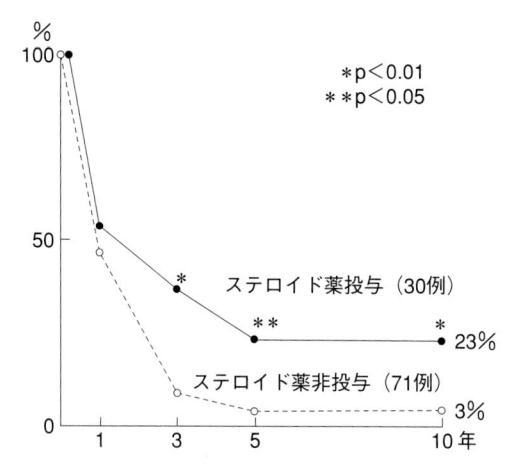

図5-1-1 ステロイド治療の予後への影響
無症状，20歳台，肺外病変なしのサルコイドーシス症例にみられる胸部X線所見の残存率（泉ら，1994）

が高い．このような症例にステロイド治療を導入した場合，3年，5年，10年と明らかに無治療例に比較して陰影残存率が高いことが示された（図5-1-1）[9)10)]．

肺野病変症例で線維化へと進展する難治例では，拘束性障害に加えて，閉塞性障害が進展することが多い[7)]．気管支粘膜生検での診断率がTBLBによるもの74％と比べて71％と類似であるとの報告[11)]などや，気管支過敏性を有する症例が30％くらいあるとの自験成績などを考慮すると，気管支病変による閉塞機転の病態，気管支血管束周辺の肺野病変の線維化による気管支の閉塞機転の病態の存在が示唆されている．

胸部CT所見によって，サルコイドーシスの肺病変には，多様性があること[12)]と，その病変をスコア化して肺機能障害との関連性があること[13)]が明らかにされている．予後不良と関わる病変として，気管支血管束の不規則な陰影と肥厚，嚢胞性変化，牽引性気管支拡張と気管支の変形，肺の正常構造を破壊改変する線維化などが挙げられる．肺野の微細粒状影，濃厚陰

影や結節状陰影などは，自然に消退する場合もあるし，治療に反応する陰影でもある[14]．呼気時に撮影した21例のサルコイドーシス症例のHRCT所見の検討から，空気とらえこみ所見は95％の症例に認められ，RV/TLCなどの肺機能と相関があり，末梢気道病変が機能障害に関与している可能性が示唆されている[15]．

肺野の線維化によって肺高血圧が合併してくることも予後不良因子である[16]．

1. 臨床経過と治療と再燃の問題

サルコイドーシスの経過観察中に治療の必要がでてきた場合に，一般的には，ステロイド薬が治療薬として使われる．現在，サルコイドーシスの臨床経過，予後と関わっての治療反応性を考慮する場合，反応性がない症例，反応したが，減量あるいは中止後に再燃する症例，反応性はあるが，副作用のために経過中に合併症を引き起こしてしまう症例などが，予後との関連で評価されるべきである．

サルコイドーシスの経過は慢性的であり，ステロイド治療の導入は，不適切な場合はかえって副作用をまねき，長期的予後にとって有利か否かの評価が定まっていないので，現在のところ，経過観察中に安定している場合には，無治療のままに経過を追跡することが多い[17]．

英国胸部学会の検討においては，6カ月の経過観察後，割り振ってステロイド治療を長期的に導入した群では，画像的改善の度合いが良好であったと報告されているが，この報告でも，長期的な効果の判定は不明とされている[18]．米国の337症例の4年間の追跡検討では，ステロイド治療導入群では，治療を終了して改善が1カ月以上継続して以後の再燃の頻度が，自然改善群に比して有意に高かったとの結果が示されている[19]．未治療群は，治療が必要ないという理由で，再燃もおこりにくい一群であった

可能性があるが，ステロイド治療を必要とする症例では，基本的に，再燃に注意して治療管理する必要がある．再燃がおこると，治療量の増加も含め，臨床経過予後にはマイナスにはたらく可能性があるという点で，再燃は，予後因子として評価されるべきであろう．

文献の包括的な評価とメタアナリシスによっても，過剰なステロイド治療そのものが，長期予後に不利益にはたらく可能性を否定はできないとされている[20]．ステロイドが，特異抗原に対する生体の防御反応を抑制する危惧も含めて，ステロイド治療は，いまだに確定的な位置づけを与えられていないのである．長期の副作用の問題が解決されていない状況では，肺病変を有するサルコイドーシス症例に副作用の少ない吸入ステロイド投与5年後の肺機能への効果を報告した成績も追試検討に値するかもしれない[21]．

免疫抑制薬のなかでは，メソトレキサートによる治療成績が，比較的多く蓄積されている．米国の2年以上治療した50症例の検討で，全体として66％の治療効果が見られている[22]．また，6カ月以上治療した209症例の経過観察では，52％の症例が改善を示し，16％の症例は，治療継続で安定化されているとの成績がえられている[22]．慢性症例で，ステロイド治療に反応しない場合や，ステロイドを使えない場合の薬剤として検討される必要がある．効果の発現は，通常，治療後6カ月以降にみられるため，長期治療中の腎機能障害，肝機能障害，薬剤性肺炎，感染症や悪性病変の出現などの合併症に注意しながらの治療管理が必要である[22]．

インフリキシマブは，慢性の難治化した症例，ステロイド，免疫抑制薬などの種々の治療薬剤に反応しない3症例においても，16週投与後著明な治療効果が示されたとの報告がある[23]．このような短期的に示される迅速な治療効果が，薬剤を減量あるいは中止しても再燃なく維

持されるかどうかという問題[23]と，この薬剤による一定期間の治療により，アレルギー反応，多発性骨髄腫の出現，結核の再燃，抗核抗体の出現などの副作用としての合併症についてどのように対応すべきかという問題は，予後と合併症という観点から重要な検討課題である．

2. 難治化症例とその予後，合併症

サルコイドーシスの肺病変例の10％内外が，難治化するとされている．京都大学胸部疾患研究所での自験成績では，1963年から99年12月の期間に受診した948症例（男性480，女性468，初診時平均年令38歳，無症状発見例60％）のうち，難治性肺サルコイドーシス症例は28例（男性16，女性12，初診時平均年令39.4歳，無症状発見例29％）で全体の3％であった．これらの胸部X線所見は，I期5例，II期14例，III期9例で，最終観察時には，I期0例，II期10例，III期18例であった．初診時の臓器罹患状況は，眼病変16例，皮膚病変11例，表在リンパ節腫脹9例，神経病変5例，肝病変3例，心病変2例，筋肉病変1例，骨病変1例と，平均して1.75個の肺外病変を有していた．呼吸困難発症時の罹病期間は，平均して発症・発見から9年であり，初診時に呼吸困難を示していた15例を除くと，平均8.6年であった．肺野病変は，空洞・囊胞形成を呈した16例は，その形成までに，平均9.2年を要しており，空洞形成からAspergilloma診断までに3.8年で，このうち6例にステロイド治療歴があった．肺野病変進展例に感染症が合併したものは，Aspergillus単独感染3例，Aspergillusと非結核性抗酸菌症2例，Aspergillusと緑膿菌感染症5例，AspergillusとMRSA感染症3例，緑膿菌感染症単独2例であった．観察期間のあいだに死亡したのは13例で，死亡年令平均56.3歳，発症・発見から平均17.8年，呼吸困難出現から死亡までの平均は7.25年であった．死亡原因は，線維化による呼吸不全と肺感染症6例，線維化による呼吸不全と肺感染症，腎不全1例，呼吸不全と心不全3例，呼吸不全と肺癌1例，自殺1例であった．ステロイド治療歴は9例にみられた．われわれの成績からも，サルコイドーシスの肺病変の線維化に対する治療の困難さ，予後不良さ，合併症の特徴が浮かび上がっていると考えられる．

3. 難治肺サルコイドーシス症例にみられる合併症

1）感染症と気胸の併発

気管支血管周辺の線維化により拡張変形した気管支では，形態学的機能的不全状態となり，囊胞形成の進行もみられ，慢性経過の下気道感染症の出現は必須である．いわゆる日和見感染として，アスペルギルス感染症[7]，緑膿菌感染症，非結核性抗酸菌症などが単独あるいは混合して見られる．囊胞がみられる症例では，気胸の発生にも注意しなければならない．

2）右心不全/肺高血圧

気管支拡張・変形，囊胞性変化を伴う肺の線維化が進行すると，慢性経過で呼吸不全がおこってくる．1型呼吸不全も2型呼吸不全もみられる．在宅酸素療法は対症療法として重要である[6]．肺高血圧の合併は，肺実質の線維化によって肺血管が消失し血管床が減少してしまうためと，肺血管が圧迫されるため，肺血管壁に肉芽腫病変が形成され血流障害が惹起される可能性などによると考えられている．

4. サルコイドーシスにおける肺移植と予後

肺サルコイドーシスの難治症例は，年齢が比較的若いこと，肺におこっている線維化に対す

る薬剤治療による効果は現状では期待しにくいことから、肺移植の対象疾患として認識されている．後ろ向き検討の一つでは，43症例の進展例について，肺移植待機時の臨床像と予後因子の多変量解析を行っている[24]．53％が待機中に死亡しており，待機中の生存率は，1年目で66％，2年目で40％，3年目には31％という数値であった．PaO_2 60 mmHg以下，平均肺動脈圧35 mmHg以上，心係数2l/分/mm^2以下，右心房圧15 mmHg以上が，単因子解析で予後不良因子として検出されたが，多変量解析で，独立した予後因子として残るのは右心房圧15 mmHg以上のみであった．移植後の生存率は，1～2年後で62％，3年後で50％であった．この報告では，サルコイドーシス症例はできるだけ早期に肺移植の可能性を評価することが生存率を改善するのではないかと提言している．このことは，この疾患の進展期の治療の困難さと予後不良を示しているわけである．一方では，肺移植後6カ月という短期間で，移植肺にサルコイドーシス病変が出現し移植後19カ月後死亡したとの報告もあり[25]，肺移植といえども長期的な予後を改善できるかどうかは，確定されたわけではない．

III おわりに

ATS/ERS/WASOGのガイドラインと米国での他施設共同による大規模検討の成績，文献的報告，および京大胸部研の長期経過観察症例の成績などを紹介しながら，全身性の慢性経過の疾患であるサルコイドーシスの臨床経過，予後，合併症について，主に，肺病変に焦点をしぼって基本的考え方と現状での理解について記載した．この疾患には，自然寛解と難治化という大きな幅があり，さらに臓器罹患の表れ方も多彩であるために，疾患の自然経過をよく理解し，罹患臓器の評価，悪化の指標の標準化をいかに行うかという問題がある．

【参考文献】

1) Hunninghake GW, Costabel U, Ando M, et al. ATS/ERS/WASOG Statement on sarcoidosis. Sarcoidosis Vasc Diffuse Lung Dis 1999; 16: 149–73.
2) Judson MA, Baughman RP, Teirstein AS, et al. Defining organ involvement in sarcoidosis: the ACCESS proposed instrument. Sarcoidosis Vasc Diffuse Lung Dis 1999; 16: 75–86.
3) White ES Lynch III JP. Sarcoidosis involving multiple systems. Diagnostic and therapeutic challenges. Chest 2001; 119: 1593–7.
4) Neville E, Walker AN, James DG. Prognostic factors predicting the outcome of sarcoidosis: an analysis of 818 patients. Q J Med 1983; 52: 525–33.
5) Reynolds HY. Sarcoidosis: Impact of other illness on the presentation and management of multiorgan disease. Lung 2002; 180: 281–99.
6) Baughman RP, Teirsterin AS, Judson MA, et al. Clinical characteristics of patients in a case control study of sarcoidosis. Am J Respir Crit Care Med 2001; 164: 1885–9.
7) Lynch III JP, Kazerooni EA, Gay SE. Pulmonary sarcoidosis. Clinics in Chest Med 1997; 18: 755–85.
8) Nagai S, Shigematsu M, Hamada K, et al. Cninical courses and prognoses of pulmonary sarcoidosis. Current Op Pulm Med 1999; 5: 293–8.
9) 長井苑子, 泉 孝英. サルコイドーシスのステロイド治療の評価と問題点. 日本臨牀 1994; 52: 225–34.
10) Izumi T. Are corticosteroids harmful to sarcoidosis？ Sarcoidosis 1994; 11 (Suppl 1): 119–22.
11) Torrington CKG, Shorr CAF, Parker MJW. Endobronchial disease and racial differences in pulmonary sarcoidosis. Chest 1997; 111: 619–22.
12) Müller NL, Kullnig P, Miller RR. The CT findings of pulmonary sarcoidosis: analysis of 25 patients. AJR Am J Roentgenol 1989; 152: 1179–82.
13) Müller NL Mawson JB, Mathieson JR, et al. Sarcoidosis: Correlation of extent of disease at CT with clinical, functional, and radiographic findings. Radiology 1989; 171: 613–8

14) Nishimura K, Itoh H, Kitaichi M, et al. Pulmonary sarcoidosis. Correlation of CT and histopathologic findings. Radiology 1993; 189: 105–9.

15) Davies CWH, Tasker AD, Padley SPG, et al. Air trapping in sarcoidosis on computed tomography: correlation with lung function. Clin Radiol 2000; 55: 217–21.

16) Handa T, Nagai S, Miki S, et al. Incidence of pulmonary hypertension and its clinical relevance in patients with sarcoidosis. Chest. 2006; 129(5): 1246–52.

17) Judson MA. An approach to the treatment of pulmonary sarcoidosis with corticosteroids. The six phases of treatment. Chest 1999; 115: 1158–65.

18) Gibson GJ, Prescott RJ, Muers MF, et al. British Thoracic Society Sarcoidosis study: effects of long term corticosteroid treatment. Thorax 1996; 51: 238–47.

19) Gottlieb JE, Israel HL, Steiner RM, et al. Outcome in sarcoidosis.The relationship of relapse to corticosteroid therapy. Chest 1997; 111: 623–31.

20) Reich JM. Mortality of intrathoracic sarcoidosis in referral vs population-based settings. Influence of stage, ethnicity, and corticosteroid therapy. Chest 2002; 121: 32–9.

21) Pietinalho A, Tukiainen P, Selroos O, et al. Early treatment of stage II sarcoidosis improves 5-year pulmonary function. Chest 2002; 121: 24–31.

22) Baughman RP, Lower EE. A clinical approach to the use of methotrexate for sarcoidosis. Thorax 1999; 54: 742–6.

23) Baughman RP, Lower EE. Infliximab for refractory sarcoidosis. Sarcoidosis Vasc Diffuse Lung Dis 2001; 18: 70–4.

24) Arcasoy SM, Christie JD, Pochettino A, et al. Characteristics and outcomes of patients with sarcoidosis listed for lung transplantation. Chest 2001; 120: 873–80.

25) Müller C, Briegel J, Haller M, et al. Sarcoidosis recurrence following lung transplantation. Transplantation 1996; 61: 1117–9.

(長井苑子)

COLUMN

サルコイドーシスと悪性腫瘍

　サルコイドーシスに悪性腫瘍の発生が多いか否かについてはこれまで長い間，議論されてきた．両者は臨床像や画像所見が鑑別困難な場合があり，悪性腫瘍はサルコイド反応を惹起すること，同一人に両者が発生してもどちらが先行していたかなど，診断の確定には多くの問題点があることが指摘されている．このような中でBrinckerらはデンマークで本症登録と癌登録を用いた解析を行い2544例の本症症例中48例に悪性腫瘍の合併が認められ，予測発生数より有意に多かったと報告している（Br J Cancer 1974; 29: 247）．特に肺癌は3倍，悪性リンパ腫は11倍と有意に高く，特に悪性リンパ腫発症と本症のあいだに高い関連性があるとしてsarcoidosis-lymphoma syndromeを提唱した．しかしRømerはBrinckerの報告した症例を再検討し，肺癌症例にはサルコイド反応が本症と診断されている症例が含まれており，このような症例を除けば肺癌も悪性腫瘍も予測発生数と変わらず，また悪性リンパ腫は症例数が少ないため偶発的な合併を否定できないと反論している（Proc VIIIth Int Conf on Sarcoidosis (1978), Cardiff, Alfa Omega Press, 1980）．以後，肯定的論文と，否定的論文が数多く出され，最近Rømerは改めて否定的見解を発表している（Eur Respir J 1998; 12: 906）が，いまだ結論は得られていない．わが国ではYamaguchiらは厚生省間質性肺疾患調査研究班に1984年より3年間に登録された本症1411例について検討し，肺癌死亡数が有意に高かった（3.26倍）と報告している（Sarcoidosis 1991; 8: 51）．われわれも岡山大附属病院で診断され，以後経過追跡を行っている本症症例についてこの点を検討してきたが，悪性腫瘍全体の発生数には有意差はなく，喉頭癌，甲状腺癌，皮膚癌などで予測発生数より多い発生がみられた（日胸疾会誌 1992; 30: 598，日サ会誌 1999; 19: 39）．今回改めて外来で経過観察中の本症355例について検討した．人年法により観察年数は3330人年であり，19例の本症患者に14種類，25個の悪性腫瘍の発生がみられ，この内5例は二重癌（3重癌1例を含む）であった．この中で予測発生数より有意に多い発生がみられたのは肺癌，皮膚癌，喉頭癌であった．ここ数年肺癌の発生数が急激に増加し，7例の肺癌の発生がみられた．これはYamaguchiらの報告と一致するものである．またスウェーデンにおけるコホート研究では肺癌の発生は減少したものの，悪性リンパ腫とともに発生数は多く，最近は皮膚や肝臓などの本症の病変がみられる臓器に悪性腫瘍の発生が多くなったとしている（Am J Resp Crit Care Med 1999; 160: 1668）．間質性肺炎で肺癌の発生が多いことが知られているが，Bourosらは多くの肺の間質性変化を伴う疾患と同じように，本症でも肺癌の発生は多いと報告している（Chest 2002; 121: 1278）．本症で悪性腫瘍の発生が多い原因として本症における免疫学的異常や中高年発症例の増加や長期観察例の増加などがあげられている．などさまざまな要因がとなえられているが，明解な答は出ていない．この関係を明らかにするには，全国的な登録症例を用いた正確な発生数の掌握と本症の遺伝学的，免疫学的背景の解明が必要である．今後，高齢者サルコイドーシス患者の診療が増えることから，ますます悪性腫瘍の合併例が増加することが考えられる．

〈片岡幹男〉

2 サルコイドーシスの治療

I はじめに

サルコイドーシスは原因不明の肉芽腫（類上皮細胞肉芽腫）性疾患で，多くは全身の多臓器が関与する．治療を考える場合考慮すべき点は，初診時の主訴は当然のこととして潜在的病変も考慮に入れた長期的な治療計画が必要である．原因が明らかにされていない現時点では根治治療は望めないが，疾患の病態が遅延型アレルギーに基づく反応であることから，ステロイドをはじめ，多くの免疫抑制薬の使用がなされてきた．実際，ステロイドホルモン薬を使用した場合，短期的な改善率は60～80％であり（表5-2-1）[1]，症状の軽快，画像所見の改善（胸部X線，^{67}Ga-uptake），血液所見（ACEの高値，lysozymeの高値）の正常化などが認められている．一方サルコイドーシス症例の多くは自然治癒（28～70％）[2]～[5]することも認められており，このような場合は2年以内[3]～[5]に病変が消失する．そこで治療方針を決定するにあたっては，治療適応の判定が問題となる．またステロイド薬の治療に反応し改善（60％前後）[6][7]した症例の再発率も高率（16～74％）[8]～[11]である．以上のような状況から最近では，ステロイド薬以外の免疫抑制薬，抗菌薬，TNF抑制薬など，各種の薬剤がステロイド薬との併用やステロイド薬治療後の免疫調節薬として，またはステロイド薬中止後の再燃再発に対し使用され，おおむねステロイドと同等の効果が記載されている．しかしステロイド薬はもちろん，その他の薬剤も薬剤として多くの有害事象（副作用）をもっており，安易な使用はつつしむべきである．今回は日本サルコイドーシス/肉芽腫性疾患学会，厚生科学研究特定疾患対策事業びまん性肺疾患研究班，日本心臓学会，日本眼科学会の共同研究として2003年に報告した「サルコイドーシス治療に関する見解—2003」[12]を中心にサルコイドーシスの治療に関する最近の傾向を述べることにする．

II サルコイドーシスの治療薬

1. ステロイド薬全身投与治療に関するエビデンス

日本では1972年に厚生省特定疾患サルコイドーシス調査研究班（班長：本間日臣）でステロイド治療二重盲検試験[13]が実施され，stage I症例を含むプレドニゾロン群（30mgを4週，20mgを4週，10mgを4週，5mgを12週）50例とプラセボ群51例について比較検討された．その結果12週まではBHLの消失率と改善率，

表5-2-1 経口ステロイド薬投与の効果

	消失	軽快	不変	増悪
眼病変	16	64	16	4
肺病変	21	65	7	7
心病変	0	56	40	4
その他	11	67	14	8

肺野病変の消失率と改善率は，ともにプレドニゾロン群が良好であったが，その後両群はまったく同じになり，ステロイドの治療効果は確定できなかった．またIzumiは若年で肺外病変がなく，胸郭内病変がStage Iで自覚症状のない症例に対するステロイド薬の治療は，治療を受けなかった症例に比較して胸部異常陰影の改善率が有意に不良であったと報告している[14]．泉らは，さらに発症・発見後10年以上の胸部X線所見の経過を追跡した自験例337名の成績をまとめ，10年目の肺野病変残存は有症状発見群，無症状群いずれにおいても，ステロイド薬投与を受けた人に多いという結果を報告している[15]．このような結果より日本では肺病変に対するステロイド薬の投与は慎重に行われている．一方欧米のプラセボを使った肺サルコイドーシスの治療経験ではJamesら（84名で6カ月の治療）[6]，Israelら（83名で3カ月の治療，5.2年の観察）[16]，Euleら（206名で6カ月，12カ月の治療，5年の観察）[17]による検討から，Stage I，IIの症例は短期的にはプラセボ群に比し改善が認められているが，長期観察では両群に有意差は認められないとして，日本での治験結果と同様の成績を示している．またHunninghakeら（98名で1年の治験）[5]，Gibsonら（149名で5年の観察）[18]は対象を限定してステロイド薬の投与を行えば有用性が高いとしているが，Gottliebら（337名で4年の観察）[10]は長期的にみるた場合ステロイド薬治療群の方が自然寛解群よりも再発率が高かったとして，自然治癒をステロイド治療が遷延させる可能性とステロイド導入の必要な症例ではステロイド薬からの離脱が難しい可能性を指摘している．

2. 吸入ステロイド（ブデソニド）の使用についてのエビデンス

吸入ステロイド薬は肺サルコイドーシスの治療の使用されている．その効果はMilmanら（stage I，II，IIIを含む29症例）[19]の二重盲験試験はプラセボ群とのあいだに有効性を認めていないが，一方Albertら（stage I，II，IIIを含む47症例）[20]の試験は有効性ありと述べ，その判定は難しい．最近，Pietinalhoら（stage I，II，IIIを含む189症例）[21]の経口ステロイドの使用後に吸入ステロイド薬を併用する二重盲験試験を行い，胸部X線上stage I症例に関しては治療効果に有意な差は認められなかったが，satge IIでは有意差はないがプラセボ群で残存率が高い傾向にあり，また5年間のステロイド使用の機会が高かったと報告している．またこの報告では肺機能障害（FVC，DLco）ではstage Iでは18カ月と5年の時点での治療効果にプラセボ群とのあいだに有意の差は認めないが，stage II症例では両時点での治療効果はプラセボ群に比し有意差がみられた．このことはステロイド使用後の再燃に対する治療の方向性を示したものとして特記すべきと考える．

3. ステロイド以外の免疫抑制薬による治療経験

ステロイド薬使用後に再燃・再発した場合や，ステロイド薬の効果が十分でないとき，またはステロイド薬の使用ができない症例（糖尿病，重症感染症など），長期連用のステロイド薬減量のため，などの場合は，ステロイド薬との併用や単独使用として免疫抑制薬（メソトレキサート，アザチオプリン，シクロホスファミド，クロロキン薬などが使用されてきた．しかし日本では十分なエビデンスがないのが実情である．そこで欧米の経験を以下にしめす．

メソトレキサートに関して述べると，Lower EEらの報告（有症状の慢性50症例，最低2年以上使用，容量白血球数を考慮し決定）[22]では，

肺病変（47症例）は47％，皮膚病変（17症例）は94％，肝臓病変（7症例）は43％，神経症例（7症例）は43％，関節病変は100％の有効率を報告している．またBaughman RPらの報告[23]（初回治療で5mg以上のプレドニゾンを受けた症例でその後症状増悪した22症例，最低6カ月の使用，プレドニゾン群12症例：40mg/日 2カ月，その後20mg/日，メソトレキサート群12症例：10mg/週，両薬剤は最低6カ月使用，判定は両群とも6カ月後にBALと肺機能検査を行って評価している）．結果はメソトレキサート群もプレドニゾン群もともにVCの改善，BAL中のリンパ球比率の正常化，肺胞マクロファージのOH⁻分泌とTNF産生を低下させることを認め，有効性ありと報告している．日本ではSuda Tらは症例報告[24]として，プレドニゾロン60mg/隔日投与後の難治症例に対し，7.5mg/週の治療を行い2〜3週後に臨床症状の改善（FVC，血液ガス）が認められたと述べている．その他症例報告は多数あるがBaughman RP[25]らの文献にまとめられているので参照されたい．

次にアザチオプリンの使用状況を述べる．古くはPacheco Yらの報告（10症例，6カ月の投与）[26]では臨床的，画像的に70〜80％に改善を認めたが，肺機能の改善例は3例であった．Sharma OPら[27]は2年以上病変をもつ10症例に使用し，臨床症状，胸部写真，肺機能検査で30％に改善が認められたと述べている．Diab SM[28]らは7症例にプレドニゾンと併用し全例に改善を認めたと述べている．Hof DGら[29]は21症例に使用し全例に改善を認めたが，後に11例に再燃が認められたと記載している．最近Lewis SJ[30]らの報告（以前の高用量のステロイド治療で効果が弱いか，ない10症例「Ⅲ期Fibrosisあり5症例，Ⅲ期Fibrosisなし1症例，Ⅱ期2症例」に対し100〜150mg/日のアザチオプリンと少量の経口ステロイドを投与，平均15.5カ月投与）では2症例は十分に有意な肺機能上の改善を示し，2症例は短期的改善を，5症例は効果がなかったとのべ，副作用もなかったことより，高用量のステロイドに反応しなかった症例や進行した肺線維症を示す症例には有効ではないが，ステロイドの減量には有効な薬剤であると結論している．またMuller-Quernheim J[31]らの報告では慢性サルコイドーシスの11例（繰り返し再燃する9症例，初回ステロイド減量中の再燃2症例）に，用量：導入時アザチオプリン2mg/kg/日＋プレドニゾン0.6〜0.8mg/kg/日，その後プレドニソロン2〜3カ月以内に0.1mg/kg/日に減量し，21〜22カ月の維持期にはアザチオプリン2mg/kg/日＋プレドニソロン0.1mg/kg/日を投与し，期間：9症例は19〜26カ月，残り2症例は8カ月と12カ月で治療を終わらせた．その結果全例に症状の消失，生理学的，血清学的，X線学的改善が認められたと述べ，8症例はその後4〜73カ月間の寛解が継続し，3症例では8，18，22カ月目に再燃を認めたとのべ，同薬がステロイド減量に有効であると報告している．

次にシクロフォスファミドについて述べる．Agbogu BNらの報告（再燃した神経サルコイドーシスの26症例）[32]では各種の免疫抑制薬（アザチオプリン，シクロホスファミド，クロラムブシル，メソトレキサート）とX線放射の組み合わせでよい経過を示した症例を示している．またDemeter STらの報告[33]では高用量のステロイドに対し，効果のなかった心サルコイドーシス（胸水，心　液貯留を合併）にステロイド100mg/日に加えてシクロフォスファミド25mg×2/日で治療し，効果のあった症例を報告している．しかしこの薬剤については十分な治験がない．

4．その他の薬剤による治療経験

その他の薬剤でサルコイドーシスの治療に応用されている薬剤には，シクロスポリンA[34]，クロラムブシル[35]，抗マラリヤ薬のクロロキン[36)37]ヒドロキシクロロキン[36]，サリドマイド[38]，ペントキシフィリン[39]，インフリキシマブ[40)41]などで膠原病や自己免疫性疾患に使用される薬剤群である．また，ミノサイクリン[42]などの抗菌薬が皮膚サルコイドーシスに有効であるとの報告がある．しかし治験症例が少なく今後の問題として名前を列記するにとどめる．その他現在わが国では抗菌薬の併用治験が行われているようであるので好結果を期待している．

III サルコイドーシスの臨床経過と基本的な治療適応の関係

サルコイドーシスは臨床的に多様性に富んだ病像と経過を示す．そのために治療にあたっては下記の病像を考慮し治療適応を決めることが有用と考える．
1）急性サルコイドーシス：突然に発熱，関節痛，唾液腺腫脹，結節性紅斑，ぶどう膜炎，などを示し発病する症例を一般にいう．治療は通常は非ステロイド系の消炎薬でコントロールするが，有効でない場合は短期間のステロイド薬の治療を行う．
2）高度の臓器機能障害を初診時から示し，日常生活の質（quality of life：QOL）に支障をきたす症例や，生命の予後が危ぶまれる症例はステロイド薬の全身投与の対象となる．
3）難治性サルコイドーシス：ステロイド薬の全身投与に関わらず，治療困難な症例またはステロイド薬の離脱が困難な症例は，細胞毒性薬〔免疫抑制薬〕の単独投与かステロイド薬との併用を考慮する．

IV 治療終了・中止の判定

治療前に認められた自覚症状，画像所見，検査所見，臓器障害の改善または安定化が認められ，維持量（プレドニゾロン5〜10mg/日）に減量後3〜6カ月の経過観察で再燃が認められないときは終了してもよいが再発もありうる．また重大な有害事象が出現した場合は速やかに減量し中止する．ステロイド薬の減量に際し，一般にプレドニゾロン15mg/日になった時期は再燃が多いので特に注意して減量することが望ましい．

V 肺サルコイドーシスの治療

1．治療方針

肺サルコイドーシスにおいては，自覚症状，呼吸機能障害，画像所見の悪化について判断し，これがないか軽度の場合には原則として経口ステロイド薬は投与しない．血清 Angiotensin Converting Enzame（ACE）活性，^{67}Gaシンチグラム所見，気管支肺胞洗浄液所見はステロイド薬投与開始の直接の指標にはならない．

2．ステロイド薬全身投与の適応

1）stage Iで，重大な肺外病変のない場合，リンパ節腫大の悪化，持続のみでは経口ステロイド薬投与の適応にはならない．
2）サルコイドーシス肺病変（stage II，III）による自覚症状（特に息切れ）が強い場合にはステロイド薬投与の適応となる．ただし，胸部X線像で肺野の粒状や結節影や綿花状陰影が主体で，症状が咳嗽のみの場合には，その多くはステロイド薬を投与せずとも軽快する．
3）サルコイドーシス肺病変（stage II，III）

によって明らかな呼吸機能障害をきたしている場合にはステロイド薬の適応となる．

4）画像所見の悪化とともに自覚症状（特に息切れ）が増強している場合や，呼吸機能障害の程度が悪化しつつある場合にはステロイド薬の投与を考慮する．

5）自覚症状や呼吸機能障害の程度が軽く，画像所見のみが悪化する場合は，ステロイド薬の投与は慎重に行う．胸部X線像で肺野の粒状影や綿花状陰影のみの増強は無治療で改善することが多い．胸部CTでの太い気管支・血管周囲の肥厚，気管支の変形・拡張や無気肺の悪化（特に上葉において）が投与開始の指標となる．したがって，ステロイド薬投与の前に胸部CT撮影（HRCTを含む）を施行することが必要である．

3．一般的な投与法

1）一般的には，プレドニゾロン30mg/日・連日または60mg/日・隔日で開始して1カ月間継続する．

2）4〜8週ごとに5〜10mg/日・連日または10〜20mg/日・隔日ずつ減量する．

3）維持量は2.5〜5mg/日・連日または5〜10mg/日・隔日とする．全体の治療期間が1〜2年となった時点で終了してもよい．

4）再燃時の投与量および投与期間　再燃時は維持量投与中，投与終了後6カ月以内に出現しやすく，再燃時には原則として，初回投与量ぐらいまで増量し，以後上記投与スケジュールで投与する．

4．その他の薬剤

経口ステロイド薬に対して効果が少ないかまたは減量時に悪化，再燃を繰り返す症例においては，他の免疫抑制薬（メソトレキサート，アザチオプリン，サイクロスポリンA，シクロホスファミド，クロラムブシルなど）の単独またはステロイド薬との併用投与を考慮する．

5．肺サルコイドーシスの治療手順

上記の記載に従い肺サルコイドーシスの治療手順を図5-2-1に示す．

VI　心臓サルコイドーシスの治療

1．治療方針

サルコイドーシスの死因の3分の2以上は，本症の心病変（心臓サルコイドーシス）による．したがって心病変の存在はサルコイドーシスの予後を左右する要因と考えられている．一般に早期の心病変にはステロイド薬が有効である．そこで心臓サルコイドーシスの診断がなされた場合には，ステロイド薬治療を行う．なお各種病態に応じて一般的治療も並行して行う必要がある．

2．ステロイド薬全身投与の適応

1）房室ブロック[注1]
2）心室頻拍などの重症心室不整脈[注2]
3）局所壁運動異常あるいはポンプ機能の低下[注3]

3．一般的な投与方法

1）初期投与量：プレドニゾロン換算で連日30mg/日または隔日60mg/日で内服投与．
2）初期投与期間：4週間
3）減量：2〜4週ごとに，プレドニゾロン換算で連日5mg/日または隔日に10mg/日ずつ減量．

4）維持量：プレドニゾロン換算で連日5〜10mg/日または隔日に10〜20mg/日投与．
5）維持量の投与期間：いずれ終了することが望ましいが，他臓器と異なり終了が難しい場合が多い．[注4]
6）再燃：初期投与量を投与する．

注1）高度房室ブロックおよび完全房室ブロックでは，ステロイド薬を投与するとともに，恒久的ペースメーカーの植え込みを考慮する．
注2）心室期外収縮，心室頻拍がステロイド薬治療によりすべて消失することはまれ

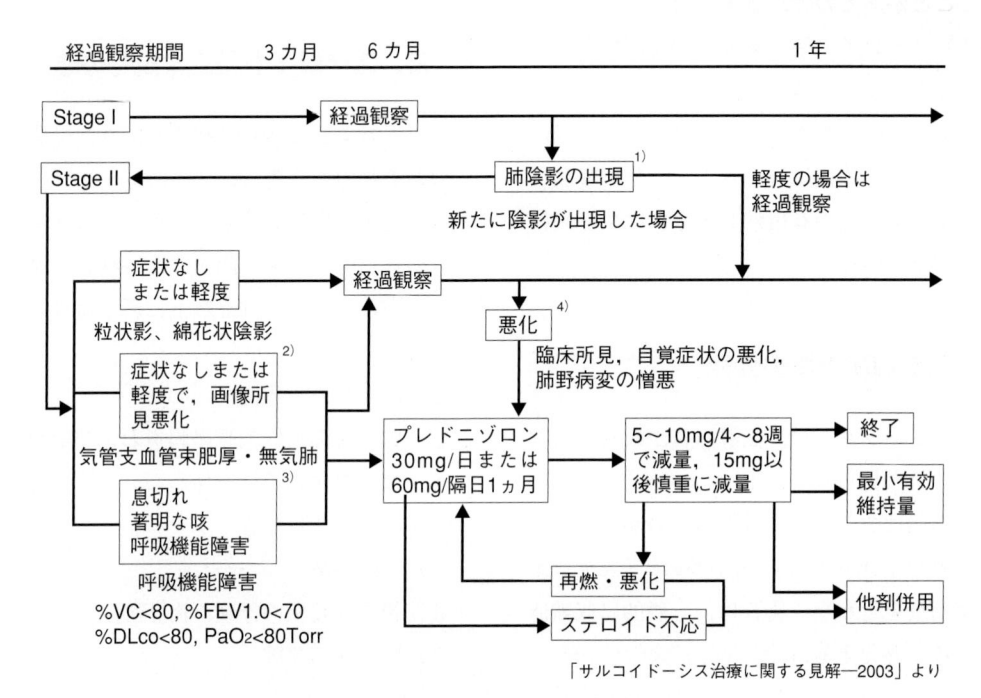

図5-2-1 肺サルコイドーシスの治療手順

1）肺陰影の出現：新しい肺野の陰影が出現した場合
2）画像所見ノ悪化：胸部CTで太い気管支．血管周囲の肥厚，無気肺の悪化であり，胸部X線での粒状影や綿花状陰影の増悪ではステロイドは使用せずに経過を見る．
3）呼吸機能障害：%VC80%以下，一秒率70%以下，PaO₂ 59 torr以下を参考にする．
4）悪化：臨床所見，自覚症状の増悪，肺野病変の増悪．

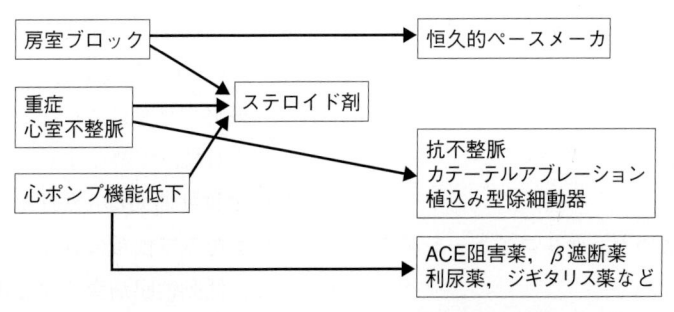

図5-2-2 心臓サルコイドーシスの治療手順

であり，抗不整脈薬の併用を試みる．これらの治療にもかかわらず，持続性心室頻拍などが認められる場合には，植え込み型除細動器やカテーテルアブレーションの適応となる．

注3）β遮断薬は左室収縮機能不全に有用であるが，心不全や伝導障害を悪化させることがあるので，慎重に用いる．

注4）ステロイド薬の重大な副作用で継続投与が困難な場合には，メソトレキサート5〜10mg/週の投与も試みられている．しかし心病変に対する本剤の使用経験は少なく，その有用性も十分には明らかにされていない．

4．ステロイド薬の効能

1）房室ブロックでは，伝導障害が改善し正常化する例も見られる．
2）収縮能は改善するには至らないが，心収縮はそれ以上悪化しない例が多い．（ステロイド薬治療を行わない場合は，一般的に収縮能は次第に悪化する．）

5．注意事項

1）ステロイド薬の一般的な副作用
2）投与後，まれに心室頻拍が出現あるいは悪化する例が存在する．
3）投与後，まれに心室瘤を形成する例が存在する．

6．まとめ

以上の記載をまとめた心サルコイドーシスの治療手順を図2に示す．

VII 眼サルコイドーシスの治療

1．治療方針

原則としてステロイド薬局所投与（眼球周囲注射を含む）と散瞳薬で治療する．2に述べる病変にはステロイド薬の全身投与を行う．

2．ステロイド薬全身投与の適応

以下のような活動性病変があり，視機能障害のおそれのある場合．
1）局所治療に抵抗する重篤な前眼部炎症重症の虹彩毛様態炎，隅角または虹彩結節が大きく多数，あるいは虹彩上に新生血管を伴う場合．
2）高度の硝子体混濁
3）広範な滲出性網脈絡膜炎および網膜血管炎
4）網膜無血管領域を伴わない網膜あるいは視神経乳頭新生血管
5）黄斑浮腫
6）視神経乳頭の浮腫，肉芽腫
7）脈絡膜肉芽腫

3．一般的な投与方法

1）第一選択薬はプレドニゾロンの経口投与
2）初期投与量は30〜40mg/日・連日，重症の場合は60mg/日・連日
3）初期投与の投与期間は2週間から1カ月
4）1〜2カ月ごとに5〜10mgずつ減量
5）最終投与量は2.5〜5mg/日相当とし，1〜数カ月続けて終了する．
6）全投与期間は3カ月から1年以上，減量は病勢をみて慎重に行う．投与終了にあたっては，活動性眼病変の沈静化とともに，全身検査データに留意する．

4．治療効果の判定

1）視力，その他をふくむ視機能の改善
2）眼内病変の改善・沈静化・消失

5．その他

ステロイド薬の副作用に注意する．ステロイド薬に抵抗し，長期投与が必要な難治例がある．ステロイド薬以外の免疫抑制薬および併用療法，硝子体手術の有効性については，現在一定の評価がない．種々の眼合併症については適切な治療を行う．

6．まとめ

以上の記載に従い眼サルコイドーシスの治療手順を図5-2-3に示す．

VIII 心，眼以外のサルコイドーシス肺外病変の治療

1．ステロイド薬全身投与の適応

1）神経病変

　a）著明な自覚症状，画像所見異常，機能障害を伴う脳・脊髄病変
　b）著明な自覚症状を伴う末梢神経病変

2）電解質異常，内分泌異常，高Ca血症，高Ca尿症，尿崩症
3）皮膚病変：特にLupus pernio型皮膚病変および美容上問題となる皮膚病変
4）上気道病変：症状の著明な鼻粘膜，喉頭，声帯病変
5）中等度～高度胸水貯留を伴う胸膜病変
6）腹部病変

　a）著明な自覚症状，画像所見異常，機能障害を伴う肝，脾，腎病変
　b）著明な自他覚症状を伴う胃・腸病変
　c）周辺臓器圧排の危険性のある，増大する腹腔内リンパ節病変

7）運動器病変：著明な自他覚症状，画像所見異常，機能障害を伴う骨病変，関節病変，あるいは筋痛，運動障害，筋炎症状を伴う筋肉病変

2．一般的な投与法

1）脳・脊髄病変：プレドニゾロン30～40mg/日・連日または60～80mg/日・隔日

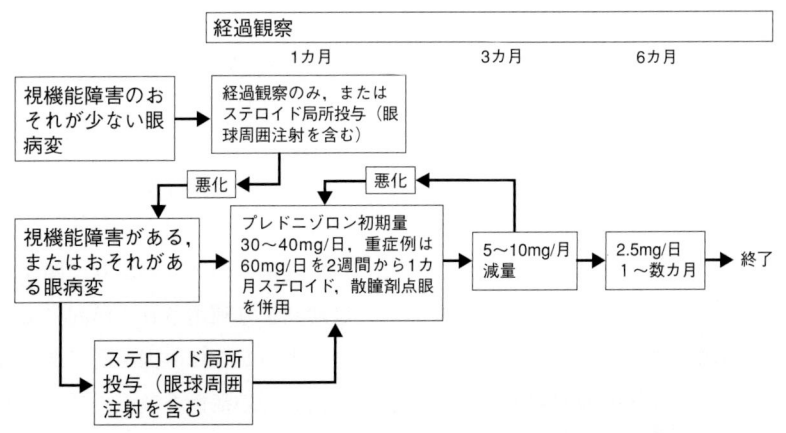

「サルコイドーシス治療に関する見解—2003」より

図5-2-3　眼サルコイドーシスの治療手順

で開始し，漸減して6カ月後15～20mg/日連日または30～40mg/日・隔日投与まで減量し，さらに2年間継続投与し病状が安定した後，5mg/日ごとに減量して投与終了まで4～5年は必要．症例によってはさらに長期投与が必要になる．重症例では60mg/日・連日またはステロイド薬パルス投与で開始し，上記投与法へ移行する．

2）高度高Ca血症を伴う腎不全：高Ca血症に対してステロイド薬治療にカルシトニン注射を併用する．ステロイド薬の治療方法は1)に準じる．

3）尿崩症を伴う下垂体病変：尿崩症に対してステロイド薬治療にデスモプレシン点鼻投与を併用する．ステロイド治療は1)に準ずる．

4）腹部病変：内視鏡所見，生検陽性のみの胃病変は経過観察し，自然改善するのを期待する．

5）運動器病変：腫瘤形成のみの筋病変はまず経過を観察し，自然改善するのを期待する．

3．その他

1）再燃は維持量投与中，投与終了後に出現しやすく，再燃時には初回投与量まで増量し，以後上記のスケジュールで治療する．

2）ステロイド薬治療困難な場合，他の免疫抑制薬の単独投与またはステロイド薬との併用を考慮する．

IX 経口ステロイド薬投与の効果

「今回のサルコイドーシス治療の見解―2003」を改訂する作業のなかでアンケート調査を全国で行い166例の主にステロイド全身投与治療症例を得た．その結果の短期効果の有効率を臓器病変に分けて解析した結果を表1に示す．長期観察例の解析は大分大学医学部（当時大分医科大学内科学3）で4年以上の経過観察をし得た140例のサルコイドーシス患者の長期予後を図5-2-4に示す．初診時以後経口ステロイドによる全身ステロイド薬治療を受けずに，経過観察された症例（111例）中，治癒症例（79例）は71％で，4年以上陰影の不変症例（32例）は29％であった．しかし，32症例中6例は，その後4～10年の経過中に眼；2例，心；1例，皮膚；1例，肺；1例，骨；1例の再発を示した．残りの26症例は軽快または不変であった．次に初診時にQOLが障害されているために経口ステロイド薬治療を必要とした29症例では，治療によって治癒・軽快した症例（19例）は65.5％で，難治・重症化した症例（10例）は34.5％であった．難治・重症化した症例の内訳は眼；4例，心3例，肺1例，腎2例である．以上の結果よりわれわれの経験した症例では，経口ステロイド薬使用例も含めて，臨床上，問題無し症例は全患者の86％で，臨床的にステロイドの長期継続使用か，ステロイド薬単独使用ではコントロールが不十分な症例（16症例）が11％であった．今後はステロイド薬以外の薬剤の併用ないし単独使用の導入が1割の患者で必要ではないかと考えているが，最も重要なことは，経口ステロイド薬の使用タイミングではないかと思われる．

X 文献から見た免疫抑制薬の使用タイミング

ステロイド薬は重篤な副作用があり，第一選択薬としてはメソトレキサートの少量投与の方が，安全との考えもあり，関節リウマチなどでは初回より利用される傾向にある．しかしサルコイドーシスは原因不明であることと，比較的予後良好の症例も多く，ステロイド治療が欧米を問わず，わが国でも第一選択薬として使用されている．文献的には免疫抑制薬はステロイド

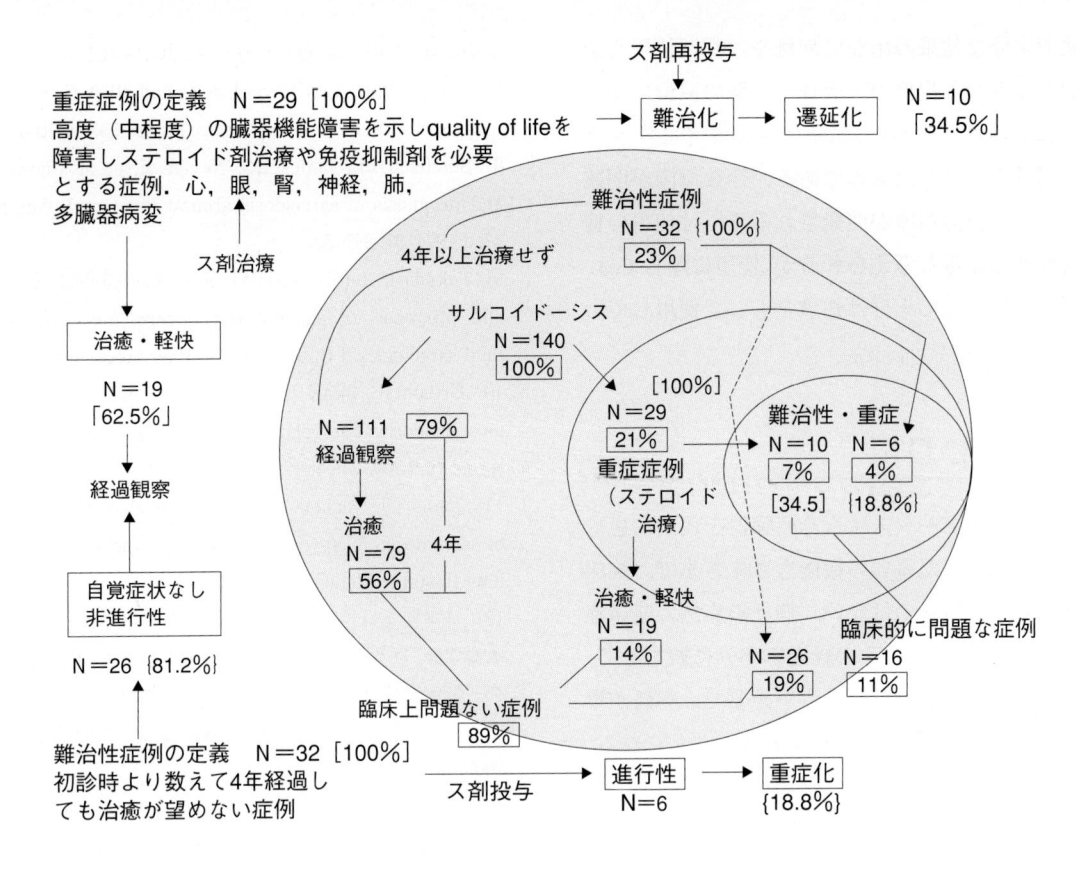

図5-2-4　サルコイドーシス140例の長期予後

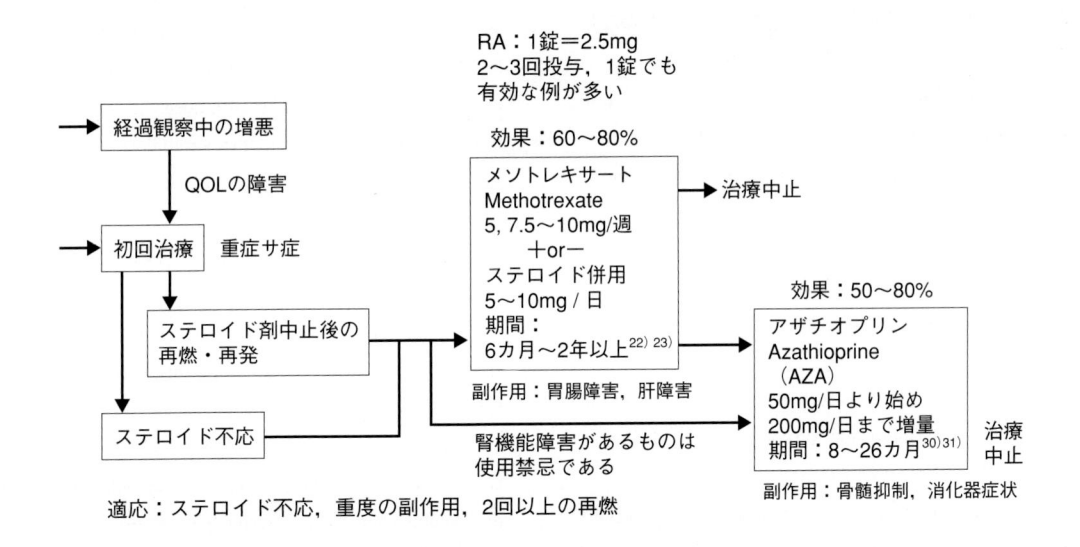

図5-2-5　二次選択薬の使い方

第5章 サルコイドーシスの予後と治療

薬で十分な効果の出ない症例や，長期使用を余儀なくされる症例のステロイド薬の減量に使用されている．図5-2-5はその使用タイミングと使用量を図にしたものである．今後原因が明確になって根治治療が開発されるまでは使用の機会が多くなると考えられるが，使用に際しては，副作用について十分は知識をもって使用していただきたい．

XI おわりに

　サルコイドーシスは全身所臓器を侵す疾患である．侵された臓器の機能もさまざまで，臨床症状も一定のものはない．個々の症例の臨床症状の特徴をつかみ，その経過を十分に観察して，活動性のある時点での治療が必要で，判断が早すぎても，遅すぎても禍根をのこすことになる．

【参考文献】

1) 津田富康, 山口哲生, 長井苑子, ほか. サルコイドーシス治療ガイドライン策定―全国施設アンケート調査中間報告―. 厚生省科学研究特定疾患対策事業びまん性肺疾患研究班平成11年度研究報告書 2000; p41–145.

2) Smelli H, Hoyle C. The natural history of pulmonary sarcoidosis. Q J Med 1960; 29: 530–58.

3) James DG. Course and prognosis of sarcoidosis. Am Rev Respir Dis 1961; 84 (part 2): 66–70.

4) Yamamoto M, Kosuda T, Yanagawa H, et al. Factors affecting the course of sarcoidosis. In Mikami R, Hosoda Y. eds. Sarcoidosis. University of Tokyo Press, Tokyo, 1981; p273–84.

5) Hunninghake GW, Gilbert S, Pueringer R, et al. Outcome of treatment for sarcoidosis. Am J Respir Crit Care Med 1994; 149: 893–8.

6) James DG, Carstairs LS, Trowell J, et al. Treatment of sarcoidosis: report of a controlled therapeutic trial. Lancet 1967; 2: 526–8.

7) Yamamoto M, Saito N, Tachibana T. Effect of 18 month corticosteroid therapy on stage I and stage II sarcoidsis patients (a control trial). In Chretien J, Marsac J, Saltiel JC eds. Sarcoidosis and other Granulomatous Disorders. Pergmon Press, Paris, 1983; p470–4.

8) Siltzbach LE, James DG, Neville E, et al. Course and prognosis of sarcoidosis around the world. Am J Med 1974; 57: 847–52.

9) Takada K, Ina H, Noda M, et al. The clinical ourse and prognosis of paients with severe, moderate or mild sarcoidosis. J Clin Epidemiol 1993; 46: 359–66.

10) Gttlieb JE, Israel HL, Steiner RM, et al. Outcome in sarcoidosis. The relationship of relapse to corticosteroid therapy. Chest 1997; 111: 623–31.

11) Johns CJ, Michele TM. The clinical management of sarcoidosis. A 50-year experience at the Johns Hopkins Hospital. Medicine 1999; 56–111.

12) 日本サルコイドーシス/肉芽腫性疾患学会, 日本呼吸器学会, 日本心臓病学会, 日本眼科学会, 厚生省科学研究―特定疾患対策事業―びまん性肺疾患研究班: サルコイドーシス治療に関する見解― 2003. 日呼吸会誌 2003; 41: 150–9.

13) Mikami R, Hiraga Y, Iwai K, et al. A double-blind controlled trial on the effects of corticosteroid therapy in sarcoidosis. In: Iwai R, Hosoda Y, eds Proceedings of the IV International Conference on Sarcoidosis. University of Tokyo Press, Tokyo, 1974; p533–8.

14) Izumi T. Are corticosteroids harmful to sarcoidosis ― A conclusion drawn from a retrospective study on the chest radiographic prognosis of 185 asymptomatic patients with pulmonary sarcoidosis followed up for more than ten years. Sarcoidosis 1994; 11 (supplement I): 119–22.

15) 泉　孝英. サルコイドーシス. 日内会誌 1992; 81: 189–95

16) Israel HL, Fouts DW, Beggs RA. A controlled trial of prednisone treatment of sarcoidosis. Am Rev Respir Dis 1973; 107: 609–14.

17) Eule H, Roth I, Weide W. Clinical and functional results of a controlled trial of the value of predonisolone therapy in sarcoidosis, stage I and II. In: Jones Williams W, Davies HB, eds, Eighth International Conference on Sarcoidosis and Other Granulomatous Diseases. Alpha Omega Pub Ltd, Cardiff, 1980; p 624–8.

18) Gibson GJ, Prescott RJ, Mueres MF, et al. British Thoratic Society Sarcoidosis Study: effects of long term corticosteroid treatment. Thorax 1996; 51: 238–47.

19) Milman N, Graudal N, Grode G, et al. No effect of high-dose inhaled steroids in pulmonary sarcoidosis: a double-blind, placebo-controlled study. J Intern Med 1994; 236: 285–90.

20) Alberts C, van der Mark TW, Jansen HM, et al. Inhaled budesonide in pulmonary sarcoidosis: a bouble-blind, placebo-controlled study. 1995; 5: 682–8.

21) Pietinalho A, Tukiainen P, Haahela T, et al. Oral predonisolone followed by inhaled budesonide in newly diagnosed pulmonary sarcoidosis. Chest 1999; 116: 424–31.

22) Lower EE, Baughman RP. Prolonged use of methotrexate for sarcoidosis. Arch Intern Med 1995; 155: 846–51.

23) Baughman RP, Lower EE. The effect of corticosteroid or Methotrexate therapy on lung lymphocytes and Macrophages in sarcoidosis. Am Rev Respir Dis 1990; 142: 1268–71.

24) Suda T, Sato A, Toyoshima M, et al. Weekly low-dose methotrexate therapy for sarcoidosis. Inern Med 1994; 33: 437–40.

25) Baughman RP, Lower EE. A clinical approach to the use of methotrexate for sarcoidosis. Thorax 1990; 54: 742–6.

26) Pacheco Y, Marechal F, Biot N, et al. Azathioprine treatment of chronic pulmonary sarcoidosis. Sarcoidosis 1985; 2: 107–13.

27) Sharna OP, Hughs DTD, James DG, et al. Immunosuppresive therapy with azathioprine in sarcoidosis. In Levinsky L, Macholoa F eds. Fifth International Conference on Sarcoidosis and other granulomatous disorder, Prague, 1971. p635–7.

28) Diab SM, Karnik AM, Ouda BA, et al. Sarcoidosis in Arabs: the clinical profile of 20 patients and review of the literature. Sarcoidosis 1991; 8: 56–62.

29) Hof DG, Hof PC, Godfrey WA. Long-term use of azathiprine as a steroid sparing treatment for chronic sarcoidosis. Am J Respir Crit Care Med 1996; 153: A870.

30) Lewis SJ, Ainslie GM, Bateman ED. Efficacy of azathioprine as second-line treatment in pulmonary sarcoidosis. Sar Vasc Diff L Dis 1999; 16: 87–92.

31) Muller-Quernheim J, Kienast K, Held M, et al. Treatment of chronic sarcoidosis with an azathioprine/predonisolone regimen. Eur Respir J 1999; 14: 1117–22.

32) Agbogu BN, Stern BJ, Sewell C, et al. Therapeutic consideration in patients with refractory neurosarcoidosis. Arch Neurol 1995; 52: 875–9.

33) Demeter SL. Myocardial sarcoidosis unresponsive to steroids Treatment with cyclophosphamide. Chest 1988; 94: 202–3.

34) Wyser CP, van Schalkwyk EM, Alheit B, et al. Treatment of progressive pulmonary sarcoidosis with Cyclosporin A A Randomized controlled trial. Am J Respir Crit Care Med 1997; 156: 1371–6.

35) Kataria YP. chrorambucil in sarcoidosis. Chest 1980; 78: 36–43.

36) Baltzan M, Mehta S, Kirkham TH, et al. randomized trial of prolonged choloquine therapy in advanced pulmonary sarcoidosis. Am J Respir Crit Care Med 1999; 160: 192–7.

37) Sharma OP. Effectiveness of chloroquine and Hydroxychloroquine in treating selected patients with sarcoidosis with neurological involvement. Arch Neurol 1998; 55: 1248–54.

38) Baughman RP, Judson MA, Teirstein AS, et al. Thalidomide for chronic sarcoidosis. Chest 2002; 122: 227–32.

39) Zabel P, Entzian P, Dalhoff K, et al. Pentoxifylline in treatment of sarcoidosis. Am J Respir Crit Care Med 1997; 155: 1665–9.

40) Baughman RP, Lower EE. Infliximab for refractory sarcoidosis. Sar vasc Diff L Dis 2001; 18: 70–4.

41) Yee AMF, Pochapin MB. Treatment of complicated sarcoidosis with infliximab anti-tumor necrosis factor-α therapy. Ann Intern Med 2001; 135: 27–31.

42) Bachelez H, Senet P, Cardranel J, et al. The use of tetracyclines for the treatment of sarcoidosis. Arch Dermatol 2001; 137: 69–73.

（津田富康）

COLUMN

心臓サルコイドーシスの日米格差
―日本ではなぜ心臓サルコイドが問題なのか？―

わが国ではサルコイドーシスの死亡原因として心臓サルコイドが最も多いことが病理剖検輯報などから知られている．その臨床像や治療成績などについてはすでに詳しく述べられているが，盲点は「本当に日本で心臓サルコイドーシスの頻度が高いのか，もしそうだとすればなぜか」という疑問であった．

この点を確かめるには，剖検例シリーズの中でサルコイドーシス，ことに心臓のそれが見られる頻度がどのくらいあり，その率が日本で高いのか否かを知ればよいと思われた．そこで日本病理剖検輯報に収録された1961年以降のわが国の全剖検例中のサルコイドーシス例の剖検所見とそれらの症例の組織所見とを，アメリカでのそれと比較することを試みた．さらにMayoクリニクと南California大学での長年にわたる病理解剖例のデータベースから本症の剖検例を抽出し，剖検記録と組織標本とを参照して日米の比較検討を行った（Sarcoidosis 1994; 11: 26–31）．その結果，①米国では剖検全例に対するサルコイドーシス（サ死＋非サ死）の率は剖検10万対男102.7，女156.7，日本ではそれぞれ20.4，69.1と，明らかに男女ともに米国の方がより高率にサルコイドーシスに罹患．②米国症例を白人と黒人とに分けて日本人との比較すると，白人では若年者が少なく60歳代が最多であったが，黒人では40～60歳代にピークがあり，日本人はその中間の年令分布を示していた．③最も顕著なのは臓器別の罹患頻度で，肺，肝，脾，腎では肉芽腫陽性率に人種による差はみられなかったが，心病変のみは白人，黒人に比して日本人で$P<0.01$で有意に高率であった．④「心臓サルコイド病変あり」例の中でのこれによる死亡例の率が日本人で著しく高く，組織標本でみても日本人では高度進展の心病変が多く，白人・黒人で明らかに少なかった．三人種のサルコイドーシス剖検例にみる死亡原因の比較でも，日本人で心臓サルコイド死亡が圧倒的に多かった．

しかし，何故日本人にはことに心臓サルコイド死亡が多いのか，その疑問はいまだ不明のままである．当然のこととして遺伝的背景の差が疑われるが，本症全体としてはHLA B7（CD80，CD86），HLA ClassⅡ，TNF-$α$，CCR2，CCR5の遺伝子多型性や，High Mobility Group Box Ⅰ蛋白発現異常の有無などが報告された．心病変に関しては，日本人の心臓サルコイド例でHLADQB1*0601が高頻度との報告が2施設からされている（日組織適合性学会誌 1998, 5, 49–50，日免疫学会総会記録 1999, 29, 274）が，HLAや遺伝子解析が過去になされた国内症例を多数集めて，心病変あり群，なし群，健康人集団のあいだで有意差を検討し，さらに外国との比較もする，メタアナリシスを用いた解析が望まれるであろう．また今日の免疫学的知識を基に想像すれば，リンパ球の心臓組織へのホーミング受容体（現在はリンパ節，皮膚，MALTへのホーミングが知られている）が存在し，もしその遺伝子発現が日本人で高いということでもあれば理解が容易となる．臨床的には心サルコイド症例の頻度は意外と低いが，その関連遺伝子の解明は，罹患しやすい人を予測する道具として臨床的に使うこともできるのではないかと考えられる．

（岩井和郎）

第6章 サルコイドーシスのトピックス

1

サルコイドーシスと疾患感受性遺伝子

　サルコイドーシスという疾患の存在が知られるようになってから100年以上経過した現在，いまだにこの多臓器疾患の原因は不明であるが，一般には，細胞内感染を起こしうる微生物に対する宿主の免疫応答を主徴とする疾患と信じられている[1]．欧米では結核菌を証明する報告が多かったが，わが国では，プロピオニバクテリウム属の菌種を検出することが江石らにより見いだされ，現在も研究が進行中である[2]．

　サルコイドーシスの病態に遺伝要因が影響することは，第一に，人種・集団間で，発症頻度や重症度が著しく異なること，第二に，血縁家族内で発症率が高いこと，第三に，少なくとも症例対照研究の結果，ヒト第6染色体上の主要組織適合性抗原（MHC）領域の遺伝子が，サルコイドーシスと関連することが，たびたび示されてきたことから明らかである．ただし，高血圧，糖尿病など多くの生活習慣病などと同様に，サルコイドーシスも，一つの感受性遺伝子の影響はさほど強くなく，複数の遺伝子の効果が複合し，病原微生物やストレス応答など，外的要因がさらに相互作用を起こし，発症する多因子疾患と考えられる（http://www.ncbi.nlm.nih.gov/ OMIM–Online Mendelian Inheritance in Man #181000）．

　本症の感受性遺伝子は，主に候補遺伝子アプローチにより研究が進められてきた[3][4]．これは，サルコイドーシスの病態に関連すると推測される主要な分子を選択して，その分子をコードする遺伝子の塩基配列の個人差（遺伝的多型の遺伝子型）の頻度を明らかにし，症例対照研究を行い，対照集団の遺伝子型と患者集団の遺

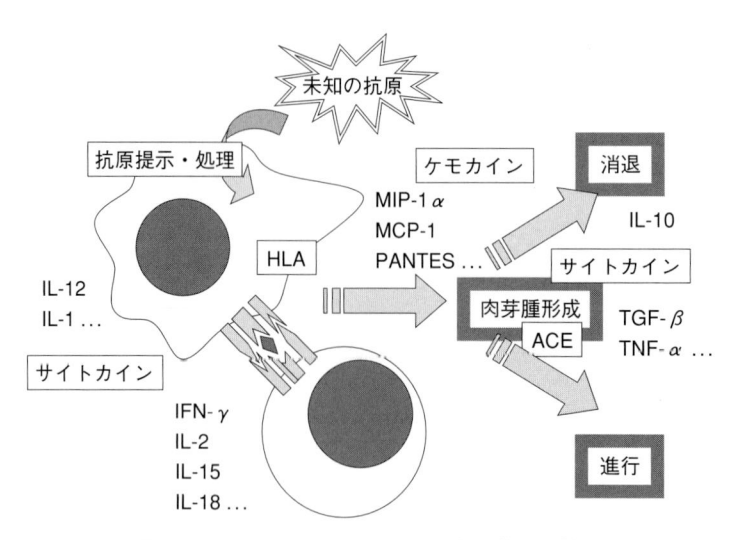

図6-1-1　サルコイドーシスの発症・進展の機序

伝子型の頻度分布に，統計学的にみて有意な差異があるかどうかを見ていく方法である．

本症の発症，進展機構は，図6-1-1に総括されるように，細胞内寄生菌に由来すると思われる未知の抗原が，抗原提示細胞からT細胞に提示される時期（初期応答）と，引き続いて，種々のサイトカイン，ケモカイン類が産生される肉芽腫形成期，さらにそれらの細胞反応が終息ないし慢性化する時相に分けて考えられる[5]．初期の反応は，CD4陽性ヘルパーT細胞により担われており，インターロイキン(IL)-2とIL-2レセプターを発現し，活性化，自己増殖する．さらにリンパ球側からインターフェロン(IFN)-γを産生し，マクロファージの活性化，肉芽腫の形成を促進する．病変部のマクロファージは，IL-12，IL-15，IL-18など肉芽腫形成に重要なサイトカインを産生している．サルコイドーシスの肉芽腫形成の場で見られる一連の反応はいわゆるTh1型免疫応答の典型例と考えられている．初期の免疫応答により活性化された組織中の免疫担当細胞は，RANTES，MCP1，MIP-1αなどのケモカインを産生し，病変局所へ血液中や周辺組織のTリンパ球や単球を集積させる．病変局所に集積した単球は，炎症性サイトカインやケモカインの働きにより，IL-1，TNF，IL-8，さらにIL-12，IL-18などのマクロファージ由来のサイトカインを分泌し，Th1型免疫応答を維持する．一方，維持された肉芽腫反応は，多くの場合，自然に退縮する．この際，Th1応答を抑制するIL-10の関与や，線維化への移行に関しては，TGF-βが代表的なサイトカインとして知られている．

上述のような本症の病変形成機序を念頭におくと，これまで疾患との関連性が検討されてきた候補遺伝子の大半が説明される（表6-1-1）．

I 候補遺伝子アプローチ

1. ヒト白血球抗原（HLA）遺伝子

抗原提示細胞がT細胞に抗原提示する場合，ヒトではHLA分子に抗原が提示され，T細胞レセプターがこのHLA・抗原分子複合体を認識することが基本である．HLA遺伝子の遺伝的多型性は，その遺伝子産物であるHLA分子自体の抗原性のちがいを抗血清を用いた血清タイピング法によって解析することにより，間接的に知ることができる．このため，従来より免疫関連疾患におけるHLA抗原型の頻度の偏りについて，多くの報告がある．サルコイドーシスにおいては，HLA-DR17(3)，DR15(2)，DR14(6)，DR12(5)などの保有頻度が高いことを示す報告がみられる．特にHLA-DR3はHLA-A1，B8とハプロタイプを組み，ヨーロッパ系集団に特徴的なHLAタイプで，自己免疫疾患に認められることが多いが，日本人にはほとんど見られない抗原型である．わが国の症例では，HLA-DR11(5)，DR12(5)，DR14(6)，

表6-1-1　サルコイドーシスとの関連性が検討されている主な遺伝子群

主要組織適合遺伝子複合体	(HLADRB1...)
抗原提示・処理遺伝子群	(TAP, LMP...)
サイトカイン群	(IFN-γ, IL-12, IL-18 TNF-α...)
ケモカイン群	(MIP-1α, MCP-1, RANTES...)
感染性疾患感受性遺伝子群	(NRAMP1...)
アンジオテンシン変換酵素	(ACE)

DR8が高頻度に認められることが報告されている．このように集団間で，関連するHLA型が異なることは，各HLA型で共通のアミノ酸変異が疾患の発症に関わっていることを意味する可能性がある．石原らは，特に疾患と関連するDR分子に共通するアミノ酸として，11番のセリン残基が重要であると考えている[6]．HLA分子に提示されるペプチドが同定されれば，この点はより明確に説明されるものと期待される．現在，HLA領域各遺伝子座はDNAタイピングにより，より明確に遺伝子型を決定できる（4桁タイピング）が，HLA遺伝子群は，遺伝子重複によって生成されたと考えられ，きわめて似かよった遺伝子がいくつも連なり，さらに各HLA遺伝子の有する多型性は，多数の変異部位の総和によって規定されているため，塩基配列に基づくタイピング（sequence-based typing）を用いても，すべてのHLA型をDNAタイピングにより決定することは容易でない．後述するACCESSでは，HLA-DR11に属するDRB1*1101が単独では唯一，ヨーロッパ系，アフリカ系アメリカ人共通にサルコイドーシスと関連する遺伝子型であり，アミノ酸レベルでは，DR分子の47番めのフェニルアラニンと関連すると報告された[7]．

2．HLA関連遺伝子

LMP，TAPなど抗原の処理，提示に関わる多くの遺伝子は，ヒト第6染色体のMHC領域に並んで存在している．それらの遺伝子は，機能的意味から候補遺伝子であるとともに，サルコイドーシスがHLA遺伝子の特定のタイプと関連するのは，遺伝子座として近傍にあるHLA関連の候補遺伝子の遺伝的多型による可能性があり，しばしば検討された．

3．サイトカイン遺伝子

前述のように多くのサイトカインがサルコイドーシスの病態には関与している．特にIFN-γ，IL-12，IL-18などのTh1系のサイトカインの多型性は病態を修飾するものかもしれない[8]．またTh1-Th2不均衡による疾患の発症機構を考えると，Th2系サイトカインの機能抑制が病態に関わる可能性もある．これまで最も頻繁に検討されたサイトカイン遺伝子は，HLAクラスIII領域に存在するTNF-α，β遺伝子である．TNF遺伝子は，機能的意味からも，HLA遺伝子近傍の遺伝子という意味からも検討されてきた．TNF-αのプロモータ多型やTNF-βのイントロンの多型については，いずれも疾患のサブタイプや臨床経過との関連が報告されている．さらに最近行われた10個のサイトカインおよびそのレセプター遺伝子の包括的多型検索では，インターフェロンα遺伝子群とサルコイドーシスとの関連が報告されている[9]．

4．ケモカインレセプター遺伝子

CCR2とCCR5はケモカインレセプターとしてAIDS発症との関連性が指摘されており，本症でも発症との関連に関する報告がある．

5．アンジオテンシン変換酵素

アンジオテンシン変換酵素（ACE）のイントロン16の挿入欠失多型は，心血管系の疾患を始めとする多くの疾患で関連が認められる．ACEの血中酵素活性はサルコイドーシスの活動性の指標として用いられることと，サルコイド肉芽腫にACEの発現亢進が認められることから，この遺伝子変異との関連が多くの研究者により検討された．健常人の血中単核球を用いた検討で，確かに欠失型は，挿入型よりACE mRNAの発現量が多いことが見いだされている[10]．ACEの血中酵素活性レベルは，この挿入欠失変異の遺伝子型と関連するため，ACEの基準値を設定する際，理想的には，この遺伝子型を考慮する必要がある．ただし，サルコイドーシスの発症自体との関連はみられないという報告が多い．

6．感染症感受性遺伝子

細胞内寄生細菌による抗原刺激が，本症の発症に必須とすれば，易感染性に関連する遺伝子も候補となる．結核の感受性遺伝子の候補として知られるNRAMP1遺伝子やビタミンD2レセプター遺伝子などが検討されている．

II ゲノムワイドアプローチ

サルコイドーシスには家族集積性が明らかであることから，連鎖解析の対象となる．Schurmannらの報告によると，ドイツのDNAバンクに登録された同胞発症例を有する63家系について，225個のゲノムワイドに分布するマイクロサテライトマーカーのタイピングを行い，弱いながらも，第6染色体MHC領域に第一の連鎖を認めた．このこともMHC領域の重要性を改めて支持するものと思われる[11]．

III ACCESS (A Case Control Etiologic Study of Sarcoidosis)

呼吸器疾患のうち，肺癌，気管支喘息などは，発症頻度が高く，大規模臨床試験が比較的容易に実施でき，信頼性の高い結果が得られやすいが，びまん性肺疾患の多くは，発症頻度が低く，従来より比較対照試験の規模が小さく，エビデンスレベルの高い結果を得ることが困難であった．このような問題に直面し，数年前に，米国では，National Heart, Lung and Blood Instituteの後援により，サルコイドーシスの原因，疫学，臨床経過を明らかにするための多施設共同研究，ACCESSが開始された[12]．この共同研究は，10の専門病院施設，およびコア研究施設が参加し，さらに臨床情報と検体の統括管理部門から構成される．実際の研究には，736例の組織診断を有する新規患者，および年齢，性別，人種，地域をマッチさせた同等規模の対照者が参加している．この症例定義では，Löfgren症候群が除外されやすい，呼吸器科主導で実施されたため，他臓器病変の保有頻度に偏りがある，などの問題はあるものの，従来の単一施設研究の限界を越える画期的な試みである．わが国でも今後，同様な共同研究組織を構築し，公的資金による援助を獲得し，大規模臨床研究を立案，遂行することが望まれる．

追記：脱稿後，HLA-DRB1と同様にMHCクラスII領域に存在し，T細胞応答の副刺激分子としての役割を果たすと推測されるBTNL2遺伝子とサルコイドーシスとの関連が複数の施設から報告された．

【参考文献】

1) Hunninghake GW, Costabel U, Ando M, et al. ATS/ERS/WASOG statement on sarcoidosis. American Thoracic Society/European Respiratory Society/World Association of Sarcoidosis and other Granulomatous Disorders. Sarcoidosis Vasc Diffuse Lung Dis. 1999; 16: 149–73.
2) Ishige I, Usui Y, Takemura T, et al. Quantitative PCR of mycobacterial and propionibacterial DNA in lymph nodes of Japanese patients with sarcoidosis. Lancet. 1999; 354: 120–3.
3) 慶長直人．疾患感受性遺伝子の探求－びまん性汎細気管支炎からサルコイドーシスまで　日サ会誌　2001; 21: 13–9

4) 山口悦郎, 周　艶秋, 檜澤伸之. サルコイドーシスの素因・病因・病態　サルコイドーシスの遺伝素因—HLAおよびサイトカイン遺伝子多型— 分子呼吸器病 2003; 7: 5–12

5) Baughman RP, Lower EE, du Bois RM. Sarcoidosis. Lancet. 2003; 361: 1111–8.

6) Ishihara M, Ishida T, Inoko H, et al. HLA serological and class II genotyping in sarcoidosis patients in Japan. Jpn J Ophthalmol 1996; 40: 86–94.

7) Rossman MD, Thompson B, Frederick M, et al. HLA-DRB1*1101: a significant risk factor for sarcoidosis in blacks and whites. Am J Hum Genet 2003; 73: 720–35.

8) Tanaka G, Matsushita I, Ohashi J, et al. Evaluation of microsatellite markers in association studies: a search for an immune-related susceptibility gene in sarcoidosis. Immunogenet 2005; 56: 861–70.

9) Akahoshi M, Ishihara M, Remus N, et al. Association between IFNA genotype and the risk of sarcoidosis. Hum Genet 2004; 114: 503–9.

10) Suehiro T, Morita T, Inoue M, et al. Increased amount of the angiotensin-converting enzyme (ACE) mRNA originating from the ACE allele with deletion. Hum Genet 2004; 115: 91–6.

11) Schürmann M, Reichel P, Muller-Myhsok B, et al. Results from a genome-wide search for predisposing genes in sarcoidosis. Am J Respir Crit Care Med 2001; 164: 840–6.

12) Martin WJ 2nd, Iannuzzi MC, Gail DB, et al. Future directions in sarcoidosis research: summary of an NHLBI working group. Am J Respir Crit Care Med 2004; 170: 567–71.

〔慶長直人〕

COLUMN

肉芽腫はどのようにして形成されるか

　肉芽腫は炎症性疾患でみられる反応パターンの一つで，それを引き起こすには原因物質が必要である．原因物質が生体に作用する場合，①直接生体の細胞に作用して傷害してしまう毒性反応（細胞壊死と非特異的二次的炎症反応），②直接には軽度かまったく無毒であっても進入した原因物質を異物（自分以外のもの）と感知した生体が異物を排除しようとする免疫反応，とがある．この免疫反応は自然免疫応答，獲得性免疫応答と両者をつなぐ移行免疫応答に大別される．自然免疫応答とは生体の上皮系細胞や樹状細胞などが長い歴史をかけて獲得した種々のToll-like receptorを介して，原因物質によって活性化され，局所で各種の炎症物質やサイトカインを分泌し，局所的な炎症によって生体への侵入を阻止する反応などである．一方，獲得免疫応答ではいったん生体に進入した原因物質を樹状細胞やマクロファージが貪食・消化した後に，その物質の抗原決定基をMHCを介して各種の免疫担当細胞（T細胞，B細胞，NKT細胞，NK細胞）に伝達・活性化し，免疫グロブリン（液性免疫）の産生や，効果細胞（細胞性免疫）の形成を促す．さらにT・B細胞では記憶細胞も形成され，原因物質の再進入に際しての効果的な炎症が催起される（防御作用）．

　ところで肉芽腫性反応がどのような炎症機序によるものかについてはいろいろな説があるが，一般には細胞性免疫，特に遅延型アレルギーによって形成されるものとされる．遅延型アレルギーの代表的疾患は細胞内寄生性細菌（結核や結核以外の抗酸菌，ノカルヂアなど）の感染病巣の反応である．その他，抗体優位な免疫複合体やアジュバントがマクロファージに貪食された場合や，マンソン裂頭条虫虫卵病変，ベリリウム肺などがあるが，その抗原の基本は，遅延型反応を誘発できること（蛋白や糖蛋白抗原でT細胞を感作できること）と，貪食細胞内での抗原処理が容易でない抗原（脂質抗原）や消化困難な物質を含有していること，と考えられる．結核を例に考えると，動物実験の結核菌感染では典型的な類上皮細胞肉芽腫を形成し，10日から2週後にはツベルクリン反応（ツ反）が陽性になる．しかし，ツ反部位には典型的な類上皮細胞はなく，単核球を主体にした細胞集族反応のみである．一方，結核菌より抽出したglycolipidsであるPIMs（phosphatidyl inositol mannnoside）による刺激では，結核菌感染に近似した肉芽腫が形成される．この際，NKT細胞をノックアウトするか，抗原提示細胞上のCD1受容体の構成細分である$\beta 2$ミクロゾームをノックアウトすると，肉芽腫形成が抑制されることが報告されている（Proc Natl Acad Sci USA 1999; 96: 5141-6）．このことは蛋白抗原によるツ反（遅延型反応）とglycolipid抗原による肉芽腫形成反応が肉芽腫病態内では重要な免疫応答と考えられる．またCD1受容体を多く細胞膜表面に表出している細胞が樹状細胞であることを考えると実験結核病巣形成の初期に多数の樹状細胞が関与しているとの報告（Am J Respir Cell Mol Biol 2002; 26: 671 9; Am J Respir Crit Care Med 2002; 165: 1640-6）は蛋白抗原や脂質抗原がそれぞれの効果細胞（T，Bリンパ球とNKT細胞）へ効率よく情報伝達されることが重要と思われる．

（津田富康）

2 サルコイドーシスと臓器移植

　サルコイドーシスの予後は一般に良好であるが少数ながら難治化症例も存在し，死亡率は1%から3%である．しかし本症患者の約10%は肺病変により日常生活に障害を来しており，これら病変には副腎皮質ステロイド薬による治療効果は望めず，治療としては肺移植しか残されていない．一方，本症の原因は今日なお不明ではあるがKveim抗原に代表される何らかの病原体の存在が推定されており，特定の時期と地域への多発や，家族発症率が高いことなどから病原体感染の可能性も示唆される．病因検索のモデルとして本症患者に移植された臓器への再発，あるいは本症罹患臓器の移植を受けたレシピエントでの発症を検討することは極めて意義がある．

I 肺移植

　本症における肺への浸潤は臨床的に90%以上，剖検時の検索においても82%と高率に認められる（岩井和郎1993）．死亡原因としてはアメリカの本症症例死亡の68%が本症関連死亡で，その内肺炎，肺高血圧症，閉塞性肺疾患，肺線維症などの肺病変が約87%を占め（Gideon NM 1996），日本の剖検例の死因の検討においても死因が本症によるもの61%，その内，心病変が47%，肺病変10%と心・肺病変が主な死因となっている（岩井和郎1993）．そして最終的な治療として肺移植が施行されている．

　ヒトにおける肺移植手術は1963年Hardy, JDにより初めて試みられ，長期生存が得られたのは1983年にトロント大学での肺線維症患者への片肺移植例である．適応症は慢性閉塞性肺疾患に始まり，1990年以降は肺線維症，肺気腫，肺高血圧症が，近年になり膠原病やサルコイドーシスなど全身性疾患に伴う肺病変，囊胞性肺線維症，気管支拡張症などの肺区域性病変にまで拡大されてきた．

　本症患者への肺移植の頻度は著者の文献報告例集計で1996年までの総肺移植727例のうち，29例（4.0%）であった[1]．International society for heart and lung transplantationへの登録では1992年までに肺移植，心・肺同時移植総数は21,886例で，片肺移植716例中に22例（3.1%）のサルコイドーシスが含まれている（Kaye MP 1999）．同じく1995年1月〜2003年6月では総肺移植10,959例中287例（2.6%）で，片肺移植143例中2.5%，両肺移植144例中2.8%であった[2]．肺移植待機登録患者は1995年〜2000年に本症405例で，111例（27.4%）が待機中に死亡している（Shorr AF 2003）．登録から肺移植実施までの期間は本症803日と特発性間質性肺炎患者の555日に比して長期間で，移植を施行された本症は30%と，特発性間質性肺炎37.3%と比較して低率であった．しかし，肺移植後の死亡率は本症28.1%，特発性間質性肺炎31.1%と両疾患に差はない[3]．

　わが国においては2004年7月現在，脳死肺移植18例，生体肺移植40例，計58例の肺移植

が実施されているが，本症は0例である．さらに，移植待機患者登録は肺移植94例，心臓移植77例であるが本症はいずれも0例である．2004年に岡山大学からわが国で初めて肺移植登録された症例は登録後2年で待機中に死亡している．わが国において2004年9月までに脳死肺移植が施行されたのは肺リンパ脈管筋腫症6例，特発性間質性肺炎4例，原発性肺高血圧症5例，閉塞性細気管支炎1例，肺気腫1例，気管支拡張症1例である．

Semenzato G[4]は本症における肺移植治療に対して次の3つの問題点を挙げている．すなわち①移植肺への再発，②重度の拒絶反応（Ⅲ，Ⅳ度）の頻度の高いこと，③術後の閉塞性細気管支炎の発症頻度の高いことである．

Bjortuft, O[5]の報告例は18年前に肺生検にて本症と診断され，呼吸困難が進行し左肺移植を受けた．術後23週と26週に施行された肺生検にて類上皮細胞肉芽腫が観察され，再発としてステロイドホルモンの投与を受けたが肺機能低下が進行したため，左肺移植から46週後に右肺の移植を受けた．再移植9カ月後に発熱と胸部X線像に異常陰影を来し，肺生検を施行したところ類上皮細胞肉芽腫が多数認められた．すなわち46週の間隔で左側と右側に移植された肺のいずれにも本症の再発が認められている．また12例中3例に再発が認められ，そのうちの1例は再移植が必要とされた報告[6]もある．その後，症例が蓄積され，移植肺に生検にて類上皮細胞肉芽腫の認められた頻度は17％から63％と高率である[1) 6)〜9) 11)]．再発症例は40歳代が過半数を占め，性別による差はなかった．再発までの期間は6カ月以内が8例（73％），あるいは平均361日[7]と比較的早期に再発が認められている．

しかし，再発により移植肺に類上皮細胞肉芽腫が認められても，臨床症状，画像上異常を呈する症例は少なく，多くは無症状である[8]

(Yeatman M 1996)．移植肺への再発の確認された本症26例中胸部CTにて異常陰影の認められたのは9例（35％）である[8]．Burker M[7]は移植後30日以上生存した本症45症例（再発例16例，非再発例29例）について比較検討している．急性期拒絶反応の出現頻度は再発例で2.2回，非再発例で2.3回，閉塞性細気管支炎の発症例は再発例で19％，非再発例で21％，術後感染症の頻度も再発例で81.3％，非再発例で82.8％とまったく両群に差は認められていない．そして術後の生存日数は再発例で1432日，非再発例で1128日と再発による短縮はないばかりか，再発例の方がいくらか有効ではなかったかとも述べている．その他，再発の有無による生存期間に差は認められないとの報告が多い[7] (Johnson BA 1993) (Levine SM 1994)．

サルコイドーシスの肺移植の予後不良因子として人種差が挙げられ，黒人の移植症例の50％は死亡しており，ドナー，レシピエントの何れかが黒人の場合は白人に比して予後が悪いとの報告[10]がある．拒絶反応も他疾患に比して頻度が高く，重症度も高く，術後の閉塞性細気管支炎の発症頻度も高いとする報告[11]，あるいは何れも差はないとの報告があり[9]確立されたエビデンスはない．

肺移植30日後の生存率は本症では83％，他肺疾患の91％に比して悪いとの報告[10]がある．しかし最近の集計においては本症287例の生存率は1年66.9％，3年52.8％，5年44.9％，10年29.8％で，肺移植全症例10,959例のそれぞれ74％，58％，47％，24％と比較して差は認められていない[2]．他の肺疾患と比較しても，嚢胞性線維症に比較すればやや不良であるが，慢性閉塞性肺疾患，肺線維症，α1アンチトリプシン欠損症，本態性肺高血圧症などと比較して差は認められていない[2]．その他，Acrasoy SM[2]は1年生存率62％，2年62％，3年50％，Nunley DR[9]は1年67％，2年56％，3年56％，

Walkder S[6] は3年生存率70％，5年56％と何れもほぼ同様の成績を報告している．

肺移植治療は移植肺への再発率が高いものの，生存率は他の肺疾患における肺移植のそれに比して劣るものではないことから，重症肺サルコイドーシスの治療法として確立されてきたと考えられる．移植肺への再発率が高いという事実は本症が長い経過をへて悪化していくことを考慮すれば，さらなる長期の経過観察が必要である．一方では高率の再発率は本疾患患者に病原因子の存在する可能性を示唆している．

II 心臓移植

慢性サルコイドーシス症例で心電図など臨床的に心臓サルコイドーシスの所見を呈するのは5％と高くはない．しかし剖検時における心病変は米国では10～20％，わが国では69％に認められ，本症全剖検例中47％は心病変により死亡している（岩井和郎1993）．心臓病変の治療としてはステロイドホルモンが第一次選択であるが，本剤に反応しない難治性鬱血性心不全や悪性不整脈に対しては心臓移植しか治療方法はないとされている．肺への浸潤によりもたらされる肺性心についても同様である．本症心移植の報告例は1996年までに5例，それ以降に3例の計8例がみられる．またBarbers RG[11]は1988～1995年までに16例を，さらに1995年1年間では2例と心移植全例2,361例中 0.08％と報告している．

移植心への本症再発例は心移植6カ月後の心筋生検にて類上皮細胞肉芽腫を認めた1例の報告がある（Oni AA 1992）．しかし，心移植3例のうち1例は術後2.5年にマイコプラズマ肺炎で死亡時の剖検心には類上皮細胞肉芽腫は認めず，他の2例も経過中の10回以上の心筋生検にて再発は認めていない（Valantine HA 1987）．1996年までの著者の文献集計では移植心への本症再発は5例中1例（20％）である．心筋生検にて類上皮細胞肉芽腫を認める頻度は約20％と低く（Sekiguchi M 1980），ステロイドホルモン投与により類上皮細胞肉芽腫が消失したと思われた摘出心に依然として多数の活動性類上皮細胞肉芽腫が残存していたとの報告もあり（Oni AA 1992），移植心への再発も高いことが予測される．肺移植に比して心移植については症例も少なく，術後の生存率などの検討もなされていないので，現在では治療方法として確立されているとはいえない．

III 肝移植

本症患者への肝移植は1996年までに著者は11例[1]の文献報告例を集計した．Barbers RG[11]は1988～1995年間に15例を集計し，さらに1996年1年間で5例で，全肝移植患者3,922例中の0.01％と報告している．Pittsburgh大学では肝サルコイドーシス9例と非サルコイドーシス36例への肝移植例の予後について検討を行っている[13]．76カ月の経過観察中，肝障害で死亡した3例の死因は転移性肝癌，非A非B型肝炎，原因不明の肝硬変症であり，移植肝の本症の再発は認められていない．しかしPescovitz MD（1995）は12年前に肺と骨髄生検にて本症と診断され，primary sclerosing cholangitisにより肝不全を来し肝移植を受け，1年後に肝に再発を認めた症例を報告している．移植肝への再発率は11例中1例（9％）であった．本症における肝移植治療の適応については現在では明らかでない．

IV 腎移植

サルコイドーシス患者剖検にて腎病変の認められる頻度は13％と肺に比して低い．臨床的にも本症病変により腎不全を来し末期症状に至る

症例は極めてまれである．本症患者への腎移植は，著者の1996年までの文献報告例集計では5例，Barbers RG[11] は1988〜1995年までに51例，1995年1年間では6例で全腎臓移植例10,891例中0.06％と報告している．腎移植後の再発例は13歳で発症，17歳で腎に類上皮細胞肉芽腫を認め19歳で腎移植を受け，6年後に移植腎に類上皮細胞肉芽腫を認めた報告がある（Shen VG 1986）．術後11カ月の移植腎に類上皮細胞肉芽腫を認めた症例（Brown JH 1992）を含めて，再発は2例（40％）である．腎移植後の予後についての検討成績はなく，本症における腎移植の有効性については不明である．

V 肺サルコイドーシス患者臓器の移植

自殺した肺サルコイドーシス患者の心，肝，腎，角膜が移植され，心移植を受けた患者に術後18週の肺生検にて類上皮細胞肉芽腫が認められた．しかし移植時に類上皮細胞肉芽腫が確認された肝からは類上皮細胞肉芽腫は消失していた．腎，角膜の移植を受けた患者にも再発は認められていない[14]．他方，16カ月前に肺生検にて本症と確定診断されていた患者の肺を原発性肺高血圧症患者に移植し，移植16カ月後，移植肺の生検で類上皮細胞肉芽腫を認めず，肺への再発は認めていないが，このドナーの肝移植も実施され，移植肝の生検では依然として類上皮細胞肉芽腫は存在していた（Healtly T 1994）．さらに2年前に本症と診断された患者の骨髄を非ホジキン悪性リンパ腫患者に移植したところ，術後3カ月後，呼吸器症状が出現し，胸部X線像異常，血清ACE高値，肺および肝生検にて類上皮細胞肉芽腫が確認されている（Heyll A 1994）．本症患者の臓器を他疾患者に移植し，レシピエントに本症の発症が認められる頻度は4例中50％と高率であり（Heatly T 1994），病巣内の病原体が移入された可能性が示唆される．

【参考文献】

1) 中田安成, 片岡幹男. サルコイドーシスにおける臓器移植—病原体移入の可能性について：文献的考察—. 日胸 1997; 56: 309–16.
2) Trulock ER, Edwards LB, Taylor DO, et al. The registry of the international society for heart and lung transplantation: Twenty-first official adult lung and heart-lung transplant report-2004. J Heart Lung Transplant 2004; 23: 804–15.
3) Shorr AF, Davies DB and Nathan SD. Outcomes for patients with sarcoidosis awaiting lung trasplantation. Chest 2002; 122: 233–8.
4) Semenzato G and Padua CA. Lung transplantation in sarcoidosis: Lessons learned from immunology. Sarcoidosis Vasc Diffuse Lung Dis. 1999; 16: 21–3.
5) Bjortuft O, Foerster A, Boe J, et al. Single lung trasplatation as treatment for end-stage pulmonary sarcoidosis: Recurrence of sarcoidosis in two different lung allografts in one patient. J Heart Lung Transplant 1994; 13: 24–9.
6) Walker S, Mikhail G, Banner N, et al. Medium term results of lung transplantation for end stage pulmonary sarcoidosis. Thorax 1998; 53: 281–4
7) Burker M, Stwart S, Ashcroft T, et al. Biopsy diagnosis of disease recurrence after transplantation (TX) for pulmonary sarcoidosis: A multicentre study. J Heart Lung Transplant 2001; 20: 154–5.
8) Collins J, Hartman MJ, Warner TF, et al. Frequency and CT findings of recurrent disease after lung transplantation. Radiology 2001; 219: 503–9
9) Nunley DR, Hattler B, Keenan RJ, et al. Lung transplantation for end-stage pulmonary sarcoidosis. Sarcoidosis Vasc Diffuse Lung Dis 1999; 16: 93–100.
10) Shorr AF, Helman DL, Davies DB, et al. Sarcoidosis, race, and short-term outcomes following lung transplantation. Chest 2004; 125: 990–6
11) Barbers RG. Role of transplantation (lung, liver, and heart) in sarcoidosis. Clin Chest Med 1997; 18: 865–74.

12) Arcasoy SM, Christies JD, Pochettino A, et al. Characteristics and outcomes of patients with sarcoidosis listed for lung transplantation. Chest 2001; 120: 873–80.
13) Casavilla FA, Gordon R, Wright HI, et al. Clinical course after liver transplantation in patients with sarcoidosis. Ann Int Med 1993; 118: 865–6.
14) Burke WMJ, Keogh A, Maloney PJ, et al. Transmission of sarcoidosis via cardiac transplantation. Lancet 1990; 336: 1579.

（中田安成）

COLUMN

ベリリウム肺：To Be^{2+} or not to Be^{2+}.

ベリリウム（Be）は原子番号4，原子量9.013，灰色の金属であり広く環境大気中にも微量に存在する．Beは硬度の高さや合金にしたときの電気，熱伝導性にすぐれているため，通信，電子機器のスイッチ部分や航空機，宇宙開発，原子力産業，兵器などの最先端産業に必須の素材として使用されている．ベリリウム肺はBe鉱石，金属Be，Be合金，Be酸化物などの処理工程で粉塵，ヒュームを吸入，接触することで発症する．高濃度のBe粉塵やヒュームを吸入した場合は気道や肺に急性炎症を生じ急性ベリリウム症，急性ベリリウム肺と呼ばれる．急性ベリリウム肺は多くの場合回復するが一部は，遅延型過敏反応により慢性ベリリウム症（CBD），慢性ベリリウム肺が形成される．なお，Be特異免疫反応陽性であるが肺病変がない場合Be感作状態（beryllium sensitization：BeS）と呼ぶ．Be曝露者のうち数％がBeSとなる．BeSのうち年間10％がCBDに移行するといわれるが，CBD発症まで数週間から20年以上かかるといわれている．われわれはCBD，BeS患者の血液，気管支肺胞洗浄液中のアルブミン，KL-6を比較することで肺胞毛細血管透過性を検討した所，肺病変がないと考えられていたBeSでも透過性亢進を認め，検出限界以下の肉芽腫性炎症反応，肺障害が生じている可能性を示した（AJRCCM 1997; 156: 109）．CBDではサルコイドーシスと同様，肉芽腫周辺の線維化を来し（Am J Pathol 1996; 149: 2037），進行すれば呼吸不全に至る．致死率は5〜38％とサルコイドーシスよりも予後不良である．

1993年にRicheldiらはCBD発症にHLA-DPB1遺伝子（HLA-DPB1 Glu69, HLA-DPB1のアミノ酸配列で69番目にグルタミン酸を有するalleles）が関与すると報告した（Science 1993; 262: 242）．それを受けて同誌に"To Be^{2+} or not to Be^{2+}"とコメントしたのは2004年第24回日本サルコイドーシス学会で来日したLee S. Newmanであった（Science 1993; 262: 197）．その後，同遺伝子がBeによる感作自体にも関与するなどの報告がいくつかなされ（Proc Natl Acad Sci USA 2000; 97: 12717），HLA-DPがBe特異的CD4+T細胞の活性化の調節にも重要であることも報告されている（AJRCCM 2004; 31: 122）．今後，疾患関連遺伝子，感受性のさらなる展開応用が期待される．

CBDの診断はBe曝露歴，Beリンパ球増殖試験（BeLPT）などのBe特異免疫反応の証明，非乾酪性肉芽腫を確認することでなされる．CBDは多臓器疾患である事（皮膚など）や，画像所見，病理像，血清ACEレベル（高値），BAL所見などがサルコイドーシスと極めて類似しており鑑別困難であることも多い．眼病変や神経病変は一般にCBDでは認めないこと，職歴，BeLPTの結果が鑑別に有用である（Sarcoidosis 1995; 12: 7）．

CBDの報告はわが国では20数例あるのみ

である．前述のNewmanは日本の現状について，報告が少ないのではないかとコメントしたが，その理由として日本の職業環境が極めて良いのか，日本人は遺伝子的にCBDを発症しにくいのか，それとも他疾患として診断されている可能性などが考えられる（私信）．サルコイドーシスと診断するには，当然であるがCBDの可能性も考慮し職歴などで疑いある場合はBeLPTを行うことが必要であろう（日サ会誌 2002; 22: 31）．しかしながら，実際にどのような職場や作業でBeの暴露の可能性があるのか一般呼吸器科医には十分理解されていないことが多い．さらにわが国では大手企業だけでなく下請け孫請の中小町工場でさまざまな電子部品，金属の加工，切削が行われることも多いが，そのような職場で発症した報告もされている．CBDは暴露から長時間立って発症する症例があることにも配慮し，過去にさかのぼる詳細な職歴の聴取が求められる．さらにわが国で診断が困難な理由としてBeLPTの施行，依頼が容易とはいえないことも挙げられる．最近イスラエルのFiremanらはサルコイドーシスと診断されていた47例について職歴の再聴取と疑わしい患者にBeLPTを行った所，6%の患者がCBDであったと報告している（Sarcoidosis Vasc Diffuse Lung Dis 2003; 20: 144）．1974年本邦で工場労働者（セラミック製造工場）として初めてCBDを報告した泉らは，わが国に輸入され使用されているBeの量に比べてCBDの報告が少ないことに当時から気づき，患者の素因の問題と他疾患と診断されている可能性を示していた（日胸疾会誌 1980; 18: 861）．

　Beを扱う職場では安全基準が遵守されている．しかし基準内でABDの発症は予防可能とされているものの，CBDの発症が完全に予防可能なのかどうかについては若干議論が残るようである．繰り返しになるが，原因不明の肉芽腫性疾患と診断する前にCBDの可能性を忘れてはならない．

〔井上義一〕

サルコイドーシスと妊娠・分娩

サルコイドーシスは女性の頻度がやや多く，難治性の慢性の全身疾患である．10代から40代までの妊娠可能においては，妊娠・分娩が疾患に与える影響は臨床的にも非常に重要な問題である．本症においては妊娠中にはむしろ改善することが多く，分娩後しばしば悪化する例があることは以前より報告されている[1)～3)]．同様な傾向はSLEや関節リウマチなどの膠原病でも観察され，妊娠による副腎皮質ホルモンの一過性の上昇と分娩後の急速な減少によるものと考えられている．

われわれはサルコイドーシスと診断された189例の40歳以下の女性を対象として，本症の病勢に対する妊娠・分娩の影響を検討した．189例中1回の妊娠・分娩は85例で，2回の妊娠・分娩は18例であり，妊娠なしが87例であった．1回の妊娠・分娩は85例中13例で妊娠中および分娩後もステロイド薬を内服しており，これらの症例は解析から除外した．90症例か108回の妊娠・分娩を解析した．妊娠直前

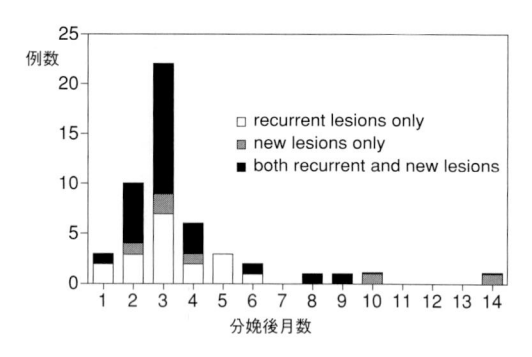

図6-3-1 サルコイドーシスの分娩後悪化の起こり方

の胸部X線病期は17回の妊娠・分娩で病期0，59回の妊娠・分娩で病期1，28回の妊娠・分娩で病期2，4回の妊娠・分娩で病期3であり，病期4はいなかった．病勢に関して妊娠直前に判断した結果は寛解傾向にある妊娠・分娩例が50であり，活動性を有する妊娠・分娩例が58であった．これら108回の妊娠・分娩の解析では，妊娠中の悪化はまったく認められず，分娩後の悪化を妊娠直前に活動性を有する妊娠・分娩58例中51例でのみ悪化を認めた（表6-3-1）．分娩時の年齢では差を認めなかった．分娩後の悪化は1カ月から14カ月のあいだに認められ，3カ月が最も頻度が高かった．さらに，妊娠前にあった病変が悪化する場合と新たな病変が認める場合があった（図6-3-1）．臓器別の解析では眼病変が最も多く，胸郭内リンパ節病変，肺病変，皮膚病変の順で続き，顔面神経病変がこれに続く（図6-3-2）．ほとんどの場合，病変の悪化は一過性で，ステロイド治療は必要としなかった．眼病変悪化に際してはステロイド点眼

表6-3-1 妊娠・分娩時の年齢と分娩後の悪化症例数

年齢	妊娠直前の活動性	
	活動性あり	活動性なし
～19	5/5	0/14
20～24	12/12	0/22
25～29	21/25	0/9
30～34	10/11	0/4
35～39	3/5	0/1
計	51/58	0/50

悪化症例数／分娩数

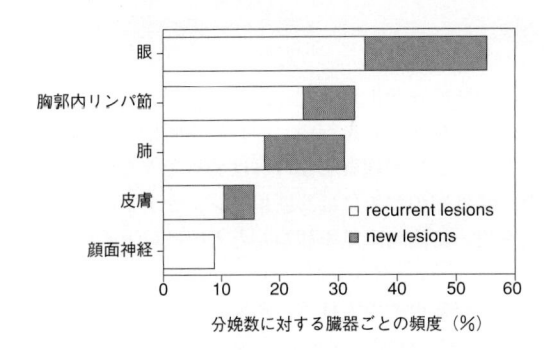

図6-3-2 分娩後悪化の臓器別頻度

薬が使用されたが，重症な眼病変を有する3症例で，ステロイド薬内服治療を必要とした．また，顔面神経麻痺を発症した5例でステロイド薬内服治療を必要とした．妊娠前の病勢の判定でステロイド薬内服治療を必要としない場合でも，活動性があるとほとんどの症例で分娩後にサルコイドーシス病変の悪化を認める．しかし，ステロイド薬内服治療が必要とする例はきわめて少数であり，ほとんどの場合，分娩後のサルコイドーシスの病変悪化はステロイド薬の内服治療を必要としなかった．また，少量のステロイド治療を行っていた13例でも分娩後に悪化は認められなかった．活動性のあるサルコイドーシスでは分娩後の厳重な管理が必要であるが，重度の心臓サルコイドーシスおよびサルコイドーシスによる肺線維症以外のサルコイドーシス患者では，妊娠・分娩は禁忌ではない[1～3]．

【参考文献】

1) Selroos O. Sarcoidosis and pregnancy: a review with results of a retrospective survey. J Intern Med 1990; 227: 221–4.
2) Grossman JH Ⅲ, Littner MR. Severe sarcoidosis in pregnancy. Obstet Gynecol 1977; 50: 81s–84s.
3) Haynes de Regt R. Sarcoidosis and pregnancy. Obstet Gynecol 1987; 70: 369–72.

（四十坊典晴，平賀洋明）

COLUMN

サルコイドーシス眼病変の民族差

サルコイドーシスは原因不明の肉芽腫性疾患であり，全身諸臓器に非乾酪壊死性肉芽腫病変が出現する．サルコイドーシスの眼内病変は結膜，涙腺などの外眼部の眼球付属器にも生じるが主として眼内のぶどう膜炎（以下，眼サルコイドーシス）として現れ，本症の臨床病変として重視されており[1]，その病理は他の生検結果と同様に非乾酪壊死性肉芽腫病変であることが報告されている[2]．わが国においては眼サルコイドーシスによる霧視や充血，視力低下などの自覚症状が本症の発見動機として頻度が高く眼罹患率も高いが諸外国の眼罹患率は低い．また，本症の眼病変には結膜，涙腺などの眼球外病変が含まれるがわが国では少なく，眼サルコイドーシスは通常眼内炎症（ぶどう膜炎，uveitis）を意味するものとして用いられる．

眼病変の罹患率

表1に本症における眼病変の頻度を頻度順に示した[3～16]．1986年にJamesは諸国の報告をまとめ本症例の眼病変頻度を約10%と報告したが，頻度には報告者によって大きく異なり，中川らは89%と報告した．サルコイドーシスの罹患率や発症頻度に民族差，地域差，性差があることが知られており，黒人の本症罹患率は白人より多く，より重症であ

表1 眼病変の頻度

%	報告者	報告年
10	James	1986
14	Fite	1996
15	James	1976
15	Angi	1991
27	James	1986
28	Karma	1979
38	Obenauf	1978
41	Pietinalho	1996
50	Crick	1961
64	宇山	1976
79	Iwata	1976
79	Ohara	1992
80	Mizuno	1986
89	中川	1978

眼病変の頻度と報告者．Jamesの10％は諸国からデータを集積したもの．

るとされる．眼罹患率のデータは対象症例のサンプリング方法，眼科精査の有無と検査レベルで異なり，特に，隅角の結節やテント状周辺虹彩前癒着は診断用コンタクトレンズを使用しなければ発見できず，見逃すことにつながる．また，データに涙腺腫脹や結膜病変を含むか否かによっても頻度が異なる．わが国ではGaシンチグラムでパンダサインを示すものがあるが臨床病変としての涙腺疾患はまれで，結膜結節などを見ることは極めて少なく，眼サルコイドーシスとの呼称は通常眼内のぶどう膜炎をさすものとして使われる．

眼病変罹患率においても本症の罹患率と同様の要因による差があると考えられるが，同時に，眼科精査の有無によって異なることに留意すべきであろう．眼サルコイドーシスのぶどう膜炎は重症であっても自覚症状が軽い傾向があり，silent uveitisともいうべき症例が少なくない．眼科的精査を依頼された眼科自覚症状のない本症疑いの呼吸器内科症例においても，十分な精査を行うとサルコイドーシス眼病変に特有な所見を呈することが多い．そのうち，隅角結節は診断用コンタクトレンズで隅角を注意深く観察しなければ検出できず，眼底周辺部に局在する網膜血管周囲炎，網脈絡膜滲出斑などは散瞳薬で瞳孔を十分広げて眼底精査を行い，同時に診断用コンタクトレンズで観察しなければ発見できないが，諸外国の報告には診断用コンタクトレンズを用いて隅角所見を観察したものはほとんどない．

眼病変罹患率の人種差，あるいは地域差を表すものにFite[4]，Angi[6]らの報告がある．Fiteらは，Catalonia地方の本症について報告し，ヨーロッパ諸国のうちでサルコイドーシス罹患率は最も低く，病型ではLöfgren症候群が多いと述べた．245症例のうち眼病変罹病率は14.2％とし，発見動機としても眼症状は2％でわが国の発見動機や眼サルコイドーシス罹病率と大きく異なる．Angiらは，イタリア人の眼サルコイドーシスについて15.7％と報告したが，前部ぶどう膜炎が少なく，呼吸器病変症例では2.8％，眼科症例で0.6％，後部ぶどう膜炎は呼吸器症例で13.8％，眼科症例で2.3％とわが国の報告に比べて著しく低い．これに対し，呼吸器症例では28.8％に結膜結節をみとめている．Angiらのデータは診断用コンタクトレンズ使用を含めた眼科精査の結果とされているため，隅角検査や眼底精査を含めた眼科精査のレベルは高い罹患率を示すわが国におけるものと同一と考えられるため，民族差，地域差などにより眼サルコイドーシス罹患率が異なることが明白である．

以上，サルコイドーシス眼病変の罹患率について述べた．各報告には対象症例のサンプリング方法，生検を含めた全身検査施行率，眼科受診の有無，眼科精査のレベルなどに違いがあるが，前記Angiらの報告に見るごとく民族差，地域差があることを認めざるをえない．BHLのみや眼サルコイドーシス疑いで全身諸検査には異常を示さない症例が本症である可能性がありBALやTBLBで本症と示唆，診断されることも少なくなく[17)～19)]，長期観察の後にほかの臓器病変の出現や検査成績が陽性となりサルコイドーシスと診断される症例もある．わが国における内因性ぶどう膜炎のうち眼サルコイドーシスはベーチェ

ットや原田病より頻度が高く診断名として第一位を占め[20]，特発性ぶどう膜炎とされる症例には眼サルコイドーシス以外に全身諸検査で異常を示さない症例が含まれている可能性が高い[21]．眼病変の罹患率や民族差の真の理由は現在不明であり，今後の研究成果を期待したい．

【引用文献】

1) Judson MA, Baughman RP, Teirstein AS, et al. Defining organ involvement in sarcoidosis: the ACCESS proposed instrument. Sarcoidosis Vasc Diff Lung Dis 1999; 16: 75–86.

2) Usui Y, Kaiser EDE, See RS, et al. Update of ocular manifestations in sarcoidosis. Sarcoidosis Vasc Diff Lung Dis 2002; 19: 167–75.

3) James DG. Ocular sarcoidosis. Ann NY Acad Sci 1986; 465: 551–63.

4) Fite E, Alsina JM, Mana J, et al. Epidemiology of sarcoidosis in Catalonia: 1979–1989. Sarcoidosis Vasc Diff Lung Dis 1996; 13: 153–8.

5) James DG, Neville E, Siltzbach LE, et al. A worldwide review of sarcoidosis. Ann NY Acad Sci 1976; 278: 321–334.

6) Angi MR, Caro Gde, Bergamo L, et al. Low prevalence of uveitis in Italian sarcoidosis patients. Sarcoidosis 1991; 8: 181–182.

7) James DG. Ocular sarcoidosis. Ann NY Acad Sci 1986; 465: 551–63.

8) Karma A. Ophthalmic changes in sarcoidosis. Acta Ophthalmol Suppl 1979; 141: 1–94.

9) Obenauf CD, Shaw HE, Sydnor CF, et al. Sarcoidosis and its ophthalmic manifestations. Am J Ophthalmol 1978; 86: 648–55.

10) Pietinalho A, Ohmichi M, Hiraga Y, et al. The mode of presentation of sarcoidosis in Finland and Hokkaido, Japan. A comparative analysis of 571 Finnish and 686 Jananese patients. Sarcoidosis Vasc Diff Lung Dis 1996; 13: 159–66.

11) Crick PP, Hoyle C, Smellie H. The eye in sarcoidosis. Br J Ophthalmol 1961; 45: 461–481.

12) 宇山昌延, 大熊正人, 浅山邦夫, ほか. サルコイド性ぶどう膜炎の臨床像. 眼紀 1976; 27: 170–7.

13) Iwata K, Nanba K, Sobue K, et al. Ocular sarcoidosis: Evaluation of intraocular findings. Ann NY Acad Sci 1796; 278: 445–54.

14) Ohara K, Okubo A, Sasaki H et al. Intraocular manifestations of systemic sarcoidosis. Jpn J Ophthalmol 1992; 36: 452–7.

15) Mizuno K, Takahashi J. Sarcoid cyclitis. Ophthalmology 93: 511–5, 1986.

16) 中川やよい, 松本和郎, 三村康男, ほか. 阪大眼科におけるサルコイドーシス. 眼紀 1978; 29: 2009–12.

17) Takahashi T, Azuma A, Abe S. Significance of lymphocytosis in bronchoalveolar lavage in suspected ocular sarcoidosis. Eur Respir J 2001; 18: 515–21.

18) Ohara K, Okubo A, Kamata K, et al. Transbronchial lung biopsy in the diagnosis of suspected ocular sarcoidosis. Arch Ophthalmol 1993; 111: 642–4.

19) Rizzato G. An iceberg from Hokkaido and Scandinavia. Sarcoidosis Vasc Diff Lung Dis 1996; 13: 117–9.

20) 小池生夫, 園田康平, 有山章子, ほか. 九州大学眼科における内因性ぶどう膜炎の統計. 日眼会誌 2004; 108: 694–9.

21) 山口恵子, 中嶋花子, 東永子, ほか. サルコイドーシス診断基準による眼サルコイドーシスの診断. 日眼会誌 2004; 108: 98–102.

〈大原國俊〉

サルコイドーシスとストレス

サルコイドーシスの発症には遺伝的要因などの疾患背景のほかに環境要因が関与していると考えられ，特に精神的ストレスは発症の他，悪化の要因として重要と考えられる[1]．実際，臨床の場において，本症の発症や増悪の前に精神的ショックや肉体的過労を経験したと訴える症例によく遭遇するし，本症患者に特徴的な性格を感じる臨床医も多いと思われる．ストレス度を客観的に評価することは難しいが，近年患者の生活スタイルや性格に関する論文が散見されるようになってきている．本項では自験サルコイドーシス患者55例のストレス検討結果を紹介するとともに本症とストレスの関連について述べる．

I ストレスとは

1936年H. Selyeは「ストレスとは生体の中に起こる生理的・心理的歪みであり，このストレスを作るものがストレッサーである」とストレスの概念を初めて明らかにした．Selyeは外部からの有害刺激（ストレッサー）に対する生体の反応を全身適応症候群という概念でとらえ，その生理学的知見を明らかにした．その後，神経内分泌免疫系のストレス研究が発展し，ストレスと身体疾患あるいは臓器障害との関連が次第に明らかにされつつある．ストレッサーとしては，物理的，化学的，生物学的なものなどが数多く挙げられているが，今日大きな問題となっているのは心理社会的ストレッサーである．これらによって情動の変化が生じ，引き続いて神経系，内分泌系あるいは免疫系を介して種々の心身反応が生じうる．

II ストレス関連疾患

心理的因子の影響を強く受けて身体反応として現れうる代表的疾病として，気管支喘息，アトピー性皮膚炎，関節リウマチ，潰瘍性大腸炎，消化性潰瘍，本態性高血圧，虚血性心疾患などが有名であり，最近は癌の発症・転移にも心理的ストレスが影響すると報告されている．われわれの最近の検討では，本症も十分この中の一疾患として扱いうると考えられる．

III ストレス評価方法

生体に負荷するストレス，特に精神的ストレスを客観的に測定するのは困難である．そのためSocial Readjustment Rating Scale（Life Change Units：LCU法）[2]，Horowitz's Impact of Event scale[3]やHassles Assessment scale[4]などの問診表を利用して蓄積しているストレス度を測定する方法が頻用される．またストレスを議論する際にストレスを受ける宿主側の問題，すなわちストレス認知能，対応能も重要でConnor-Davidson Resilience scale[5]やGeneral Coping scale[6]を用いた方法，失感情症という観点から評価するMinesota Multiphasic Personality Inventory（MMPI）Alexithymia scale

（MMPI-AS）を用いたMMPI法[7]がある．

IV サルコイドーシスとライフスタイル

62例のサルコイドーシスの発症背景としてライフスタイルを検討した結果55例（88%）に発症および増悪の誘因と推測される生活変化の存在が認められた[8]．家庭内問題による精神的ストレス16例（26%），仕事から生じる精神的ストレス14例（22%），就職および転職11例（17%），結婚および離婚7例（11%），夜勤を含む睡眠不足7例（11%）などであり，症例によっては複数の要因が重複していた．一方誘因となる事象と発症時期との関係では，発症直前6例，数カ月前から1年前以内34例，1年以上前15例であり，蓄積したストレスが病態に関与する可能性が高いと思われる．

V サルコイドーシスとストレス

LCU法は，43項目から1年間に経験した社会的出来事を抽出し各項目の得点を合計することでその時期までに蓄積したストレス度を求める方法である．合計得点が150点以上は危険とされ，200点台では50%，300点以上では80%の割合で身体疾患あるいは心身症が発症すると報告されている[2]．われわれの検討では本症患者のLCUスコア（平均171.6 ± 14.1）は健常者（平均78.3 ± 6.6）と比較して有意に高く，半数以上の例が危険域にあり，300点以上を呈する例も2割を超えていた[8]（図6-4-1）．特に発症時，増悪時に高値を呈する傾向を認め，病勢にストレスが関与する可能性がある．患者の多くが強いストレス下におかれており，症状との関連を示唆する報告からも，本症患者の管理ではストレスを軽減することが重要である[9)10]．

VI サルコイドーシス患者の性格

強度のストレスを受けた際に，必ず何らかの身体症状が出現するとは限らない．そこにはストレスに対応する反応性も問題になる．病前気質ともいうべき本症独特の性格が存在する．几帳面，神経質を感じさせる例が多く，なかには鬱的素因をもつ例も存在する[11)12]．ストレス対応能を失感情症の観点から検討したところ，健常者（MMPI平均10.5 ± 0.5）と比較すると本症患者（MMPI平均13.6 ± 0.4）では失感情症傾向をもつと考えられた[8]（図6-4-2）．MMPI-ASは22項目の簡単な質問から作成され，各項目の得点の合計点から失感情症度を求める．11点までは安全域，それ以上は危険域である．本症患者の多くは失感情症傾向にあるためストレス対応能が低く，ストレスをストレスとして認識できず無意識にストレスを蓄積しやすい[13]と考えられ，ストレスによる影響を受けやすいと思われる．

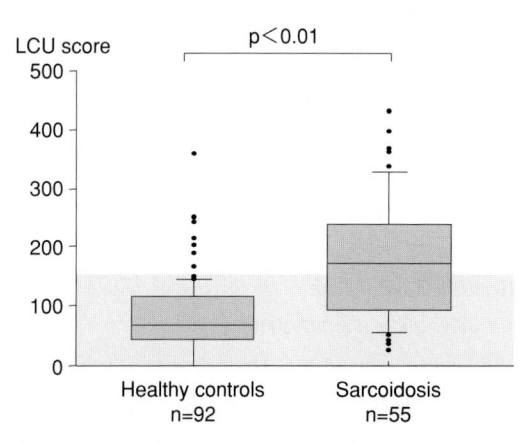

図6-4-1 サルコイドーシスと健常者のLCUスコア
LCUスコア150以下の網かけ部分が心理的に安全領域である．

VII ストレスと病態

ストレスによりホルモン系，免疫系が影響を

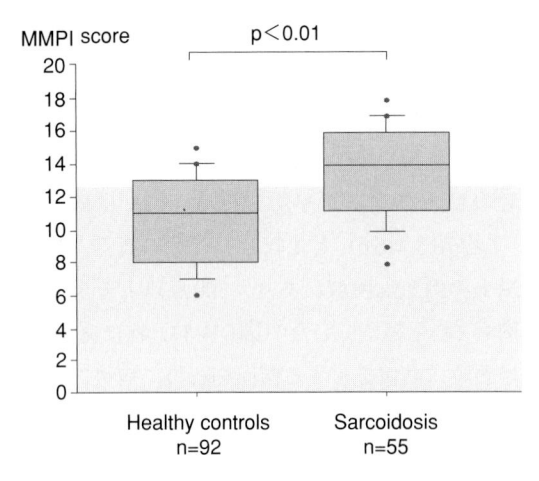

図6-4-1 サルコイドーシスと健常者のMMPIの失感情スコア

MMPIスコア13以下の網かけ部分が失感情状態にないことを示す.

受けることは以前より報告されている[14]. ただしその際の生体の変化は多様であり，精神的ストレスによりTh1が抑制，Th2優位となりIFN-γが低下しIL-1β，IL-6，IL-10が増強するという報告[15] [16]や，強いストレスの自覚がTNF-α，IFN-γ，IL-6，IL-10を増加させる一方，強い不安はIFN-γを上昇，IL-10，IL-4を低下させる[17]とする報告もある．本症の病態は免疫学的にはTh1が優位，肉芽腫形成にIFN-γが大きく関与すると報告され，ストレスに伴う免疫系の変化のみで病態関与を説明することは困難であるが，慢性的ストレス状態が何らかの免疫学的な異常をもたらして，生体にとって好ましくない免疫反応が進行して本症の発症・悪化をきたすという機序が想定される．

VIII まとめ

ストレスはサルコイドーシスの病態に関与するため，管理中は積極的なストレス軽減を指導することが肝要である．本症においてストレスがいかなる機序で病態に関与するかは解明されておらず今後の検討課題である．

【参考文献】

1) Hunninghake GW, Costabel U, Ando M, et al. ATS/ERS/WASOG statement on sarcoidosis. Sarcoidosis Vasc Diffuse Lung Dis 1999; 16: 149–73.
2) Holmes, TH, Rahe RH. The social readjustment rating scale. J Psychosom Res 1967; 11: 213–8.
3) Sundin EC, Horowitz MJ. Horowwitz's impact of event scale evaluation of 20 years of use. Psychosom Med 2003; 65: 870–6.
4) Badoux A. Stress factors and chronic illness. Sante 2000; 10: 345–51.
5) Connor KM, Davidson JR. Development of a new resilience scale: the Connor-Davidson Resilience Scale (CD-RISC). Depress Anxiety 2003; 18: 76–82.
6) Sasaki M, Yamazsaki K. Development of a dispositional version of the General Coping Questionnaire (GCQ) and examination of its reliability and validity. Nippon Koshu Eisei Zasshi 2002; 49: 399–408.
7) Kleiger JH, Kinsman RA. The development of an MMPI Alexithymis scale. Psychother Psychocom 1980; 34: 17–24.
8) Yamada Y, Tatsumi K, Yamaguchi T, et al. Influence of stressful life events on the onset of sarcoidosis. Respirology 2003; 8: 186–91.
9) De Vries J, Drent M. Relationship between perceived stress and sarcoidosis in a Dutch patient population. Sarcoidosis Vasc Diffuse Lung Dis 2004; 21: 57–63.
10) Klonoff EA, Kleinhenz ME. Psychological factors in sarcoidosis: the relationship between life stress and pulmonary function. Sarcoidosis 1993; 10: 118–24.
11) Cox CE, Donohue JF, Brown CD, Kataria YP et al. Health-related quality of life of persons with sarcoidosis. Chest 2004; 125: 997–1004.
12) Lange C, Schussler G, Huttemann U. Psychosomatic aspects of sarcoidosis. Pneumologie. 1995; 49: 14–9.
13) Sifneos PE. The prevalence of 'alexithymic' characteristics in psychosomatic patients. Psychother Psychosom 1973; 22: 255–62.

14) Irwin M, Daniels M, Bloom E et al. Life events, depressive symptoms, and immune function. Am J Psychiatry 1987; 144: 437–41.
15) Matalka KZ. Neuroendocrine and cytokines-induced responses to minutes, hours, and days of mental stress. Neuro Endocrinol Lett 2003; 24: 283–92.
16) Paik IH, Toh KY, Lee C et al. Psychological stress may induce increased humoral and decreased cellular immunity. Behav Med 2000; 26: 139–41.
17) Maes M, Song C, Lin A et al. The effects of psychological stress on humans: increased production of pro-inflammatory cytokines and a Th1-like response in stress-induced anxiety. Cytokine 1998; 10: 313–8.

〔山田嘉仁，山口哲生，三上理一郎〕

COLUMN

サルコイドーシスと喫煙

　サルコイドーシスは,非乾酪性肉芽腫形成をきたす炎症性全身疾患である.本症と喫煙との関連についての文献は,あまり多くはない.喫煙は,好中球・肺胞マクロファージ・Tリンパ球などを介して,気管支喘息の症状を悪化させる(Thorax 1986; 41: 787–91).一方,肉芽腫形成性疾患である夏型過敏性肺炎の場合には,喫煙は発症に抑制的に働くことは,よく知られた事実である.

喫煙はサルコイドーシスの発症を抑制する?

　Douglasらによる上記論文では,サルコイドーシス患者183例につて調査し,喫煙者は21.9％であり,一般住民の喫煙率43.0より有意に低かったという.クロアチアでの研究によると,60例の本症患者の28.3％が喫煙者で,一方,健常者では,55％が喫煙者であったという(Acta Med Croatica 1995; 49: 187–93).また,ドイツでの研究では,本症患者の28％が喫煙者で,72％が非喫煙者であった(Pneumologie 2003; 57: 585–90).フランスでの研究では,本症患者の30％が喫煙者で,コントロール群の46％より高率であった(Thorax 1988; 43: 516–24).また,本症患者の喫煙者では,血清ACE値とガリウム集積率が,非喫煙本症患者より有意に高値であったという.

酸化ストレスとサルコイドーシス

　著者らは喫煙により,好中球と肺胞マクロファージから,活性酸素種(ROS)が産生され,NFκBを活性化させることを示した(アレルギー科 2003; 16: 264–8).酸化ストレスの指標となる8-Isoprostane濃度を本症患者の呼気(Chest 2004; 125: 1005–11)とBAL中(Am J Respir Crit Care Med 1998; 158: 1524–7)で測定した結果,本患者で有意に高値を示し,活動性と相関したという.したがって,喫煙は,本症の発症率を抑制するが,その進展は促す可能性がある.

(北村　諭)

第7章 症例にみるサルコイドーシス

肺急速進展型サルコイドーシス

サルコイドーシスの肺病変は多彩であるが，一般に軽度の場合が多い．呼吸不全に至る症例もあるが，そのほとんどは長期の経過を経て病期Ⅳ期へと進行した肺の線維化を呈する症例である．短期間にびまん性間質影を呈し呼吸不全に陥る症例は，比較的まれである．

Ⅰ 症例

症例：67歳，男性．
主訴：労作時呼吸困難（H-J Ⅳ度）．
現病歴：1992年3月よりH-J Ⅱ度の労作時呼吸困難が出現し徐々に増悪．8月より咳嗽，喀痰出現．労作時呼吸困難がH-J Ⅳ度となり，1年間の体重が23kg減少し8月31日入院となる．発熱や関節痛はない．
既往歴：17歳時，外傷で開腹手術．
喫煙歴：10本×25年（約20年前より禁煙）．
家族歴：特記すべきことなし．
身体所見：155cm，48kg，血圧100/70mmHg，脈拍90/分，整．表在リンパ節触知せず．ばち状指（－），末梢チアノーゼ（＋）．両下肺に吸気時小水泡音を聴取．心雑音なし．腹部は手術痕以外異常なし．神経学的異常なし．皮疹なし．
検査所見：白血球数6800/μl，CRP 1mg/dl，PaO_2 39.6 Torr．BAL液中の総細胞数は3.0×

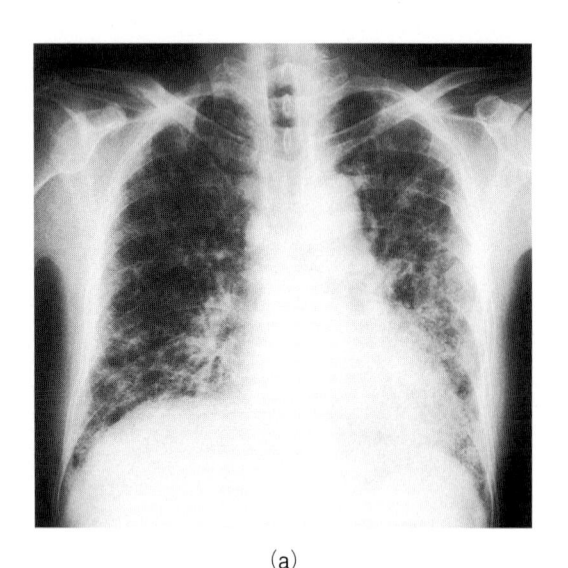

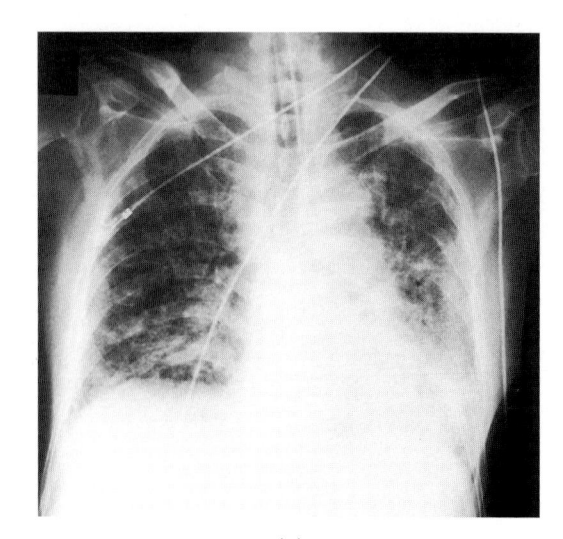

図7-1-1 初診時（a）と5日後（b）の胸部平面写真．

10^5/ml, リンパ球比率は61%.
胸部X線写真で両肺びまん性に間質性陰影を認め（図7-1-1-a），胸部CTで両側びまん性に間質の肥厚像と濃度上昇を認めた．

臨床経過：著しい低酸素血症，画像所見より急性間質性肺炎などを疑ったが確定診断にいたらず，さらに急速に呼吸不全進行し，第5病日挿管人工呼吸管理となった（図7-1-1-b）．ステロイドパルス療法が奏功し，以後プレドニゾロン60 mg/日より漸減，約16カ月後に中止した．その後，乾性咳嗽と両眼霧視が出現．眼科でぶどう膜炎を指摘された．さらに，胸部CTで縦隔リンパ節腫大・両側びまん性間質影の再燃を認めたことより，1994年6月縦隔鏡下リンパ節生検を行い，サルコイドーシスの診断を得た．以後，プレドニゾロンとサイクロファスファミドの併用療法を継続したが，肺の線維化がゆっくり進行し，2001年4月呼吸不全で死亡した．

II 考察

短期間にびまん性間質影を呈し呼吸不全に陥る本症症例は，わが国も外国も[1][2]比較的まれである．これらの症例報告をまとめると，①発熱があり，数日単位で急速に進行する症例[3][4]，②高熱があり，数カ月単位で進行し呼吸不全に陥る症例[5][6][7]，③発熱がなく，数カ月単位で進行し呼吸不全に陥る症例[8]，の3つのタイプに分類できる．

本症例を加えたこれらの7症例は，男性4例，女性3例で，平均年齢51.4歳（27～67歳）．PaO_2は平均50.7 Torr（32.2～69.2 Torr）．胸部X線病期はII期1例，III期6例．肺外病変は6例に認め，眼3例，リンパ節2例，皮膚・肝臓・骨それぞれ1例である．いずれもステロイドによく反応し短期的には予後がよいようである．本症例は③のタイプに属する．短期的にはステロイドによく反応したが，長期的には線維化が進行し，呼吸不全で死亡した．

発熱症例の場合，急性発症の本症との鑑別が問題になるが，Löfgren症候群症例[9]，急性発症症例[10]はBHL（陽性）であるが肺野病変を欠き，呼吸不全状態にはない．短期間に呼吸不全に陥る本症は結節性紅斑のような皮膚病変・関節痛がないことで鑑別できる．

急性呼吸不全例では実施例はないが，慢性呼吸不全や肺外病変による心不全・腎不全・肝不全に対して，外国では移植実施例がある[2]．

本症でも，少ないながら短期間にびまん性間質影を呈し，呼吸不全に陥る例があることを念頭においてびまん性肺疾患の鑑別にあたるべきである．

【参考文献】

1) Rockoff SD, Rohatgi PK. Unusual manifestations of thoracic sarcoidosis. AJR 1985; 144: 513–28.
2) James DG. Life-threatening situations in sarcoidosis. Sarcoid Vasc Diffuse Lung Dis 1998; 15: 134–9.
3) 織田裕繁, 松竹豊司, 崎戸 修, ほか. 臨床経過より過敏性肺臓炎との鑑別が困難であった肺野型サルコイドーシスの1例. 日胸疾会誌 1991; 29: 501–6.
4) 谷澤公伸, 井上哲郎, 種田和清, ほか. 急性呼吸不全を呈した肺サルコイドーシスの1例. 日サ会誌 2003; 23: 57–62.
5) 中野義隆, 栗原直嗣, 宮本 修, ほか. 高熱, 好酸球増多症を伴い, 広汎なスリガラス様陰影を呈して発症したサルコイドーシスの1例. 日胸疾会誌 1989; 27: 98–105.
6) 陶山時彦, 佐藤浩昭, 井上 亨, ほか. 高熱と急性呼吸不全で発症したサルコイドーシスの1例. 結核 1990; 65: 811–9.
7) 柳川 崇, 岡田淳子, 持田昌彦, ほか. 発熱とびまん性間質影を呈して急性増悪した肺サルコイドーシスの1例. 日胸疾会誌 2001; 39: 377–82.
8) Sabbagh F, Gibbs C, Efferen LS. Pulmonary sarcoidosis and the acute respiratory distress syndrome (ARDS). Thorax 2002; 57: 655–6.
9) 立花暉夫. サルコイドーシスの急性発症. 臨床医 1981; 7: 104–5.

10) 小関由美, 寺井千尋, 中島　洋, ほか. 発熱, 関節痛, 結節性紅斑で急性発症したサルコイドーシス (Löfgren 症候群) の1例. リウマチ 1998; 38: 23–8.

(望月吉郎)

COLUMN

サルコイドーシスと頭痛

　本症でみられる長期の頭痛は，大部分が中枢神経系病変によるもので，病理学的には肉芽腫性脳膜脳炎である（神経内科治療 1989; 6: 235–242）．本症の病変は脳のいたるところにみられるが脳底部に強く，脳室壁，脈絡膜，さらに血管に沿って脳実質に侵入する．したがって視床下部，間脳，脳幹部では橋・中脳特に脳神経根部周辺に強く，病変が慢性化すると中脳水道や脳室孔が閉塞して脳室拡大さらには内水頭症をみるに至る．また，下垂体病変特に尿崩症もときにみられる．症状は病変の局在・広がり・進展様式により修飾されるが，脳軟膜炎により頭痛，嘔吐，痙攣，意識障害などの症状がみられる．本症の炎症は軽度なので急性劇症型の症例を除いて頸部強直やケルニッヒ症候などの髄膜刺激症候をみることが少なく，病理学的には髄膜炎があっても臨床的には炎症がきわめて慢性的潜行性に経過し髄膜刺激症状を欠く例が多い点が本症の中枢神経系病変の特徴といえよう．

　SuchenwirthはCNSにおいて髄膜刺激所見のあるものは100例中7例（7%）にすぎないと述べている（Münch Med Wschr 1968; 110: 580–5）．かつては髄膜炎による頭蓋内圧亢進症状としての頑固な頭痛・嘔吐・うっ血乳頭などのために脳腫瘍の診断のもとにしばしば開頭術が施行され，当初われわれが分析したCNSサルコイドーシスの多くは脳外科症例か剖検例であった．松下らは1978年の国際会議でわが国CNSサルコイドーシス7例の詳細な病理形態学的な所見について発表し，その基本病変は肉芽腫性静脈炎，ないしはその周囲炎であることを示した（8th International conference on sarcoidosis. Alpha Omega publishing, 1980; 9–18）．Tahmoushらは英文文献847例の神経サルコイドーシスのうち144例のCNS病変確診例（脳膜脳生検で組織所見陽性例）について，臨床的に頭痛61例，痙攣41例，精神障害26例，まひ22例，尿崩症および下垂体障害を21例認めている（Sarcoid Vasc Diffuse Lung Dis 2002; 19: 191–7）．CNSサルコイドの診断はしばしば困難である．本症でCNSの症状がみられる場合は診断は容易であるが，神経症状が先行したり，病変が慢性化して臓器局所性となり神経症状のみがみられるいわゆる孤立性CNS

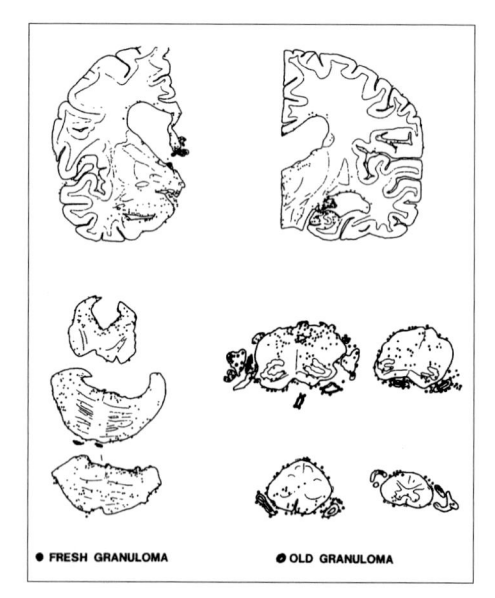

図1

症例1，脳正中断，新旧サルコイド肉芽腫の分布状態，脳底部，脳室壁に著しい肉芽腫の分布と第4脳室，側脳室の高度の拡張（松下論文による．文献2）

サルコイドーシスの場合は診断が難しい．近年，CTやMRI（特にGadlinium enhanced MRI）など画像診断の進歩と髄液のACEなどの検査を総合してその診断は画期的に進歩した．

【参考文献】
1) 松井泰夫，折津 愈，作田 学．脳膜脳炎型サルコイドーシスの診断と治療，神経内科治療 1989; 6: 235–42
2) Matsushita M, Harada K, Matsui Y, et al. Sarcoidosis of the central nervous system. In Williams WJ. Davies BH eds. Eighth international conference on sarcoidosis and other graulomatous disease. Alpha Omega Publishing Limited. Cardiff. UK 1980. 8–18
3) Tahmoush AJ, Sncir MS, Connor WW, et al. CSF-ACE activity in probable CNS neurosarcoidosis. Sarcoidosis Vasc. piffus Lung Dis 2002; 19: 191–7

（松井泰夫）

2 肺の空洞形成型サルコイドーシス

　サルコイドーシスの肺野空洞病変は，Mayockらの報告[1]では1254例中8例(0.6％)，Freundlichら[2]によれば300例中25例（12.5％），さらにIsraelら[3]は空洞および気腫性嚢胞を含む透亮像が309例中59例（19％）認めたと報告している．本症の肺病変において空洞が認められた場合，後述するように空洞形成機序の差により原発性と続発性に分けられ，頻度の報告に大きな差があるのはおそらく続発性を含めたか否かの数字によるもので，原発性の空洞形成はまれな病態と考えられる[4]．札幌医大における本症230例中，肺の原発性空洞を形成した症例は3例（1.3％；表7-2-1の症例）[17) 31) 32)]であった．2004年までのわが国での肺の原発性空洞形成本症報告例のうち，詳細が明らかな35例の一覧を表7-2-1に示す．発見時年齢は20歳代26名（74％），30歳代7名，40歳代2名，男27名（82％），女8名と男性に多く，発生部位は上葉

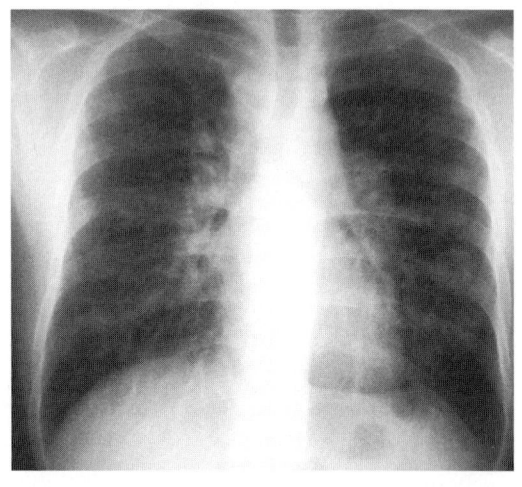

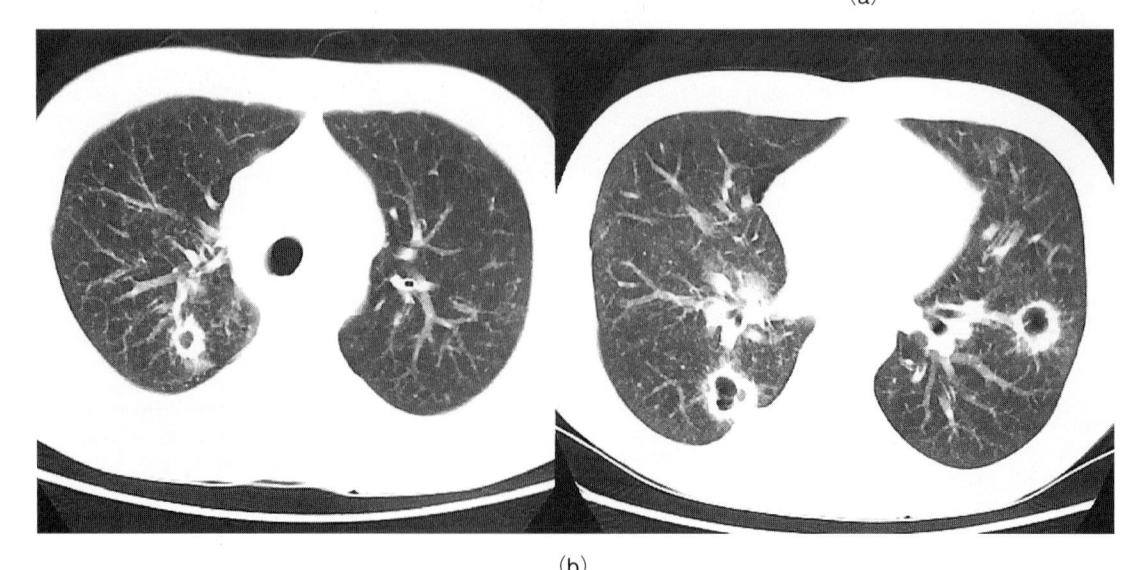

図7-2-1　両側多発性の肺の原発性空洞形成型サルコイドーシス（症例31）の胸部X線像（a）とCT像（b）

表7-2-1 詳細の明らかなわが国における肺の原発性空洞形成サルコイドーシス

症例		単多発（部位）	内服ステロイド	予後	引用文献
1.	21/F	多発（右S^2S^6）	なし	不明	三上ら 日胸疾会誌 1975,13:184
2.	28/M	単発（右上葉）	なし	（切除）	平賀 リ図説 富士プリント 1978, p150
3.	24/M	多発（不明）	あり	不明	近藤ら 日胸疾会誌 1983,21:308
4.	23/F	多発（両中肺野）	なし	軽快	岡田ら 日胸疾会誌 1984,22:910
5.	30/M	多発（両上肺野）	不明		秋山ら サ研究会誌 1984,4:114
6.	23/M	単発（右上葉）	不明		同上
7.	42/M	多発（両上肺野）	あり	軽快	郡ら サ研究会誌 1985,5:122
8.	20/M	多発（右$S^{4,8}$）	なし	軽快	土井ら 呼吸 1988,7:383
9.	24/M	多発（両肺野）	不明		柴田ら 日胸疾会誌 1988,26:1112
10.	25/M	単発（右上肺野）	不明		石原ら 日胸疾会誌 1989,27:1000
11.	38/M	多発（両上中肺野）	なし	軽快	下元ら 日胸 1991,50:312
12.	23/M	多発（右S^1左$S^{1+2,10}$）	あり	軽快	吉井ら 日胸疾会誌 1992,30:719
13.	22/M	多発（両上中肺野）	あり	軽快残存	財前ら 日胸疾会誌 1992,30:1589
14.	25/M	単発（右S^2）	なし	軽快	小林ら 日胸 1994,53:931
15.	22/M	多発（右$S^{4,5,8,9,10}$左$S^{5,8,9,10}$）	あり	軽快	竹藪ら 日胸 1994,53:155
16.	24/M	多発（右$S^{2,3}$左$S^{1+2,3,8,10}$）	なし	不明	岩永ら 呼吸 1995,14:994
17.	38/M	単発（右S^2）	あり	軽快残存	横川ら 日胸疾会誌 1995,33:1259
18.	23/M	多発（右S^8左S^{1+2}）	あり	軽快	樫山ら 呼吸 1995,14:558
19.	26/M	多発（右$S^{2,4,5,6}$左$S^{1+2,4,6}$）	あり	軽快残存	山口ら 日胸疾会誌 1996,33:533
20.	28/M	多発（右$S^{4,9}$左S^8）	なし	軽快	阿久澤ら 気管支学 1996,18:489
21.	20/M	多発（右$S^{1,2}$左S^{1+2}）	あり	軽快	中山ら 日胸疾会誌 1997,35:1400
22.	32/F	単発（右S^2）	なし	軽快	飯田ら 日胸疾会誌 1998,36:197
23.	36/M	多発（右S^1左S^{1+2}）	あり	軽快	植田ら 愛媛医学 1999,18:98
24.	27/M	単発（右$S^{1,2}$）	あり	軽快	永田ら 気管支学 1999,21:113
25.	22/F	単発（右S^3）	なし	軽快	吉田ら 日呼吸会誌 2000,38:293
26.	44/M	多発（右S^2左S^4）	なし	軽快	大道ら 日呼吸会誌 2000,38:307
27.	21/F	多発（右$S^{1,2}$左S^8）	あり	軽快	浅井ら 日呼吸会誌 2000,38:952
28.	20/F	多発（右S^1左S^{1+2}）	あり	軽快	同上
29.	26/M	多発（左$S^{3,8}$）	あり	軽快	同上
30.	26/M	単発（右S^1）	なし	軽快	大道 未発表 2002
31.	23/M	単発（右$S^{2,10}$左^8）	なし	軽快	錦織ら 口頭発表 2002
32.	30/M	単発（右S^9）	なし	軽快	猪俣ら 日呼吸会誌 2003,41:356
33.	37/F	多発（両側上葉）	あり	軽快残存	吉岡ら 日呼吸会誌 2003,41:486
34.	27/F	単発（右上葉）	なし	軽快	三沢ら 日呼吸会誌 2004,42:289
35.	24/M	多発（右S^2）	あり	軽快	細野ら 日呼吸会誌 2004,42:542

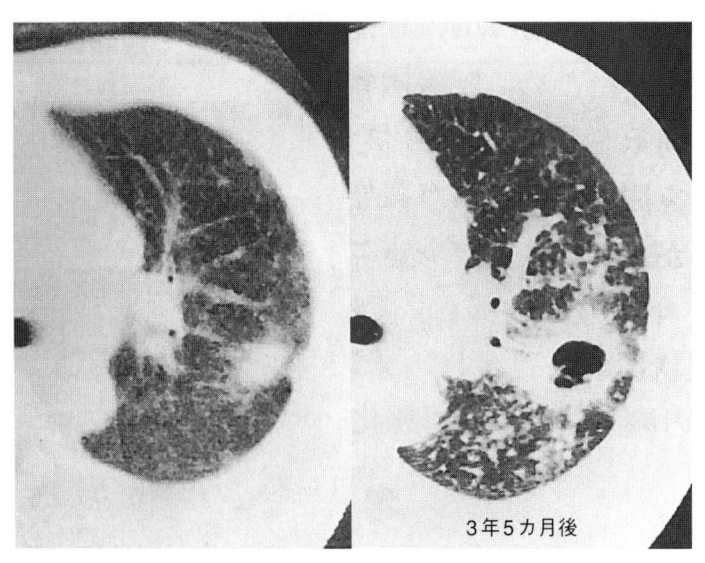

図7-2-2　結節影から空洞陰影に移行した原発性空洞形成型サルコイドーシス（症例26）

28例/33例（85％），中葉8例/33例，下葉11例/33例と上葉に多く，単発は11名，多発は24名，両側性は19例/34例（56％）であった．空洞の壁の厚さはその定義が明らかでないことから確実な比率は出せないが，論文の記載から薄い壁と厚い壁の空洞はほぼ同数であった．また，空洞を呈する本症と通常の症例とのあいだに，血清ACE値など臨床検査データには特徴的なちがいは認められていないが，BAL中のリンパ球増加がみられない症例も散見された．肺の原発性空洞形成典型例（表7-2-1の症例31）を図7-2-1に，経過中結節陰影や浸潤陰影が出現した後の空洞形成例（表7-2-1の症例26）を図7-2-2に示した．

海外の文献では，Rohatgiら[5]が原発性空洞病変をprimary acute pulmonary cavitation in sarcoidosisとして極めてまれな症例として報告し，その特徴は，20〜30歳代の若年者に多く，自覚症状はないかあっても軽度，acinarまたはnodularな病変に発生し，壁が整で3〜5cmの円形空洞を形成し，内部に液体の貯留がないものと報告している．

原発性空洞の機序として，Scadding[6]は病変部の肉芽腫性血管炎のために肉芽腫の中心部が虚血壊死に陥り，その内容物が排出された結果形成されたものとし，Rohatgiら[5]も，類上皮細胞肉芽腫の癒合による虚血性壊死または硝子化物質の排出によるとしている．すなわち，Rosenら[7]および大道ら[8]が報告しているように，本症肺病変の51〜69％特に肺病変が進行した症例で，肉芽腫性血管炎，厳密な意味の血管炎ではなく肉芽腫による血管侵襲で，肺動脈の動脈の狭窄および閉塞をおこし，それに引き

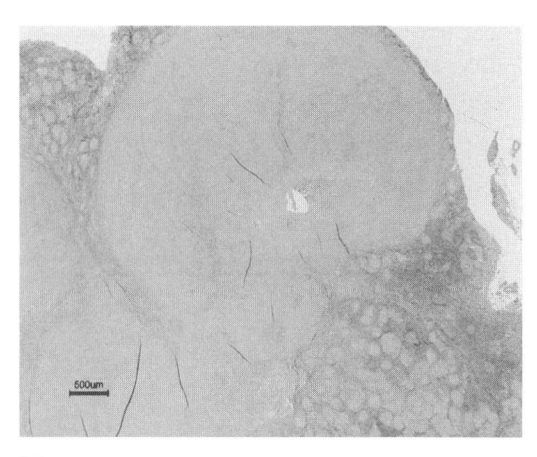

図7-2-3　Daniels生検の組織像（症例17）．巨大な硝子様物質を伴った多数の非乾酪性でラ氏型巨細胞を含む類上皮細胞肉芽腫を認める．

続く肺動脈の乏血が起こり，類上皮細胞肉芽腫の虚血性壊死，硝子化物質の排出によって起こったと考えられる．Hamiltonら[9]は，病理学的所見として原発性空洞の内部は壊死性物質，硝子化物質，好中球，好酸球で満たされ，空洞の壁は類上皮細胞，好酸球，リンパ球，ランゲハンス巨細胞で構成されていたと報告している．図7-2-3に，表7-2-1の症例17のリンパ節の類上皮細胞肉芽腫の硝子化像を示す．肺病変でも同様の変化が起こっているものと推測される．

続発性空洞の形成機序としてScadding[6]は，1）本症に化膿性細菌感染症，結核，真菌の感染症が合併して空洞化する場合と，2）線維化の進行した例や本症の気道病変による内腔閉塞での二次的な気腫性嚢胞形成，嚢状気管支拡張症や拡張した気管支が空洞様にみえる場合を挙げている．欧米での本症の死因としてグラム陰性菌やアスペルギルスなどの真菌感染が重要であり[10]，特に空洞，嚢胞形成の症例に対する内服ステロイド投与中には結核，アスペルギルスによる感染症に厳重な注意が必要である．

治療では，表7-2-1に示したように，内服ステロイドを使用した例が16例/31例，内服ステロイド使用せずに経過を見ていた例が15例/31例で，内服ステロイド使用の有無に関わらず，予後は比較的良い．本症肺病変に対するステロイド療法については議論があるところであり，減量中止に伴う再発する症例もあり，表7-2-1の症例17ではステロイド治療後に空洞を形成した．Rohatgiら[5]は原発性空洞病変を呈した本症に対して，ステロイド薬に対する反応は不良であり，治療後も薄壁空洞が残存すると報告している．しかしわが国では表7-2-1に示した

2年後　　　3年後

(a)

1年3カ月後

(b)

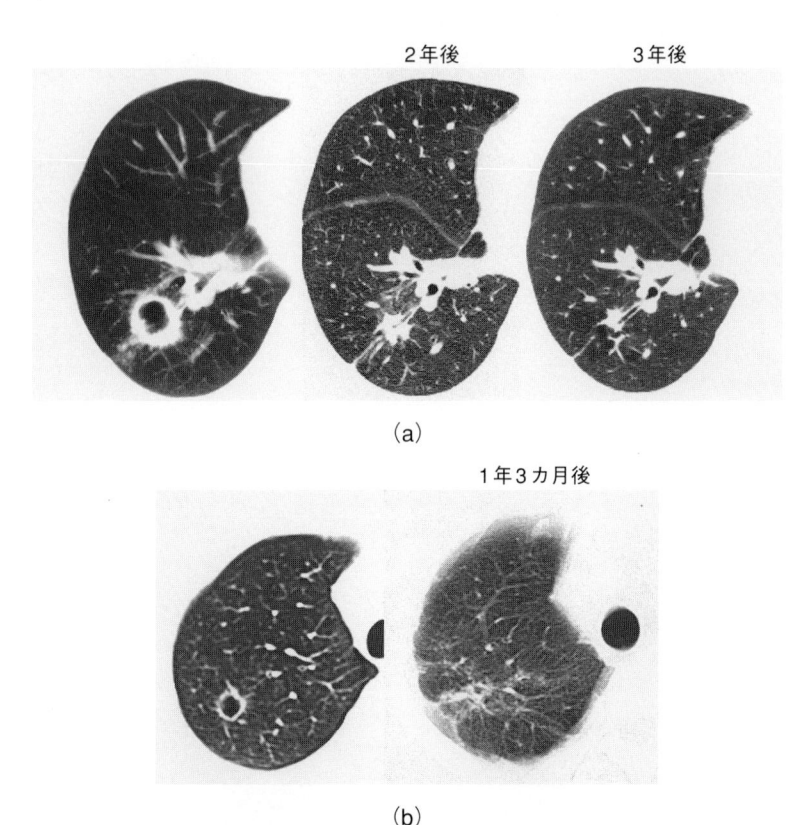

図7-2-4　無治療で経過し，軽快した原発性空洞形成型サルコイドーシスのCT像の経過．(a) 症例32，(b) 症例30　経過で空洞は消失した．（大道内科・呼吸器科の大道光秀先生の御好意による）．

ように，ステロイド薬使用の有無に関係なく予後良好のようであり，その後の経過をどの期間追跡するかによって異なるが，空洞の残存は少ない（図7-2-4）．

【参考文献】

1) Mayock LR, Bertrand P, Morrison CE, et al. Manifestation of sarcoidosis. Am J Med 1963; 35: 63–89.
2) Freundrich MI, Libshitz IH, Glassmann ML, et al. Sarcoidosis. Typical and atypical thoracic manifestations and complications. Clin Radiol 1970; 21: 376–83.
3) Israel HL, Ostrow A. Sarcoidosis and aspergilloma. Am J Med 1963; 35: 67–89.
4) 前田篤志，荒木淑郎．原発性空洞形成性サルコイドーシス．領域別症候群．日本臨床 1994; 4: 930–32.
5) Rohatgi PK, Schwan LE. Primary acute cavitation in sarcoidosis. AJR 1980; 134: 1043–9.
6) Scadding JG. Fibrotic stage of sarcoidosis of the lungs. in Sarcoidosis. Leyer and Spottiswords. London. 1985, pp131–2.
7) Rosen Y, Moon S, Huang D, et al. Granulomatous pulmonary angitis in sarcoidosis. Arch Pathol Lab Med 1977; 101: 170–4.
8) 大道光秀，平賀洋明．サルコイドーシスにおける肺血管病変に関する検討―血管病変と臨床病態との関連―．札幌医誌 1991; 60: 399–409.
9) Hamilton R, Petty TL, Haiby G, et al. Cavitary sarcoidosis of the lung. Arch Intern Med 1965; 116, 428–31.
10) Huang CT, Heurich AE, Sutton AL et al. Mortality in sarcoidosis. A changing pattern of the causes of death. Eur J Respir Dis 1981; 62: 231–8.

（田中裕士）

COLUMN

サルコイドーシスと胸痛

「サルコイドーシス患者で胸痛を訴える例は多い」と思う．痛みは性状がはっきりしないこともあるが，激痛のこともある．成書に記載はなく，いったいこの痛みは何だろうと思っていたところ，ATS/ERS/WASOG Statement on Sarcoidosis（1999）にまさに自分が観察するとおりの胸痛についての記載を発見した．すなわち，「胸痛は胸骨下に局在するが，普通胸郭の漠然としたしめつけ感のみである．ただ，時に激烈で心臓痛と区別できないこともある」と．いくつかの論文もみつかった．

まず，Hendrickらは強い胸痛を主訴とした6例のサルコイドーシス患者を呈示し，胸痛は，まれに本症の主訴となりうることを述べ，BHLがその原因となっていて，ステロイド薬が有効の場合もあるとしている（Br J Dis Chest. 1976; 70: 206–10）．Waitらは，胸痛を主訴とした12例の本症患者で検討し，狭心痛を示唆するがタリウム心筋シンチグラムは6例が異常，冠動脈造影は全例正常であり，胸痛の原因を心筋病変由来としている（Thorax. 1989; 44: 391–5）が，証拠に乏しい．Highlandら[3]（1997）は「サルコイドーシスの胸痛の頻度は高く，しばしば目立つ症状であり，22例中14例にみられ，BHLの程度や胸膜病変とは無関係で胸部CT検査でも解剖学的には胸痛の原因は不明であった」と述べている（South Med J. 1997; 90: 911–4）．オランダのDrentは，2002年第7回WASOGで，個人的に"Pain is the most pathognomonic symptom of sarcoidosis."と語ってくれた．その一年も経たないうちにHoitsma, Drentらは"Impact of pain in a Dutch sarcoidosis patient population". との論文を発表した．その中では「サルコイドーシス821例からアンケートを回収できて，72.4%が何らかの痛みを訴え，関節痛53.8%，筋肉痛40.2%，頭痛28.0%，胸痛26.9%であり，NSAIDsが無効であることから，痛みの原因としては非炎症性の機序が考えられる」としている．関節痛や筋肉痛が多いのはヨーロッパの本症の特徴であろうが，その他の記述内容には賛同できる．また，Hoitsmaは2002年，自律神経障害，感覚異常，痛みなどを訴える本症患者の検討で，小径線維ニューロパチーの存在を確認したことを述べ，痛みの原因はこのニューロパチーによるものではないかと推測している（Sarcoidosis Vasc Diffuse Lung Dis. 2003; 20: 33–9）．

一般に小径線維ニューロパチーは手足の症状を主体とするとされており，胸痛や体幹痛の原因になるとは考えづらい．しかし，胸骨の近辺は肋間神経の末端が分布する部位なので「脊髄癆の初期において，……上胸部を中心として根型分布の知覚障害を示すことがある．……この脊髄癆にみられる知覚障害が前胸部において極めて狭い範囲に，すなわち，両側の乳を結ぶ範囲にみられるような場合もある」（平山恵造著：神経症候学；p781, 1971 文光堂）などという記述を読むと，このサルコイドーシスの胸痛の原因として，脊髄から小径線維を含めた神経性のものである可能性も十分あると最近は思うようになった．「サルコイドーシスとは何ぞや」の命題は奥が深い．

（山口哲生）

3 Heerfordt症候群

　Heerfordt症候群はぶどう膜炎・耳下腺腫脹・顔面神経麻痺を主症状とし，微熱を伴うもので，サルコイドーシスの一亜型として知られている．本稿では本症候群の自験例を提示し，臨床的特徴を解説する．

症例：30歳，女性．
主訴：顔面神経麻痺，微熱．
既往歴，家族歴に特記すべきことなし．
現病歴：1986年5月ごろより両側耳下腺腫脹，左顔面神経麻痺，微熱を認め，近医耳鼻科受診した．同医で耳下腺生検を行い，類上皮細胞性肉芽腫を認めたため，日本大学第1内科に紹介受診となった．
経過：耳下腺の病理組織，両側肺門リンパ節腫脹，両側のぶどう膜炎，血清ACE高値，ツベルクリン反応陰性などからサルコイドーシス（Heerfordt症候群）と診断し，ステロイド薬の内服および点眼の治療を開始した．症状は徐々に軽減し，1989年11月にはステロイド薬は中止となり，外来経過観察となった．しかし，1990年11月ごろから咳嗽が出現し，右胸水を認めたため，12月に再入院となった．血性胸腹水と肝脾腫があり，精査の結果，サルコイドーシスによるものと診断し，ステロイド薬の内服治療を再開した．治療により病状は徐々に改善を示し，少量のステロイド薬投与で維持された．

I 概念

　1909年，Heerfordt[1]は微熱を伴い，ぶどう膜炎・耳下腺腫脹・顔面神経麻痺を呈する3症例を経験し，Febris uveo-parotidea subchronicaと命名し，流行性耳下腺炎あるいは関連の疾患によると考察した．1938年，本症候群がサルコイドーシスの部分症状であることがBruins Slot[2]により明らかにされ，以後，Heerfordt syndrome（uveo-parotid fever）と称されるようになった．そして，ぶどう膜炎，耳下腺腫脹，顔面神経麻痺の上記3症状すべてと，微熱の4症状をすべて伴うものが完全型，一部欠けるものが不完全型とされている．

II 疫学

　本症候群の発生頻度については，2000年Jamesら[3]によると，サルコイドーシス537例中ぶどう膜炎，耳下腺腫脹を伴うものは19例，3.6％で，さらに顔面神経麻痺を伴うものは5例，0.93％だけである．また，Stjernbergら[4]の報告では299例中15例，5％にぶどう膜炎，耳下腺腫脹を伴い，さらに発熱あるいは顔面神経麻痺をその半数に認めるが，発熱，顔面神経麻痺をともに認める完全型は1例，全体の0.3％のみであった．わが国におけるHeerfordt症候群の頻度については報告例も少なく明らかではないが，本症候群の2004年までの報告例が完全型39例で，サルコイドーシス症例数がすでに

16000例に達しているとの特定疾患の疫学に関する研究班の1997年度の統計[5]から推定すると頻度は0.3％程度となる．しかし，最近の報告は特殊な合併症例や本症候群を伴った他病変の解説に提示した例などに限られており，未発表例も多数存在すると考えられ，不完全型を含めると実際にはもっと頻度は高いであろう．

わが国における本症候群完全型の報告例は既報の2000年までの37例[6]に2例を追加して39例であり，男性6例，女性33例と圧倒的に女性に多く，年齢は11〜66歳，平均年齢35.6歳で，20〜40歳代に多い．

III 臨床症状

1. ぶどう膜炎

わが国のサルコイドーシスの眼病変の頻度は1984年の全国調査では約66％と高率[7]で，眼病変の中でぶどう膜炎は70〜80％とされる[7]．本症候群でみられるぶどう膜炎は一般のサルコイドーシスでみられるものであり，本症候群にのみ特徴的なものではない．完全型本邦報告例では11/39でぶどう膜炎が初発症状である．

2. 耳下腺腫脹

耳下腺腫脹は2000年Jamesらによればサルコイドーシスの537例中38例約6％にみられ，耳下腺腫脹にぶどう膜炎を伴うものは3.6％，さらに顔面神経麻痺を伴うものは0.93％である[3]．逆に，耳下腺腫脹を示す疾患のうちサルコイドーシスによるものは15/1695，0.9％と低率[8]で，耳下腺腫脹で発症した症例は診断に注意を要する．Jamesらによれば本症の耳下腺腫脹は73％が両側性である[3]．完全型本邦報告例では半数以上が両側性で，4例では耳下腺腫脹が初発症状である．

腫脹はびまん性で，軽度の浸潤を伴い，圧痛はあってもごく軽度で，弾力性硬に腫脹する．

3. 顔面神経麻痺

1978年厚生省サルコイドーシス調査研究班全国調査成績では本症の神経病変は64/995，（6.4％）にみられ，そのうち中枢神経系病変，末梢神経病変が約半数を占める[9]．脳神経の中では顔面神経が最も多く障害され，その場合，麻痺は一側性が多く，末梢神経麻痺で，完全型本邦報告例では半数以上が一側性であり，味覚障害，嚥下障害，嗄声など他の脳神経障害を伴うことがある．また9例では顔面神経麻痺が初発症状である．顔面神経麻痺の発症機序には，耳下腺腫脹による神経への機械的圧迫も考えられるが，Jamesら[3]はぶどう膜炎，耳下腺腫脹を伴う19例中顔面神経麻痺を伴うものは5例と高頻度ではなく，否定的である．わが国ではリンパ性静脈炎と肉芽腫性静脈炎をサルコイドーシス患者の神経組織に認めたという報告[10]もあり，サルコイド病変の神経組織への直接浸潤が主原因と考えられる．

4. 発 熱

わが国の本症候群症例でもほとんどが37℃台の微熱であり，高熱を示した例は少ない．初発症状として，ぶどう膜炎が先行するという報告が多いが，発熱が初発症状として注目するに値するという報告もあり[11]，症状の発症順序については一定の見解が得られていない．

IV 診 断

診断はサルコイドーシスの診断基準に準じて行うが，補助診断として^{67}Gaシンチグラフィが有効である．サルコイドーシスの9/27，

33.3%に両側耳下腺の異常集積を認めたという報告[12]や，耳下腺，涙腺に集積を認めるとpanda sign，肺門リンパ節に集積を認めるとlamda signといわれるが，両徴候の合併は本症診断に有用とされ[3]，全身^{67}Gaシンチグラフィで眼窩・耳下腺・肺門リンパ節への異常集積を認めた場合には本症候群の可能性が高い．

また，本症候群のように唾液腺病変が疑われる症例では，口唇の小唾液腺生検が有用である[3]．さらに，脳神経障害を呈する症例に髄液検査がなされ，髄液中の細胞増加や蛋白増加を認めることが多い[3,10]．

V 治療

本症候群はサルコイドーシスの一亜型であり，その治療法はサルコイドーシスのそれに準じる．本症例に関する報告では，ほぼ全例にステロイド薬が使用されているが，これは顔面神経麻痺の改善を期待するところが大きいためと思われる．

VI 予後

ステロイドの投与で神経障害や耳下腺腫脹は治癒することが多い．しかし，再発性の多発神経炎や他臓器障害などを引き起こす例も散見され，注意深い経過観察が必要である．

【参考文献】

1) Heerfordt, C. F. Üer eine "Febris uveo-parotidea subchronica", an der Glandula parotis und ((haufig mit)) der Uvea des Auges lokalisiert ((likalisiert kompliziert.)) und häfig mit Paresen cerebrospinaler Nerven kompliziert. Graefes Arch. Ophthalmol ((Ophthlmol.)) 1909 ; 70: 254–273.
2) Bruins Slot WJ, Goedbloed J, Goslings J. Die Besnier-Boeck- (Schaumann-) sche Krankheit und die Uveo-Parotiditis (Heerfordt). Acta Med. Scand 1938; 94: 74–97.
3) JamesDG, Sharma Om P. Parotid gland sarcoidosis. Sarcoidosis Vasc Diffuse Lung Dis 2000; 17: 27–32.
4) Stjernberg N, Wiman LG. Uveo-parotid fever (Heerfod't syndrome) or sarcoid affection of the eyes and parotid glands. In Iwai K, Hosoda Y eds. Proceeding of the VI International Conference on Sarcoidosis. Univ Tokyo Press, Tokyo, 1974: 331–7.
5) 永井正規，淵沢博司，仁科基子ほか編．1997年度受給者数．厚生科学研究特定疾患対策事業特定疾患の疫学に関する研究班．特定疾患治療研究受給者調査報告書 (1997年度分) 2000: 34 (表2.-1-1).
6) 高橋典明．堀江孝至．Heerfordt症候群．肺外サルコイドーシスの臨床．日本臨牀 2002; 60: 1822–6.
7) 沖波 聡．サルコイドーシスの眼病変．最新医学 1988; 43: 1475–80.
8) 藤田洋祐．唾液腺疾患．耳鼻と臨床 1985; 31: 176–85.
9) 作田学．神経サルコイドーシス．日本臨牀 1994; 52: 1590–4.
10) 折津愈，作田学．神経サルコイドーシス．日胸疾会誌 1990; 28: 67–9.
11) 山口文夫，萩原照久，雨宮英子，ほか．Heerfordt症候群の3症例．日胸 1991; 59: 931–6.
12) Wiener SN, Patel BP. ^{67}Ga-citrate uptake by parotid glands in sarcoidosis. Radiology 1979; 130: 753–5.

（高橋典明，橋本 修）

COLUMN

サルコイドーシスとHIV感染

　サルコイドーシスは非乾酪性類上皮細胞肉芽腫を病理学的特徴とする原因不明の全身疾患である．この病変形成にはCD4陽性Tリンパ球（CD4+細胞），その中でもinterferon-γやinterleukin-2を産生するT-helper type 1（Th1）が重要な役割を演じていることが知られている．

　後天性免疫不全症候群（AIDS）の原因ウイルスはヒト免疫不全ウイルス（HIV）であるが，このウイルスはCD4+細胞を感染の標的細胞としている．HIVの感染を受けたCD4+細胞は破壊されるので，その数は次第に減少する．その結果免疫不全に陥り，日和見感染を合併することになる．このような病態を示すHIV感染とCD4+細胞の関与を必要とするサルコイドーシスが合併した場合に，肉芽腫病変の形成にHIVの感染がどのような影響を与えるか興味深いところである．しかし，両者の合併は少なく，特にHIV感染者の少ない日本においてそのような症例を経験することはまれである．最近，吉川らによって発表された症例がわが国における最初の報告である（第24回日本サルコイドーシス肉芽腫性疾患学会，京都，2004年）．一方，検索し得た海外での報告（2002年5月まで）[1]では，HIV感染の診断と同時に，あるいは診断後にサルコイドーシスを発症した26症例について臨床的に検討した成績がまとめられている．それによれば，HIV感染合併サルコイドーシスの臨床症状として，咳や息切れなどの呼吸器症状が38％に，発熱や寝汗などの全身症状が約半数にみられる．画像所見では，肺門縦隔リンパ節腫大と肺野の小結節影やスリガラス陰影などサルコイドーシスに特徴的な所見が認められる．病理学的所見については，HIV感染のないサルコイドーシスとほとんど区別できない非乾酪性類上皮細胞肉芽腫である．これらのHIV感染合併サルコイドーシスのほとんどは，末梢血CD4+細胞数が200/μL以上である．一方，CD4+細胞数が200/μL未満のHIV感染者では日和見感染をおこすリスクは高くなるが，本症を合併する症例は極めて少ない．したがって，この200/μLという末梢血CD4+細胞数は，臨床的にはっきりしたサルコイド病変を形成するのに必要な細胞性免疫機能を反映しているかもしれない．

　現在，標準的治療となっている多剤併用療法（HAART）が行われるようになった1997年を境にHIV感染症の治療成績が格段によくなった．この治療法により末梢血CD4+細胞数が回復し，その時点でサルコイドーシスを発症する症例の存在が知られるようになった．これは，免疫再構築によるものと考えられている．

【参考文献】
1) Morris DG, Jasmer RM, Huang L, et al. Sarcoidosis following HIV infection: evidence for CD4+ lymphocyte dependence. Chest 2003; 124: 929–35.

（杉本峯晴）

Löfgren症候群

I 症例

症例：30歳，女性
主訴：関節痛，胸部X線異常陰影
家族歴：特記すべきことなし
現病歴：1994年2月，両下腿に紅斑が出現し近医で，結節性紅斑と診断された．同時期より両肘，膝関節痛が出現した．紅斑は軽快と増悪を繰り返しながら数カ月で消失した．しかし，関節痛は徐々に両手指，足関節にも認められるようになり，さらに1996年2月第1子出産後痛みが増悪し，当院膠原病内科を紹介された．この時点でCRP軽度上昇，血沈正常，リウマチ因子陰性，抗核抗体陰性，手X線写真正常であったが，肘，手関節などの対照性腫脹などから関節リウマチを強く疑われ，その後近医で抗リウマチ薬（bucillamine, sodium aurothiomalate）の投与を受けていた．1997年7月に胸部X線異常影に気づかれ，当院へ再紹介となった．
入院時現症：両側肘関節，手関節，右膝関節，左足関節の腫脹を認めた．その他理学所見に異常を認めなかった．また眼科的にも異常所見はなかった．
入院時検査所見：血清ACE36.4IU/lと上昇．動脈血酸素分圧82.7Torrと軽度低下を認めた．その他血液一般検査には異常を認めなかった．HLA抗原の検索ではB56（22），B61（40），DR12（5）が陽性であった．
入院時胸部X線写真：BHLと両側中肺野を中心に粒状影を認めた（図7-4-1）．なおretrospectiveには1年前に撮られた胸部X線写真でもBHLは存在した．（stage I）
関節X線写真；変形や破壊像は見られなかった．
気管支肺胞洗浄液（BALF）；リンパ球比率の増加（50.0%）とCD4/8比（4.82）の上昇を認めた．
病理組織所見：①経気管支肺生検（TBLB）②膝関節滑膜生検（図7-4-2）関節リウマチ合併との鑑別のため関節鏡下に右膝関節滑膜生検も行った．両者ともリンパ球浸潤を伴う類上皮細胞肉芽種を認め，サルコイドーシスに矛盾しない所見であった．
経過：サルコイドーシスと診断し，プレドニゾロン30mg/日の投与を開始した．開始後関節

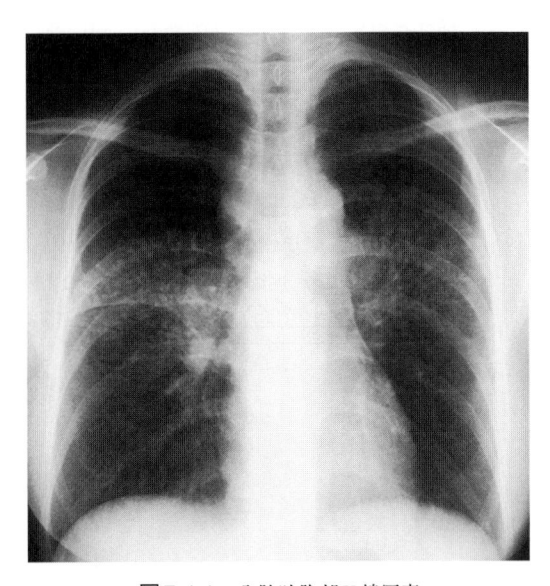

図7-4-1　入院時胸部X線写真

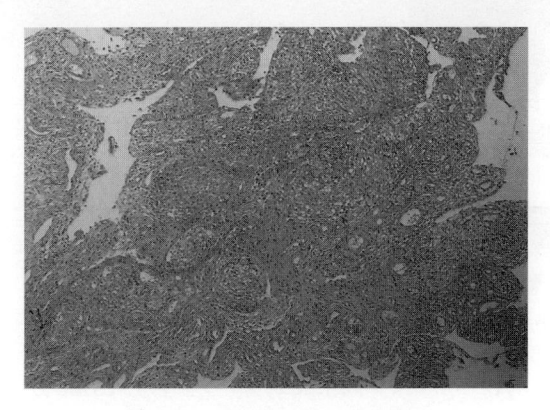

図7-4-2　膝関節滑膜生検組織像

腫脹，疼痛などの症状は速やかに改善し肺野，縦隔の陰影も改善傾向となった．再発は認められていない．

II 考察

結節性紅斑，関節炎，両側肺門リンパ節腫脹を認めるサルコイドーシスはLöfgren症候群と呼ばれ，北欧，アイルランド，スペインなどで高い罹患率が報告されているが，日本ではまれである[1,2]．日本人のサルコイドーシスの疫学調査では，症状別の頻度でそれぞれ関節痛が1.6%，結節性紅斑が2.2%で[3]，わが国において検索しえた範囲では3徴がそろったLöfgren症候群の報告は，本例[4]も含めて7例のみであった．

欧米でもLöfgren症候群の多数例を集積した報告は少ないが，最近，スペインのManaらによって詳細な報告がなされた[1]．これらをまとめると，以下のとおりである．多くは急性型で，若年女性に多く，1年以内に自然軽快する例がほとんどで予後良好である．関節炎は足関節に始まることが多く，膝，手，肘，指などにひろがる．単関節炎はまれである．半数の症例では，結節性紅斑が先行出現する．発熱を伴いやすいが，眼症状は少ない．興味深いことに，春に発症することが多い．また，関節炎の病変部位には肉芽腫を認めないことが多い[1,2,5]．

HLA抗原のB8，DR3，DR17がLöfgren症候群の発症と関連すると報告されているが，もともと日本では少なく，本症例でも見いだせなかった．本症例は，関節炎が遷延しており海外の典型例とは異なる．そのため，関節滑膜生検を施行したが，滑膜にも肉芽腫を認めた．海外の報告にみるLöfgren症候群は，われわれの日ごろ経験するサルコイドーシスとは大きく異なり，発症機序を考えるとき大変興味深い．

【参考文献】

1) Mana J, Gomez-Vaquero C, Montero A, et al. Löfgren's syndrome revisited: a study of 186 patients. Am J Med 1999; 107: 240–5.
2) Eklund A. Löfgren's syndrome. In James DG. Sarcoidosis and other granulomatous disorders; Marcel Dekker Inc, USA, 1994; 267–3.
3) 安藤正幸. サルコイドーシスの疫学　日本におけるサルコイドーシスの疫学動態. 日本臨牀1994; 52: 1433–7.
4) 新美岳, 佐藤滋樹, 杉浦芳樹ほか. 関節リウマチと鑑別を要したサルコイドーシス (Löfgren症候群) の1例. 日呼吸会誌　2003; 41: 207–10.
5) Pettersson T: Rheumatic features of sarcoidosis. Curr Opin Rheumatol 1998; 10: 73–8.

〈佐藤滋樹〉

高カルシウム血症

サルコイドーシスをはじめとする慢性肉芽腫性炎症性疾患は，時に高カルシウム血症を合併することが知られている[1)2)]．本稿では高カルシウム血症を併発したサルコイドーシスの一例を呈示し，その発症メカニズムと対策について考察する．

I 症例

症例：61歳・女性
主訴：血尿・蛋白尿
家族歴・既往歴：特記事項なし
現病歴：57歳時，胸部画像検査で両側性肺門リンパ節腫大を認め，経気管支肺生検にて非乾酪性類上皮細胞肉芽腫が確認されたことからサルコイドーシスの診断が確定した．60歳時に尿蛋白を指摘され，その後，アルブミン補正血清Ca値が11.0mg/dl前後に上昇したため，61歳時に精査のために入院した．
入院時現症：身長157cm，体重52.6kg，血圧106/68mmHg，心音清，両側下肺野に小水疱性ラ音を聴取．表在リンパ節触知せず．神経学的所見異常なし．
検査所見：総蛋白8.8mg/dl，アルブミン4.2g/dl，尿素窒素20mg/dl，クレアチニン0.9mg/dl，Ca 10.9mg/dl，Pi 3.7mg/dl，アンギオテンシン転換酵素49.1U/l，1,25水酸化ビタミンD 1,25(OH)$_2$D$_3$ 25.0pg/ml，尿中Ca排泄量152.5mg/日，クレアチニンクリアランス47.1ml/分，チオ硫酸Naクリアランス51.5ml/分，パラアミノ馬尿酸クリアランス194.3ml/分
心電図：異常なし
胸部平面X線写真：両側肺門リンパ節腫大と下肺野の粒状影
^{67}Ga-citrateシンチグラフィ：両涙腺，頸部リンパ節，両側肺門，肺底部にトレーサー集積
腎生検（図7-5-1）：腎皮質間質へのきわめて著しい小円形細胞浸潤を認め，尿細管の萎縮も広範に観察された．多核巨細胞を伴う類上皮細胞肉芽腫も多数認めた．
治療経過：プレドニゾロン30mg/日連日内服治療を開始してCaは9.0mg/dl前後に安定し，1カ月後に24時間クレアチニンクリアランス値は67.6ml/分まで改善した．

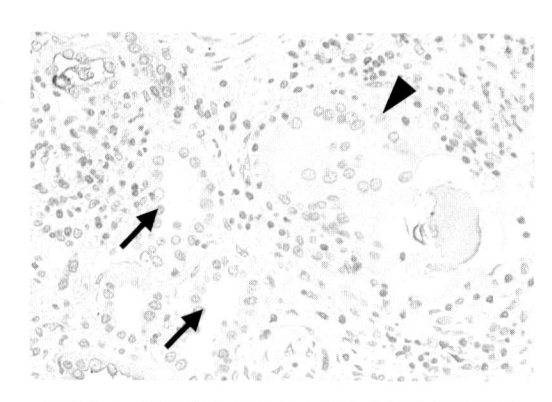

図7-5-1 腎皮質に見られた類上皮細胞性肉芽腫
多核の巨細胞（矢頭）を伴う類上皮細胞性肉芽腫が，腎皮質で遠位曲尿細管（矢印）に接して局在している．遠位曲尿細管は1,25Dの作用によって能動的カルシウム再吸収が促進される尿細管分節であるため，この周囲の局所濃度が上昇すれば血漿1,25D濃度は上昇しなくても高カルシウム血症は発症しうる．

II 考 察

　高カルシウム血症は，サルコイドーシスを始めとする慢性肉芽腫性疾患にしばしば合併する症状である[1)2)]．そのサルコイドーシスにおける合併頻度には大きな地域差・民族差があり，日本人には比較的少ないとされている．地域差・民族差が生じる理由として食生活，日照の強さ，日照に対する皮膚の感受性などの違いが提唱されているが，はっきりと証明されてはいない．

　今日では，類上皮細胞肉芽腫周囲に集積するマクロファージ/単球が異所性にビタミンD1α水酸化酵素を発現することがサルコイドーシスに伴う高カルシウム血症の主因であると考えられている．実際に，著しい高カルシウム血症を呈するサルコイドーシス症例では，しばしば血漿 $1,25(OH)_2D_3$(1,25D)濃度が正常値を逸脱して上昇している[1)2)]．しかしマクロファージにおける1α水酸化酵素の活性化制御のメカニズムは詳細に解明されてはおらず，この病態の全貌を知るためにはまだまだ検討が必要である．

　興味深いことに，必ずしも高カルシウム血症を呈したサルコイドーシス症例のすべてで1,25Dの上昇を見るわけではない．提示した症例においても血漿1,25D濃度は正常範囲内である．これは慢性肉芽腫症疾患に高カルシウム血症を誘発する因子がビタミンD1α水酸化酵素だけではない可能性をも示唆するが，図7-5-1を見ると，ビタミンD1α水酸化ストーリーでもこの状態を矛盾なく説明しうるように思われる．すなわち，図7-5-1では類上皮細胞性肉芽腫が遠位曲尿細管に隣接するように局在している．この肉芽腫周囲でビタミンDが1α水酸化を受けているならば，全身の1,25D濃度は上昇していなくても局所濃度が十分に生理機能を発揮するレベルまで達して，尿細管カルシウム再吸収が増加し，その結果，高カルシウム血症が起こる可能性がある．

　高カルシウム血症によって障害を受けやすい臓器もまた腎臓である[2)]．腎皮質に類上皮細胞肉芽腫を認めるようなサルコイドーシスは一般に間質性腎障害が強い[3)]．間質障害は進行性腎機能障害の決定的な予後規定因子である．さらに，高カルシウム血症およびそれに引き続く高カルシウム尿症自体が腎障害の誘発因子であり，時に急性腎不全を呈することもある．腎不全を合併すると高カルシウム血症に対する治療自体も制限を受けるため，腎機能が維持されているうちに治療を開始することが好ましい．治療が奏効せず高カルシウム血症がさらに進展すると心・血管症状，神経・筋症状などの致死的合併症が発症することもありうる．

　サルコイドーシスに伴う高カルシウム血症に対しては，従来から副腎皮質ステロイドホルモン薬が治療の第一選択とされてきた[1)2)]．これは臓器障害を伴うサルコイドーシスに対する治療という側面ももちあわせているが，高カルシウム血症という病態に対する対症療法的側面も強い．すなわち，サルコイドーシスに伴う高カルシウム血症は基本的には1,25D過剰症であるので，病態の進展に果たす消化管の役割が特に大きい．したがって，消化管カルシウム吸収を抑制する副腎皮質ステロイド薬が最も合理的な治療手段なのである．しかし，副腎皮質ステロイドホルモンの血清カルシウム濃度降下作用自体は決して強力ではない．したがって心・血管症状，神経・筋症状などの重篤な合併症が現れた場合は，副腎皮質ステロイド薬に加えて即効性のカルシトニン製剤や持続性である第2世代以降のビスフォスフォネート製剤などの骨吸収抑制薬を併用しなければならない．

　生理食塩水などナトリウムを主体とする大量輸液とループ利尿薬の使用は，腎機能が正常である場合にはある程度の効果が期待できるが，腎機能が障害されている場合は高カルシウム血

症に対する治療としての効果が乏しいのみならず，溢水を誘発する危険があるため決して行うべきではない．腎不全合併例で高カルシウム血症の治療に難渋した場合は，躊躇なく血液透析療法を施行すべきである．

【参考文献】

1) Sharma OP. Vitamin D, calcium, and sarcoidosis. Chest 1996; 109: 535–9.
2) Sharma OP. Hypercalcemia in granulomatous disorders: a clinical review. Curr Opin Pulm Med 2000; 6: 442–7.
3) Cruzado JM, Poveda R, Mana J, et al. Interstitial nephritis in sarcoidosis: simultaneous multiorgan involvement. Am J Kidney Dis 1995; 26: 947–51.
4) 風間順一郎. 高カルシウム血症と尿濃縮障害 Medical Practice 2000; 17: 1188–9.

〈風間順一郎，鈴木栄一〉

COLUMN

農夫肺
—喫煙により発症は抑制されるか—

　農夫肺とサルコイドーシスには，形態学的に肉芽腫を形成すること，免疫学的にツベルクリン反応が陰性化したり肺局所の免疫細胞特にTリンパ球の増殖・活性化が認められるなどの共通点がある．また，両疾患では，喫煙者が少ないという興味ある知見（Thorax 1988; 32: 567–9）が報告されている．そこで喫煙によって農夫肺の発症が抑制されているか否かについて考察してみたい．

　われわれが行った岩手県北上山系の酪農地域の疫学調査（Internal medicine, today and tomorrow Excerpta Medica (Amsterdam) 1986, pp99–105，最新医学 1989; 44: 1416–21）では，農夫肺34例中21例（62%）が非喫煙者で，喫煙者は13例（28%）と少なかった．そこで，酪農従事者延べ2,732人の起因抗原（好熱性放線菌）に対する抗体陽性率を調べた結果，喫煙者群の陽性率は1%で，非喫煙者群の4.6%より有意に低値であった．すなわち，喫煙者では起因抗原に感作され難く，農夫肺の発症が抑制されている可能性が明らかとなった．そこで，その原因を探る目的で起因抗原の気管内注入により作成した感作モルモットの喫煙実験を行った（厚生省特定疾患びまん性肺疾患調査研究班．平成元年度研究報告書．1990; 124–6）．その結果，喫煙者群では非喫煙群より気管支・肺胞洗浄液中のリンパ球増多が少なく，また，血清中の抗原特異的IgGの産生能が明らかに低下していた．すなわち，喫煙によって起因抗原による感作ひいては農夫肺の発症が抑制されることが示唆された．その後，研究は中断されたままであるが，その時点では農夫肺の発症に喫煙が抑制因子として働くとすれば，肺胞マクロファージの活性化の阻害，T細胞活性化の抑制，あるいは貪食能の低下などが推測された．

　最近，農夫肺などの過敏性肺炎やサルコイドーシスの発症率が喫煙者で低いことの原因に関する興味ある論評が発表された（Lancet 2003; 361: 1069–70）．これはWangらの論文（Nature 2003; 421: 384–8）に基づいている．すなわち，迷走神経の電気刺激によりマウスではTNFの合成が阻害されるが，α7サブユニット欠損マウスではTNFαの合成が阻害されないことから，ニコチン性アセチルコリン受容体のα7サブユニットは，コリン作動性抗炎症経路によるサイトカイン合成の阻害に不可欠であると述べている．ニコチンはα7型受容体の強力なアゴニストである．したがって，喫煙者で農夫肺発症が少ないのは，肺胞マクロファージでのα7型受容体のニコチンによる活性化がTNFαなどの炎症性サイトカインの放出を阻害することによるものと理解される．論評では，最後にα7型受容体または下流のシグナル伝達経路を標的にすれば，過敏性肺炎やサルコイドーシスの新しい抗炎症ないし免疫抑制療法を導入できるかもしれないことを付記している点が興味深い．

（田村昌士）

6 シェーグレン症候群との合併

シェーグレン症候群（以下SS）は乾燥性角結膜炎，口腔内乾燥症状を主症状とする自己免疫疾患で，リンパ球を主体とした細胞浸潤により外分泌腺に慢性炎症を引き起こす．一般にサルコイドーシスとSSの鑑別は容易であるが，サルコイドーシスでも涙腺や唾液線に病変が及び，SSに特徴的な口腔内乾燥，眼球乾燥などの症状を呈することもある[1]．

I サルコイドーシスとSSの合併

サルコイドーシスとSSの合併例の報告では，中年以降の女性に同時期に発症することが多く，抗核抗体，RA因子，抗SS-A抗体が陽性で，ぶどう膜炎や肺外病変を伴う症例が多い[1]．症状がsubclinicalで類似している場合，存在が見逃されていることも多い．

II 生検の有用性

臨床的に鑑別がつかない場合，唾液腺生検は有用である[2]．サルコイドーシスとSSの唾液腺生検の検討では，SSで中等度以上のリンパ球浸潤を認めた．サルコイドーシスでは非乾酪性肉芽腫を示し，リンパ球浸潤を伴うこともあるがSSに比べると軽度であった[2]．類似する所見が多い疾患なので，合併と診断するには生検で各々に特徴的な唾液腺炎と非乾酪性肉芽腫を示すことが重要である[1]．

III 病因論より見た両疾患

SSではB細胞を中心とした液性免疫の異常があり，サルコイドーシスでは肉芽腫形成を伴う細胞性免疫の関与があるが，免疫グロブリンの増加など免疫学的な共通点もある．白人集団では両疾患でHLA-B8/DR3と相関が認められることより共通なinitiatorの存在を示唆する報告もある[3]．ただし発症のメカニズムが完全に解明されていない現状では，共通の病因論で合併を説明することは難しい．

IV 症例提示

主訴：発熱
既往歴：特記事項なし
現病歴：数カ月前より持続する37℃台前半の発熱を自覚していた．検診で胸部異常影を指摘され，精査のため入院となった．
胸部X線（図7-6-1）：多発する粒状影を認めた．
胸部CT（図7-6-1）：縦隔リンパ節腫大，気管支血管影の不整影と多発結節影を認めた．
検査所見と入院後経過：ACE18.0U/L，抗核抗体1280倍，RA因子15.9U/ml，抗SS-A抗体320倍，抗SS-B抗体8倍．眼科的精査でぶどう膜炎と両眼の角結膜炎を認めた．TBLBで非乾酪性肉芽腫を認めサルコイドーシスと診断，口腔内乾燥があり，Schirmer testにて涙液の分泌低下を認め，唾液腺生検でリンパ球浸潤を認めた．以上より，SSとサルコイドーシスの合

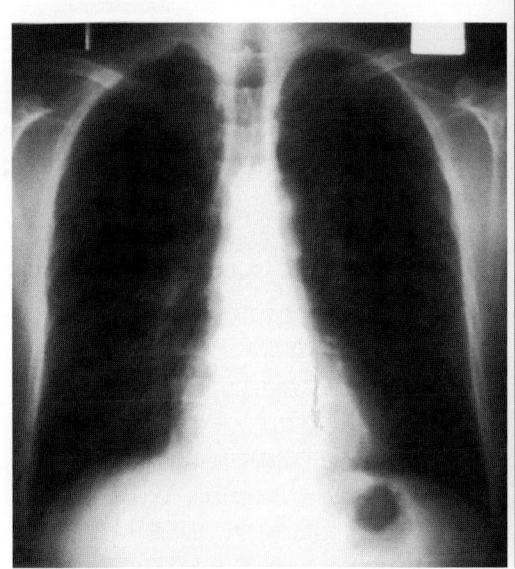

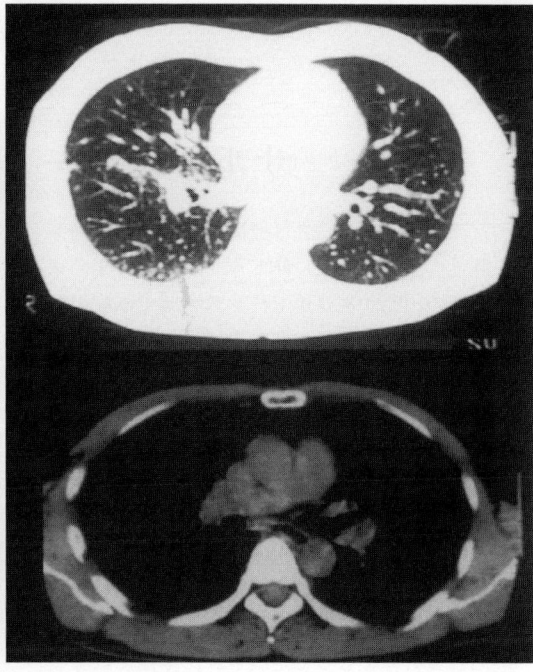

図7-6-1　入院時胸部X線と胸部CT

併例と診断した．

Ⅴ｜SSの肺病変

　SSの肺病変にはびまん性間質性肺疾患，small airway disease，気道の乾燥症状などがある．Xerotracheaにより乾性咳嗽を生ずることもあるが，多くは無症状である[4) 5)]．SSとサルコイドーシスの肺病変の鑑別には肺生検を必要とすることもある[4)]．リンパ球の浸潤はサルコイドーシスでも認められる非特異的な所見であり，非乾酪性肉芽腫はサルコイドーシス，Lymphoid interstitial pneumonia（LIP）はSSでよくみられる所見である[4)]．サルコイドーシスの肺病変では著明な呼吸機能の低下を来さないかぎり治療せずに経過を観察するが，LIPの場合は積極的にステロイド治療を行うので，鑑別診断が重要である．

【参考文献】
1) Ramos-Casals M, Brito-Zeron P, Garcia-Carrasco M, et al. Sarcoidosis or Sjögren syndrome? Clues to defining mimicry or coexistence in 59 cases. Medicine (Baltimore) 2004; 83: 85–95
2) Giotaki H, Constantopoulos SH, Papadimitriou CS, et al. Labial minor salivary gland biopsy: a highly discriminatory diagnostic method between sarcoidosis and Sjögren's syndrome. Respiration. 1986; 50: 102–7.
3) 秋山雄次　鈴木輝彦　田中政彦，ほか．Sjögren症候群を合併した両側腎結石を有するSarcoidosisの1例．アレルギー 1992; 41: 1500–6.
4) Lois M, Roman J, Holland W, et al. Coexisting Sjögren's syndrome and sarcoidosis in the lung. Semin Arthritis Rheum 1998; 28: 31–40
5) Papathanasiou MP, Constantopoulos SH, Tsampoulas C, et al. Reappraisal of respiratory abnormalities in primary and secondary Sjögren's syndrome. A controlled study. Chest. 1986; 90: 370-4

（乾　直輝，千田金吾）

COLUMN

サルコイドーシスの血管病変

サルコイドーシスは原因不明の系統的肉芽腫性疾患として知られてきたが，1991年の京都での国際サルコイドーシス会議で本症の概念の改訂が行われ，あらたに「蛍光血管造影所見（眼底と気管支の両者）」が加えられた．厚生省調査研究班が1975年来行ってきたプロジェクト研究「サルコイドーシスにおける系統的血管病変」の業績が国際的に評価された結果と考えられる．本稿ではその背景について述べる．

1）肉芽腫性血管炎

肉芽腫による血管壁の構成成分の破壊がみられるものをもって定義され，本症では肺・眼・脳・神経などにみられる．肺では他臓器より肉芽腫の血管侵襲が顕著で，経気管支肺生検で48～54%にみられ，静脈侵襲が目立つ．同時に，電子顕微鏡的観察でミクロアンギオパチーの共存を認めている（Virchows Archiv Pathol Anat Histopathol. 1991; 418: 361-8）．一方，剖検肺では太い弾性型肺動脈から小葉間静脈に至るまでさまざまのレベルで肉芽腫が認められる（Human Pathol 1992; 23: 1216-23）．

2）ミクロアンギオパチー

本症では最初，眼底所見において細動脈の狭小化，白鞘化（sheathing），細静脈周囲炎，細動脈拡張などの変化に用いられ(Sarcoidosis. University of Tokyo Press, 1979; 99-108)，その後，全身の微小血管変化（肺・気管支，心筋，骨格筋，腎など）に対しても用いられるようになった．本症症例で蛍光色素を肘静脈から注入した後にみられる眼底血管ならびに気管支粘膜細血管からの色素の漏出は，微小循環障害を示すものである．本症の気管支鏡所見の特徴は，気管支粘膜の微小血管増生と結節性病変である．血管病変は主に太い気管支に肉眼的に1mm以下の太さの小血管が網目状から亀の甲状に増生し，気管支全周におよんでみられ，ミクロアンギオパチーの所見と考えられる(Sarcoidosis and other granulomatous disorders Pergamon Press 1983: 652-4)．電子顕微鏡的には，骨格筋・心筋・気管支粘膜などの毛細血管内皮細胞の核の濃縮，胞体の腫大，基底膜の多層化が認められる（Heart vessels 1986; 2: 129-39）．

ミクロアンギオパチーは，類上皮細胞やマクロファージから内皮細胞増殖因子（BBRC 1986; 134: 344-350)によるものかもしれない．また，本症症例の気管支肺胞洗浄液中の細胞が*in vivo*で血管内皮細胞の新生を示し（Am Rev Respir Dis 1989; 140: 1446-9），洗浄液成分が*in vitro*で血管内皮細胞の移動を促すことが報告されている（*ibid*; 140: 1450-4）．これらの血管内皮細胞を増殖させる物質が本症のミクロアンギオパチーを促している可能性がある．また，近年本症の起因体として注目されている「嫌気性常在菌の*Propionibacterium acnes*の内因性感染症」の観点から血管病変を考える必要もあろう．

（三上理一郎）

第8章 サルコイドーシス以外の肉芽腫性疾患

1 病 理

　肺病変を中心にサルコイドーシス（以下本症）の病理組織学的鑑別診断の立場から本症以外の肉芽腫性疾患の病理を記載する．表8-1-1には病理組織学観点からの鑑別診断の要点を記載した[1)～4)]．

1．肺結核症

　*Mycobacterium tuberculosis*の感染症である．標準的な臨床検査の過程で診断確定に至らない場合に生検が施行される．結核症は（a）滲出性反応，（b）類上皮細胞の増生による繁殖性反応，（c）線維性増生を伴った増殖性反応，（d）硬化性反応，（e）乾酪変性を来すことが指摘されてきた[5)]．このうち壊死病変と肉芽腫性病変が同一検体に認められれば，本症との鑑別が困難なことは少ない．肉芽腫性病変が壊死病変を伴わない場合は，肺結核症では末梢気腔内に優位に肉芽腫性病変が形成されることが鑑別の要点となる（図8-1-1）．肺病変での本症との鑑別診断は結核菌，真菌による感染症が中心となるためZiehl-Neelsen染色とGrocott染色を同時に行い観察する．これらの染色は加温の条件によって染色結果が異なるため陽性対照の検体を同時に染色することが望ましい．感染症では気腔内優位の病変が観察されるためEvG弾性線維染色の所見が参考となる．

2．非結核性抗酸菌症

　非定型抗酸菌症と呼ばれていた疾患で，約20種類の原因菌が知られている[6)]．*M. avium-intracellulare*感染症（MAC症），次いで*M. kansasii*感染症（M. kansasii症）が多い．MAC症では肺切除組織の大きな検体の所見を含めて肺結核症との鑑別は困難である．これは肺結核症自体の病変スペクトラムが広いためである[3) 4)]．M. kansasii症では壊死病変のない類上皮細胞肉芽腫が気腔内優位に形成されることがある．

3．肺真菌症

　クリプトコックス症，アスペルギルス症，ヒ

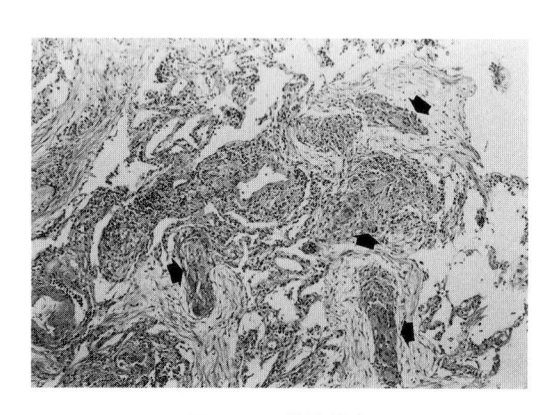

図8-1-1　肺結核症
経気管支肺生検の検体で，末梢気腔内に肉芽組織が形成される器質化肺炎パターンを示す．肉芽組織内に壊死のない肉芽腫性病変が形成されている（矢印）．サルコイドーシスと異なり，主病変は末梢気腔内に見られる．（HE染色標本，10×2.5）

表8-1-1 肺サルコイドーシスの病理組織学鑑別診断

	サルコイドーシス	肺結核症	クリプトコックス症(健診発見の肉芽腫型について記載した)	過敏性肺臓炎 急性過敏性肺臓炎	過敏性肺臓炎 慢性過敏性肺臓炎	慢性ベリリウム肺	壊死性サルコイド肉芽腫症(NSG)
主要な病変分布	基本的には肉芽腫周囲性	乾酪壊死周囲性が多い	通常、なし	通常、なし	通常、気道未端周囲性にあり。数mm径のこともあり。	肉芽腫周囲性	肉芽腫周囲と壊死病変周囲
肉芽腫性病変							
大きさ	300 μm前後が多い	壊死病変により大小	症例によって大小	数10〜数100 μm	数100 μm径が多い	数100 μm径が多い	多核巨細胞が目立つ
主要な形成部位	細気管支血管鞘など間質	気腔内。気道壁にもあり	気腔内。まれに気道壁にもあり	間質内と気腔内。細気管支壁にもあり	線維化病変内。細気管支壁にもあり	間質内	血管の内膜層と外膜層、細気管支壁、胸膜
壊死病変	−, まれに++	−〜+++	−, まれに+++	−. 疎なことが多い	−	−〜+	(+)〜(+++)
肉芽腫周囲の線維化病変	通常見られる	200〜300 μm径の肉芽腫周囲にはよらない	少ない	目立たないことが多い	肉芽腫周囲自体には目立たない	見られることが多い	壊死病変周囲の線維化病変を除けば目立たない
間質性細胞浸潤	−〜+. 肉芽腫から数肺胞離れると目立たない.	−〜+. 肉芽腫から数肺胞離れると目立たない	肉芽腫以外の部位を観察できることが少ない.	通常、広範に見られる.	通常は目立たない	−〜軽度	軽度
末梢気腔内の肉芽組織形成	通常、なし.	目立つことあり.	通常、目立たない.	目立つ	通常、目立たない.	なし	目立つことあり
追加染色の所見(壊死病変、肉芽腫病変内の微生物の有無)							
Ziel-Neelsen染色	(−)	短桿状菌を認める	(−)	(−)	(−)	(−)	(−)
Grocott染色	(−)	(−)	酵母様真菌を認める	(−)	(−)	(−)	(−)
PAS染色	(−)	(−)	酵母様真菌を認める	(−)	(−)	(−)	(−)
Mucicarmine染色	(−)	(−)	酵母様真菌を認める	(−)	(−)	(−)	(−)

(*) 非結核性抗酸菌症の中で最も症例の多いMycobacterium aviumの肺感染症(MAC症)では肺結核症と病理組織学に基本的な違いを指摘することは困難である.

ストプラズマ症，コクシヂオイド症，ブラストマイセス症に加えて，ニューモシスチス・カリニ肺炎も含まれる．いずれもGrocott染色で病原微生物の存在が確認される．これらの疾患のうち，わが国でサルコイドーシスと鑑別が問題となるのは肉芽腫性病変主体のクリプトコックス症である．クリプトコックス症では肉芽腫性病変構成の大単核細胞や多核巨細胞の細胞質に2〜6μm大の酵母様真菌が認められる．Grocott染色では酵母様真菌の発芽所見を認めることが多い．Mucicarmine染色ではクリプトコックスの莢膜（capsule）は陽性に赤染されるのに対して，Histoplasm capsulatumでは陰性である[7]．

クリプトコックス症が剖検例で観察される場合は（a）1カ所以上での肺末梢での肉芽腫性病変を示すタイプ，（b）肉芽腫性肺炎の形をとり，種々の炎症性病変を伴ってクリプトコックスが気腔内に増生するタイプ，（c）クリプトコックスが肺胞毛細血管内と間質内に増生し，多数の病原体に対して炎症反応がほとんどない症例から，少数の病原体に対して粟粒大の肉芽腫性病変を示す症例までを含むタイプ，（d）クリプトコックスが肺胞毛細血管と間質内に増生し，感染経路が不明のタイプと，4型があることが指摘されている[8]．このうち本症と鑑別診断で問題となるのは（a），（b）のタイプである．

4．ニューモシスチス・肺炎

Pneumocystis jiroveci（Pj）は真菌に含まれるが，他の真菌はPAS染色で観察できるのに対して，PjはGrocott染色で観察できるために別記載とした．AIDS（acquired immune deficiency syndrome）患者のみでなく，HIV（human immunoidefficiency virus）陰性患者で，ステロイド薬を含めた治療を受けた悪性腫瘍患者に起こるニューモシスチス肺炎では3％程度に肉芽腫性病変が起こる．この場合，咳あるいは呼吸困難を来すが症状が比較的軽度で，胸部X線所見はreticulonodular infiltratesを来すのが特徴的である[9]．

5．Mycoplasma肺炎

Mycoplasma肺炎ではまれに両肺野びまん性陰影陰影を呈して確定診断のために外科的肺生検が施行されることがある．類上皮細胞肉芽腫の形成が観察されることがあるが，主病変は気道中心性の炎症性病変である．細気管支上皮細胞層に再生性変化を認めることがMycoplasma肺炎の診断の糸口になる[3)4)10)]．

6．過敏性肺臓炎

1）急性過敏性肺臓炎

急性過敏性肺臓炎では小葉中心部優位の炎症性病変が形成される．このタイプの肺病変は夏型過敏性肺臓炎で多く経験された．生検時点では間質と気腔内のリンパ球系細胞浸潤，末梢気腔内の肉芽組織形成，間質，気腔内と肉芽組織内での類上皮細胞肉芽腫の形成が見られる[11]．急性期を過ぎた回復期の生検検体ではリンパ球系細胞浸潤が軽減し，間質を含めた類上皮細胞肉芽腫と末梢気腔内の肉芽組織の所見となるためにサルコイドーシスの肺病変と鑑別を要する所見となる．

2）慢性過敏性肺臓炎

慢性過敏性肺臓炎は鳩の飼育，羽毛布団の使用など生活習慣の変化によって最近10年間で増加している肺疾患である．肺胞構造の消失を伴う線維化病変が小葉中心部と小葉辺縁部に形成され，このような線維化病変と不可分に類上皮細胞肉芽腫あるいは多核巨細胞の小集団が形成された生検所見が診断の糸口となる．サルコ

イドーシスと診断されている場合もあり，正確な生検所見の把握で本症と区別する必要がある．この場合，気道末端部を中心とした肺胞構造の消失を伴う線維化病変が見られ，線維化病変と不可分に肉芽腫性病変あるいは多核巨細胞の小集団が形成されている所見が慢性過敏性肺臓炎の診断の手がかりとなる．慢性過敏性肺臓炎では進行性の症例があり，原因抗原の隔離など治療方針が生活全般に及ぶため，その確定診断の起点となる肺生検所見の評価が特に問題となってくる．

7. 慢性好酸球性肺炎

慢性好酸球性肺炎では壊死を伴わない数百μm径の肉芽腫性病変を示す場合がある．Carringtonは慢性好酸球性肺炎9例で2例（22％）にsarcoid-like granulomaを認めた[12]．

8. 塵肺症

ベリリウム，特に酸化ベリリウム（BeO），チタニウム，アルミニウムの吸入が肉芽腫性肺疾患を起こすことがある．酸化ベリリウムの暴露開始から数年以上を経て，発熱を伴うなど発症の状況は急性の症例があり，肉芽腫主体の病変のために肺結核症，サルコイドーシスが主な鑑別診断の対象となる[11]．

9. 薬剤誘起性肉芽腫性疾患

膠原病に伴う肺疾患の種類は多いが，リウマチ結節とシェーグレン症候群で見られるアミロイド沈着に対する多核巨細胞反応を除けば，膠原病自体で肉芽腫性病変が肺の観察されることはまれである．近年，関節リウマチ症例で関節変形の予防のためにメソトレキセートやTumor necrosis factor（TNF）α antagonist

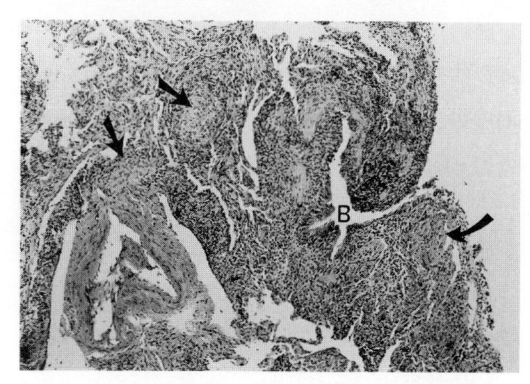

図8-1-2　関節リウマチの治療のために用いられたメソトレキセートによる肉芽腫性肺病変．乾性咳嗽で発症し，片側性肺浸潤陰影を来した40歳代の症例．肺野異常陰影の部位からの経気管支肺生検で，間質性リンパ球系細胞浸潤に混じて100μm径と60μm径などの類上皮細胞肉芽腫形成（矢印）が認められる．メソトレキセートを中止した後の肺病変の自然経過での改善した所見を含めてメソトレキセートによる肉芽腫性肺病変と診断された（B：導管部細気道）（HE染色，10×2.5）．

が投与され，肉芽腫性病変を示す肺病変が経験されるようになった[13) 14)]（図8-1-2）．病歴聴取，結核症など感染症との鑑別，薬剤投与と肺病変出現の臨床経過の相関，原因薬剤に対するdrug lymphocyte stimulation test（DLST）などの所見を総合して診断を進める必要がある．

10. Wegener肉芽腫症

Wegener肉芽腫症の肺病変の主体は（a）血管炎，（b）好中球主体の微小膿瘍形成を含む壊死病変，と（c）その周囲の多核巨細胞を含む肉芽腫性病変の所見である．壊死病変を伴わない300μm径程度の本症での類上皮細胞肉芽腫に類似した所見はまれで，組織学的所見の全体は肺サルコイドーシスとの類似性は少ない[15) 16)]．

11. ランゲルハンス細胞肉芽腫症

ランゲルハンス細胞肉芽腫症（肺好酸球性肉

芽腫症）では呼吸細気管支領域を中心とした線維化病変，リンパ球，好酸球の浸潤と組織球様細胞の集簇が見られる．組織球様細胞はS-100蛋白，CD1a陽性のランゲルハンス細胞である．一方，サルコイドーシスの肉芽腫構成の類上皮細胞はCD68陽性である．線維化病変が主体の症例ではサルコイドーシスが鑑別の対象になることがある[17]．

の線維化病変と離れて数百μm径の類上皮細胞肉芽腫が観察されることがある．リンパ球性間質性肺炎はまれな肺疾患であるが，肉芽腫性病変の観察されることがある[18]．このような場合，外科的肺生検所見全体と臨床所見の全体の中で鑑別を進める必要がある．

12. 慢性間質性肺炎

外科的肺生検の組織学的所見で通常型間質性肺炎（usual interstitial pneumonia）パターンを示す特発性肺線維症（idiopathic pulmonary fibrosis）症例では，数％の頻度で，慢性経過

13. 壊死性サルコイド肉芽腫症

壊死性サルコイド肉芽腫症（necrotizing sarcooid granulomatosis）（NSG）は肉芽腫性病変，血管病変，気道病変などの所見の組み合わせによって診断される（表8-1-2）[19)～21)]．NSGはLiebowによる11例の記載に始まる病態で，約100例の報告がなされた．臨床所見では発熱，

表8-1-2 壊死性サルコイド肉芽腫症（necrotizing sarcoid granulomatosis）（NSG）の病理組織学的所見[19]

(1) 肉芽腫性病変：肉芽腫は血管構造を破壊性に侵襲し，種々の程度の壊死を起こす．壊死は広範なことがあり，時に凝固壊死を起こす．
(2) 血管病変：肉芽腫が血管壁に侵入する．あるいは完全に内腔閉塞を来す．動脈，静脈ともに侵すことがある．巨細胞性動脈炎の所見を示す．びまん性にリンパ球，形質細胞の浸潤を示す．
(3) 気管支，細気管支：上皮下に小型肉芽腫病変が形成される．
(4) 閉塞性細気管支炎：細気管支の内腔を閉塞して肉芽組織が形成される．
(5) 内因性（閉塞性）肺炎：末梢気腔内に泡沫細胞の集積が見られる．
(6) 肉芽腫性病変のあいだの肺実質：比較的正常か，肉芽組織の形成で硬化する．
(7) 病変部を覆う胸膜：肺病変を覆う臓側胸膜は肥厚する．肉芽腫性病変を示す場合，血管に富むあるいは線維化病変による肥厚の場合もある．
(8) 臓側胸膜と壁側胸膜の癒着：胸膜の癒着，融合の頻度が高い．

表8-1-3 壊死性サルコイド肉芽腫症（NSG）の症例報告と胸膜病変の頻度

発表者	発表年	症例数	発熱	胸膜性胸痛	胸水貯留	胸膜肥厚
Liebow	1973	11		4/11(36%)		
Churg	1979	12	3/12(25%)	3/12(25%)	0/12(0%)	
Koss	1980	13	4/13(31%)		7/13(54%)	
Chittock	1994	7			2/7(29%)	6/7(86%)
Niimi	1995	3			0/3(0%)	0/3(0%)
Le Gall	1996	3	0/3(0%)			1/3(33%)

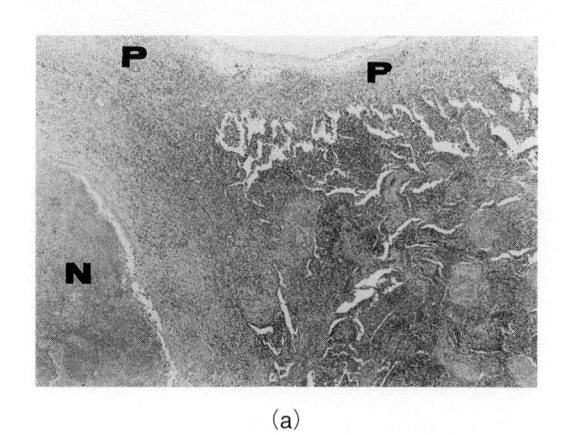

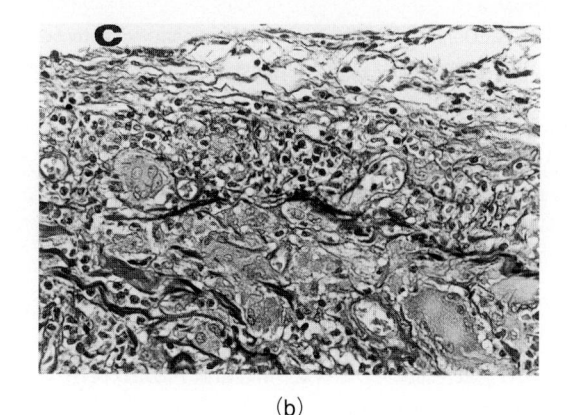

図8-1-3 壊死性サルコイド肉芽腫症（NSG）
(a) 外科的肺生検検体で，胸膜下に数ミリ大の壊死病変（N）が見られ，臓側胸膜（P）の肥厚を伴っている．多核巨細胞を主体とした肉芽腫性病変が壊死病変の壁，臓側胸膜内，細気管支上皮下，小血管の外膜層などに認められた．壊死病変の周囲には器質化肺炎パターンが見られる．
(b) EvG弾性線維染色では多核巨細胞を主とした肉芽腫性病変が臓側胸膜の脈管層と胸腔側（C）に見られる．
〔(a) HE染色，4×2.5，(b) EvG弾性線維染色，20×2.5〕

胸痛，胸水貯留など特徴のある所見があり，診断を誤らなければ予後の良いことが特徴である（表8-1-3）[19)～21)]（図8-1-3）．

サルコイドーシスの基本病変は肉芽腫性病変であり，肺では300μm径までの類上皮細胞肉芽腫がリンパ流路に沿って細気管支血管鞘，臓側胸膜などの間質に主として形成される（表8-1-1）．一般人口の全生涯では約1％の頻度で罹患する（life time risk）ことが推定されている[22)]．このように比較的高い頻度のため原発性肺癌手術例で肺と所属リンパ節の切除検体で初めて本症の存在を指摘できる場合もある．一方，本症は自然寛解が50％以上の疾患ではあるが，その診断症例の増加とともに罹病期間が20～30年以上にわたり進行性に肺病変が増悪する症例もまれに経験されるようになってきた．このような症例では肺病変は石灰化病変あるいは石のように硬い線維化病変が両肺に広範に形成される例がある．その硬さは特発性肺線維症，通常型間質性肺炎の線維化病変の硬さ以上であり，本症の進行例では肺線維症としての理解が必要になってきている．

【参考文献】

1) American Thoracic Society. ATS/ERS/WASOG Statement on sarcoidosis. Am J Resp Crit Care Med 1999; 160: 736–55. (Hunninghake GW, Costabel U, Ando M, et al: ATS/ERS/WASOG Statement on sarcoidosis. Sarcoidosis Vasculitis and Diffuse Lung Disease 1999; 16: 149–73). (特別掲載 ATS/ERS/WASOGによるステートメント. 日サ会誌2001; 12: 97–124.；長井苑子, 泉孝英ほか: サルコイドーシス. 米国胸部学会間質性肺疾患診療ガイドライン. 医学書院, 2003; p.1–39.)

2) 北市正則, 牧 和夫. サルコイドーシスと鑑別すべき疾患. 病理と臨床1995; 13: 822–6.

3) 北市正則, 水田直美, 渡邉千尋, ほか. 肺感染症の病理. 松本慶蔵ほか編集, 肺炎, 医薬ジャーナル社, 大阪, 2003; p.60–71.

4) 北市正則, 柳 重久, Chong A, ほか. 肺感染症の病理所見. 最新医学別冊, 肺炎, 最新医学社, 2003; 23–41.

5) 岩崎龍郎. 結核病巣の様相とその成立. 結核の病理. 財団法人結核予防会, 東京, 1951, p.6–20.

6) American Thoracic Society. Diagnosis and treatment of disease caused by non-tuberculous mycobacteria. Am J Respir Crit Care Med 1997; 156: S1–25.

7) Emmons CW, Binford CH, Utz JP, et al. Cryptococcosis. In: Medical Mycology, 3rd. ed, Lea & Febiger, Philadelphia, 1977, p.206–29

8) McDonnell JM, Huchins GM. Pulmonary cryptococcosis. Hum Pathol 1985; 16: 121–8.

9) Bondoc AYP, White DA. Granulomatous Pneumocystis carinii pneumonia in patients with malignancy. Thorax 2002; 57: 435–7.

10) Rollins S, ColbyTV, ClaytonF. Open lung biopsy in Mycoplasm pneumoniae pneumonia. Arch Pathol Lab Med 1986; 110: 34–41.

11) 北市正則. サルコイドーシス，慢性ベリリウム肺および過敏性肺臓炎の肺病変の病理組織学的比較検討. 日胸疾会誌 1984; 22: 769–81.

12) Carrington CB, Addington WW, Goff AM, et al. Chronic eosinoohilic pneumonia. New Engl J Med 1969; 280: 787–98.

13) Leduc D, Vuyst PD, Lheurex P, et al. Pneumonitis complicating low-dose methotrexate therapy for rheumatoid arthritis. Chest 1993; 104: 1620–3.

14) Vavricka SR, Wettstein T, Speich R, et al. Pulmonary granulomas after tumor necrosis factor alpha antagonist therapy. Thorax 2003; 58: 278–9

15) DeRemee RA, Colby TV. Wegener's granulomatosis. In: Thurlbeck WM, Churg AM eds. Pathology of the Lung, 2rd ed. Thieme, New York, 1995; 401–23.

16) Travis WD, Koss ML. Vasculitis. In: Dail DH, Hammar SP ed. Pulmonary Pathology, 2nd ed., Springer-Verlag, NewYork, 1994; .1027–95.

17) 北市正則. 肺Langerhans細胞肉芽腫症 (肺好酸球性肉芽腫症). 黒川　清ほか編, 内科学第2版, 文光堂, 東京, 2003; 258–9.

18) Fukuoka J, Leslie KO. Chronic diffuse lung diseases. In: Leslie KO, Wick MR, eds. Practical Pulmonary Pathology. A diagnostic approach. Churchill Livingstone, Philadelphia, 2005; 181–258.

19) Liebow AA. The J. Burns Amberson Lecture-Pulmonary angiitis and granulomatosis. Am Rev Respir Dis 1973; 108: 1–18.

20) Chittock DR, Joseph MG, Paterson NAM, et al. Necrotizing sarcoid granulomatosis with pleural involvement. Chest 1994; 106: 672–6.

21) Travis WD, Leslie KO. Pulmonary vasculitis and pulmonary hemorrhage. Necrotzing sarcoid granulomatosis. In: Leslie KO, Wick MR, eds. Practical Pulmonary Pathology. A diagnostic approach. Churchill Livingstone, Philadelphia, 2005; 357–9.

22) Kitaichi M. Prevalence of sarcoidosis around the world. Sarcoidosis Vasc Diff Lung Dis 1998; 15: 16–8.

〔北市正則〕

COLUMN

鳥飼病

　鳥飼病とは鳥を飼っているヒトの中で一部の感受性個体に起こる過敏性肺炎である．しかし以前鳥を飼っていたヒトが後の間接曝露や飼育したことはないヒトの間接曝露（隣人のハト，公園・神社などの野鳥の群棲，庭の野鳥のフン）で発症することもある．羽毛布団の使用，鶏糞肥料の使用，鳥の剝製など無自覚の曝露による発症や悪化があるので，鳥飼病は疾患名としては適当でなく，鳥関連過敏性肺炎などとする方が実態に則している．

　抗原としては，鳥排泄物に含まれる分泌型IgA由来の消化液による分解産物，血清由来の免疫グロブリン，ムチン，羽毛をコーティングしている蛋白などが推定されている．

　病型は急性と慢性に大別され，慢性はさらに再燃症状軽減型（当初は発熱などの急性エピソードがあるが抗原に曝露されても徐々に軽減して微熱となる）と潜在性発症型（当初より発熱などはなく健診時異常影でチェックされるか労作時呼吸困難で受診する）に亜分類される．潜在性発症型はほとんどが特発性肺線維症と診断されている．夏型過敏性肺炎は急性発症が多く抗原曝露と症状発現との関連は明らかであるが，鳥飼病はほとんどが慢性過敏性肺炎で，それも潜在性発症型の方が優位である．

　再燃症状軽減型は炎症反応は弱陽性，KL-6，SP-Dは極めて高値で，BAL中リンパ球比率は上昇し，CD4/CD8比は低下例から上昇例まであり，病理組織像はNSIPパターンを示す例が多く，肉芽腫も半数位にみられる．

　潜在性発症型は炎症反応は陰性でKL-6，SP-Dの上昇も軽度であり，BAL中リンパ球比率も正常から軽度上昇，CD4/CD8比は上昇しており，病理組織像もUIPパターンを示す例が多く，肉芽腫はみられない．したがって潜在性発症型は鳥についての詳細な問診がなければ特発性肺線維症と誤診されてしまう．過敏性肺炎を肉芽腫性肺疾患に分類すると慢性過敏性肺炎の65%前後は枠外となる．

　急性と再燃症状軽減型とは類似性があるが，潜在性発症型はまったく別の病態と考えた方が理解が容易である．

　抗体陽性率は急性では100%であり，再燃症状軽減型では87%，潜在性発症型では35%と陽性例が少なくなる．しかし抗原添加リンパ球増殖反応はいずれのタイプも約95%に陽性である．すなわち急性と再燃症状軽減型では抗体が重要であり，抗原抗体複合物による急性症状発現が推測される．一方，潜在性発症型は感作リンパ球と抗原との反応により産生されるサイトカインが病態に重要と考えている．また病理所見からみると再燃症状軽減型はcellular NSIPパターンが主体であるが，潜在性発症型はfibrotic NSIPパターンやUIPパターンが主体となり，後者の予後は特発性肺線維症と同様である．無自覚の少量抗原曝露が続いていることが多く，徹底した対策（公園・神社でのマスク着用，旅行の宿・病院での羽毛布団の回避，通勤中のマスク着用，仕事場での鶏・鳥，周囲の野鳥などの回避）などの抗原曝露回避が重要である．薬物療法はステロイドが主体であり，シクロスポリンの併用も考える．特発性肺線維症と診断する前に徹底した生活環境のチェックが必要である．

〈吉澤靖之〉

2 臨 床

2-(1) 夏型過敏性肺炎

I 概念と疫学

　夏型過敏性肺臓炎は高温多湿な居住環境に増殖した*Trichosporon*の分生子（胞子）を反復吸入しているうちにこれに感作されてIII型およびIV型アレルギー反応が細気管支から肺胞領域にかけて起こる結果発症するびまん性肉芽腫性間質性肺炎である．

　本症の最初の症例報告は1973年に行われ，その後，越智，宮川らによって1976年に12例がまとめて報告され，その概念が誕生した[1]．1984年，島津，安藤らにより本疾患の主な原因抗原が*Trichosporon*であることが明らかにされ[2]，その後，発生機序，*Trichosporon*の臨床真菌学，臨床病態，疫学などの研究が一躍進展した．1990年，厚生省特定疾患びまん性肺疾患調査研究班で過敏性肺炎の診断基準が作成され，これをもとに安藤らが1980～1989年の10年間における全国実態調査を行った．その結果，夏型過敏性肺炎はわが国の過敏性肺炎の74.4％を占める代表的な疾患であること，季節的には7月をピークに6月から9月にかけて全症例の85.7％が発症し冬には消滅すること，地域別では北は秋田県から南は沖縄県まで西日本を中心に高温多湿な地域に多発し，北海道，青森県などの冷寒地方にはみられないこと，発症環境は患者の自宅であり患者の91.4％に自宅での環境誘発試験が陽性であること，環境改善を行わないと翌年夏季の同時期に再発がみられること，家族発症は23.8％にみられ，40～50歳代の中年女性，ことに専業主婦（40％）に多く，男女比は1：2であること，などが明らかになった[3]．同じ診断基準を用いて，1990～1999年の10年間における全国実態調査が行われた結果，最近の10年間におけるわが国の過敏性肺炎の頻度，地理的分布，発症時期，性・年齢も前回の調査と大差がなかった（表8-2-1-1）．

表8-2-1-1　わが国の過敏性肺炎（1980～1989，1990～1999）

疾患名	患者数 1980～1989(%)	患者数 1990～1999(%)
夏型過敏性肺炎	621(74.4)	624(69.8)
農夫肺	68(8.1)	39(4.4)
換気装置肺炎	36(4.3)	53(5.9)
鳥飼病	34(4.1)	36(4.0)
その他の過敏性肺炎	19(2.3)	68(7.6)
原因不明	57(6.8)	74(8.3)
計	835(100.0)	894(100.0)

Ⅱ 夏型過敏性肺炎の発症機構

1. 原因抗原

①患者環境から分離した真菌と健常者家庭から分離した真菌を比較検討した成績より，Trichosporonのみが患者発症環境に有意に多いこと[2)4)]，②分離されたTrichosporonは他の真菌と比較して有意に高い抗体価を示すこと[4)]，③患者ならびに同居家族の血清中抗Trichosporon抗体が高頻度に陽性であること[5)]，④Trichosporonの培養濾液抗原による吸入誘発試験が多くの症例に陽性であることより，Trichosporonが，患者の発症環境に存在し，患者を感作し，症状を惹起することから，夏型過敏性肺炎の主要な原因抗原である．

1）Trichosporonの臨床真菌学的特徴

夏型過敏性肺炎の主たる抗原であるT. asahiiの発症抗原は，分子量800Kdの多糖体で，その構成糖は1,3-マンナンを主鎖とし，キシロース，マンノース，グルクロン酸からなる側鎖を有するグルクロノキシロマンナンで，その抗原活性には側鎖の末端にあるグルクロン酸が関与している．

また，Trichosporonは高温多湿な条件下において増殖がはやく，コロニーは粉粒状になりやすいために胞子は空中に飛散しやすく，かつ胞子の大きさは3〜10ミククロンで下気道に沈着しやすい．

2）T. asahiiの原因蛋白抗原

T. asahiiのcDNAライブラリーから夏型過敏性肺炎患者気管支肺胞洗浄液（BAL）および血清中の抗体を特異的に認識する19kDaの蛋白（TA-19）が得られ，recombinant TA-19に対するBALおよび血清中のIgG，IgA，IgM抗体は他疾患に比して特異的に高く，また，recombinant TA-19蛋白は夏型過敏性肺炎患者のBALおよび末梢血単球の増殖を特異的に誘導した[6)]．すなわち，このT. asahiiから得られたTA-19は夏型過敏性肺炎患者の液性および細胞性免疫反応に重要な役割を果たしていることが明らかになった．

2. 免疫学的機序

過敏性肺炎の発症機序にはⅢ型およびⅣ型アレルギーが関与していると考えられ，夏型過敏性肺炎もこの見解を支持している．すなわち，①夏型過敏性肺炎患者における帰宅誘発試験およびTrichosporon培養濾液抗原吸入誘発試験において，症状は抗原暴露後4〜6時間して出現し6〜8時間持続して消失すること，②Trichosporon抗原による皮内反応は6時間をピークとするアルサス型反応を示すこと，③急性期のBAL液中には特異IgG抗体と補体（C1q，C3）の増加が見られ両者に正の相関が認められるとともに好中球の増加が認められることは[7)]，Ⅲ型アレルギー反応の結果によると考えられる．すなわち，夏型過敏性肺炎患者にみられる急性期の病態は，Trichosporonに感作された個体が再び同菌を吸入すると，Trichosporon抗原に特異IgG抗体が結合して免疫複合体を形成し，これにより活性化された補体成分により多核白血球が浸潤して肺局所に炎症が起こった結果もたらされる急性肺傷害である．

これらの機序により肺内から抗原が除去できない場合には，引き続いてⅣ型アレルギー反応が起こり，肉芽腫性胞隔炎が形成されると考えられる．この肉芽腫性胞隔炎は過敏性肺炎に特徴的な病理学的所見で，その形成にはT細胞が関与している．本症患者の気管支肺胞洗浄（BAL）液中のリンパ球，ことにT細胞の増加が挙げられる[8)]．このT細胞のサブセットはCD4+，CD8+細胞ともに著増するが，CD8+細胞の増加がより優位であり，CD4/CD8比は正常に比し低下し平均0.6である[8)]．これらT細

胞はOKT3の刺激により，CD4+，CD8+細胞ともにTh1サイトカインであるIFN-γを産生するが，IL-2 mRNAの発現，IL-2蛋白の産生ともにきわめて低値であることから，Th1細胞のなかでもかなり分化成熟した段階のT細胞集団と考えられる[9]．また，Th2サイトカインであるIL-4は産生しないことから，本症の肉芽腫形成維持にはTh1サイトカインが重要な役割をなしていると考えられる．本症患者のBAL液中にはRANTESが増加していることから，RANTESは病巣局所にT細胞を遊走させるケモカインの一つとして重要であると思われる．BAL液中のT細胞は*Trichosporon*培養濾液抗原に対して幼弱化反応を示すことからこれらの反応は免疫学的に特異的な反応であるといえる．

以上述べたⅢ型およびⅣ型アレルギー反応の機序により，抗原が速やかに肺内から除去されると病変は終息に向い，抗原が持続したり，継続して侵入すると慢性化して肺の線維化に至るものと思われる．

3. 宿主要因と修飾因子

過敏性肺炎の発症機序の中で，同じ環境において抗原に暴露され免疫学的に感作されていることが明らかであるにも拘らず発症する人としない人がいる．この現象は過敏性肺炎の発症には何らかの個体の遺伝的要因ならびに外的修飾因子が関与していることを示唆している．事実，夏型過敏性肺炎患者にはHLA-DQw3抗原をもつ人が多いこと，ならびに本症患者の喫煙率は有意に低いことが明らかにされている．

Ⅲ 臨床像と診断

1. 臨床症状

夏型過敏性肺炎の病型は，他の過敏性肺炎と同様に，急性型，亜急性型，慢性型に分けられる．急性型は，比較的大量の抗原に，断続的，かつ短期間暴露された場合にみられる．

通常，抗原暴露後4〜6時間して発熱，咳嗽，呼吸困難などで発症するが，抗原暴露を回避すれば症状はおさまる．亜急性型は，少量の抗原に，断続的，かつより長期に暴露された場合にみられ，症状は急性型に比べて比較的緩徐に進行する．咳嗽で始まることが多く，次第に発熱，労作時の息切れが出現し，これらがさらに顕著になる．喀痰，咽頭違和感，体重減少，全身倦怠感，頭痛などをきたすこともある（図8-2-1-1）．これらの急性型あるいは亜急性型にみられる肺病変は可逆的であり，再び抗原を吸入しなければ病変は次第に軽快する．しかし，急性型あるいは亜急性型を繰り返し起こしているうちに，次第に抗原暴露と臨床症状との関連性は失われ，病変は次第に慢性化し，抗原を回避しても病変はもはや不可逆性となり，残存ないし進行する．夏型過敏性肺炎の場合には家屋内に増殖し空中に飛散した*Trichosporon*胞子を間欠的に少量吸入することが多いので，多くの症例は亜急性型をとるが，急性型，慢性型の症例もみられる[10]．

2. 身体所見

聴診上，fine crackle（捻髪音）を聴く．

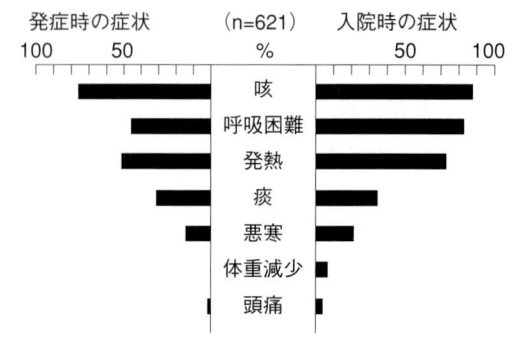

図8-2-1-1 夏型過敏性肺炎の症状

3. 検査所見

一般検査所見：多核白血球の増加，CRPの陽性化，赤沈の促進，PPDテストの陰性化を認める（図8-2-1-2）．

胸部X線・HRCT所見：過敏性肺炎の胸部X線・HRCT所見は病型により異なる．

胸部X線では急性型や亜急性型では両側中下肺野を中心にびまん性にすりガラス様陰影，粒状影を示すのに対し，慢性型では肺の萎縮と線状影を認める．急性型のHRCT像は肺野濃度の上昇，肺胞充実性陰影，空気気管支像（air bronchogram）を認める．亜急性型のHRCT像は肺野濃度の上昇と2～4mm大の境界不鮮明な小円形の粒状影が小葉中心性に多数散布するのが特徴である（図8-2-1-3）．慢性型のHRCT像では辺縁不整な線状影が特徴で輪状影もみられる．

BALF所見：過敏性肺炎患者のBALFの細胞組成はBALが施行される時期によって異なる．抗原吸入後24時間以内のきわめて早期には多核白血球が30～60％と一時的に著増するが，その後はリンパ球が増加する．通常，診断のためにBALが施行される有症期の回収細胞数は健常非喫煙者の4～6倍に達し，細胞組成ではリンパ球が50～90％と大半を占める（表8-2-1-2）．BALFリンパ球の増加は主としてCD3陽性細胞（T細胞）で全リンパ球の80～90％を占める．このBALF T細胞の増加は過敏性肺炎に比較的特徴的な所見で，夏型過敏性肺炎，農夫肺，換気装置肺炎（空調病，加湿器肺），鳥飼病のいずれにも共通してみられる．CD4/CD8比は夏型過敏性肺炎では0.6と低値を示し，農夫肺では4.4と高値を示し，さらに換気装置肺炎，鳥飼病ではそれぞれ1.6，2.0と正常値を示している（表8-2-1-3）．過敏性肺炎に特徴的な所見として原因抗原に対する特異抗体の出現，補体成分（C1q，C3）の増加，免疫複合体が証明される．また，過敏性肺炎ではⅣ型アレルギーの機序により肉芽腫性胞隔炎が形成されるので，活性化したマクロファージやT細胞から産生されるIL-1，TNF-1a，IL-2などのサイトカインが病態の程度に応じて検出される．

経気管支肺生検（TBLB）所見：過敏性肺炎における肺生検は通常TBLBを用いて行われる

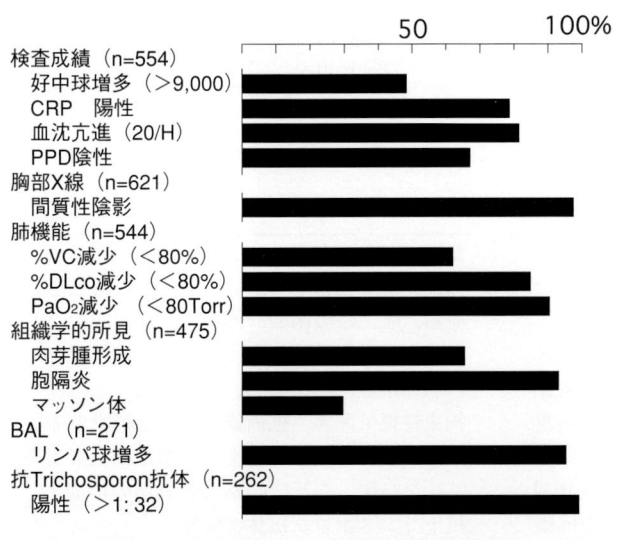

図8-2-1-2　夏型過敏性肺炎の臨床検査成績

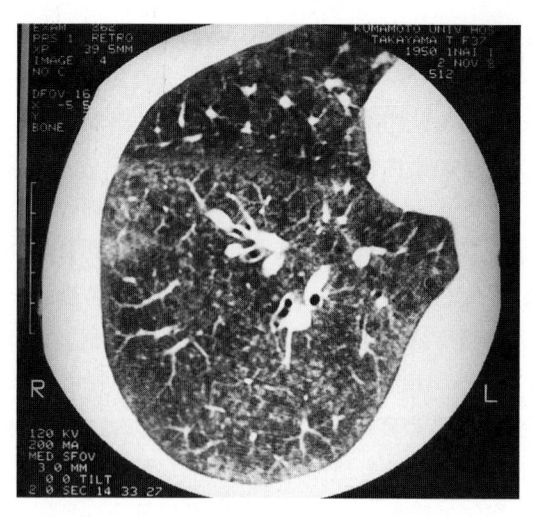

図8-2-1-3　夏型過敏性肺炎のHRCT像

表8-2-1-2　過敏性肺炎のBALF所見

疾患名	症例数	回収細胞数 ($\times 10^4$/m)	リンパ球 (%)	T細胞サブセット CD3 (%)	CD4/CD8
夏型過敏性肺炎					
非喫煙者	197	103 ± 10	69 ± 1	85 ± 2	0.6 ± 0.1
喫煙者	44	81 ± 8	63 ± 3	88 ± 3	0.5 ± 0.1
農夫肺					
非喫煙者	16	55 ± 11	67 ± 4	86 ± 3	3.4 ± 0.7
喫煙者	6	28 ± 2	53 ± 8	82 ± 10	6.2 ± 1.9
換気装置肺炎					
非喫煙者	6	140 ± 90	61 ± 5	84 ± 9	1.0 ± 0.2
喫煙者	7	26 ± 6	50 ± 10	74 ± 11	2.3 ± 0.5
鳥飼病					
非喫煙者	11	53 ± 11	75 ± 5	89 ± 4	1.8 ± 0.6
喫煙者	5	85 ± 30	70 ± 11	91 ± 3	2.8 ± 1.5

表8-2-1-3　夏型過敏性肺炎の診断のポイント

発症時期*	夏期(6～9月)に発症し，冬期には消滅する
環境誘発*	入院すると軽快するが，帰宅すると誘発される
症　状	発熱，咳，呼吸困難，倦怠感，体重減少など
胸部X線	びまん性散布性粒状影，小葉中心性粒状影
一般検査	白血球増加，CRP陽性，赤沈亢進
呼吸機能	拘束性換気障害，拡散能低下，低酸素血症
病理組織	びまん性肉芽腫性肺胞炎，閉塞性細気管支炎
BAL所見	Tリンパ球，ことにCD8陽性細胞の増加
血清抗体*	抗トリコスポロン抗体が陽性

*夏型過敏性肺炎に特異的所見

ことが多い．この場合，採取標本が小さいために胞隔炎は全症例に認められるが，肉芽腫は60～70％前後，マッソン体は約30％に認められる．
特異的所見：夏型過敏性肺炎では Trichosporon (T. asahii, T. mucoides) に対する間接蛍光抗体法が感度が高く，頻用される．各疾患の原因抗原に対する特異抗体を証明すれば診断価値が極めて高い．

4. 診 断

過敏性肺炎の診断のポイントは（表8-2-1-3），詳細な病歴聴取により症状がある特定の環境に関連して起こっていることを明らかにすることと，患者血清中に原因抗原に対する特異抗体を証明することである．夏型過敏性肺炎の場合には特徴ある臨床像（前述），季節性，居住環境，免疫学的検査からさほど困難ではないが，呼吸器感染症や間質性肺疾患との鑑別は必ずしも容易ではない．血清中抗 Trichosporon 抗体の測定は本症の診断にきわめて有用である．T. asahii のグルクロノオキシロマンナンに特異的なモノクローナル抗体と部分精製した T. asahii 多糖体抗原を用いたサンドイッチELISAキット（トリコ T. asahii キット）が開発され，本キットの特異性，感受性はそれぞれ92.8％，92.3％できわめて優れたものである．

IV 治療と予防

過敏性肺炎の治療と予防の三原則は，原因抗原から患者を隔離し，生活環境から原因抗原を除去するための環境改善対策を行い，薬物療法としてステロイド薬の投与を行うことである．

1. 抗原からの患者隔離

本症が疑われたらまず入院させるのが原則である．典型例では発熱，咳嗽，呼吸困難があるために環境から離れざるをえないのが通例である．夏型過敏性肺炎の多くは亜急性型であり入院後数日から10日前後で症状の改善がみられる．慢性型では抗原から隔離しても病状が次第に進行し呼吸不全で死亡する場合もあるので注意を要する．

2. 環境改善対策

治療と予防上最も重要なことは患者の生活環境から原因抗原を除去するための環境改善対策である．夏型過敏性肺炎では原因抗原である Trichosporon は日当りや風通しが悪く湿気の多い場所（台所，洗面所，風呂場など）にあるカビた腐木，マット，畳，寝具，さらには室内飼育の小鳥のフンなどから分離されている．したがって，これらの場所を中心に腐木を除去したり，畳替えをするなどの大掃除を行い，日当り通気を良くするように部屋を改築して除湿を行えば，多くの場合 Trichosporon の除去に成功する．しかし，新築や転居もやむをえないこともある．

3. 薬物療法

ステロイドが著効を示す．投与量は症状ならびに検査所見を参考に重症度に応じて決める．

1）急性および亜急性例
軽症：軽度の臨床症状ならびに検査値異常は認めるが，日常の動作にさしたる支障がない軽症の場合，無治療にて経過観察のみでよい．

中等症：37℃台の発熱，労作時の息切れは認めるが，安静時の息切れは認めない中等症の場合，プレドニゾロン20mgを経口投与する．

重症：38℃以上の発熱が持続的に認められるか，あるいは安静時にも呼吸困難を認める重症の場合，プレドニゾロン40～60mgを経口投与し，臨床症状ならびに検査成績の推移をみながら漸減する．

超重症：著明な低酸素血やチアノーゼなどの高度の呼吸不全状態がある場合にはメチルプレドニゾロン1,000mgの点滴静注を3日間行い（パルス療法），症状，検査所見を参考に効果を判定しながら漸減する．

2) 慢性例

再燃を繰り返す例では急性・亜急性型に準じて薬物療法を行う．潜在性発症例で抗原回避後進行をしない例では経過観察のみとする．抗原回避後も進行する例ではプレドニゾロンおよび免疫抑制薬を使用するが，線維化の進行に対する薬物療法は確立されていない．

V 予後

夏型過敏性肺炎は，亜急性型をとることが多く，また，ステロイドが著効を示すために予後良好な疾患である．わが国における慢性過敏性肺炎の全国調査において，全症例36例中夏型過敏性肺炎は10症例であり，症例数が多い割には慢性例は少ないといえる[10]．自験32例中3例が慢性型に移行し，うち1例が呼吸不全で死亡した．慢性型に移行すると肺の線維化や気腫化のために呼吸不全となり，死に至ることがあるので，早期診断，早期治療が大切である．

【参考文献】

1) Ochi N, Miyagawa T, Kikui M, et al. A new type of hypersensitivity pneumonitis in Japan. in: Williams WJ, Davies BH, Eds. Sarcoidosis and other granulomatous diseases, Alpha Omega, Wales, 1980: 705–10.

2) Shimazu K, Ando M, Sakata T, et al. Hypersensitivity pneumonitis induced by *Trichosporon cutaneum*. Am Rev Respir Dis 1984; 130: 407–11.

3) Ando M, Arima K, Yoneda R, et al. Japanese summer-type hypersensitivity pneumonitis: Geographic distribution, home environment, and clinical characteristics of 621 cases. Am Rev Respir Dis 1991; 144: 765–9.

4) Yoshida K, Ando M, Sakata T, et al. Environmental mycological studies on the causative agent of summer-type hypersensitivity pneumonitis. J Allergy Clin Immunol 1988; 81: 475–83.

5) Soda K, Ando M, Shimazu K, et al. Different classes of antibody activities to Trichosporon cutaneum antigen in summer-type hypersensitivity pneumonitis by enzyme-linked immunosorbent assay. Am Rev Respir Dis 1986; 133: 83–7.

6) Matsunaga Y, Usui Y, Yoshizawa Y. TA-19, a novel protein antigen of Trichosporon asahii, in summer-type hypersensitivity pneumonitis. Am J Respir Crit Care Med 2003; 167: 991–8.

7) Soda K, Ando M, Sakata T, et al. C1q and C3 in bronchoalveolar lavage fluid from patients with summer-type hypersensitivity pneumonitis. Chest 1988; 93: 76–80.

8) Ando M, Konishi K, Yoneda R, et al. Difference in the phenotypes of bronchoalveolar lavage lymphocytes in patients with summer-type hypersensitivity pneumonitis, farmer's lung, ventilation pneumonitis, and bird fancier's lung: report of a nationwide epidemiologic study in Japan. J Allergy Clin Immunol 1991; 87: 1002–9.

9) Yamasaki H, Ando M, Brazer W. et al. Polarized type 1 cytokine profile in bronchoalveolar lavage T cells of patients with hypersensitivity pneumonitis. J Immunol 1999; 163: 3516–23.

10) Yoshizawa Y, Ohtani Y, Hayakawa H, et al. Chronic hypersensitivity pneumonitis in Japan: a nationwide epidemiologic survey. J Allergy Clin Immunol 1999; 103: 315–20.

〈菅　守隆〉

2-(2) ランゲルハンス細胞組織球症

肺ランゲルハンス細胞組織球症（Pulmonary Langerhans' cell histiocytosis；PLCH）は，ランゲルハンス細胞の増殖が多臓器に生じるランゲルハンス細胞組織球症（LCH）のスペクトラムに属する疾患である．LCHは肺，骨，皮膚，下垂体，リンパ節などの臓器に病変を来しうる．PLCHの名称は，成人において肺病変が単独でまたは他臓器の病変とともに存在する場合に用いられる[1)～3)]．

従来，限局型のLCHは好酸球性肉芽腫症，多臓器に病変を有する場合にはHistiocytosis X，Letterer-Siwe病，Hand-Schüller-Christian病と呼ばれていた．1985年，Histiocyte Societyは，これらの疾患群が単一臓器から多臓器までを含むスペクトラムを形成するという考えに基づいて，病変臓器の数によって簡潔に分類し（表8-2-2-1），病名としてLCHを推奨した[4)]．LCHは成人より小児に約3倍頻度が高いが，肺病変は成人の単一臓器病変であることが多い[2) 4)]．本稿ではPLCHについて概説する．

表8-2-2-1 成人におけるランゲルハンス細胞組織球症の分類*

単一臓器病変
肺（肺病変を有する例の85%以上）
骨
皮膚
下垂体
リンパ節
その他の部位：甲状腺，肝，脾，脳
多臓器病変
肺病変を伴う多臓器病変（肺病変を有する例の5～15%）
肺病変を伴わない他臓器病変
他臓器組織球症

*以前の病名との比較は以下のとおり．好酸球性肉芽腫症はランゲルハンス細胞組織球症の単一臓器病変．Letterer-Siwe病は急速に進行する多臓器病変で大人にはほとんどみられない．Hand-Schüller-Christian病は眼球突出，尿崩症，骨病変の3徴を有し大人にはほとんどみられない．（文献1より引用）

I 疫学的特徴

PLCHは20から40歳の比較的若年者に好発する[2)]．男女比は報告により男性優位[5)～7)]から女性優位までさまざまである[8) 9)]．わが国では，厚生省呼吸不全班が1997年に全国調査を行い，73例のPLCHが集積され，男性56例，女性17例であった[7)]．報告によって男女比が異なるのは，喫煙率の性差を反映しているのかもしれない．

PLCHに関連する最も重要な疫学的因子は喫煙である．喫煙は多臓器病変を有するLCHよりPLCHと密接に関係している．ほとんどの報告でPLCHの患者の90%以上は喫煙者である．禁煙により軽快した症例や肺移植後の喫煙により移植肺にPLCHが再発した症例が報告されている．

疫学的には喫煙とPLCHの関連は強いが，絶対的ではない．喫煙歴のないPLCHの患者も報告されている．PLCHは喫煙者のごくわずかにしか発症しないため，遺伝的ないし環境的因子など喫煙以外の因子もPLCHの発症に関与していると考えられる．

II ランゲルハンス細胞

ランゲルハンス細胞は抗原提示細胞として機能する単球-マクロファージ系から分化する．喫煙はLCHの患者とともに無症状の喫煙健常

者の肺にもランゲルハンス細胞を増殖させる．増殖したランゲルハンス細胞の起源は不明だが，局所で産生されたtumor necrosis factor α（TNF-α）やgranulocyte-macrophage colony-stimulating factor（GM-CSF）がランゲルハンス細胞の肺への遊走に関与していると考えられている[1]．

ランゲルハンス細胞の増殖はLCHの主要な病理組織学的特徴である．ランゲルハンス細胞の形態学的特徴は2つある．一つは，電子顕微鏡で細胞質内に5層の桿状構造物であるBirbeck顆粒を認めることで，もう一つは，細胞表面にCD1a抗原が存在することである[1]．

III 病因

喫煙とPLCHとの関係についていくつかの仮説が提唱されている．一つは，喫煙により神経内分泌細胞からボンベシン様ペプチドが分泌され，これがマクロファージからのサイトカインの分泌，線維芽細胞の増殖，そしてT細胞応答の変化を来す，とする仮説である．また，タバコのけむりに含まれるtobacco glycoproteinはリンパ球の分化，リンホカイン産生を亢進するが，PLCH患者のリンパ球はtabacco glycoproteinに異常に反応してinterleukin 2の産生を抑制する．Interleukin 2は組織球の増殖を抑制するため，このサイトカインの減少は肺におけるランゲルハンス細胞の増殖に役立つと想定されている[1]．

LCHの肺外病変ではTNF-α，GM-CSF，interleukin 1，interleukin 6，そしてinterferon γが産生されている．PLCHでもtransforming growth factor β（TGF-β）とGM-CSFの豊富な発現が示されている．TNF-αとGM-CSFはin vitroでCD34陽性の造血幹細胞よりランゲルハンス細胞を誘導することが可能で，これらは動物モデルにおける肺線維症の主要なメディエーターであることから，PLCHの発症に重要な役割を果たしていると考えられる[1]．

小児や成人の多臓器病変を有するLCHではランゲルハンス細胞のモノクローナルな増殖が認められるが，成人のPLCHの大部分はポリクローナルな増殖である．通常PLCHでは癌のような進展は認められず，したがって悪性というより反応性の病態と考えられる[1]．

IV 病理

初期の病理組織所見は細気管支周囲のランゲルハンス細胞の集簇である[1)2)10)11]．これらの病巣が大きくなって径1から5mmの結節が形成される．結節は，種々の程度のランゲルハンス細胞，好酸球，リンパ球，形質細胞，線維芽細胞，そして肺胞マクロファージから構成される．

ランゲルハンス細胞はマクロファージよりも小型の組織球で好酸性の細胞質は薄く深い切れ込みのある核を有し，光学顕微鏡でも診断可能であるが，S-100蛋白またはCD1a抗体を用いて免疫組織学的に同定することが推奨されている．電子顕微鏡では特徴的なBirbeck顆粒を認める．

PLCHは進行とともに細胞性から線維性の結節へ変化する．また，結節は空洞化し，囊胞に至ることがある．後期になるとランゲルハンス細胞は消失し線維化がみられ，しばしば星芒状線維化が観察される[1)2)10)11]．

V 臨床像

25〜44％の症例は無症状で検診の胸部X線で偶然に発見される[1)2)5)7]．症状としては乾性咳嗽と呼吸困難が最も多い．体重減少，発熱，夜間発汗，食欲不振，全身倦怠などの全身症状は1/3でみられる．身体所見には異常がないこ

とが多い[1) 2)].

胸痛は時に生じ，10〜23%で気胸を合併する[2) 7)].

骨病変による疼痛，尿崩症（下垂体病変）による多尿など，他臓器病変による症状は5から15%の症例で存在する[1) 7)].

VI 呼吸機能検査

呼吸機能検査の成績は肺病変の広がりと病期により，正常から軽度の閉塞性ないし拘束性障害あるいは混合性障害を示す．最も頻度の高い異常はDLcoの低下で，40〜90%の患者で認められる[1) 7)].

閉塞性障害は喫煙による慢性閉塞性肺疾患あるいは細気管支炎が原因と考えられる．病期が進行すると広範な線維化の影響で拘束性障害が出現する．嚢胞性病変が優位な症例では，病変の進行によって肺容量の増加と種々の程度の閉塞性障害を示すことがある[1)].

VII 胸部単純X線

最も頻度の高い胸部単純X線所見は，上中肺野優位の微細粒状影，網状粒状影あるいは嚢胞状陰影である[1) 7) 8) 12)]（図8-2-2-1a）．陰影は通常両側性で，左右差はなく，肋骨横隔膜角はスペアされることが多い．病期が進行すると，結節影は減少し嚢胞性陰影が増加する．しばしば，蜂巣肺が認められる．肺容量は正常か増加するため，他の間質性肺炎との鑑別に役立つ．

VIII 胸部CT

胸部CT，特に高分解能CT（HRCT）はPLCHの診断に極めて有用である．CT[13)]，HRCT[14)]では，上中肺野優位の結節と嚢胞の混在が特徴的所見である（図8-2-2-1b）．結節

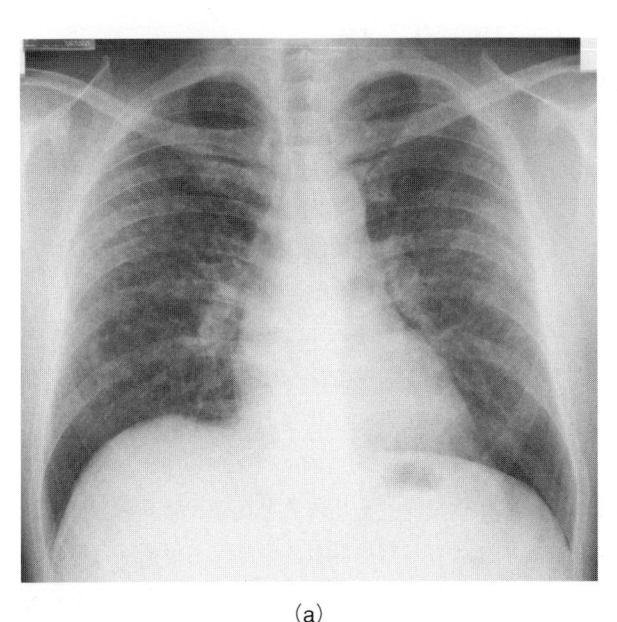

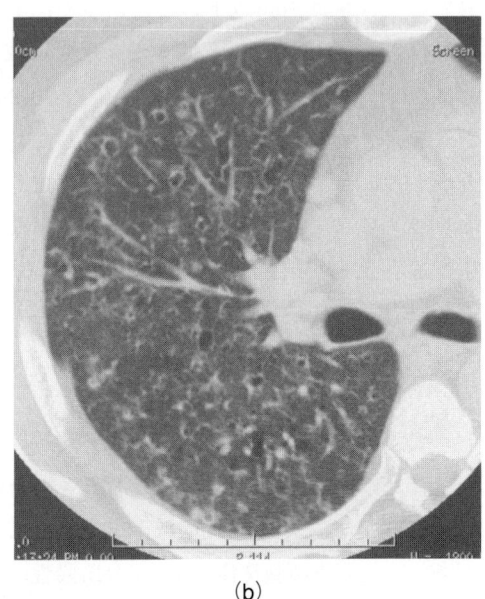

図8-2-2-1　45歳，男性の胸部平面写真と右中肺のHRCT.
(a) 胸部単純X線では，両側の上中肺野優位に粒状網状影を認める．
(b) 胸部CTでは，辺縁不整な小結節，空洞を伴う結節，そして厚壁または薄壁の嚢胞を認める．
検診発見例．喫煙歴40/日×20年．

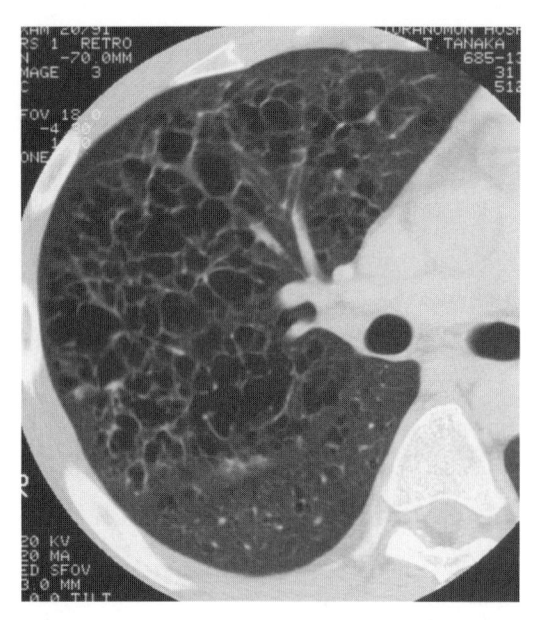

図8-2-2-2 22歳，男性の右中肺のHRCT．咳嗽と喀痰で発症．12歳より20本/日の喫煙歴あり．胸部CTでは融合する薄壁嚢胞を認める．

は通常5mm以下で，辺縁は不整なものが多く，小葉中心性の分布を示す．時間とともに結節内に空洞を伴うようになり，やがて嚢胞に至る．嚢胞の大きさは2cm以下のことが多く，通常1mm以下の嚢胞壁を確認できる．嚢胞は融合し，いびつな形を呈するようになる（図8-2-2-2）．結節と嚢胞以外のHRCT所見として，すりガラス状陰影，網状影，縦隔リンパ節腫大などを認めることがある．HRCT像は，病期によって異なり，初期には結節が優位であるが，進行期では嚢胞や線維化が優位となる[1,2,15,16]．

IX 気管支肺胞洗浄液

気管支肺胞洗浄液では，喫煙を反映して総細胞数の増加とCD4/CD8比の低下を認めることが多い．気管支肺胞洗浄液中のCD1a陽性ランゲルハンス細胞が5%以上に増加している場合にはPLCHである可能性が高く，特異性があるが，2～5%くらいの低いレベルの増加では不確実である[1,2]．

X 診 断

胸部単純X線で上葉優位の網状粒状影，嚢胞状陰影を認め，呼吸機能検査で軽度のDLcoの低下が存在する場合にはPLCHを疑う[1,2]．PLCHに特異的な身体所見や病歴はないが，非喫煙者や60歳以上ではPLCHの可能性は低い．多くの場合HRCTが最も診断的に有用で，HRCTで典型的所見を認めれば，それ以上の検査は必要ないかもしれない[1]．HRCT所見が非特異的な場合には，気管支鏡ないし外科的生検が必要となる．気管支肺胞洗浄液でCD1a陽性細胞が5%以上に増加していればPLCHを強く支持する所見である．TBLBによる診断の可能性は，病変の分布が斑状であることと採取できる検体が小さいことから10～40%と低く，確定診断には外科的生検が必要なことが多い．HRCTは外科医が適切な生検部位を知るのに有用である[2,14]．

XI 治 療

喫煙者では禁煙が最も重要である．禁煙により多くの症例は症状が安定し，胸部X線所見が改善したという報告もある．また禁煙は肺癌のリスクや慢性閉塞性肺疾患の進行を軽減するためにも必要である．

薬物療法としてはステロイド薬が主流である[5,8]．症例は少ないがこれにより病状の安定化と症状の改善が報告されている．一般にプレドニゾロンを0.5～1.0mg/kgから開始し6～12カ月かけてゆっくり減量することが多い．しかし，現在までに禁煙群とステロイド治療群との無作為化比較試験はなく，現時点でステロイドの有用性は確立されていない．したがって，ステロイド治療は，禁煙後にも症状が増悪するか病態が進行する患者に適応があると考えられる．

ビンブラスチン，メソトレキセート，シクロ

ホスファミド，エトポシドなどの抗癌薬はステロイド不応性あるいは他臓器病変を有する患者に用いられてきた．しかし，症例数は限られており，副作用を伴うことからも，進行性の患者にのみ考慮されるべきである．

肺移植は重症の呼吸不全を伴うPLCHに適応がある．肺移植後に喫煙を再開すると再発する可能性があるので，禁煙が不可欠であるが，禁煙中にもかかわらず移植肺に再発をみた症例も報告されている．

気胸に対して経過観察か胸腔ドレナージのみでは約半数が再発するが，手術と胸膜癒着術で再発が0%であったとする報告がある[17]．

XII 予 後

無症状ないし軽症のPLCH患者の予後は禁煙により比較的良好である．しかし，進行性に肺病変が増悪し，呼吸不全で死亡する症例もある．また，重症の肺高血圧症や肺性心を合併する例もある．現在，進展性リスクに関するよい臨床的指標はない．後向き研究によると，予後不良因子として，診断時に高齢，多臓器病変，全身症状の遷延，胸部X線での広範な囊胞性陰影ないし蜂巣肺，拡散能の低下，一秒率の低下，残気率の上昇そして経過中のステロイド治療，が報告されている[6) 9)]．

【参考文献】

1) Vassallo R, Ryu JH, Colby TV, et al. Pulmonary Langerhans'-cell histiocytosis. N Engl J Med 2000; 342: 1969–78.
2) Vassallo R, Ryu JH. Pulmonary Langerhans' cell histiocytosis. Clin Chest Med 2004; 25: 561–71.
3) Tazi A, Soler P, Hance AJ. Adult pulmonary Langerhans' cell histiocytosis. Thorax 2000; 55: 405–16.
4) Favara BE, Feller AC, Pauli M, et al. Contemporary classification of histiocytic disorders. Med Pediatr Oncol 1997; 29: 157–66.
5) Schönfeld N, Frank W, Wenig S, et al. Clinical and radiological features, lung function and therapeutic results in pulmonary histocytosis X. Respiration 1993; 60: 38–44.
6) Delobbe A, Durieu J, Duhamel A, et al. Determinants of survival in pulmonary Langerhans' cell granulomatosis (histiocytosis X). Eur Respir J 1996; 9: 2002–6
7) 巽浩一郎, 岡田修, 木村弘, ほか. 呼吸不全6疾患の全国疫学調査: わが国における肺好酸球性肉芽腫症の検討. 厚生省特定疾患 呼吸器系疾患調査研究班 呼吸不全調査研究班平成9年度研究報告書 1998; 36–41.
8) Friedman PJ, Liebow AA, Sokoloff J. Eosinophilic granuloma of the lung: clinical aspects of primary histiocytosis in the adults. Medicine (Baltimore) 1981; 60: 385–96.
9) Vassallo R, Ryu JH, Schroeder DR, et al. Clinical outcome of pulmonary Langerhans'-cell histiocytosis in adults. N Engl J Med 2002; 346: 484–90.
10) Colby TV, Lombard C. Histiocytosis X in the lung. Human Pathol 1983; 14: 847–56.
11) Travis WD, Borok Z, Roum JH, et al. Pulmonary Langerhans' cell granulomatosis (histiocytosis X): a clinicopathologic study of 48 cases. Am J Surg Pathol 1993; 17: 971–86.
12) Lacronique J, Roth C, Battesti JP, et al. Chest radiological features of pulmonary histocytosis X: a report based on 50 adult cases. Thorax 1982; 37: 104–9.
13) Moore ADA, Godwin JD, Müller NL, et al. Pulmonary histocytosis X: comparison of radiographic and CT findings. Radiology 1989; 172: 249–54.
14) Brauner MW, Grenier P, Mouelhi MM, et al. Pulmonary histocytosis X: evaluation with high-resolution CT. Radiology 1989; 172: 255–8.
15) Brauner MW, Grenier P, Tijani K, et al. Pulmonary Langerhans cell histiocytosis: evolution of lesions on CT scans. Radiology 1997; 204: 497–502.
16) 岸 一馬, 本間 栄, 黒崎敦子, ほか. 肺好酸球性肉芽腫症の臨床経過—CT画像を中心として—. 日呼吸会誌 2002; 40: 856–62
17) Mendez JL, Nadrous HF, Vassallo R, et al. Pneumothorax in pulmonary Langerhans cell histiocytosis. Chest 2004; 125: 1028–31.

（岸 一馬，本間 栄）

2-(3) ウェゲナー肉芽腫症

ウェゲナー肉芽腫症（WG症）は，臨床的に上気道，肺，腎臓をおかす壊死性肉芽腫性血管炎である．病態生理において重要な役割を果たしている免疫機構が明らかにされつつあるが，WG症の原因は，不明のままである．proteinase3（PR3）に特異的な抗好中球細胞質抗体（anti-neutrophil cytoplasmic antibody；ANCA）が高率に認められ，顕微的多発血管炎（microscopic polyangiitis；MPA），Churg-Strauss症候群とともにANCA関連血管炎に分類されることがある．またシクロホスファミド（Cyclophosphamide；CPA）とステロイドの併用療法の導入により高率に寛解が期待できるようになってきたが，薬剤の副作用と疾患の再発という問題が残されている．

I 疫学

米国におけるWG症の罹患率は，男女比は約1：1で，少なくとも人口10万対3であるとされている．どの年代でも起こりうるが，診断時の平均年齢は約40〜55歳である[1]．1995年の厚生省研究班の報告[2]によれば，わが国でも発症頻度に男女差はなく平均年齢は46.2歳であった．疾患発症前の年余にわたる吸入物質への暴露が有意であったとする報告や，動物実験において発症増悪因子として感染が重要であるとした報告などもみられている．

II 臨床所見

WG症の患者の90％以上で，上気道症状や肺症状を初発症状としている[3]．鼻や副鼻腔病変は，鼻粘膜のうっ血，潰瘍による鼻出血が特徴的で，鼻中隔の穿孔や鞍鼻は鼻軟骨の破壊による．声門下狭窄は患者の約20％に観察され[4]，咽喉頭の直視下検査によって診断されるが，狭窄が胸郭外であればフローボリューム曲線によって気づかれることもある．その他，嗄声や咳嗽のような非特異的な症状を呈する．

肺では，肺実質，気管支，まれに胸膜に病変がみられる．気管内の炎症と狭窄は，肺病変をもつ患者の少なくとも約15％にみられ，咳嗽，喘鳴，呼吸困難，血痰などの症状を呈する[5]．

糸球体腎炎は，WG症における最も重篤な病変の一つであり，無症状の内に急速に完全な腎不全に進行する可能性がある．この病変は蛋白尿，顕微的血尿や赤血球円柱を伴う尿沈渣，血清クレアチニンの上昇などによって気づかれることが多い．診断時には患者の20％のみにみられるが，経過中には80％にみられるとされ，注意が必要である[3]．

WG症は，古典的には，上気道，肺，腎臓の3つの臓器を冒すものとして考えられているが，その他，関節，眼，皮膚，神経系などほとんどすべての部位を冒す．WG症で観察される眼症状は，上強膜炎，胸膜炎，結膜炎，角膜炎，ぶどう膜炎，網膜血管炎，視神経炎，眼球後偽腫瘍など多様で，眼球病変や，隣接構造への浸潤により失明することもある．また多発単神経炎は，患者の約15％にみられ，中枢神経病変は8％にみられる[6]．

III 病型分類

1996年，CarringtonとLiebowは，腎病変（K）を欠き，主に上気道（E）と肺（L）に病変を有するWG症を"limited"WG症とし，"generalized"と区別した．1975年，DeRemeeらは，WG症をE, L, EL, EK, LK, ELKの6型に分け

これをELK分類と名づけた．2001年，The European Vasculitis Study Group（EUVAS）により，臨床病理学的考察に基づき，WG症を含む血管炎の病型分類の見直しが行われた．WG症にあてはめると，全身症状がなく，上気道または下気道に限られたものが"localized"，腎病変を欠き，主要臓器に切迫した機能不全がなければ，その他のすべての臓器病変を含むものを"early systemic"，腎病変そして主要臓器不全を含むものが"generalized"と定義される．その他，"severe renal"と"refractory"と名づけられた2つのサブグループが，血管炎のすべての臨床的，病理学的な範囲をカバーするために加えられた[7]．

IV 検査所見

血清学的パラメーターとして，赤沈亢進，CRP陽性，白血球増多，低血色素などの頻度が高い．可溶性IL-2受容体（sIL-2R）は，疾患活動性のモニタリングとして有用であり，再発の評価に使われる可能性がある[8]．ANCAは，1982年にDaviesらにより最初に報告され，1985年にvan der Woudeらにより，1989年吉田雅治ら[9]により活動性WG症との関連が高いことが報告された．その後，ANCAの2つの主な免疫蛍光染色パターン，すなわちcytoplasmicパターン（c-ANCA）とperinuclearパターン（p-ANCA），が発見された．c-ANCAはわが国の活動性WG症の80%に陽性で[10]，その標的抗原は，好中球アズール顆粒内の29kDのセリンプロテアーゼであるPR3である．一方，p-ANCAは，好中球顆粒内のmyeloperoxidase（MPO）に対する抗体でありWG症の23%に観察される．ANCAのWG症に対する感度は，34%から92%と報告されている[11]．ANCA陽性は，WG症である可能性が高いかもしれないが，WG症と鑑別にあがるその他の疾患でも陽性となることが報告されているため，生検標本の代わりに使用されるべきではない．ANCAの力価は経過中に変化し，非活動性より活動性のときにより高くなるとされている．しかしながら，ANCAの4倍以上の上昇をみた患者の44%は，臨床的疾患活動性において変化がみられなかったとする報告[12]もあり，治療の毒性を考慮すると，ANCA力価の上昇のみで治療を強化したり，追加したりすべきではない．むしろ，患者の状態を注意深く観察していくことが重要と思われる．

V 画像所見[13]（図8-2-3-1, 8-2-3-2）

胸部X線検査は，WG症の疑われるすべての患者で施行すべきであるが，胸部異常影のある患者の34%は，無症状である[3]．最も多い所見は，直径1～4cmの結節影で，10cmまでのことが多い．約75%で両側性であり，分布に規則性はない．病期が進行すると，結節影の大きさや数が増加する傾向にある．症例の約50%で最終的には空洞を認めるようになる．空洞は通常，

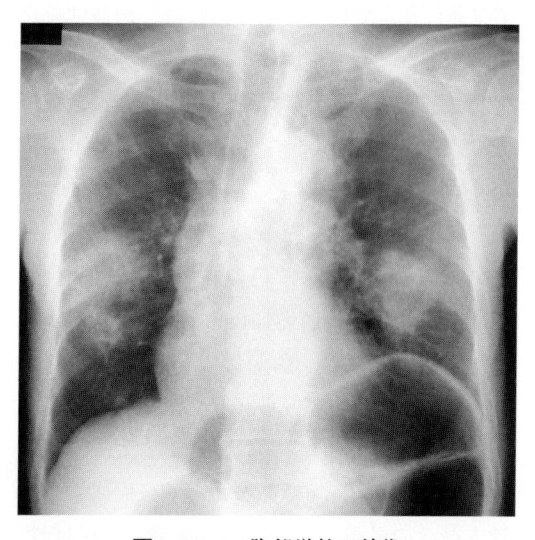

図8-2-3-1　胸部単純X線像
咳嗽を主訴に受診，両側に辺縁不整な結節～塊状影を認める．顕微的血尿と血清クレアチニン上昇もみられた．

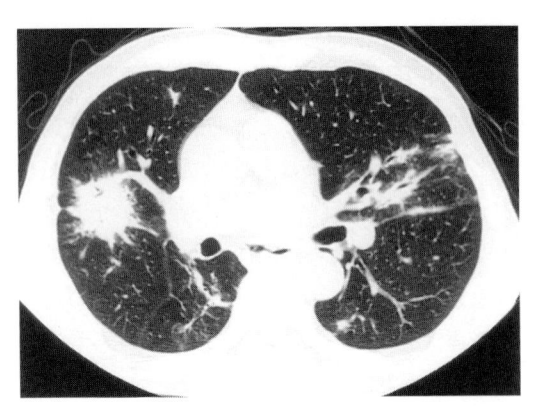

図8-2-3-2 胸部CT像
右に気管支透亮像を伴う辺縁不整な塊状影を、左に小結節影と浸潤影を認める。淡血性の気管支肺胞洗浄液が得られ、PR3-ANCA≧300EUであった。

壁が厚く，内縁は不整である．胸部X線像で明らかでなくても，CTを撮ると，直径が2cm以上の結節の多くで，空洞が認められる．結節の分布は多様であり，時々，胸膜直下のみにみられたり，または気管支血管周囲に分布する．consolidationやスリガラス影が，WG症において，次によく見られる所見であり，結節影を伴ったり伴わなかったりする．consolidationの広がりは多様であり，濃くて限局していたり，肺葉全体に及んでいるものもあれば，両側性で斑状のもある．その原因は，二次的な肺出血であったり，結節と同様に，壊死性肉芽腫性炎症であったりする．CT像でも，consolidationの広がりは多様であり，時々，肺梗塞によく似た胸膜下に接する楔状を呈したり，気管支血管周囲に分布する．WG症77例の画像所見に関して，胸部X線像で，結節影は69%，consolidationは53%に認められた．結節影の49%とconsolidationの17%に空洞がみられた．スリガラス影またはconsolidationが，両側びまん性にみられたのは，症例の8%であった．WG症による気管支壁への浸潤は，気道狭窄を来し，区域性，肺葉性，または肺全体の無気肺を引き起こす．気管・気管支異常は胸部X線像では，ほとん

どわからないが，CT像では，通常，見つけることができる．片側性または両側性の胸水が，約10%の患者にみられる．肺門または縦隔リンパ節の腫大が，胸部X線像またはCT像で，2%から15%に報告されている．

VI 診　断

　WG症の治療に使用される薬剤は副作用が強く，全身状態を悪化しうるため確実な診断が必須である．WG症の診断は，通常，臨床的に矛盾しない背景において，血管炎，肉芽腫性炎症，壊死を組織学的に証明することによりなされる．わが国では，1998年の厚生省難治性血管炎分科会においてWG症の診断基準が示されている（表8-2-3-1）[14]．E，L，Kそれぞれの主要症状を満たす場合，E，L，K，血管炎の2項目以上および組織所見の1項目以上を満たす場合，E，L，K，血管炎の1項目以上と組織所見の1項目以上およびc(PR3)ANCA陽性を満たす場合は確実例となる．

VII 治　療

　治療されないWG症の中間生存期間は従来5カ月と短く[15]，副腎皮質ホルモンによる治療が導入された後も中間生存期間は12.5カ月にとどまっていた[16]．副腎皮質ホルモンとCPAの併用療法は，予後を劇的に改善した．2mg/kg/日のCPAと1mg/kg/日のプレドニゾロンにて治療され，6カ月から24年のあいだ追跡を受けた158名の患者において，91%が著明な改善を示し，75%が完全寛解を得て，80%の生存率が観察された．しかしながら，再発が50%にみられ，薬剤関連の死亡率が42%に観察された[3]．最近では，CPAのパルス療法の方が，寛解導入率がよいとの報告もみられる．CPAの副作用のいくらかは，間欠投与にて減らすこ

表8-2-3-1 ウェゲナー肉芽腫症(WG)の診断基準

1．主要症状
(1)上気道(E)の症状 　鼻(膿性鼻漏，出血，鞍鼻)，眼(眼痛，視力低下，眼球突出)，耳(中耳炎)，口腔・咽頭痛(潰瘍，嗄声，気道閉塞) (2)肺(L)の症状 　血痰，咳嗽，呼吸困難 (3)腎(K)の症状 　血尿，蛋白尿，急速に進行する腎不全，浮腫，高血圧 (4)血管炎による症状 　①全身症状：発熱(38℃以上，2週間以上)，体重減少(6か月以内に6kg以上) 　②臓器症状：紫斑，多関節炎(痛)，上強膜炎，単神経炎，虚血性心疾患，消化管出血，胸膜炎
2．主要組織所見
①E，L，Kの巨細胞を伴う壊死性肉芽腫性炎 ②免疫グロブリン沈着を伴わない壊死性半月体形成性腎炎 ③小・細動脈の壊死性肉芽腫性血管炎
3．主要検査所見
Proteinase(PR3)ANCA(蛍光抗体法でcytoplasmic pattern，C-ANCA)が高率に陽性を示す。
4．判定
①確実(definite) 　(a)上気道(E)，肺(L)，腎(K)のそれぞれ1臓器症状を含め主要症状の3項目以上を示す症例 　(b)上気道(E)，肺(L)，腎(K)，血管炎による主要症状の2項目以上および，組織所見①，②，③の1項目以上を示す症例 　(c)上気道，肺，腎，血管炎による主要症状の1項目以上と組織所見①，②，③の1項目以上およびC(PR3)ANCA陽性の例 ②疑い(propable) 　(a)上気道(E)，肺(L)，腎(K)，血管炎による主要症状の2項目以上の症状を示す例 　(b)上気道(E)，肺(L)，腎(K)，血管炎による主要症状のいずれか1項目および，組織所見①，②，③の1項目を示す例 　(c)上気道(E)，肺(L)，腎(K)，血管炎による主要症状のいずれか1項目とC(PR3)ANCA陽性を示す例
5．参考となる検査所見
①白血球，CRPの上昇 ②BUN，血清クレアチニンの上昇
6．鑑別診断
①E，Lのほかの原因による肉芽腫性疾患(サルコイドーシスなど) ②他の血管炎症候群(顕微鏡的PN，アレルギー性肉芽腫性血管炎)Churg-Strauss症候群))など
7．参考事項
①上気道(E)，肺(L)，腎(K)のすべてがそろっている例は全身型，上気道(E)，下気道(L)のうち単数もしくは2つの臓器にとどまる例を限局型と呼ぶ ②全身型はE，L，Kの順に症状が発現することが多い ③発症後しばらくすると，E，Lの病変に黄色ブドウ球菌を主とする感染症を合併しやすい ④E，Lの肉芽腫による占拠性病変の診断にCT，MRI検査が有用である ⑤PR-3 ANCAの力価は疾患活動性と平行しやすい

(難治性血管炎分科会，1998年)

とができるが，現在までのところ，間欠投与では再発の可能性が高くなることが示唆されている．また，低用量のメソトレキサート（以下MTX）と副腎皮質ホルモンによる治療が，CPAの毒性の出現した重症ではない患者で施行され，42名のうち，33名（79%）が寛解を得て，19名（58%）が，寛解後半数が29カ月で再発したとする報告[17]もある．追跡期間が短いが，CPAで寛解導入された患者における寛解維持に，MTXが有効であったとの報告もみられる．アザチオプリンは，寛解導入では効果がみられていないが，18カ月の短期間ながら寛解維持においてCPAと同等の効果であったとの報告[18]がみられる．上気道や肺に限局したWG症の治療におけるST合剤使用の有用性の報告がいくつかみられる．ST合剤は，肺病変の治療や糸球体腎炎のある状況では単独使用すべきではないが，上気道に孤立した病変がみられる患者では考慮してもよい．ST合剤の再発予防効果に関して，副腎皮質ホルモンとCPAでの治療により寛解となったときに，併用療法かプラセボかに無作為化され，24カ月後プラセボの投与を受けた患者群（40例）の60%に比べて，ST合剤群（51例）の82%で寛解が維持され，再発の種類別にみたとき，主要臓器（肺，腎，神経系）での再発に差はなく，上気道の再発のみが，有意に減少していた[19]．したがって主要臓器に病変のある場合には，副腎皮質ホルモンと免疫抑制薬での治療が必要とされるが，WG症のすべての病変で，免疫抑制療法に反応がみられるわけではない．また，副鼻腔に孤立した病変は，抗生薬の開始，洗浄，経鼻ステロイドでの治療が有効と思われる．しかしWG症に関連した声門下狭窄は，投薬であまり改善せず，気管の機械的拡張と長期間の副腎皮質ホルモンの気管内投与によって効果がみられたとの報告がある[4]．

治療の実際としては，1996年厚生省難治性血管炎調査研究班により，WG症の治療方針が示されており，そのプロトコルに従って免疫抑制療法を行う（表8-2-3-2）．

VIII 病因論

WG症の原因は明らかとはなっていないが，部分的な役割を果たしていると思われる免疫学的機序が少しずつ解明されてきている．ANCAは，WG症や顕微的多発血管炎などのすべての患者でその存在が証明されるわけではない．このことは，ANCAの役割は必須のものではないということになるが，多くのデータでは，ANCAが，血管を障害するのに関わっているかもしれないことを示している．

活性化された好中球は，細胞表面にさまざまな細胞質抗原を発現する．その多くは酵素であり，PR3やMPO，その他のさまざまな好中球細胞質酵素とそれぞれに対する抗体との結合は，好中球の活性化，脱顆粒，スーパーオキサイド産生を高める．好中球細胞質酵素は，内皮細胞の活性化を高めるのはもちろんのこと，内皮細胞に直接結合しその障害を引き起こす可能性がある．WG症の発症に際して，感染の潜在的な役割は，最も興味深いところである．ANCAの力価と疾患活動性は通常相関しているが，高力価なのに活動性の低い患者もみられる．このような患者では，感染によって，さまざまなサイトカインが好中球を活性化し，その結果PR3が細胞表面に発現し，血管炎が急速に進行することも考えられる．現在までのところ，特定の感染因子を明らかにすることはできていない．免疫抑制性の治療が奏功し，重度の感染で亡くならないことは，血管炎に対する刺激としての感染は，持続性でないことを示している．

WG症における肉芽腫形成に関するメカニズムの解明も行われてきた．その他の疾患で肉芽

表8-2-3-2　ウェゲナー肉芽腫症(WG)の治療指針

1．寛解導入療法
(1)全身型WGで活動早期の例に対して 　シクロホスファミド(CY)50～100 mg/日とプレドニゾロン(PSL)40～60 mg/日の経口投与を8～12週行う (2)限局型WGで活動早期の例に対して 　プレドニゾロン(PSL)15～30 mg/日，シクロホスファミド(CY)25～75 mg/日，スルファメトキサゾール・トリメトプリム(ST)合剤，2～3錠/日を8週間行う 　　注1：全身型WGとは主要症状の上気道，肺，腎のすべてそろっている例，限局型WGとは上気道，肺の単数もしくは2つの臓器症状にとどまる例をさす 　　注2：寛解とは，肉芽腫症病変，血管炎，腎炎の症状が消失，または軽快し，PR-3 ANCA値を含め検査所見が正常化することを意味する 　　注3：発症から治療期間までの期間が短いほど，完全寛解を期待できる 　　注4：副作用のためCYが用いられない場合は，アザチオプリン(AZ)の同量かメソトレキサート(MTX)を2.5～7.5 mg/週を使用する
2．維持療法
寛解導入後は2つのいずれかの維持療法を原則として12～24か月行う (1)PSLを8～12週間で漸減，中止し，CYを25～50 mg/日に減量して投与する (2)CYをただちに中止し，PSLを漸減し5～15 mg/日の投与とする 　　注1：疾患活動期に肉芽腫病変の強かった例は(1)，血管炎症状の強かった例は(2)を原則として選択する 　　注2：再発した場合はCY(AZ)，MTX，PSL投与量を寛解導入期の投与量に戻す 　附：WGの免疫抑制療法施行時の注意事項 　　1)CY，AZ，MTXの使用にあたっては，適応外医薬品であるのでインフォームド・コンセントと患者に十分話して了解のもとで使用し，副作用の早期発見とその対策が重要である 　　2)PR-3 ANCA力価を疾患活動性の指標として至適投与量を設定する 　　3)WGの発症，増悪因子として細菌，ウイルス感染症の対策を十分行う

(厚生省難治性血管炎調査研究班, 1997年)

腫性炎症は，Th1サイトカイン（IL-2，IFN-γ，TNF-α）を産生する感作されたCD4+T細胞によって仲介されるプロセスとされてきた．WG症患者においても，IL-1，IL-2，IL-6，TNF-αの血清レベルの上昇，そして単核球によるTNF-αの産生の増加が報告されてきた．Ludvikssoらは，活動性WG症患者の末梢血リンパ球における研究で，CD4+T細胞は，正常コントロールからのCD4+T細胞が産生するよりも10～20倍高いIFN-γと有意に高いTNF-αを産生していたが，Th2関連のサイトカイン（IL-4，IL-5，IL-10）産生レベルには差はなかったと述べている[20]．WG症患者の中では，全身型WG症よりも局所型WG症において，多くのIFN-γ産生がみられたとの報告もみられる．WG症における，IFN-γの供給源として，補助刺激シグナル分子であるCD28を欠くT細胞サブセットの増加がみられることが報告されている[21]．肉芽腫病変だけでなく末梢血液中でも，CD4+CD28-T細胞がIFN-γの主たる供給源となっている[22]．WG症の病変が，Th1細胞への分化に問題のあるT細胞と関連するという所

見は，IFN-γを産生するT細胞の初期インデューサーであるIL-12の調節異常を意味する[20]．活動性病変のある患者からの単核球において最も高いIL-12産生レベルが得られるが，非活動性病変患者の単核球でも，IL-12の産生量が増加することが観察されている．このことは，IL-12産生増加は，炎症の過程に対する二次的な効果ではなく，むしろWG症の初期の特徴であることを示唆している．これらの観察に基づき，WG症患者の環境障害（感染などの）への暴露や自己抗原が，過剰なマクロファージのIL-12反応により，アンバランスなTh1サイトカイン産生を誘導し，TNF-αとINF-γの異常な産生が，WG症を特徴づける肉芽腫性炎症性血管病変を形成し永続させると仮定される[20]．Th1経路とIL-12産生の抑制により，炎症をくい止めることができるかもしれず，このことはWG症の治療に関して重要な意味合いをもつ．外因性のIL-10が，活動性WG症患者からの末梢血単核球によるIFN-γの産生を，用量依存的にブロックする所見がこれを裏づけている[21]．今後さらなる研究によるWG発生機序の解明が，疾患特異的治療へとつながるもの期待される．

【参考文献】

1) Cotch MF, Hoffman GS, Yerg DE, et al. The epidemiology of Wegener's granulomatosis. Arthritis Rheum 1996; 39: 87–92

2) 橋本博史. 中・小型血管炎の全国疫学調査. 厚生省特定疾患難治性血管炎調査研究班疫学調査分科会報告, 平成8年度研究報告書, 1995. 9–21

3) Hoffman GS, Kerr GS, Leavitt RY, et al. Wegener granulomatosis: an analysis of 158 patients. Ann Intern Med 1992; 116: 488–94.

4) Langford CA, Sneller MC, Hallahan CW, et al. Clinical features and therapeutic management of subglottic stenosis in patients with Wegener's granulomatosis. Arthritis Rheum 1996; 39: 1754–60

5) Fauci AS, Haynes BF, Katz P, et al. Wegener's granulomatosis: prospective clinical and therapeutic experience with 85 patients for 21 years. Ann Intern Med 1983; 98: 76–85

6) Nishino H, Rubino FA, DeRemee RA, et al. Neurological involvement in Wegener's granulomatosis. An analysis of 324 consecutive patients at the Mayo Clinic. Ann Neurol 1993; 33: 4–9

7) Jayne D, on behalf of the European Vasculitis Study Group (EUVAS) . Update on the European Vasculitis Study Group trials. Curr Opin Rheumatol 2001; 13: 48–55.

8) Schmitt WH, Heesen C, Csernok E, et al. Elevated serum levels of solble interleukin-2 receptor in patients with Wegener's granulomatosis.Association with disease activity. Arthtis Rheum. 1992; 35: 1088–96.

9) 吉田雅治, 斉藤元章, 長澤俊彦: Wegwner肉芽腫症における好中球細胞質に対する抗体. 日内会誌 1989; 78: 1581–5.

10) 吉田雅治: Wegner肉芽腫症. 日本臨牀 1994; 52: 2089–94.

11) Fienberg R, Mark EJ, Goodman M, et al. Correlation of antineutrophil cytoplasmic antibodies with the extrarenal histopathology of Wegener's (pathergic) granulomatosis and related forms of vasculitis. Hum Pathol 1993; 24: 160–8.

12) Kerr GS, Fleisher TA, Hallahan CW, et al. Limited prognostic value of changes in antineutrophil cytoplasmic antibody titer in patients with Wegener's granulomatosis. Arthritis Rheum 1993; 36: 365–71

13) Müller NL, Fraser RS, Lee KS, et al. Pulmonary vasculitis and hemorrhage.Disease of The Lung. Lippincott Williams & Wilkins, Philadelphia; 2003. 339–41.

14) 吉田雅治: 中・小血管炎の臨床に関する小委員会報告. 厚生省難治性血管炎に関する調査研究班, 平成10年度研究報告書, 1999. 239–46.

15) Walton E. Giant cell granuloma of the respiratory tract (Wegener's granulomatosis). BMJ 1958; 2: 265–70.

16) Hollander D, Manning RT. The use of alkylating agents in the treatment of Wegener's granulomatosis. Ann Intern Med 1967; 67: 393–8.

17) Langford CA, Sneller MC, Hoffman GS. Methotrex-

ate use in systemic vasculitis. Rheum Dis Clin North Am 1997; 23: 841–53

18) Jayne D, Rasmussen N, Andrassy K, et al., for the European Vasculitis Study Group. A randomized trial of maintenance therapy for vasculitis associated with antineutrophil autoantibodies. N Engl J Med 2003; 349: 36–44.

19) Stegeman CA, Tervaert JWC, de Jong PE, et al. Trimethoprim-sulfamethoxazole (co-trimoxazole) for the prevention of relapses of Wegener's granulomatosis. N Engl J Med 1996; 335: 16–20

20) Ludviksson BR, Sneller MC, Chua KS, et al. Active Wegener's granulomatosis is associated with HLA-DR+ CD4+ T cells exhibiting an unbalanced Th1-type T cell cytokine pattern: reversal with IL-10. J Immunol 1998; 160: 3602–9

21) Lamprecht P, Bruhl H, Erdmann A, et al. Differences in CCR5 expression on peripheral blood CD4+ CD28- T-cells and in granulomatous lesions between localized and generalized Wegener's granulomatosis. Clin Immunol 2003; 108: 1–7.

22) Komocsi A, Lamprecht P, Csernok E, et al. Peripheral blood and granuloma CD4(+) CD28(-) T cells are a major source of interferon-γ and tumor necrosis factor-α in Wegener's granulomatosis. Am J Pathol 2002; 160: 1717–24.

〔櫻本　稔，田口善夫〕

2-(4) その他の肉芽腫性疾患

I 肉芽腫性疾患の概念

　肉芽腫 granuloma は，免疫担当細胞や炎症性細胞が密に集団を作り形成される病変であり，それが多発性に認められ重要な組織学的所見となる疾患が肉芽腫性疾患と呼称される[1]．肉芽腫性疾患には，結核症のような感染症，珪肺症やベリリウム症のように明らかな原因物質が特定されているものから，サルコイドーシスを代表とする原因因子が未確定なものまで多種存在する．

　肉芽腫の成立機構は，主に結核菌体およびその成分，住血吸虫卵 Shistosoma egg，あるいは抗原を吸着させたビーズを用いて行われ，図8-2-4-1に示すように，マクロファージや樹状細胞などの抗原提示細胞，ヘルパーT細胞特にTh1タイプのリンパ球を主体として，サイトカイン，ケモカインや接着分子，補助分子の活性化を介して起こる免疫応答が重要と考えられている．疾患により好中球，好酸球，巨細胞が認められ，壊死を起こしたり，起こさなかったりする．これらの特徴は，鑑別点としても重要視されてきた．

II 肉芽腫性疾患の分類

　肉芽腫性疾患の分類は，原因因子の明確なもの（感染性，化学物質など）と原因の未確定なもの（サルコイドーシス，ウェゲナー肉芽腫症など）に大別され，また疾患により主体となる罹患臓器も異なっている．表8-2-4-1にはD Geraint Jamesによる肉芽腫性疾患の分類を示す[1]．

　本稿では，サルコイドーシス以外の肉芽腫性

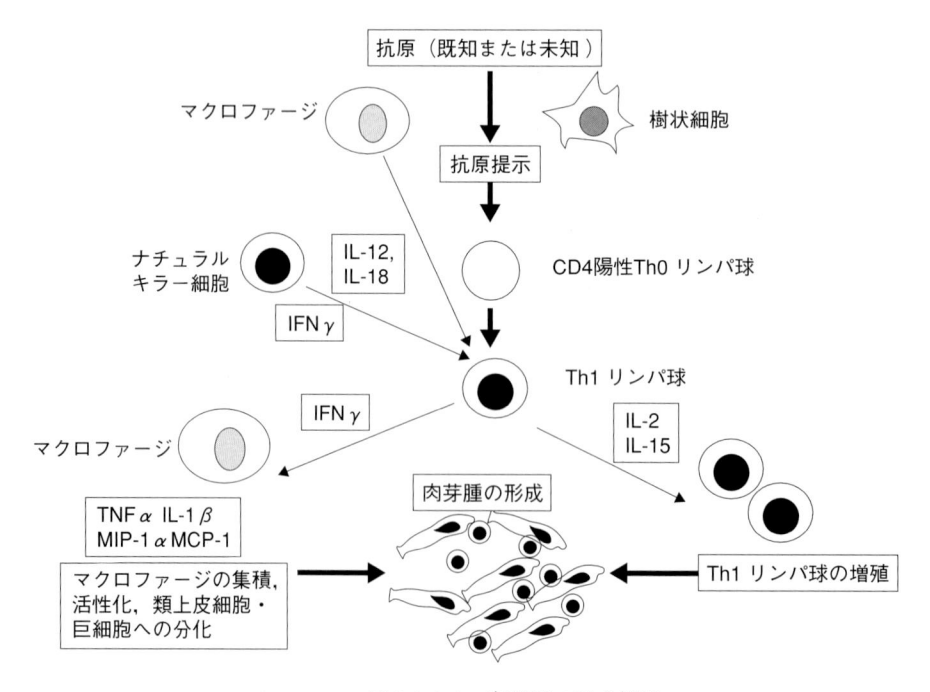

図8-2-4-1　肉芽腫の形成機序

表8-2-4-1 肉芽腫性疾患の分類

(1) 感染症	(2) 血管炎	(5) 過敏性肺炎
真菌症：	Wegener's granulomatosis	Farmers' lung
Histoplasma	Necrotising sarcoidal granulomatosis	Bird fanciers' lung
Coccidioides	Churg-Strauss syndrome	Mushroom workers' lung
Blastomyces	Lymphomatoid granulomatosis	Suberosis(corkdust)
Sporothrix	Polyarteritis nodosa	Bagassosis
Aspergillus	Bronchocentric granulomatosis	Maple bark strippers'
Cryptococcus	Giant cell arteritis	Paprika splitters'
原虫：	Systemic lupus erythematosus	Coffee bean
Toxoplasma	(3) 免疫学的異常	Spatlese lung
Leishmania	Sarcoidosis	(6) 化学物質
Metazoa	Crohn's disease	Beryllium
Toxoplasma	Primary biliary cirrhosis	Zirconium
Schistosoma	Hepatic granulomatous disease	Silica
スピロヘータ：	Langerhan's granulomatosis	Starch
T pallidum	Orofacial granulomatosis	Talc
T carateum	Peyronie's disease	(7) 腫瘍
T pertenue	Blau's syndrome	Carcinoma
抗酸菌症：	Hypogammaglobulinaemia	Reticulosis
M tuberculosis	Histiocytosis X	Pinealoma
M leprae	Immune complex disease	Dysgerminoma Seminoma
M kansasii	(4) 白血球オキシダーゼ欠損	Malignant nasal granuloma
M marinum	Chronic granulomatous disease	(8) その他
M avian	Reticulum cell sarcoma	Whipple's disease
BCG vaccine of childhood and adults		Cats cratch
		Lymphogranuloma
細菌：		Kikuchi
Brucella		Buruli ulcer
Yersinia		

(A clinicopathological classification of granulomatous disorders. DG James Postgrad Med J 2000; 76: 457–65(August)より)

疾患のうち，別項に記載される過敏性肺炎，ウェゲナー肉芽腫症およびランゲルハンス細胞性肉芽腫症をのぞく，主な肉芽腫性疾患について，特にサルコイドーシスとの臨床的相違点に力点を置きながら，概説する．

類似点が多い．真菌症の中では，*Histoplasma*症，*Coccidioides*症，*Blastomyces*症などわが国ではまれな疾患で肺門リンパ節腫大と肺野の異常陰影を呈するものがある．梅毒でもガム腫が肺病変としてみられることがある．

III 感染性肉芽腫性疾患

最も重要なものはいうまでもなく，抗酸菌症である．このうち結核症は，かつてサルコイドーシスでもその原因として想定されていたほど

1．結核症

*Mycobacterium tuberculosis*による全身性感染症で，初期感染では微細な飛沫小滴（直径10 μm以下）を吸気とともに吸入することにより

成立する（飛沫核感染・空気感染）．経気道的に吸入された菌が胸膜直下に到達して初期病巣を形成し所属リンパ節腫大を伴う．これを初期変化群 primary complex といい，大多数の場合には免疫を獲得して治癒するが，約10%で発症する（初感染結核症）．結核菌感染後約8週間までにTh1優位の細胞性免疫応答が確立して，ツベルクリン反応が陽性となる．通常治癒病変は消失するかわずかな石灰化病変を残すのみであるが，肺門リンパ節の石灰化も認める．両側性肺門リンパ節腫大はまれ．成人になり種々の原因で免疫応答が低下すると，病巣の再活動化 reactivation が起こり，二次（既感染）結核症が起こる．肺野病変は経気道的散布では小葉中心性の小粒状影を示すものの，きわめて多彩な病像を示す．サルコイドーシスとの鑑別点はツベルクリン反応，上記の画像所見にくわえ，病理学的には乾酪変性を伴う類上皮細胞肉芽腫を認め，最終的には結核菌の検出による．また，両者の合併例の報告もある[2]．まれに成人の縦隔・肺門リンパ節結核があり，サルコイドーシスとの鑑別が問題となる．

2. 真菌症

表8-2-4-1に示すような真菌症が肉芽腫性病変を示すが，ここでは臨床的にサルコイドーシスとの鑑別が問題になりうるものとして，*Histoplasma*症，*Coccidioides*症，*Blastomyces*症をとりあげる．

1) *Histoplasma*症

【分類と疫学事項】2型が知られている．古典型，アメリカ型，あるいはDarlingヒストプラズマ症，小型ヒストプラズマ症といわれる*Histoplasma capsulatum*によるものと，アフリカ型または大型といわれる*Histoplasma duboisii*によるものがある．アメリカヒストプラズマ症は肺に標的とすることの多い真菌症である．特に有機物質が豊富な（鳥類のフン，コウモリのフンを含む）土壌に多い．胞子を含んだ塵埃を吸入することにより感染し，多数の野性動物や家畜に感染する．ヒトからヒト，動物からヒトへの感染はない．世界中に認められるがアメリカ大陸に多い．

【臨床所見】初感染はほとんどすべてが肺で，真皮や消化管は例外的である．感染から約3週間後に，倦怠感，発熱など感冒様の症状で発症する．呼吸困難，血痰，胸痛を呈すこともある．胸部X線像では，両側性または一側性の肺門リンパ節腫大，肺野の浸潤影などが認められる．播種型または第2期は血行性，リンパ行性，網内系を介して病原菌が播種する結果生じる．糖尿病，悪性血液疾患，ステロイド治療，後天性免疫不全症候群（AIDS）などの免疫不全の症例で見られる．慢性型肺ヒストプラズマ症は，内因性または外因性の再感染の結果生じる．臨床上，咳嗽，血痰，呼吸困難，発熱が認められる．X線では浸潤像，時には偽性腫瘍（ヒストプラズモーム），さまざまな空洞（しばしば複数），結核に類似した像を呈す．

【診断】菌の分離はまれだが，histoplasmin（酵母型と菌糸型からそれぞれ作成される，ヒストプラズマ症の皮内反応用抗原）に対する皮内反応や，血清学的検査（ゲル免疫沈降法，免疫電気泳動法，補体結合反応，など）が用いられる．

【予後・治療】初感染の経過はほとんどが良好である．数週間で臨床上も放射線学的にも自然治癒する．両肺や脾に，さまざまな程度の播種性の微小な石灰化を認めることがある．慢性型で進行すると呼吸不全や肺性心に陥る．

2) *Coccidioides*症

【分類・疫学】コクシジオイデス症は*Coccidioides immitis*が原因菌である．土壌の汚染は感染したげっ歯類によって起こると考えられる．ヒトは土埃に含まれた分節胞子を乾期と雨期を

通して吸入して感染する．米国南西部，中米，ベネズエラ，アルゼンチンでみられる．

【臨床所見】初期コクシジオイデス症は肺型が最も多い．大半が無症状で，後になって肺の石灰化が認められ，*Coccidioides*の皮内反応が陽性と判明する．胸部X線像の所見は多様で，浸潤影がいろいろな程度に見られ，大きな結節像または粟粒像，縦隔のリンパ節腫大，気胸または血胸が認められる．

播種型または肉芽腫型コクシジオイデス症は，菌が血行性またはリンパ行性に播種した結果生じる．特に骨，神経系，尿路系によく見られる．免疫不全症候群（AIDS）では重症型が報告される．

【診断】多様な病状を示すことから，結核やアメリカにある内蔵性真菌症が鑑別の対象になる．真菌学的診断：*C. immitis*の胞子嚢を，喀痰，浸出液，生検で採取された試料から証明して診断する．Sabouraud培地で培養するのは容易であるが，実験室で無防備に扱うのは危険である．モルモットの睾丸やハツカネズミの腹腔に接種する方法がある．免疫学的診断にはcoccidioidinの培養濾液から精製した診断用抗原の皮内反応，またはより鋭敏なspherulin（球状体の壁より抽出された多糖体の遅延型皮膚反応用抗原）の皮内反応が陽性．全身型では陰性となる．免疫沈降法，補体偏向法は特異的抗体の証明となる．

【予後・治療】イトラコナゾールなどアゾール系薬剤が用いられる．重症例ではアムフォテリシンBが用いられる．播種型，特に髄膜炎併発例では予後は不良である．

3）*Blastomyces*症

【分類・疫学】本症の同義語にはGilchrist病，北米ブラストミセス症がある．皮膚・肺・骨に肉芽腫性病変を作る．*B dermatitidis*による感染症で，経気道的に侵入し皮膚粘膜に病変を作る．北米全域（米国東南部，カナダ，メキシコ）とアフリカ（北アフリカ，ザイール，南アフリカ）の農村部に認められる．

【臨床症状】急性肺型では，X線上は肺門部リンパ節腫大を伴った浸潤影．粟粒型も存在する．慢性皮膚骨型は，皮膚の露出部に丘疹で出現し，慢性の経過を示す．皮膚病変がしばしば骨やまれに関節部に出現する．全身型は重症でより急速な経過をとる．縦隔リンパ節腫大，粟粒性，結節性，嚢胞性または偽腫瘍などの病変が認められる．

【診断】臨床上，結核，皮膚・肺の癌，その他の真菌症，特にアメリカヒストプラズマ症が鑑別に挙げられる．皮膚病変の膿，喀痰，脳脊髄液の直接検鏡により，*B. dermatitidis*の酵母が証明される．ハツカネズミやハムスターに接種することもできる．生検の組織病理学的診断が行われる．皮内反応や免疫学的反応は信頼性に乏しい．

Ⅳ 化学物質による肉芽腫性疾患

ベリリウム症や珪肺症が含まれる．肉芽腫は基本的には不溶性の異物を生体側から隔離するための合目的的反応と考えられるが，実際には単なる異物反応ではなく，サイトカインや成長因子を介したTリンパ球の活性化が認められることが多い．

1．ベリリウム症

【概念・疫学】ベリリウム症とは，酸化ベリリウムを含む塵埃や蒸気を吸い込むことによって引き起こされる肺の炎症性疾患である．かつては電子機器産業や化学工業，蛍光電球の製造などに用いるために広く採鉱されていた．現在は主に航空宇宙産業で用いられている．採鉱労働者のほかに，ベリリウム精製所の付近で生活している少数の人々もベリリウム症を発症する．

ベリリウムと接触する人々のうち約2％のみに肺の障害が生じると考えられる点で，他の職業性肺疾患とは異なる．ベリリウムに比較的短時間さらされただけの人々にも起こる可能性があり，症状が10～20年間現れないこともある．サルコイドーシスとの関連で注目されるのは，慢性ベリリウム症であり，組織学的にも非乾酪性類上皮細胞肉芽腫を示し，サルコイドーシスの病態へさまざまな示唆を与える[3]．

【臨床所見】急性ベリリウム症は主に肺臓炎として発症し，咳や呼吸困難，体重減少を示す．慢性ベリリウム症では，咳や呼吸困難，体重減少が徐々に起こる．胸部X線像はサルコイドーシスに類似するため鑑別が必要である．しかし，画像，血清ACE値（上昇），気管支肺胞洗浄液所見（リンパ球増加，CD4/CD8比の高値）からは鑑別はほとんど不可能である．したがって，ベリリウム曝露歴，病変臓器からのベリリウムの検出以外，両疾患を鑑別することは基本的には困難である．

【診断】慢性ベリリウム症は，まずこれを念頭に置かないと重症・難治性のサルコイドーシスとされる可能性がある．サルコイドーシスの重症例では本症の可能性を考えての検討も必要である

【予後・治療】慢性ベリリウム症によって進行性に呼吸不全に陥ると，肺性心から死に至りうる．慢性ベリリウム症の患者には，プレドニゾロンなどの投与がされるが，有効率は高くない．法的規制が始まった1972年以降の発生はほとんどみられない．

2. 珪肺症

【概念・疫学】珪肺症とは，珪石（石英，crystalline silica）の粉塵の吸入によって起こる肺の炎症性疾患であり，しばしば永久的な瘢痕化をみる．最も古くから知られている職業性肺疾患であり，何年にもわたって珪石の粉塵を吸い込んだ人々で発症する．珪石は砂の主成分であるため，鉱山労働者や，砂岩・花こう岩の加工労働者，鋳物工場の労働者，陶芸家などが曝露される．通常，症状は粉塵にさらされてから20～30年後に現れる．しかし，砂吹き機の使用，トンネルの掘削，研磨剤製造など，珪石の粉塵が大量に生じる職業に従事している人では，10年未満で症状が出現することもある．珪石の粉塵は，吸入されると肺に到達し，そこでマクロファージなどに取り込まれる．活性化マクロファージが放出する活性酸素，サイトカイン，酵素が，肺組織病変の原因と推定される[4]．最初のうち，瘢痕領域はごく小さな病変であるが（単純結節性珪肺症），それが集まって大きな塊を形成することがある（集塊性珪肺症）．

【臨床所見】慢性の咳，痰，呼吸困難がさまざまな程度に見られる．胸部X線ではびまん性の小粒状影（単純結節性珪肺症）が上肺野優位に生じる．進展すると粒状影が融合して大陰影（集塊性珪肺症）を形成することもある．また，肺門部・縦隔リンパ節の卵殻様石灰化eggshell calcification（石灰化像の内部が抜けたような所見）が特徴的である．呼吸機能上は拘束性障害から閉塞性障害までさまざまである．

また，珪肺症の患者が結核を発症する確率は，珪肺症でない人々よりも3倍高い．珪肺症に関節リウマチを合併したものをCaplan症候群という．

最近，珪肺症の経過中に抗好中球細胞質抗体（anti-neutrophil cytoplasmic antibody：ANCA）が陽性化したり血管炎症候群が発症する報告があり，その病因との関連でも注目される．

【診断】珪肺症は，職業歴と胸部X線上の瘢痕と小結節を示す特有のパターンが示された場合に診断される．

【予防】労働現場での粉塵発生の予防，空気清

浄機の完備，微粒子を除去するマスクの使用が必須である．珪石の粉塵にさらされる労働者は，定期的な胸部X線検診の必要がある．
【治療】珪肺症は治癒しない．薬物療法としては気管支拡張薬や去痰薬などが用いられる．

V 血管炎

サルコイドーシス，過敏性肺炎，ウェゲナー肉芽腫症およびランゲルハンス細胞性肉芽腫症をのぞく原因不明の全身性肉芽腫性疾患の中で，全身性血管炎にも含まれるものが多い．肉芽腫形成を示す血管炎として，Necrotising sarcoidal granulomatosis, Churg-Strauss syndrome, Lymphomatoid granulomatosis, Bronchocentric granulomatosisなどがある．このうち，肺病変を高率に認める主な肉芽腫性疾患とその鑑別点を表8-2-4-2に示す．

1. Churg-Strauss syndrome
(アレルギー性肉芽腫性血管炎, allergic granulomatosis and angiitis：AGA)

【概念・定義】先行する気管支喘息に，末梢神経炎，消化器病変，心病変など全身性血管炎の徴候に加え，著明な好酸球増多（2000/μl以上）が特徴的である．病理学的特徴として当初あげられた血管外肉芽腫形成は観察されない場合も少なくない．
【病因・病態】気管支喘息，好酸球増多症を有する症例に発症することから，何らかの抗原刺激により発症すると考えられる．抗原刺激により好酸球が活性化され，好酸球より種々の組織障害因子が放出される．その結果，小動脈〜毛細血管に血管炎を生じ，多彩な臨床症状を呈する．抗好中球細胞質抗体の中の抗MPO抗体（抗ミエロペルオキシダーゼ抗体）が，50％の症例で検出される．抗MPO抗体が，発症に関与していることが考えられている．治療薬剤によるANCA関連血管炎としてロイコトリエン受容体拮抗薬との関連が報告されている．
【疫学】30〜60歳の女性に好発する．男：女＝4：6でやや女性に多い．我が国における年間新規患者数は，約100例と推定されている．年間の医療受給者数は，約450例である．
【臨床・検査所見】種々の臨床症状は，各々の臓器の血管炎によるものである．末梢神経炎（多発性単神経炎），筋痛・関節痛，紫斑，胃・腸の消化管出血，肺の網状陰影や小結節状陰影，心筋梗塞や心外膜炎，脳梗塞・脳出血などである．

白血球増多，CRP，血沈の上昇，RAテスト陽性もみられる．血清IgEの上昇（600U/ml以上）もみられる．本症での腎障害はまれである．
【診断】表8-2-4-3に診断基準を示す．早期治療が予後の改善につながることから，すべての所見がそろうまで待つのではなく，診断治療に進むことが多い．ANCAの陽性率は報告によりばらつきがあるが，30〜60％に陽性とされ，MPO-ANCAが多いといわれるが，PR3-ANCAも報告される．これらの指標の疾患活動性などとの相関は，ウェゲナー肉芽腫の場合ほどには明らかでない．
【治療】軽・中等度症例は，プレドニゾロン（PSL）40〜30mg/日で治療する．重症例特に心病変を示すものでは，PSL60mg/日かパルス療法とシクロホスファミド1mg/kg/日で治療する．
【予後】上記の治療により，80％の症例は6カ月以内に寛解に至る．残りの20％は治療抵抗性であり，ステロイド単独による完全寛解は難しく，寛解・増悪を繰り返す．この内の10％は重篤症例で，重症後遺症を残すか死に至る．寛解例でも時に再発を来す症例があるので，注意を要する．

表 8-2-4-2 肺の肉芽腫性血管炎とその鑑別所見

	Wegener's granulomatosis Classic	Wegener's granulomatosis Limited	Lymphomatoid granulomatosis	Churg-Strauss syndrome	Necrotising sarcoidal granulomatosis	Bronchocentric granulomatosis 喘息	Bronchocentric granulomatosis 非喘息	Sarcoidosis
F:M	M > F	Equal	M やや多い	F > M	M = F	M = F	M = F	M = F
年齢	50台	50台	30～50台	50台	30～40台	30台	60台	30～40台
症状	副鼻腔炎，鼻汁，鼻出血		咳・痰，呼吸困難，喀血，関節痛	咳・痰，喘息，肺陰影	発熱，咳，胸膜炎，倦怠感	喘息	咳，胸膜炎，呼吸困難	乏しい
鼻腔の病変	+	+	−		−		−	一般的には−
胸部X線 結節影	+	+	+	+	+	+上葉		+
空洞	++	+	+	−	+	+		+まれ
肺門リンパ節	−	−	−	−	−	−	−	+
腎	糸球体腎炎 85%	−	腎血管炎	−	Rare	−	−	腎石灰化
眼	+	−	−	−	Rare	+	−	+
アレルギー	±	±	−	+	−	−	+	−
皮膚	+	−	+	+	−	+	−	+
中枢神経	+	−	+	Rare	Rare	−	−	+
心	+	−	−	Rare	−	−	−	+
その他	ESR, ANCA			好酸球増加		アスペルギルスへのアレルギー，好酸球増加		ACE 上昇
肉芽腫	±	±	−	少ない	常に	+		+常に
血管炎	++	++	常に	常に	++	±		±目立たず
壊死	著明		多い	多い	多い	+		+目立たず
治療	シクロホスファミド，ステロイド		シクロホスファミド，アザチオプリン	ステロイド，アザチオプリン	ステロイド，アザチオプリン	ステロイド		ステロイド，アザチオプリン
予後	治療により改善		不良	良好～不良	良好	良好		一般に良好

表8-2-4-3 アレルギー性肉芽腫性血管炎（Churg-Strauss症候群）の診断基準

1．概念	Churg-Straussが古典的PNより分離独立させた血管炎であり，気管支喘息，好酸球増加，血管炎による症状を示すものをChurg-Strauss症候群，典型的組織所見を伴うものをアレルギー性肉芽腫性血管炎とする．
2．診断基準項目	1）主要臨床所見 　(1) 気管支喘息あるいはアレルギー性鼻炎 　(2) 好酸球増加 　(3) 血管炎による症状〔発熱（38℃以上，2週以上），体重減少（6カ月以内に6kg以上），多発性単神経炎，消化管出血，紫斑，多関節痛（炎），筋肉痛，筋力低下）〕 2）臨床経過の特徴 　主要所見(1)，(2)が先行し，(3)が発症する． 3）主要組織所見 　(1) 周囲組織に著明な好酸球浸潤を伴う細小血管の肉芽腫性，またはフィブリノイド壊死性血管炎の存在 　(2) 血管外肉芽腫の存在
3．判定基準	1）確実（definite） 　(1) 主要臨床所見のうち気管支喘息あるいはアレルギー性鼻炎，好酸球増加および血管炎による症状のそれぞれ一つ以上を示し同時に，主要組織所見の1項目以上を満たす場合（アレルギー性肉芽腫性血管炎） 　(2) 主要臨床所見3項目を満たし，臨床経過の特徴を示した場合（Churg-Strauss症候群） 2）疑い（probable） 　(1) 主要臨床所見1項目および主要組織所見の1項目を満たす場合（アレルギー性肉芽腫性血管炎） 　(2) 主要臨床所見3項目を満たすが，臨床経過の特徴を示さない場合（Churg-Strauss症候群）
4．参考となる検査所見	(1) 白血球増加（1万/μl以上） (2) 血小板増加（40万/μl以上） (3) 血清IgE増加（600μ/ml以上） (4) MPO-ANCA陽性 (5) リウマトイド因子陽性 (6) 肺浸潤陰影（これらの検査所見はすべての例に認められるとは限らない）
5．鑑別診断	肺好酸球増加症候群，他の血管炎症候群（ウェゲナー肉芽腫性肉芽腫性，結節性多発動脈炎）との鑑別を要する．
6．参考事項	(1) ステロイド未治療例では末梢血好酸球数は2,000μ/ml以上の高値を示すが，ステロイド投与後は速やかに正常化する． (2) 気管支喘息はアトピー型とは限らず，重症例が多い．気管支喘息の発症から血管炎の発症までの気管は3年以内が多い． (3) 胸部X線所見は結節性陰影，びまん性粒状陰影など，多様である． (4) 肺出血，間質性肺炎を示す例もみられる． (5) 血尿，蛋白尿，急速進行性腎炎を示す例もみられる． (6) 血管炎症候寛解後にも，気管支喘息は持続する例がかなりある． (7) 多発性単神経炎は後遺症が持続する例が多い．

（厚生省難治性血管炎分科会，1998年修正）

2. 壊死性サルコイド肉芽腫症（Necrotising sarcoidal granulomatosis, NSG）

本症はサルコイドーシスの一亜型と考えられている。表8-2-4-3にあるような特徴が挙げられており、胸部X線上、多発結節影を示し、肺門リンパ節腫大は普通認めない。最近、症例報告文献がほとんどみられない。

3. Lymphomatoid granulomatosis（LG）

【概念とその変遷】当初肺のangiitis and granulomatosisとしてLiebowらにより提唱された。種々の全身症状とともに胸部の結節陰影を示す。肺外病変としては皮膚と中枢神経系が多い。現在では、悪性リンパ腫の一種とされており、最近の報告ではB細胞マーカーが陽性であることが多い。臨床経過はさまざまで自然軽快も報告される。一方、経過中に非ホジキンリンパ腫となるものが10～50％にも及ぶ。まれな疾患で文献上では500～600例程度の報告があるのみである[5]。

【臨床・検査所見】年齢は30～50歳代で、男性がやや多い。臨床的には、発熱などの全身症状に加え、咳・痰、呼吸困難、血痰などの症状、胸部X線で80％以上の症例で多発性の境界不鮮明な結節性陰影を示す。自然に消長するいわゆる"wax and wane"も報告されている。胸水を40％、肺門リンパ節腫大を25％の症例にみる。

【治療と予後】標準的なものはないが、ステロイドとシクロホスファミドの治療が用いられることが多い。54％で完全寛解をみたとする報告がある。限局した結節性病変の手術例や放射線療法の有効例もみられる。予後は一般に不良であり、平均生存期間は4年とする報告もある。死因は喀血、中枢神経障害、感染症などである。

4. 気管支中心性肉芽腫症（Bronchocentric granulomatosis）

【概念】Liebowによって提唱された、気管支・細気管支中心性に認められる壊死性の肉芽腫性病変である[6]。破壊された気管支腔内は、壊死物質、フィブリンや粘液で閉塞されている。周囲血管にも炎症が及ぶこともある。

【疫学】頻度は明らかでないが、2004年までの検索では99例の報告が認められた[7]。肺移植例183例中3例が本症の診断であったという。

【病態】アスペルギルスに対するアレルギー反応が重要と考えられてきたが、慢性壊死性アスペルギローシスや菌球型にもみられる。また、非アレルギー性である場合の病因因子は不明のことが多い。今までに、アスペルギルスのほか、ヒストプラズマなどの真菌、Epstein-Barrウイルス、インフルエンザウイルスなどのウイルス、抗酸菌などの関与が示唆される症例が報告されている。

【臨床・検査所見】微熱、喘息症状、咳・痰、血痰、胸膜炎などをみる。肺外所見はまれである。胸部X線写真では、多発性の結節性や腫瘤性病変を認め空洞の形成や気管支拡張所見、mucoid impactionをみることもある。

【診断】気管支鏡下の生検で組織学的に診断される場合もあるが外科的生検が必要な場合も多い。鑑別上、種々のangiitis and granulomatosis（Wegener's granulomatosis, lymphomatoid granulomatosis, necrotizing sarcoid granulomatosis, allergic angiitis and granulomatosis, or Churg-Strauss syndrome）、肉芽腫性病変を示す感染症が問題となる。本症でもc-ANCAまたはproteinase-3（anti-PR3）ANCAが陽性になることがある。また本例とWegener's granulomatosisの境界例の報告もある。

【治療・予後】診断例ではステロイド、一部の

症例ではシクロホスファミドなどの免疫抑制薬が用いられて有効である．

VI 腫瘍随伴性サルコイド反応

癌の所属リンパ節には平均4.4%の頻度で非乾酪性類上皮細胞肉芽腫（サルコイド反応）が見られる[8]．ホジキン病および非ホジキン型リンパ腫の病期決定のために行われた外科的生検で得られた肝臓，脾臓の生検標本には平均して各々13.8%，7.3%の頻度で類上皮細胞肉芽腫が見られる．

【参考文献】

1) James DG. A clinicopathological classification of granulomatous disorders. Postgrad Med J 2000; 76: 457–65.
2) 立花暉夫, 竹中雅彦, 坂谷光則, ほか. 大阪地区サルコイドーシス症例の合併症に関する検討. サルコイドーシス/肉芽腫性疾患 2004; 24: 31–5.
3) 泉孝英. 病態からみた肉芽腫性肺疾患の種々相—慢性ベリリウム肺. 日サ会誌 1997; 16: 45–6.
4) Fubini B, Hubbard A. Reactive oxygen species (ROS) and reactive nitrogen species (RNS) generation by silica in inflammation and fibrosis. Free Radic Biol Med 2003; 34: 1507–16.
5) Cadranel J, Wislez M, Antoine M. Primary pulmonary lymphoma. Eur Respir J 2002; 20: 750–62
6) Katzenstein A, Liebow AA, Friedman: J. Bronchocentric granulomatosis, mucoid impaction, and hypersensitivity reactions to fungi. Am Rev Respir Dis 1975; 111: 497–537.
7) van der Klooster JM, Nurmohamed LA, van Kaam NA. Bronchocentric granulomatosis associated with influenza-A virus infection. Respiration 2004; 71: 412–6.
8) Hunninghake GW, Costabel U, Ando M, et al. American Thoracic Society/European Respiratory Society/World Association of Sarcoidosis and other Granulomatous Disorders. Sarcoidosis Vasc Diffuse Lung Dis 1999; 16: 149–73.

〈滝澤　始〉

COLUMN

サルコイドーシスとACE

　サルコイドーシスと血清アンジオテンシン変換酵素（ACE）活性との関連が報じられてから30年を経過した．そのあいだ種々の議論があったが，特異度，感度などにある程度問題は残っているものの，血清ACE活性の測定は本症の診断的検査として最初に行うべきものの一つとして認められている．

　ACEは膜結合性酵素で，血管内皮にC端をアンカーとして内腔を向いて存在している．それが何らかの機序で切れて血中に流れ出て個人においては大体一定の値を示しているものと考えられている．肺からACEを精製するときには，トリプシンあるいはデタージェントで膜から切り離す必要がある．これに対してACEを多量に含んでいるサルコイドリンパ節の細胞からは容易に遊出する性質をもっている．事実，サルコイドーシスのリンパ節からACEを抽出するときには単にホモジネートするだけで十分である．本症で血清ACE活性が上昇するのは血管内皮細胞から遊離された通常の酵素とリンパ節から遊出した酵素の和を反映するものと考えられている．本症で血清ACEの値はBHLの大きさと平行するという成績はこのことを支持するものである．

　他方遺伝子解析の進歩により，ACE遺伝子は多型性があることが明らかにされている．16イントロンのI（insertion）型とD（deletion）型とである．この場合ACE自体はIとDで酵素学的にはまったく同じであるが，血清ACE活性はD/DのヒトはI/Iのヒトに比して有意に高く（約2倍位），またI/Dのヒトはこの中間であることが判明している．このことから本症の診断にはACE遺伝子がIであるかDであるかも考慮する必要がある．しかし実際には血清ACE活性はX線所見などその他の所見と総合して考えること，およびその個人での経過を追うことにより本症の診断に臨床的には十分役に立つ情報であることに変わりはない．なぜD/Dで血清ACEが高いのか不明であるが，血管内皮に結合しているACEのアンカーを切る酵素の活性が高いのではないかと推測される．D/Dのヒトがサルコイドーシスを発症すると，元来高い血清ACE＋リンパ節由来のACEということになりより高値を示す．この遺伝子多型と本症の病態・予後との関連について種々検討され，予後との関連が報告されているがいまだ確定した結論には至っていない．

　ACEが本症の原因と直接関係しているとは現段階では考え難いが，病態に関係している可能性は否定できない．サルコイドーシスでは免疫学的にTh1型優位に傾いていることが示唆されているが，ACEあるいはその産生物であるアンジオテンシンがこれらTh1リンフォカインを刺激しているか，あるいはTh2型反応を抑制することにより病態に関与している可能性なども考えられるが，いまだ明確な証拠はなく，今後の検討を期待したい．

〈上田英之助〉

第9章

資料

資料 1

サルコイドーシスの診断基準と診断の手引き－2006要約

サルコイドーシスは原因不明の全身性（多臓器性）肉芽腫性疾患で，その病理像は類上皮細胞肉芽腫を特徴とする．診断に際しての基本は，1．非乾酪性類上皮細胞肉芽腫を確認すること，2．各臓器に特徴的な臨床所見を認めること，3．サルコイドーシスに頻度の高い全身検査所見を認めることの3条件を中心に検討することが重要である．しかし3条件はともにサルコイドーシスに特異的な所見ではないので，診断に際しては除外診断が重要な検討項目となる．また一部の症例では，下記の基準を満たさない症例（一臓器のみにサルコイドーシスを強く疑う臨床所見が認められる症例など）があるが，そのような場合は疑診として長期の経過観察を行うことが重要である．また，治療との兼ね合いで，疑診でも生命の危険が想定される場合は治療的診断として，診断に先行して治療を行う場合があることも付記する．以下は要約であり，詳細は日本サルコイドーシス／肉芽腫性疾患学会誌掲載の本文を参照されたい．

A．診断基準

サルコイドーシスの診断は組織診断群と臨床診断群に分け下記の基準に従って診断する．

1．組織診断群

一臓器に組織学的に非乾酪性類上皮細胞肉芽腫を認め，かつ，下記1）〜3）のいずれかの所見がみられる場合を組織診断群とする．
1）他の臓器に非乾酪性類上皮細胞肉芽腫を認める．
2）他の臓器で「サルコイドーシス病変を強く示唆する臨床所見」（診断の手引き参照）がある．
3）表9-1-1に示す検査所見6項目中2項目以上

表9-1-1　全身反応を示す検査所見

1）両側肺門リンパ節腫脹
2）血清ACE活性高値
3）ツベルクリン反応陰性
4）Gallium-67 citrateシンチグラムにおける著明な集積所見
5）気管支肺胞洗浄検査でリンパ球増加またはCD4／CD8比高値
6）血清あるいは尿中カルシウム高値

を認める．

2．臨床診断群

組織学的に非乾酪性類上皮細胞肉芽腫は証明されていないが，2つ以上の臓器において「サルコイドーシス病変を強く示唆する臨床所見」（診断の手引き参照）に相当する所見があり，かつ，前記の表9-1-1に示した全身反応を示す検査所見6項目中2項目以上を認めた場合を臨床診断群とする．

3．除外診断

他疾患を十分に除外することが必要である．除外項目については「診断の手引き」の記載を参照し検討する．

B．診断の手引き

各臓器病変における「サルコイドーシス病変を強く示唆する臨床所見」を以下に示す．

1．呼吸器系病変を強く示唆する臨床所見

1）両側肺門リンパ節腫脹（BHL）を認める場合．
2）両側肺門リンパ節腫脹（BHL）は認めないが，表9-1-2のいずれかの所見を認める場合．

表9-1-2　胸部画像・気管支鏡所見

1．胸部X線所見
　1）上肺野優位でびまん性の分布をとる肺野陰影，粒状影，斑状影が主体．
　2）気管支血管束周囲不規則陰影と肥厚．
　3）進行すると上肺野を中心に肺野の収縮を伴う線維化病変を来す．
2．CT／HRCT所見
　1）肺野陰影は小粒状影，気管支血管周囲間質の肥厚像が多くみられ，局所的な収縮も伴う粒状影はリンパ路に沿って分布することを反映し，小葉中心部にも小葉辺縁部（胸膜，小葉間隔壁，気管支肺動脈に接して）にもみられる．
　2）結節影，塊状影，均等影も頻度は少ないがみられる．胸水はまれである．進行し線維化した病変が定型的な蜂窩肺を示すことは少なく，牽引性気管支拡張を伴う収縮した均等影となることが多い．
3．気管支鏡所見
　1）網目状毛細血管怒張（network formation）
　2）小結節
　3）気管支狭窄

表9-1-3　眼所見

1）肉芽腫性前部ぶどう膜炎（豚脂様角膜後面沈着物，虹彩結節）
2）隅角結節またはテント状周辺虹彩前癒着
3）塊状硝子体混濁（雪玉状，数珠状）
4）網膜血管周囲炎（主に静脈）および血管周囲結節
5）多発する蝋様網脈絡膜滲出斑または光凝固斑様の網脈絡膜萎縮病巣
6）視神経乳頭肉芽腫または脈絡膜肉芽腫
　その他の参考となる眼病変：角結膜乾燥症，上強膜炎・強膜炎，涙腺腫脹，眼瞼腫脹，顔面神経麻痺

表9-1-4　心臓所見

(1) 主徴候
　(a) 高度房室ブロック
　(b) 心室中隔基部の菲薄化
　(c) Gallium-67 citrateシンチグラムでの心臓への異常集積
　(d) 左室収縮不全（左室駆出率50％未満）
(2) 副徴候
　(a) 心電図異常：心室不整脈（心室頻拍，多源性あるいは頻発する心室期外収縮），右脚ブロック，軸偏位，異常Q波のいずれかの所見
　(b) 心エコー図：局所的な左室壁運動異常あるいは形態異常（心室瘤，心室壁肥厚）
　(c) 核医学検査：心筋血流シンチグラム（thallium-201 chlorideあるいはtechnetium-99m methoxy-isobutylisonitrile, technetium-99m tetrofosmin）での灌流異常
　(d) Gadolinium造影MRIにおける心筋の遅延造影所見
　(e) 心内膜心筋生検：中等度以上の心筋間質の線維化や単核細胞浸潤

付記：
1）虚血性心疾患と鑑別が必要な場合は，冠動脈造影を施行する．
2）心臓以外の臓器でサルコイドーシスと診断後，数年を経て心病変が明らかになる場合がある．そのため定期的に心電図，心エコー検査を行い経過を観察する必要がある．
3）Fluorine-18 fluorodeoxyglucose PETにおける心臓への異常集積は，診断上有用な所見である．
4）完全房室ブロックのみで副徴候が認められない症例が存在する．
5）心膜炎（心電図におけるST上昇や心嚢液貯留）で発症する症例が存在する．
6）乾酪壊死を伴わない類上皮細胞肉芽腫が，心筋生検で観察される症例は必ずしも多くない．

■ 除外診断

慢性ベリリウム肺，じん肺，結核および感染性肉芽腫症，悪性リンパ腫，他のリンパ増殖性疾患，過敏性肺炎，ウエゲナー肉芽腫症，転移性肺腫瘍，アミロイドーシスなどを除外する．

2．眼病変を強く示唆する臨床所見

前頁の表9-1-3に示す眼所見の6項目中2項目以上有する場合に眼病変を疑い，診断基準に準じて診断する．

■ 除外診断

結核，ヘルペス性ぶどう膜炎，HTLV-1関連ぶどう膜炎，ポスナー・シュロスマン症候群，ベーチェット病，眼内悪性リンパ腫などを除外する．

3．心臓病変を強く示唆する臨床所見

前頁の表9-1-4示す心臓所見を主徴候と副徴候に分け以下1），2）のいずれかを満たしかつ表9-1-1の全身反応を示す検査所見のうちの2項目以上を満たす場合をいう．
1）主徴候4項目中2項目以上が陽性の場合．
2）主徴候4項目中1項目が陽性で，副徴候5項目中2項目以上が陽性の場合．

■ 除外診断

巨細胞性心筋炎を除外する．

4．皮膚病変を強く示唆する臨床所見

サルコイドーシスの皮膚病変の診断には組織所見が必要である．以下表9-1-5に皮膚病変の臨床所見を示す．

■ 除外診断

1）他の皮膚肉芽腫を除外する：環状肉芽腫，Annular elastolytic giant cell granuloma，リポイド類壊死，Melkerson-Rosenthal症候群，顔面播種状粟粒性狼瘡，酒さ，皮膚結核など．
2）異物，癌などによるサルコイド反応を除外する．

5．神経・筋病変を強く示唆する臨床所見

次頁の表9-1-6に示す神経・筋病変を強く示唆する臨床所見を有する場合をいう．画像を含めた検査のみにおいてサルコイドーシスの神経・筋病変が示される無症候性のものと，症候性のものがある．診断に際しては以下の条項を使用してもよい．

表9-1-5　皮膚所見

臨床症状
1）皮膚サルコイド：特異的病変
　①結節型：隆起性病変で浸潤のある紅色の丘疹，結節である．
　②局面型：環状あるいは斑状の非隆起性病変である．環状皮疹は遠心性に拡大する病変で，中央部は正常皮膚色でやや萎縮性を呈し，辺縁は紅色でわずかに堤防状に隆起する．斑状病変は類円形あるいは不整形の紅斑である．
　③びまん浸潤型：しもやけに類似した皮疹で，暗紅色の色調で，びまん性に腫脹する．しもやけの好発部位である指趾，頬部，耳垂に好発する．
　④皮下型：種々の大きさの弾性硬の皮下結節で多発することが多い．通常被覆皮膚は正常である．
　⑤その他
　　i）苔癬様型：粟粒大の扁平小丘疹が集簇性に多発し，時に全身に播種状に出現する．時に毛孔一致性に生じる．
　　ii）結節性紅斑様：結節性紅斑に類似した臨床像であるが，組織学的に類上皮細胞肉芽腫を認める病変である．
　　iii）魚鱗癬型：魚のうろこ状の皮疹で，下腿に好発する．
　　iv）その他のまれな症状：乾癬様病変，疣贅様病変，白斑．
2）瘢痕浸潤：異物を伴う肉芽腫病変
　外傷など外的刺激を受けた部位に生じ，瘢痕に応じて種々の臨床像を示す．膝蓋，肘頭，顔面に好発する．
3）結節性紅斑：非特異的病変
　淡紅色の有痛性皮下結節で下腿に好発する．

表9-1-6　神経・筋所見

①無症候性
②症候性
②-1　中枢神経
　　a．実質内肉芽腫性病変
　　　a-1 限局性腫瘤病変，a-2 びまん性散在性肉芽腫性病変，a-3 脊髄病変
　　b．髄膜病変
　　　b-1 髄膜炎・髄膜脳炎，b-2 肥厚性肉芽腫性硬膜炎，c．水頭症
　　d．血管病変
　　　d-1 血管炎（精神症状，錐体路症状，記銘力症状，痴呆など），d-2 脳室周囲白質病変（精神症状，痴呆など），d-3 静脈洞血栓症（偽性脳腫瘍など）
　　e．脳症
②-2　末梢神経
　　a．脳神経麻痺
　　　a-1　顔面神経麻痺，a-2　舌咽・迷走神経障害，a-3　聴神経障害，a-4　視神経障害，a-5　三叉神経障害，a-6　嗅神経障害，a-7　その他の脳神経の障害
　　b．脊髄神経麻痺
　　　b-1　多発性単神経炎，b-2　多発神経炎，b-3　単神経麻痺，b-4　その他の障害：神経根障害，馬尾症候群など
②-3　筋
　　a．急性〜亜急性筋炎型
　　b．慢性ミオパチー
　　c．腫瘤型ミオパチー

表9-1-7　その他の臓器所見

1）肝病変：肝表面の結節，肝多発性低吸収域
2）脾病変：脾腫，脾機能亢進症，脾表面の結節，脾多発性低吸収域
3）腎病変：高カルシウム血症，腎尿路結石，腎腫瘤
4）消化管病変：潰瘍，粘膜肥厚，隆起などの透視，内視鏡所見
5）リンパ節病変：表在性リンパ節腫大，腹腔内リンパ節腫大，縦隔リンパ節腫大
6）甲状腺病変：甲状腺腫
7）耳下腺病変：耳下腺腫大
8）上気道病変：上気道腫瘤
9）骨病変：骨梁減少，嚢胞状骨透亮像
10）関節病変：急性関節炎症状，慢性関節炎症状
11）生殖器病変：生殖器腫瘤
12）その他病変：骨髄病変，膵病変，胆道・胆嚢病変など

1）Definite群：神経・筋に組織所見が得られ，全身反応を示す検査所見6項目中2項目を満たすもの．
2）Probable群：神経・筋以外の他臓器に組織所見を認め，全身反応を示す検査所見6項目中2項目を満たすもの．
3）Possible群：全身反応を示す検査所見6項目中2項目を満たすが，いずれの臓器にも組織所見を確認できていないもの．

■ 除外診断

本文「5．神経・筋病変の診断の手引き」に示した他の神経・筋疾患を十分に除外すること．

6. その他の臓器病変を強く示唆する臨床所見

前頁の表9-1-7に示すその他の臓器病変を強く示唆する臨床所見を有する場合をいう．しかし画像を含めた検査のみにおいてサルコイドーシスのその他の臓器病変が示される無症候性のものも含む．

■ 除外診断

1）原因既知あるいは別の病態，例えば結核，悪性リンパ腫，その他のリンパ増殖性疾患，原発性，転移性悪性腫瘍などを除外する．
2）異物，癌などによるサルコイド反応を除外する．

C．サルコイドーシスの診断手順は下記の図に従って診断する．

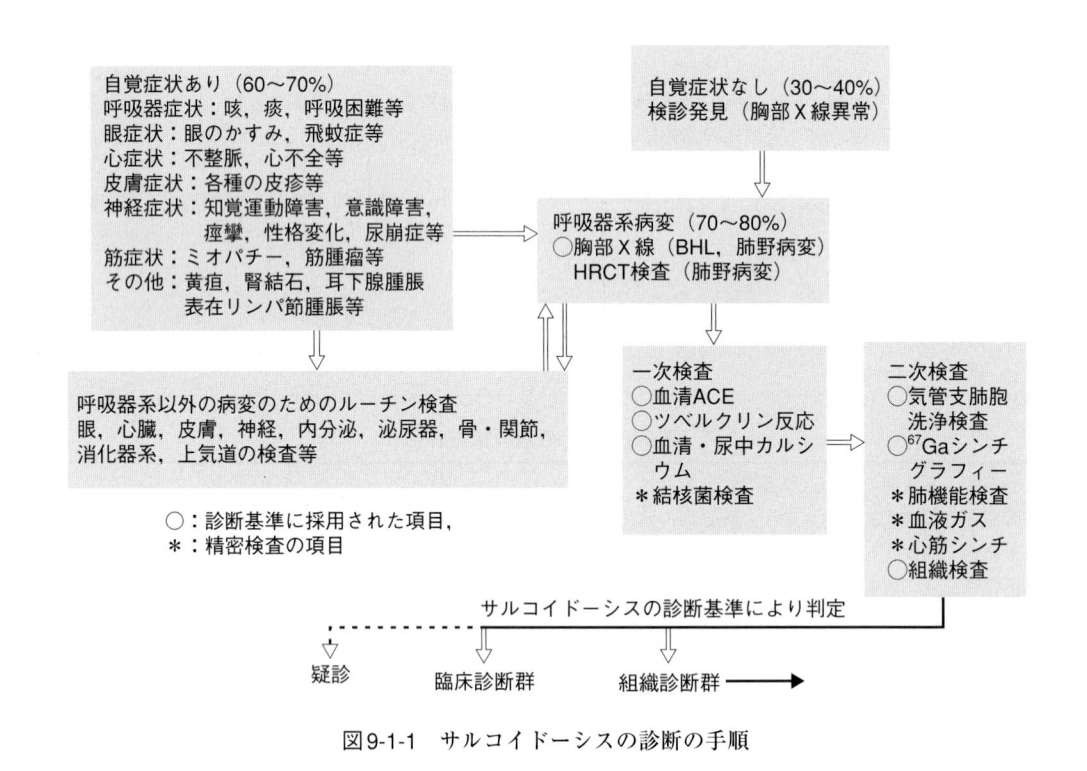

自覚症状あり（60～70％）
- 呼吸器症状：咳，痰，呼吸困難等
- 眼症状：眼のかすみ，飛蚊症等
- 心症状：不整脈，心不全等
- 皮膚症状：各種の皮疹等
- 神経症状：知覚運動障害，意識障害，痙攣，性格変化，尿崩症等
- 筋症状：ミオパチー，筋腫瘤等
- その他：黄疸，腎結石，耳下腺腫脹，表在リンパ節腫脹等

自覚症状なし（30～40％）
検診発見（胸部X線異常）

呼吸器系病変（70～80％）
- ○胸部X線（BHL，肺野病変）
- HRCT検査（肺野病変）

呼吸器系以外の病変のためのルーチン検査
眼，心臓，皮膚，神経，内分泌，泌尿器，骨・関節，消化器系，上気道の検査等

○：診断基準に採用された項目，
＊：精密検査の項目

一次検査
- ○血清ACE
- ○ツベルクリン反応
- ○血清・尿中カルシウム
- ＊結核菌検査

二次検査
- ○気管支肺胞洗浄検査
- ○^{67}Gaシンチグラフィー
- ＊肺機能検査
- ＊血液ガス
- ＊心筋シンチ
- ○組織検査

サルコイドーシスの診断基準により判定

疑診　臨床診断群　組織診断群 →

図9-1-1　サルコイドーシスの診断の手順

（診断委員会：委員長津田富康）

資料 2

ATS/ERS/WASOGによる
サルコイドーシスに関するステートメント

*Gary W Hunninghake** (Iowa City), *Ulrich Costabel** (Essen), *Masayuki Ando* (Kumamoto), *Robert Baughman* (Cincinnati), *Jean François Cordier* (Lyon), *Ronald du Bois* (London), *Anders Eklund* (Stockholm), *Masanori Kitaichi* (Kyoto), *Joseph Lynch* (Ann Arbor), *Gianfranco Rizzato* (Milan), *Cecil Rose* (Denver), *Olof Selroos* (Lund), *Gianpietro Semenzato* (Padua), *Om P Sharma* (Los Angeles) *Co-Chairman

はじめに

サルコイドーシスは主として肺およびリンパ系を侵す全身性肉芽腫性疾患である．本症の診断には，通常，二臓器以上に典型的な病変を証明するとともに，肉芽腫を来すことが知られているほかの疾患を除外する必要がある．1877年に最初に記載されて以来，サルコイドーシスは臨床医と研究者の両者を魅惑し続けてきた．本症の多彩な臨床像と特異な免疫学的ならびに病理学的特徴の理解に関しては，多くの進歩がみられた．しかし，疫学と本症の発症および病像に寄与する遺伝的要因については，わずかな知見しか得られていない．また，本症のすべての患者に適切な治療法も十分には解明されてはいない．最も重要なことは，本症の原因がまだ分かっていないことである．

目　的：アメリカ胸部疾患学会（ATS），ヨーロッパ呼吸器学会（ERS），国際サルコイドーシス・肉芽腫性疾患学会（WASOG）によるこのコンセンサス・ステートメントの当初の動機は，臨床家と研究者にサルコイドーシスに関する新しい進歩の最新情報を提供することであった．この資料がサルコイドーシス患者の診療レベルを向上させ，本疾患の原因と発症機序を解明する新たな研究のきっかけになることを期待する．

エビデンス：パネルメンバーはサルコイドーシス患者の診療の専門家で，ステートメントの特定の章の記述に責任を負うグループに分けられた．このステートメントで作成された勧告のエビデンスレベルは，おおむね委員の合意で生まれた専門家の意見のレベルである．この勧告のエビデンスについては，十分に管理された無作為対照試験により支持されたものはほとんどない．

サルコイドーシスの発病機序，診断，治療の理解に関する最近の動向の合意である．

わかっていること
・臨床像と症候群．
・診断方法
・コルチコステロイドが有効な短期治療法であること．
・本症の発生率と有病率
・いくつかの遺伝的要因が本症の病像を変えること
・本症初期の免疫学的特徴

知りたいこと
・本症の進行を予知する早期の検査があるか
・コルチコステロイドは本症の自然経過を変えるか
・コルチコステロイドや細胞毒性薬より毒性の少ない治療法があるか
・遺伝的要因は本症の病像をどのように変えるか
・遺伝的要因は疾患感受性に影響を及ぼすか
・肺障害と線維化の機序．
・遷延化に至る機序
・サルコイドーシスの原因．

定　義

サルコイドーシスは原因不明の多臓器疾患である[1]．若年および中年に好発し，しばしば両側肺門リンパ節腫大，肺浸潤および，眼，皮膚病変で発症する．また，肝臓，脾臓，耳下腺，心臓，神経系，筋肉，骨やほかの臓器が侵されることもある．

診断は臨床的，放射線学的所見に加えて，壊死を伴わない類上皮細胞肉芽腫が組織学的に証明されて確立する．既知の原因による肉芽腫と局所性サルコイド反応は除外されなければならない．

しばしばみられる免疫学的特徴は，皮膚の遅延型過敏反応の減弱と，病変部位におけるTH-1型免疫反応の亢進である．また，B細胞活性化の徴候に伴って血中免疫複合体を認めることもある．

経過と予後は，発病の様式と病変の広がりに相関する．結節性紅斑を伴う急性発症例や無症状の両側肺門リンパ節腫脹例は，通常，自然に寛解するが，一方，潜行性の発病の場合，ことに肺外多臓器の病変を伴うときは，肺や他臓器の激しい進行性の線維化へと進展することがある．

歴　史*

以下に示すのはサルコイドーシスを理解するための重要な発見と進歩の年代記である（詳細な記述は他に発表されている）[2,3]．サルコイドーシスの最初の記載はイギリスの内科医 Jonathan Hutchinson によるものとされており，彼は1877年に2年以上にわたって進展した手と足の多発性の膨隆し紫がかった皮疹の症例について記載している[4]．彼はこれらの病変を痛風の症状と考えたが，次の報告で追加症例を記述し[5]，この現象が「これまで特に気づかれていなかった皮膚病変のタイプ」を表していることを示唆した．これに続くサルコイドーシスの病理組織および臨床像の特徴についての報告では主として皮膚病変や限局した部位（例えば，眼，耳下腺，骨）の病変が記述されており，本症の全身性疾患としての性質は認識されていなかった．ノルウェーの皮膚科医 Carl Boeckは，ノルウェー人船員の手の皮膚病変の図を示した．彼の図はHutchinsonの目にもとまったが，論文としては発表されなかった[3]．彼のおいである Caesar Boeckは1899年，Hutchinsonの報告と類似する皮膚病変の症例を記載し，これを「皮膚の多発性の良性肉腫様病変（sarkoid）」と呼んだ．そこには組織学的に類上皮細胞と巨細胞が認められた[6,7]．彼は，病変が肉腫に似ていたが良性と感じたのでsarkoid（sarcoid→sarcoidosis）という用語を使った．サルコイドーシスという用語はこの論文から始まった．Caesar Boeckはその後，肺，骨，リンパ節，脾臓，鼻粘膜，結膜の病変を伴った"miliary lupoid"の24例を発表し，この疾患が全身性のものであることを強調した[2]．フランスのBesnierが1889年に最初に lupus pernio を記述したが[8]，その組織学的特徴が正確に描写されたのは3年後のことである[9]．

1904年，プラハの皮膚科学教授Kreibichは，lupus pernioの患者のサルコイド骨嚢胞を記述した[10]．サルコイドーシス骨病変は，しばしば結核や他の特定の疾患によるものとされた[11]．1909年にデンマークの眼科医Heerfordtは3人の患者のブドウ膜・耳下腺熱（uveo-parotid fever）を記述した（慢性で有熱性の経過，耳下腺腫大とブドウ膜炎を特徴とし，2例は片側の顔面神経麻痺を伴っていた）[12]．当時，この症候群は，流行性耳下腺炎によるものと考えられていた．

内臓病変はKuznitskyとBittorfによって正しく認識された．彼らは組織学的にBoeckのサルコイドと確認された多発性の皮膚および皮下の小結節と胸部エックス線写真で肺門リンパ節腫大および肺野病変のある27歳の軍人について述べた[13]．スウェーデンの皮膚科医Jorgen Schaumannは肺，骨，扁桃，歯肉，脾臓および肝臓の多臓器病変の患者について言及した[14]．1919年に投稿された論文で（最終的に出版されたのは1934年）Schaumannは，以前は別々の病気によるとされた病像が，おそらく全身性疾患のあらわれであることを示唆し，これを「良性のリンパ肉芽腫症 lymphogranulomatosis benign」と呼んだ[15]．彼も多くの他の研究者達も，サルコイドーシスはおそらく結核の亜型を示すものであろうと考えた[3]．

サルコイドーシスと高カルシウム血症ないし高カルシウム尿症との相関は1939年に最初に気が付かれた[16]．1941年に，ノルウェーの皮膚科医Ansgar Kveimはサルコイドーシスリンパ節組織を皮内に接種し，13人中12人のサルコイドーシス患者に丘疹

が生じることを観察した[17]．彼は丘疹が結核とは異なる未知の物質によって起こされたものと結論した．類似の反応はすでにアメリカの研究者によってそれ以前に気付かれていたが，その大部分は無視されていた[18]．Louis Siltzbachは脾臓懸濁液を用いる改良法を開発してその特異性を確認し，国際的研究を組織した[19]．この検査はこれらの研究者の貢献を認識してKveim-Siltzbach（クベーム・シルツバッハ）テストと命名された．Sven Löfgrenはサルコイドーシスの臨床像に重要で新しい洞察を加え，白人サルコイドーシスの発症時にしばしば結節性紅斑，両側肺門リンパ節腫大，発熱と多発性関節炎で特徴づけられる症状がみられることを明らかにした[20][21]．この臨床像はそれ以来Löfgren症候群と呼ばれている．そして剖検例[22]と大規模臨床例検討[23〜31]により，サルコイドーシスの臨床像のスペクトラムと自然経過がさらに明確になった．

1951年にコルチコステロイドがサルコイドーシスの治療にはじめて用いられ，驚くべき著効を示した[32][33]．対照をおかない多数の臨床研究から，一部の症例で良好な反応があることが確かめられた[24][26][33〜38]．しかしながら，とりわけ初期病変，Löfgren症候群，あるいは胸部エックス線写真で両側肺門リンパ節腫大を示す患者でみられる高率の自然寛解のために，コルチコステロイドの有効性の解釈は明瞭になりにくかった[23][24][26〜28]．1958年，Wurmらは画像的な病期分類システム[39]を提案した．これは臨床研究者によって予後の指標[24][26][29][30]として採用され，現在も臨床の場で広く利用されている．その後30年にわたって，肺のサルコイドーシスに対するコルチコステロイドの役割を評価するために，画像所見のシェーマで症例を分類する方法を用いたいくつかの前向きの無作為試験が行われた[40〜47]．これらのさまざまな研究はサルコイドーシスの経過を修飾するコルチコステロイドの役割と影響を解明することはできなかったが，本症の多様な臨床経過と病像を明らかにした．1970年代半ばには気管支ファイバースコープが用いられるようになり，サルコイドーシスの診断がさしたる合併症なしに高い感度で確認できるようになった[48〜50]．さらに，気管支鏡時の気管支肺胞洗浄（BAL）による免疫担当細胞の回収はサルコイドーシスと他の炎症性肺疾患の発病機序の理解に大きな貢献をもたらした[51〜54]．

1960年代末までは，サルコイドーシス研究努力とサルコイドーシス研究の国際的展望は限られたものであった．最初のサルコイドーシス国際会議は1958年にロンドンでGeraint Jamesによって召集されたが，出席は22人の参加者のみ（招待者のみ）であった[2]．この最初の交流に続いて，国際会議が3年ごとに開催された[2]．1963年，サルコイドーシスの研究と疫学調査のためのより広範な基礎を発展させるために国際委員会（International Committie on Sarcoidosis）が結成され[3]，研究と出版物は飛躍的に増大した．1975年のニューヨークでの第7回国際会議において，サルコイドーシスに関連する免疫学的異常が明らかにされ[53]，また，血清アンジオテンシン変換酵素（serum angiotensin converting enzyme; SACE）が初めて活動性サルコイドーシスの生化学的マーカーとしての可能性を認知された[54]．1970年代後期から1980年代初期までに，多くの研究がサルコイドーシスで働く免疫学的，生化学的，病因論的機序を詳細に検討した[55][56]．免疫応答の区画化と，活動性病変の場におけるヘルパーTリンパ球と活性化免疫担当細胞の関与が理解された[51][52][55][56]．疾患活動性を「明らかにする」ための補助的研究が展開された（例えばガリウムスキャン[55][57]，気管支肺胞洗浄[51][52]）が，これらの手法の臨床的意義については依然として議論のわかれるところである．過去30年以上にわたり，多くの研究がサルコイドーシスの免疫学的，病因論的，疫学的な面を評価した．英文のMEDLINE検索は1965年以来のサルコイドーシスに関係のある6,500以上の論文を引用している．サルコイドーシスに関する研究的フォーラムの数も増えた．1984年にGianfranco Rizzatoにより*Sarcoidosis*誌がミラノで創刊された[2]．1987年，ミラノ国際サルコイドーシス会議において国際サルコイドーシス・肉芽腫性疾患学会 the World Association of Sarcoidosis and Other Granulomatous Disorders（WASOG）が以前の国際委員会に代わって設立された[2]．これらの展開は，謎めいてしかし魅力的なこの疾患についての共同研究促進のためのひとつの基盤になった．

＊訳者注：日本での症例発見期は第二次大戦後の1951年までに皮膚サルコイドに関する報告が45例ある．この中には肺症状を認めた報告（戸

塚岩太郎：治療中に結節性紅斑を併発せるBoeck類狼瘡の1例, 皮膚と泌尿器　8,3：218,1940) もあるが, 当時は結核症による病変と考えていたようである. 皮膚症状は全身性疾患の部分症状との解釈はされておらず, 局所症状はそれぞれ独立疾患とみなされており, ヨーロッパでいえば1930年以前の状態にあった. 第二次大戦後海外の情報が入るようになると本症は全身疾患として内科領域で注目されるようになり, 1960年のワシントンでの国際会議の野辺地慶三宛の出席要請が岡治道を班長とする臨時疫学調査班によるわが国での第1回疫学調査実施の直接動機となった. 文部省科学研究費により1960年から1961年にかけて第2回全国調査が行われ, 1964年には日本サルコイドーシス研究協議会が誕生し, 以後わが国の本症研究の推進母体となり今日に至っている. この間多くの研究班が組織され, 1972年には厚生省難病としての大型プロジェクトチームが, 1973年には文部省の原因探求の大型研究班がそれぞれ発足した. その後, 基礎, 疫学, 臨床の各方面に大きな研究成果をあげている.

疫　学 *

サルコイドーシスは世界中でみられ, 両性, 全人種, 全年齢層に起こる. サルコイドーシスの疫学は以下のような理由により問題を残している. ①正確で一貫した症例定義の欠如②診断確認の方法の多様性③発症様式の多様性④高感度で特異的な診断法の欠如とそれによる疾患の過小認識と誤診⑤原因追求のための系統的疫学の研究の不足[58].

本症は常に, 年齢40歳の以下の成人に好発し, 20～29歳にピークがある[59]. スカンジナビアの諸国と日本では, 50歳以上の女性に発生率の第2のピークがある[60～62]. 多くの研究は女性で罹患率が少し高いことを示している. アメリカで行われたサルコイドーシスの唯一の人口ベースでの発症率の研究では, 対10万人/年の発症率は男性では5.9, 女性では6.3であった[63]. 累積発症率推測に基づくサルコイドーシスの生涯危険率はアメリカの白人では0.85%, アメリカの黒人では2.4%である[64]. サルコイドーシスの推定罹患率は10万人対で1以下から40であり,

アメリカでの年齢補正年間発症率は黒人では10万人対35.5, 白人では10.9である[63～65]. スウェーデン, デンマークとアメリカの黒人では世界中で最も罹患率が高いようである[66]. スペイン, ポルトガル, インド, サウジアラビア, あるいは南アメリカからのサルコイドーシスの報告はまれであるが[66) 67], これは一部には集団健診制度がないこと, また, ほかのより多くみられる肉芽腫性疾患 (結核症, レプラ, 真菌感染症性) のためにサルコイドーシスの発見が難くなっていることによるものであろう.

異なる民族や人種間で, 発症や重症度は明らかな不均一性がある. いくつかの研究は, 黒人ではサルコイドーシスがより重症であるのに対して白人では無症状のことが多いことを示唆している[23) 26) 64) 68～71]. 胸郭外病変の発現はある特定の集団でより多い. 例えば慢性ブドウ膜炎はアメリカの黒人に, lupus pernioはプエルトリコ人に, 結節性紅斑 (EN) はヨーロッパ人により多くみられる. サルコイドーシスに関連する結節性紅斑は黒人と日本人では少ない[72]. 日本では心臓と眼サルコイドーシス患者がより多く, サルコイドーシス患者の最多死因は心筋病変によるものである[61) 73) 74]. ほかの地域では, 死亡は呼吸不全によるものが最も一般的である[68) 75]. サルコイドーシスによる総死亡率は1～5%である.

興味深い本症の地域集積性は, 本症が人から人へ伝染したり, あるいは環境物質への暴露を共有することによって起こることを示唆した. 1987年のマン島住民を対象とする症例対照研究では, サルコイドーシス症例の40%が事前にサルコイドーシスに罹患していることが判明していた人物と接触があったことを報告しており, 一方, 対照ではその率は1～2%であった[76) 77]. これらの接触については, 14組は同じ家庭で, そのうち血縁関係があったのは9組だけであった. 9組は仕事でお互いが接触しており, 2組は隣人で, そして14組は同居していない友人であった. 夫婦のサルコイドーシスについてのほかの症例報告は, 環境ないし感染性物質への共通の曝露を想像させる. いくつかの研究で, 冬と初春にサルコイドーシス症例の季節性集積があることが観察されている[78) 79]. 疾患の誤分類や研究デザインの問題のために解釈が難しくなっている面もあるが, 疾患の地理的・地域的集積性についても記述されている. 初期の研究でアメリカの南東部田園地域, 中部

大西洋地域で疾患罹患率が高いことが認められたことから，病因論的要因の可能性のあるものとして，気象，土壌，植物，松，花粉，森林への近接，水源，薪の使用，製材業への近接，木の粉砕，農場動物やペットとの接触などが検討された[80〜88]．動物実験，臨床研究のいずれもまだこれらの仮説を証明していない．

いくつかの研究がサルコイドーシスの職業性リスク要因を調査している．1940年代に，マサチューセッツ州セイラムの蛍光灯工場での女性たちの「サルコイドーシス」症例の検討から，ベリリウム曝露が「セイラム・サルコイド」の原因としてを認識された．その他の金属粉塵，蒸気，有機坑原への曝露はサルコイドーシスと臨床的に鑑別困難な肉芽腫性肺疾患を起こしうるので，職業歴や環境曝露歴を注意深く聴取することの重要性を強調された[89〜91]．マン島の研究[92]では，対照の4.2%と比較して，サルコイドーシス症例の18.8%がヘルスケア労働者（主に看護師）であった．このことは他のいくつかの研究でも観察されている[93][94]．この調査結果は，この集団での胸部エックス線写真のより頻繁な利用を反映するものかもしれない．一緒に訓練を受けた57人の消防士中3人のサルコイドーシス症例集積の報告も同じ環境曝露共有を示唆している[95]．サルコイドーシス罹患リスクの増加と過去のアメリカ海軍の航空母艦勤務歴との間に統計学的に有意の相関が確認されているが，これもまたこの場合に定期胸部エックス線写真の撮影がより頻繁なために発見率が増加することを反映しているものであろう[96]．サルコイドーシスは喫煙者より非喫煙者により多いようである[97〜99]．環境と職業性曝露がサルコイドーシス罹患のリスクの増加にどの程度関わっているかについては，今後の検討が必要である．

サルコイドーシスの家族内集積については多数の報告がある．アメリカでは，家族内集積は一般に白人（罹患家族の5%）より黒人に（19%）多く起こる[100]．アイルランド共和国では，サルコイドーシスは全国的に罹患率が高く，そして同胞間でも同じく罹患率（2.4%）も高い[101]．北日本の富良野地区でのサルコイドーシスの高罹患率が，いくつかの家族内集積の証拠とともに報告されている[102]．罹患家族のHLA分析はサルコイドーシス易罹患性の遺伝形式が多元的であることを示唆する，最も共通の遺伝子型頻度はクラスⅠ HLA-A1とB8，クラスⅡ HLA-DR3である[103〜105]．おそらく，遺伝的に素因のある宿主が過剰な細胞性免疫反応を引き起こすような抗原にさらされ，肉芽腫形成が起こるものであろう．

＊訳者注：感染性，非感染性因子，職業，環境因子などの関与について，米国多施設共同研究ACCESSが進行中で，2005年Denver国際会議でも報告された．
家族内集積の内訳では，英国胸部学会集計，日本の全国集計でも，兄弟姉妹が最多で，姉妹，兄弟姉妹，母子など女性を含む組合せが多い．

サルコイドーシスの病因と発病機序

サルコイドーシスの原因は不明のままであるが，サルコイドーシスが遺伝的に感受性のある宿主が特定の環境因子に曝露されて起こるという考えを支持する3つの異なった方向性の証拠がある．その1は前述した疫学的研究[76〜94][106]，その2は多数の活性化されたマクロファージとCD4陽性ヘルパーT細胞によって特徴づけられ[51][107]，抗原誘起型のTH1型免疫反応に最も一致する肺内サイトカイン産生パターン[108〜112]を伴うサルコイドーシスの炎症反応，その3はサルコイドーシス患者におけるT細胞受容体に関する研究の意味するところである[113〜119]．

遺伝的要因の役割 ＊

人種差がサルコイドーシスの重要な易罹患性要因であるとの認識は，本症の発症に遺伝的素因が関与していることを明確に示唆している[64]．そしてこの発症素因が遺伝的機序で獲得されるとのきわめて断定的な論拠は，サルコイドーシスでときにみられる家族集積性である[86]．一般に，サルコイドーシス易罹患性候補遺伝子は，T細胞機能，抗原認識と処理課程の調節，あるいは肉芽腫形成と進行性の線維化に有利な細胞外基質沈着の調節に影響を及ぼす遺伝子座に存するであろう[120]．しかし，遺伝的要因は疾患の全体的な予後はもちろん，病型や進展の規定にも重要のようにみえる．このことは，ヨーロッパ

の2つの異なった国，チェコ共和国とイタリアにおける サルコイドーシスとHLA表現型との相関に関する研究で例示されている[121]．両国に共通した所見はサルコイドーシスのある種の臨床像とHLA-A1，B8，DR3との相関であり，一方，HLA-B12とDR4については相関はみられなかった．一国にのみみられた所見としては，イタリア人では全身性病変とHLA-B22の相関が，非イタリア人ではある特有の臨床像とHLA-B13との相関があった．人種的に均一なスカンジナビア人の遺伝子タイピングを用いた研究では，良好な予後はDR17[120]ハプロタイプと相関するのに対し，DR15[113]と16[121]は遷延性の経過を示唆した[122]．DR17[120]は，スカンジナビアのサルコイドーシス患者では特に高頻度であるが，良好な予後と相関することがほかの報告者によっても示されている[104)121]．人種的にまったく異なる日本人では，制限酵素切断片長で判定された遺伝子多型の検討でDRw52陽性症例においてのみいくつかのDRβ遺伝子多型があり[123]，これらの症例では眼病変はなく，一定の限られた病期の経過を示すように思われた．対照的にDR5J陽性の日本人症例では，病変はしばしば消退しにくい[124]．HLA特異性の解析で人種間の比較ができ，HLA表現型と予後との関連についての研究が可能になる．

＊訳者注：HLADR17はスエーデンサルコイドーシス患者では高頻度であるが，日本人患者では高頻度でない．さらに，各国で実施されたHLA-ClassII DNAタイピング成績から，HLA-ClassII表現型と疾患感受性，抵抗性，臨床像，予後との相関について，欧米人と日本人サルコイドーシス患者で，あるいは欧米人患者間でも，相関を示すHLA-ClassIIの表現型は，人種差が明らかになっている．例えばHLA-DQB1*0501は日本人サルコイドーシス心病変症例で高頻度であるが，欧米人では高頻度ではない．HLA-DQB1*0201は英国，オランダ人経過良好例で高頻度，HLA-DQB1*0602は経過不良例で高頻度である．

環境因子の役割 ＊

サルコイドーシスの原因はいまなお不明なので，松の花粉説が提案されて以来，原因物質として可能性のあるもののリストは拡大を続けている．提唱されている物質のいくつかを表9-2-1に示す．すでに1969年に，Mitchellらはサルコイドーシスの病因について伝達可能な物質を提唱した[125]．サルコイドーシス患者から移植を受けた後にレシピエントにみられたサルコイドーシスの所見などの報告を含めて，このような概念を支持する報告はそれ以後ずっと続いている[106]．

いくつかの感染性微生物，例えば，ウイルス，*Borrelia burgodorferi, Propioniacterium acnes*，がサルコイドーシスを起こす可能性のある原因としてあげられている（表9-2-1参照）．また，非感染性の環境物質，例えば，ベリリウム，アルミニウム，ジルコニウム[90)91)126]はサルコイドーシスに類似する多くの特徴を持つ肉芽腫反応を惹起しうる．したがって，サルコイドーシスの正確な診断は，有機ならびに無機抗原への曝露の可能性について厳重にたずねるかどうかにかかっている．最後に，宿主自体が肉芽腫を引き起こす抗原の発生源である可能性も考えられてきた．しかし，現在ではサルコイドーシスが自己免疫疾患である可能性は低いものと思われる．

肉芽腫性炎症がサルコイドーシスの組織学的特徴

表9-2-1 サルコイドーシスの病因に関与することが示唆される物質の例示

物体のタイプ
感染性病原体
ウイルス（ヘルペス，Ebstein-Barr，レトロウイルス，コクサッキーBウイルス，サイトメガロウイルス）
ボレリア・ブルグドルフェリ
プロピオニバクテリウム・アクネ
結核菌　その他のマイコバクテリア
マイコプラズマ
非有機物質
アルミニウム
ジルコニウム
タルク
有機物質
松の花粉
粘土

＊この表はベリリウムを含まない．この物質はベリリウム症の原因となるが，サルコイドーシスは起こさない．

なので，研究者は宿主に肉芽腫反応を引き起こすことが知られているマイコバクテリアのような感染性病原体を探すための近代的な診断手技を改善して適用する試みを続けてきている[127]．手技はますます精巧になったが，この原理は何十年にもわたって行われ，種々の技術を用いて，異なったグループが患者血清中にマイコバクテリアに対する抗体を50～80％に検出しており[128][129]，一方，対照群ではより少数で陽性であった．特有のパターンを欠くのでこの種のデータは解釈困難である．というのは，サルコイドーシス患者は一般に多クローン性免疫グロブリン産生を行うので，種々の一般的抗原に対して正常者よりも高い抗体値を示すことになるからである．抗マイコバクテリア抗体の検出やマイコバクテリアの培養に成功しなくても，これらをサルコイドーシスの病因から除外することはできず，罹患組織にこれらの抗原を検索することの重要性が浮かび上がる．サルコイド結節内にときにマイコバクテリアの細胞壁成分であるステアリン酸[130]とムラミール・ダイペプチド[131]を検出することは，マイコバクテリアの存在に関する間接的証拠として用いられてきた．また，抗酸菌Lフォーム（結核菌細胞壁欠損）がサルコイドーシス患者の血液から培養されている[132]．今日までのところ，サルコイドーシスが感染性病原体により起こるとの証拠はない．

感染性病因についての証拠，とくにマイコバクテリアについては，ますます興味をそそるようになってきている．残念ながら，高感度のポリメラーゼ連鎖反応（PCR）などの分子生物学的手段の出現によっても，議論の解決をみていない．これらの手技の利点と落とし穴についてはMangiapanとHanceによって詳細に論評されている[127]．彼らの総説は陰性所見と同様に陽性所見の解釈をする際にも注意が必要なことを明らかにしている．マイコバクテリアを証明できないときは方法が低感度であるためかもしれないし，陽性の場合には汚染によるものかもしれない．後者の場合，偽陽性の結果が起こる頻度を評価するのにたりるほどの対照標本が必要であることを示している．サルコイドーシス患者の組織材料や気管支肺胞洗浄液細胞中のマイコバクテリアDNAやリボソームRNAに関する最近の知見は，このような観点で解釈されなければならない[133][134]．全体的にみて，これらの成績はもしマイコバクテリアDNAがほとんどのサルコイドーシス組織に存在するとするならば，その量は比較的少ないことを示唆している．あるいはまた，サルコイドーシスと診断された患者の一部は結核感染によって病気が引き起こされ[127]，一方，他の患者では別の抗原が発病の引き金になっているのかもしれない．

＊訳者注：日本の結核患者におけるサルコイドーシス合併の集計成績ではサルコイドーシスは高頻度ではなかった．

T細胞受容体（TCR）

MHC分子との関連においてT細胞の大半は抗原ペプチドの認識にα/β TXPを用いており，TCRの可変領域は離れた場所に存在する染色体遺伝子断片の再構成により形成される．TCRの解析によって特定のTCRを使用するT細胞の存在が明らかになり，それによってサルコイドーシス発症の引き金となる特定抗原が判明するかもしれないという説が提唱されてきた[106][114～119]．さらに，動物モデルにおいて，高度に限定されたTCR可変領域遺伝子を使用するT細胞は自己免疫疾患の実験モデルをもたらし，さらにこれら細胞の調節が疾患に影響を及ぼしうることが示されている．

サルコイドーシスで抗原を同定するためのこの戦略の潜在的な問題点は，罹病期間がTCR使用に影響を及ぼし，疾病の経過の後期にはより不均一なT細胞反応を惹起するかもしれないという点である．さらに，サルコイドーシスは比較的潜在性に始まる疾患なので，罹病期間がT細胞反応の不均一性に及ぼすなんらかの影響の有無を評価するのは困難である．くわえるに，異なったグループから報告されているTCR可変領域遺伝子使用頻度の違いは研究対象の人種差に影響されているかもしれない．この研究分野における知見の多くは興味深くはあるが，これらがサルコイドーシスの病因を引き出すのにどの程度有用かはいまだ明らかではない．

免　疫＊

初期のサルコイドーシス反応の特徴は，炎症の進行の場，とくに肺における活性化T細胞とマクロファージの集積である[51][107]（表9-2-2）．サルコイドーシス病変局所における患者Tリンパ球の研究は，

表9-2-2 サルコイドーシス患者にみられる免疫異常

- ヘルパー・インデューサー活性を示しIL-2を放出するCD4陽性細胞の肺胞内および間質への集積.
- 拘束性T細胞受容体レパトアをもったT細胞の病巣内での増殖，このパターンはT細胞受容体の少数クローン性と一致する．一部の患者における肺 γ/β T細胞受容体発現細胞プールの増大.
- 肉芽腫形成期におけるTh1細胞由来サイトカイン（IL-2, IFN-T）の局所産生の増加.
- サルコイドーシスT細胞によるTNFリガンド，TNF受容体スーパーファミリーの増加.
- B細胞機能亢進と免疫グロブリン局所産生.
- 肺免疫適格細胞の自然増殖率の増加.
- 抗原提示細胞能を有し，活性化マーカー（HLA-DR, HLA-DQ, CD 17）ならびに接着分子（CD49a, CD54, CD102）の増加を示す単球-マクロファージの集積.
- マクロファージ由来のサイトカイン（IL-1, IL-6, IL-8, IL-15, TNF-a, IFN-T, GM-CSF）とケモカイン（IP-10, RANTES, MIP-a, IL-16）の遊離亢進．これらサイトカインの多くは肉芽腫形成と肺障害をもたらす.
- 線維化への進展をもたらすマクロファージ由来の纏維形成誘導性サイトカイン（TGF-βと関連サイトカイン，PDGF，IGF-I）の産生亢進.

*この表はベリリウムを含まない．この物質はベリリウム症の原因となるが，サルコイドーシスは起こさない.

多くの患者でこの細胞がヘルパーCD4表現型を有しているが，まれに集積細胞はCD8陽性リンパ球優位であることを示す[135]．これらの細胞はIFN-γ，IL-2，その他のサイトカインを自然に放出する[108)109)]．さらに，サルコイドーシスの肺胞マクロファージはTNF-a，IL-12，IL-15などの各種サイトカインや成長因子などを放出する多能な分泌細胞としてはたらいている[110～112, 136]（表9-2-2）.

免疫応答細胞の集積は肉芽腫形成に至る一連の現象のごく初期の課程を示しているようであるが，その際中心的な細胞は活性化CD45RO陽性Th1型Tリンパ球である．病因論的観点からは，サルコイドーシスの炎症過程にさらされた組織に起こる細胞数の増加は2つの機序によって説明できる．一つは末梢血から肺への細胞の再分布であり，いま一つは病変局所での細胞増殖である[137～139]．第1の機序では，遊走性サイトカイン（IL-8, IL-15, IL-16, IP-10, およびRANTESを含む）が協同して炎症局所でのCD4メモリー細胞の肺胞内集積を拡大する[112, 140～142]．肉芽腫形成部位でCD4ヘルパーT細胞が集積する第2の機序は局所でのIL-2を介した増殖である．サルコイドーシス患者のBALリンパ球の大半はIL-2を自然に放出，機能性IL-2受容体系を発現している

CD4陽性／HLA-DR陽性T細胞である[112)143)144)]．種々の研究は，IL-2が肺実質およびほかのサルコイドーシス病変に浸潤するTリンパ球に対する局所性の増殖因子として働いていることを示している[145)146)]．活動性サルコイドーシス患者から得られたT細胞はIFN-γのmRNAと蛋白レベルの増加，活性化T細胞の増殖も示しており，Th0からTh1への分化にも関与している[111]．このようにTh1型T細胞の反応が（IL-2, IL-12, IFN-γ，TNF-βを分泌して），活動性病変局所で肉芽腫ができる方向に働いているようである.

肺病変が，なぜある患者で遷延しほかの患者では持続しないのかを明らかにした報告はない．さらに，どうして病気が持続すると肺障害や線維化を来すのかもわかっていない．しかしながら，サルコイドーシス病変浸潤細胞の免疫学的パターンは以下のことを示唆している．①サルコイドーシス肉芽腫は持続性でおそらく分解されにくい抗原刺激に対して形成され，これが局所性のオリゴクローン型Th1型T細胞による免疫反応を惹起する．事実，これらの細胞はT細胞受容体のα，β鎖可変領域に対する遺伝子発現において偏りがある[114～117]．②これらによる慢性刺激の結果としてマクロファージは炎症性メデ

ィエーターを放出し，炎症が持続している部位にTh1細胞を集積させ，肉芽腫構造の形成に寄与する．マンソン住血吸虫モデルにおける実験データは疾病が持続するとどのようにして線維化が起こるかについての一つの機序を示唆している．すなわち，Th1からIL-4，IL-5，IL-6，IL-9，IL-10の分泌を伴うTh2発現型へのサイトカインパターンのシフトである．このモデルでは，その結果，細胞外マトリックスの蓄積を伴う線維増殖反応が起こり，その後の肺線維症への進展へとつながっている[147]．一方，サルコイドーシスでは持続性のTH-1反応が線維化をもたらすことがあると思われる．本症におけるマトリックスの形態変化を決定する免疫調節機構を明らかにするためには，サルコイド炎症過程の種々の位相におけるTh1/Th2分泌パターンの研究が必要である．

サルコイドーシスの発病機序を理解することにくわえて，免疫学的研究のいま一つの目標は，予後の見地からのみならず，疾病のさまざまな病期を明らかにして患者管理の助けとなる個々のマーカー（表面抗原，サイトカイン産生など）を明らかにすることを含んでいる．

＊訳者注：表9-2-2にB細胞機能亢進と記載があるが，B細胞機能亢進によって血清EBウイルス抗体価上昇が国際会議で日本を含む各国から報告され，血清HHV6抗体価上昇も日本，外国から報告されている．
また，サイトカイン分泌ではIL-18関与も日本から報告されている．

病　理

サルコイド肉芽腫

形態学と構成要素：サルコイドーシスの特徴的な病変は，辺縁が明瞭で，密な，非乾酪性類上皮細胞肉芽腫である．この類上皮細胞肉芽腫は高度に分化した単核球系貪食細胞（類上皮細胞と巨細胞）およびリンパ球で構成される．巨細胞は星状体（asteroid body）やシャウマン小体（Schaumann bodies）などの細胞質封入体を有することがある[22][148～151]．肉芽腫の中心部は主にCD4陽性のリンパ球で構成され，一方，CD8陽性細胞は肉芽腫の辺縁部に存在する[149][151]．サルコイド肉芽腫は線維化病変を来すことがあるが，これは，通常，肉芽腫の周辺に始まり，肉芽腫中心部に進展して，完全な線維化病変ないし硝子様化病変となる（図9-2-1）．ときには肉芽腫が凝固壊死を示すことがある[149]（図9-2-2）．壊死性サルコイド肉芽腫症（necrotizing sarcoid granulomatosis, NSG）はサルコイドーシスの一亜型であろう[151][152]．電子顕微鏡ではよく発達した類上皮細胞がしばしば相互陥入を伴う多数の細胞質突起を示す．この所見は細胞の分泌機能を示唆している[149][150]．

部位と分布：リンパ節（とくに胸郭内），肺，肝臓，脾臓および皮膚はサルコイド肉芽腫が形成される頻度の高い部位で，サルコイド肉芽腫はどの臓器でも同様な性状を示す[22][73][149～151][153]．肺では，約75％の肉芽腫は細気管支の結合組織鞘，胸膜下あるいは小葉辺縁部ないしはこれらの構造に近接して形成される（リンパ管炎様分布）[148][151][154]．肉芽腫の血管壁への進展は開胸肺生検あるいは剖

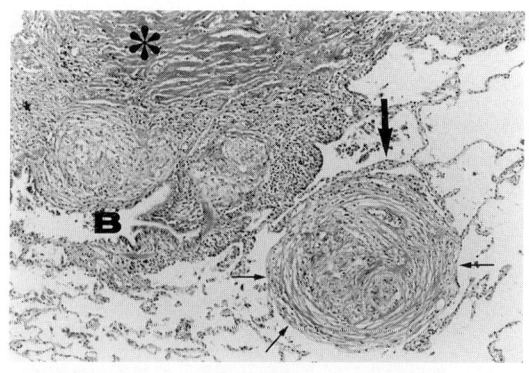

図9-2-1

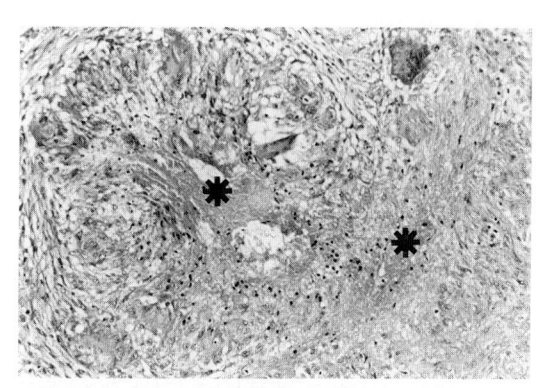

図9-2-2

検症例の検討では半数以上の症例で観察される[148)149)151)155)].

肉芽腫の経過：サルコイド肉芽腫は寛解するか，あるいはあとに線維化病変を残す．サルコイドーシスの終末期は肺実質の線維化および蜂巣形成を起こす．このような線維化病変の進展に影響する因子はよくわかっていない[149)151)]．

サルコイドーシスの組織学的診断

サルコイドーシスの病因に関する知識が十分でないため，診断は臨床・画像所見が肉芽腫病変の組織学的証拠で裏づけられて初めて確定する．重要な鑑別診断は感染症なので，微生物学的検査と培養検査はいまなお必要であり，とくに，発熱のある症例や生検標本内に壊死病変が認められた時にそうである．抗酸菌および真菌を対象とした特殊染色は壊死病変や肉芽腫が気腔内に優勢であるなどの非典型的な所見の場合に特に必要である[148～151)]（表9-2-3）．

肺サルコイドーシスの診断：肺サルコイドーシスの形態学的診断は3つの主要な所見に基づく．①密で十分に発達した肉芽腫の存在とその外縁のリンパ球および線維芽細胞の縁取り．②肉芽腫のリンパ管周囲の間質の分布（このため経気管支肺生検が高感度の診断方法として用いられる）．③他の原因の除外[148)156)157)]．

肺外サルコイドーシスの診断：サルコイド肉芽腫の鑑別診断はリンパ節，皮膚，肝臓，骨髄，脾臓など生検部位によって異なる[158～167)]．

腫瘍随伴性サルコイド反応＊：癌の所属リンパ節には平均4.4%の頻度で非乾酪性類上皮細胞肉芽腫（サルコイド反応）がみられる[168)169)]．ホジキン病および非ホジキン型リンパ腫の病期決定のために行われた開腹術で得られた肝臓，脾臓の生検標本には平均して各々13.8%，7.3%の頻度で類上皮細胞肉芽腫が見られている[168)169)]．3～7%の癌患者では原発巣に肉芽腫がみられ[168)]，精巣上皮腫（seminoma）や未分化胚細胞腫（dysgerminoma）の場合と同様である[170)171)]．

＊訳者注：日本全国集計では癌では肺癌，胃癌の所属リンパ節に多くみられ，外国症例ほど高頻度ではないが悪性リンパ腫でも報告例がある．またリンパ節に，転移とともにサルコイド反応が認められる症例，転移なくサルコイド反応だけが認められる症例がある．また日本全国集計でも原発巣にサルコイド反応が認められる症例が報告されている．

意義不明の肉芽腫性病変（GLUS症候群）：肉芽腫性病変が認められる生検標本の15～20%においてその病因を決定することができない．これらの患者はGLUS症候群とよばれる疾病過程を示す[172)]．免疫組織学的に，GLUS症候群の肉芽腫は，腫瘍随伴サルコイド反応やトキソプラズマ症の場合と同様にB細胞陽性である．一方，サルコイドーシスとマイコバクテリウム感染症の肉芽腫ではB細胞陰性である[173)]．

臨床像と臓器病変

サルコイドーシスは多臓器性疾患である．多彩な症状のゆえに，サルコイドーシス患者は種々の専門分野の臨床医を受診する．本症の臨床像は人種，罹病期間，臓器罹患の部位・程度と肉芽腫性課程の活動性によって異なる[61)174～176)]．

非特異的身体症状＊

発熱，疲労感，倦怠感，体重減少などの非特異的な身体症状はサルコイドーシス患者の1/3でみられる．発熱は一般に軽度であるが，39℃から40℃の高熱がみられることもある．体重減少は，通常，受診前10から12週の間に2～6kgである．倦怠感がみられる場合は，日常活動が全く不自由となる事もある．時に寝汗も出現する．身体症状はアフリカ系アメリカ人，アジア系インド人では白人，モンゴル系患者に比してより高頻度である．サルコイドーシスは重要でしかも，しばしば見逃される不明熱（FUO）の原因である[177)]．いわゆる「意義不明の肉芽腫性病変症候群（Granulomatous Lesions of Unknown Significance: GLUS）は発熱，肝脾腫を含む一部のサルコイドーシスの症状を呈する[172)]．

＊訳者注：非特異的な身体症状は，日本でもみられるが，より低率である．日本でも，高熱を伴う呼吸不全症例報告がある．オランダDrent他はサルコイドーシス患者で倦怠感が高頻度に

表9-2-3 生検および外科病理検体におけるサルコイドーシスの主な病理学的鑑別診断

肺：
- 肺結核症
- クリプトコッカス症
- 非結核性抗酸菌症
- クリプトコッカス症
- アスペルギルス症
- ヒストプラズマ症
- コクシジオイデス症
- ブラストミセス症
- ニューモシスチス・カリニ肺炎
- マイコプラズマなど
- 過敏性肺臓炎
- 塵肺症
　　ベリリウム(慢性ベリリウム肺)，チタニウム，アルミニウム
- 薬剤への反応
- 異物の吸引
- ウエゲナー肉芽腫症(サルコイド類似の肉芽腫はまれ)
- 慢性間質性肺炎:通常型間質性肺炎，リンパ球性間質性肺炎など．
- 壊死性サルコイド肉芽腫症(NSG)

リンパ節：
- 結核症
- 非結核性抗酸菌症
- ブルセラ症
- トキソプラズマ症
- 肉芽腫性組織球性壊死性リンパ節炎(Kikuchi病)
- 猫ひっかき病
- 癌に対する所属リンパ節におけるサルコイド反応
- ホジキン病
- 非ホジキン型リンパ腫
- 意義不明の肉芽腫性病変(GLUS症候群)

皮膚：
- 結核症
- 非結核性抗酸菌症
- 真菌感染症
- 異物に対する反応：
　　ベリリウム，ジルコニウム，入れ墨，パラフィンなど
- リウマチ結節肝臓：
- 結核症
- ブルセラ症
- 住血吸虫症
- 原発性胆汁性肝硬変
- クローン病
- ホジキン病・非ホジキン型リンパ腫
- GLUS症候群

骨髄：
- 結核症
- ヒストプラズマ症
- 伝染性単核球症
- サイトメガロウイルス
- ホジキン病
- 非ホジキン型リンパ腫
- 薬剤
- GLUS症候群

その他の生検部位：
- 結核症
- ブルセラ症
- その他の感染症
- クローン病
- 巨細胞性心筋炎
- GLUS症候群

＊この表はベリリウムを含まない．この物質はベリリウム症の原因となるが，サルコイドーシスは起こさない．

見られることを報告し，日本からも報告がある．

各種臓器病変に関連する所見 ＊

　　＊訳者注：下記の各臓器病変に追加して，欧米ではSURT (Sarcoidosis of Upper Respiratory Tract) の記載を多く見る．鼻腔粘膜，扁桃，咽頭，喉頭などの上気道病変，耳下腺，唾液腺などの病変で，サルコイドーシスの予後不良因子として重要視されている．

肺 ＊

肺は90％以上のサルコイドーシス患者で侵される．呼吸困難，乾性咳嗽および胸痛は全患者の1/3から1/2でみられる．胸痛は部位的には胸骨下にあり，通常，胸郭の漠然としたしめつけ感程度である

が，ときに激烈で心臓痛と区別できないこともある[178]．喀血はまれである．ばち状指はまれに起こり，肺の水泡音は20%以下の患者で聴取される．

胸郭内病変について胸部エックス線所見上5つの病期（stage）がある（表9-2-4）．Stage 0は明らかな胸郭内病変が認めないことを意味する．Stage Iは両側肺門リンパ節腫大を示すもので傍気管リンパ節腫大を伴う事もある．肺野には浸潤影は認めないが，肺生検ではしばしば肺実質に肉芽腫を認める．Stage IIは両側肺門リンパ節腫大に肺野浸潤影を伴う，Stage IIIは肺門リンパ節腫大を伴わない肺野浸潤影である．Stage IVは進行性線維化からなり，蜂巣肺，肺門部の牽引像，ブラ，嚢胞，および気腫を伴う．

肺実質病変の方が頻度は高いが，喉頭，気管，気管支などの気道病変が侵されることもあり，気道閉塞や気管支拡張を来す．他のまれな病像には胸水，乳糜胸，気胸，胸膜肥厚および石灰化，リンパ節石灰化および空洞形成がある[180]．気道過敏性は20%もの症例にみられると報告されている[179]．

　　＊訳者注：上記呼吸器症状は日本では，より低率である．日本では，肺アスペルギルス症合併例で血痰，喀血の症例報告がある．欧米，日本で気管支閉塞によって主に中葉無気肺，上葉，下葉無気肺，時に多発性無気肺を示す症例報告がある．気道過敏性は日本でも報告がある．日本でもそれぞれの病像の症例報告があり，胸水は若年者，石灰化は長期病変経過例に目立つ．

表9-2-4　胸部X線像上の病期分類

胸部X線像病期*	胸部X線像
病期（Stage）0	正常な胸部X線像
病期（Stage）I	両側肺門リンパ節腫大
病期（Stage）II	両側肺門リンパ節腫大＋肺陰影
病期（Stage）III	肺陰影のみ（両側肺門リンパ節腫大なし）
病期（Stage）IV	肺線維化

＊分類は胸部単純写真のみに基づいている．ときにCTやガリウムスキャンが胸部X線像上の病期分類と異なる病期を示唆する情報を与える．現在これらの患者の病期分類が問題になっている．しかし，現在，CT，ガリウムスキャンは限られた数の患者のみしか実施されていないので，それで病期分類を変える必要はない．

リンパ系＊

サルコイドーシス患者の約1/3で末梢リンパ節を触知する．最も侵されることの多いのは頸部，腋窩部，上踝部および鼠径部リンパ節である．頸部では，前頸三角部より後頸三角部のリンパ節病変の方が多い．腫大リンパ節はそれぞれ孤立的で，可動性があり，圧痛はない．リンパ節は潰瘍化せず，灌注腔も形成しない．脾腫は，通常，軽度で無症状であるが，圧迫症状，貧血，白血球減少および血小板減少を来すこともある[181]．

　　＊訳者注：日本，米国で腹部超音波検査，腹部CTで潜在性の腹腔内リンパ節腫大が発見され，生検陽性確認例，まれに多数の腹腔内リンパ節腫大で胆管圧迫，手術確認例もある．日本でも巨脾，脾機能亢進を示した脾摘例があり，日本，米国で腹部超音波検査，腹部CTで脾腫，脾腫瘍を疑う空間占拠性脾病変が報告されている．

心　臓＊

サルコイドーシス患者の約5%で心筋病変の臨床的な証拠がみられる[61]．しかし，剖検例の頻度はより高いであろう．心筋病変の経過は多彩で，良性不整脈，高度の心ブロックから突然死まで多彩である．心電図は異常なしでも，24時間Holter心電図は心室性頻拍，心ブロックあるいは心室性期外収縮を示す．ドップラー超音波検査は拡張期障害を検出しうるが，タリウム201心筋シンチグラムは区域性収縮異常の検出により優れている[182]．タリウム心筋シンチグラムもまた肉芽腫性病変ないしは線維性瘢痕に対応する区域性欠損を検出することがある．無症状のサルコイドーシス症例におけるタリウム心筋シンチグラムの異常の臨床的意義は明らかでないが，長期間追跡の検討はこれら症例で心機能異常の出現や突然死の危険度は低いことを示唆している[183]．タリウム心筋シンチグラムがサルコイドーシス心病変を示唆するときは，冠動脈疾患を除外するために冠動脈造影が必要である．心筋内膜生検で肉芽腫がみられればサルコイドーシス心病変の診断が確定するが，肉芽腫性病変の分布は不均等なので，その陽性率は低い．したがって，心機能異常，心電図異常あるいはタリウム心筋シンチグラムで欠損があるサルコイドーシス症例では，心筋内膜生検で肉芽腫を認

めなくても心臓サルコイドーシスを考えるべきである．

＊訳者注：日本のサルコイドーシス剖検例ではサルコイドーシスによる死亡は心筋病変による死亡が高頻度である．日本では心筋生検未実施ないし陰性例の心病変診断には，心電図で完全房室ブロック，心室性頻拍，高頻度の心室性期外収縮，完全右脚ブロック，心超音波所見で心室中隔基部ヒハク化，肥厚，左室運動障害，LVEF 低下，タリウム心筋シンチグラム欠損の他にガリウム，最近は FDG-PET シンチグラムで心摂取著明が重要視されている．

肝　臓＊

サルコイドーシス患者では肝生検標本の 50～80% にも肉芽腫を認めるが，肝が触知できるのは 20% 以下である[23)][184～186)]．肝病変が門脈圧亢進，肝不全や，肝機能異常に関連する死亡の増加を来すことはまれである．肝機能検査の異常はよくみられる[176)][187)]が，肝に病変があり軽度の肝機能異常のみで無症状のサルコイドーシス症例では，治療は必要ない．コルチコステロイドは著明な肝機能異常を改善する[184)][188)][189)]．

＊訳者注：日本で多数例に腹腔鏡，肝生検を実施して約 80% の高頻度に陽性との報告があり，肝機能正常でも高頻度陽性で肝機能異常症例では融合した著明な肉芽腫を認める．
外国，日本で，高頻度ではないが，肝内胆管胆汁うつ滞組織像，肝機能異常を示す症例報告が注目されている．
日本，米国で，1990 年代以後，腹部 CT で肝腫瘍を疑う空間占拠性肝病変，肝生検陽性確認例が報告され，日本報告では肝生検陽性，血清 ACE 高値が高頻度である．

皮　膚＊

皮膚病変は全患者の約 25% に出現する[190)]．臨床的に重要で容易に認識できる皮膚病変は，結節性紅斑とびまん浸潤型皮疹（lupus pernio）のふたつである．結節性紅斑は急性サルコイドーシスの象徴であり，ヨーロッパ，プエルトリコおよびメキシコの症例，ことに妊娠可能年令の女性によくみられる．日本人，アフリカ系アメリカ人の患者ではまれである．病変は下肢前面のもりあがった，紅い，痛みを伴う隆起ないし小結節である．これらの生検標本では肉芽腫は特有ではない．隣接した関節は，通常，腫脹しており，痛みを伴う．結節性紅斑は，通常，6～8 週間で自然消失する．結節性紅斑の再発はまれである[191)]．Löfgren 症候群は発熱，両側肺門リンパ節腫脹，結節性紅斑および関節痛よりなる[20)]．びまん浸潤型皮疹は慢性のサルコイドーシスを代表する病変で，鼻，頬，唇，耳の脱色を伴う硬い丘疹からなる．この病変はアフリカ系アメリカ人女性患者により多くみられ，しばしば鼻粘膜を侵し，しばしば骨嚢胞と肺線維症を合併する．びまん浸潤型皮疹を示すサルコイドーシスでは経過は遷延し，自然寛解はまれである．ほかの皮膚病変は局面型，斑状皮疹，皮下結節，陳旧性瘢痕の光沢化，脱毛症，色素脱失・沈着などがある．一般に慢性皮膚サルコイドーシス病変は痛みも痒みも伴わず，潰瘍化することもない．

＊訳者注：上記特徴を示すびまん浸潤型皮疹は日本でも報告がある．欧米では結節性紅斑，Löfgren 症候群を示すサルコイドーシス患者の予後は一般に良好であるが，日本症例の検討では必ずしも良好でなく，人種差が考えられる．

眼

眼病変はサルコイドーシス患者の 11～83% に出現する[176)]．眼球あるいは眼窩のどの部分も侵され得るが，すべての眼サルコイド病変のなかで最も多いのはぶどう膜炎である．急性前眼部ぶどう膜炎は自然経過ないしステロイド局所療法（点眼）で消失するが，慢性ぶどう膜炎は虹彩・水晶体間の癒着を来して緑内障を起こしたり，白内障や失明を惹起したりする．蛍光血管造影は微小血管病変の鋭敏な検査法であり，後眼部ぶどう膜炎が疑われた時に考慮すべき検査である[192)]．他の眼病変には，結膜濾胞，涙腺腫大，乾性角結膜炎，涙嚢炎および網膜血管炎などがある．

神経系＊

臨床的にわかる神経系病変はサルコイドーシス患

者の10%以下に起こる[193)194)]．病変は脳底部に好発する傾向があり，脳神経病変ことに顔面神経麻痺と視床下部および脳下垂体病変が多い．これらの病変は，早期に出現し，治療に良好に反応する傾向がある[195)]．空間占拠性の腫瘤，末梢性神経障害や神経筋肉病変は後期に出現し，慢性経過の前兆となる．血清のアンジオテンシン変換酵素活性（ACE）の価値は限られたものでしかない．コンピュータ断層（CT）と磁気共鳴画像（MRI）はともに神経系病変の診断を補助するものとして用いられてきた．ガドリニウム増強MRIは脳実質，髄膜および脊髄病変の評価のために優先すべき検査であるが，MRIの所見は非特異的である[196)]．神経病変の診断には，可能な限り組織学的確認を得るよう努力すべきである．脳脊髄液検で80%の患者でリンパ球増多と蛋白値上昇を認める．神経系病変における脳脊髄液像のその他の特徴としてはACE高値（約1/2の患者で），リゾチーム，β2マクログロブリン高値およびCD4/CD8比の増加がある[176)]．脳脊髄液検査は結核，真菌症を除外するためにも重要である．

＊訳者注：神経系病変は，その他，日本，外国で脊髄病変，小径線維ニューロパチー症例報告がある．

筋肉骨格系 ＊

関節病変はサルコイドーシス患者の25～39%でみられるが，変形性関節炎はまれである[180)]．最も侵される頻度の高い関節は膝，足首，肘，手首および手や足の小関節である．関節病変は急性で一過性のこともあり，慢性で持続性のこともある．症状のある筋肉病変はまれである．慢性筋肉病変は女性により多くみられ，サルコイドーシスの唯一の症状のこともある．コルチコステロイド治療により出現する筋肉病変は除外されねばない．よくみられる臨床症状である近位筋の脱力感はステロイド治療により誘発される筋肉症状と鑑別されなければならない．適切に生検された滑膜あるいは筋肉生検標本で非乾酪性肉芽腫が明らかになることがある[197)]．骨嚢胞は慢性皮膚病変に伴ってのみ出現する[190)]

＊訳者注：筋肉病変は無症状筋生検陽性例や筋腫瘤形成型筋肉病変，ミオパチー型筋肉病変が

あり，日本では，後2者が多く報告されている．骨嚢胞は，主にびまん浸潤型皮疹に伴って出現するが，その際慢性肺病変も伴う．

胃腸管 ＊

胃腸病変の発現頻度は1.0%以下であり，消化管では胃病変が最も頻度が高い．食道，虫垂，直腸および膵臓病変の頻度はより低い．サルコイドーシスはCrohn病，結核，真菌感染症あるいは膵臓腫瘍に似た病像を呈することがある[198)199)]．

＊訳者注：日本でも消化管では胃病変が多く，他の病変は日本でも，手術例，剖検例でまれな症例報告があり，まれな開腹時，胆嚢，胆道病変確認症例もある．

血液学的異常 ＊

血液学的異常，ことに赤血球・白血球系の異常はしばしばみられるが，診断に寄与する所見ではない．ヘモグロビン11g/dl以下の貧血の頻度はサルコイドーシス患者の4～20%である．溶血性貧血はまれである．白血球減少は40%にもみられるが，高度のことはまれである[187)]．脾腫がない場合，白血球減少は骨髄病変の反映の場合もあろうが，多くは血液T細胞の病変局所への再分布の機序によるものであろう[23)52)200)]．類白血病反応，好酸球増多，および血小板減少はまれである．

＊訳者注：日本でも生検陽性の骨髄病変症例や合併症として著明な血小板減少を伴う症例報告がある．

耳下腺 ＊

発熱，耳下腺腫大，顔面神経麻痺および前眼部ぶどう膜炎の組合せはHeerford症候群と呼ばれる．有痛性腫大を伴う一側性あるいは両側性耳下腺炎は患者の6%以下でみられる．これらの症例の約40%で耳下腺腫大は限定的なものである．

＊訳者注：この組み合わせのすべてを満足する症例は完全型，一部症状を欠く症例は不完全型で日本でも2つの型の症例報告がある．日本，外国で，全身性病変を伴い耳下腺生検陽性の症

例報告がある

内分泌症状 *

　高カルシウム血症はサルコイドーシス患者の約2～10%でみられ，高カルシウム尿症は約3倍の高頻度である[201)][202)]．これらの異常は活性化マクロファージおよび肉芽腫による 1,25-$(OH)_2$-D_3（Calcitriol）の異常産生によるものである[201)][202)]．潜在性・持続性の高カルシウム血症，高カルシウム尿症は腎石灰化，腎臓結石および腎不全を惹起し得る[203)]．下垂体ないし視床下部病変で尿崩症をみることがある．甲状腺機能低下症，甲状腺機能亢進症，低体温，副腎機能低下，下垂体前葉病変はまれである[204)]．

　　＊訳者注：日本では高カルシウム血症症例報告は少なく，高カルシウム尿症症例報告は比較的まれである．PTHrProtein 高値報告例もある．また比較的まれであるが，高カルシウム血症を伴う腎障害を示す症例，さらに腎生検陽性確認症例，腎尿路結石で発症し腎生検陽性症例報告がある．
　　尿崩症は，日本でも症例報告があり，脳CTで下垂体部異常を示しステロイド治療後消失症例報告もある．
　　日本でも甲状腺，下垂体前葉病変は報告例があり，甲状腺生検陽性症例報告もある．

生殖器 *

　乳腺を含む女性生殖器のどの部分においても無症状で肉芽腫が出現することがある．子宮が最も高頻度に侵される臓器である．男性生殖器はまれにしか侵されないが，このタイプの病変の症例の1/3は精巣癌の可能性を心配して不必要な精巣摘出術を受けている[205)]．

　　＊訳者注：日本でもまれに子宮，乳腺，精巣，精巣小体，精索病変などのまれな生検陽性報告例がある．

腎　臓 *

　まれに，肉芽腫性病変が間質性腎炎を惹起することがある．より一般的なのは，高カルシウム血症，高カルシウム尿症に関連する腎不全である．腎サルコドーシスは腎腫瘍に類似する病像を呈することがある[206)][207)]．

　　＊訳者注：高カルシウム血症，高カルシウム尿症に関連する腎不全は，日本でも報告例があるが高頻度ではない．また，腎腫瘍に類似の腹部CT所見を示し，腎生検陽性症例報告がある．

特殊病態

小児のサルコイドーシス *

　Kendig は15才以下の小児サルコイドーシス104例を検討し，小児症例の罹患臓器の分布は成人症例と類似していることを見い出した[208)]．サルコイドーシスの診断は，皮疹，ぶどう膜炎，リンパ節腫大および肺病変を呈するどの年令の小児においても考慮されるべきである．小児サルコイドーシスの予後は成人の場合より良好である[209)]．

　　＊訳者注：日本でも病像，予後は同様であるが無自覚集検発見例が多く，血清ACE高値は成人と同様で，肺外病変では眼病変は認めるが皮膚病変はまれであり，最近は小児発見報告例が少ない．

妊娠とサルコイドーシス *

　サルコイドーシスは妊娠に悪影響を与えることはないが，分娩後に病変が悪化することがあり，したがって胸部エックス線写真は分娩6カ月以内に撮影する必要がある．サルコイドーシス症例の自然流産，早期流産，先天的胎児異常の頻度はサルコイドーシスに罹患していない母親と同じである[185)][210)]．

　　＊訳者注：むしろ，妊娠中にサルコイドーシス病変が改善することがある．一方，日本全国症例集計成績でも分娩後悪化は高頻度である

高齢者のサルコイドーシス *

　多くのサルコイドーシス患者は本症とともに晩年を過ごすが，ごく少数の患者は65才以後に発症する．高年令者サルコイドーシスを管理する際には，肺，胃，腸あるいは子宮の悪性腫瘍さえも，局所リンパ

節にサルコイド反応を来しうることを理解しておくことが重要である．この局所サルコイド反応は全身性病変のサルコイドーシスとは鑑別されなければならない[211) 212)]．

　　　＊訳者注：日本で80才以上の高齢者で心病変およびほかの全身性病変を示す臨床例，剖検例も報告され，悪性腫瘍，脳血管障害などの合併症で死亡，剖検時に潜在性サルコイドーシス全身性病変が発見される症例報告もある．

診断的アプローチ

　サルコイドーシスの診断には，本症に合致する臨床像と組織学的に非乾酸性肉芽腫を示すこと，および同様の組織ないし臨床像を呈しうるほか疾患を除外することが必要である．例えば皮膚のように一臓器のみに非乾酸性肉芽腫があるときには，サルコイドーシスの診断は確定しない．サルコイドーシス患者で診断的精査をする際には，以下の4つの目標の達成を目指す必要がある．すなわち，①本症の組織学的確認をすること，②臓器病変の広がりとその程度を評価すること，③病態が安定しているか進行性かを評価すること，④治療が患者に益するか否かを決定すること，である．

生　検＊

　本症に合致する臨床像があるとき，行うべき最初のステップは適切な生検部位を選ぶことである．ほとんどの症例で経気管支肺生検（TLB）が推奨される．その診断率は術者の経験によるところが大きいが，4ないし5個の肺生検を行えばその率は40〜90%である[213)]．この手技に伴うリスクは経験ある者が行うときには極めて小さい．ときに，TLBに気管支肺胞洗浄（BAL）とリンパ球分画の検討を組み合わせることがある．Costabelによると，CD4/CD8比が3.5を超えるときその診断感度は53%，特異性は94%，陽性予測値76%，陰性予測値85%である[214)]．換言すると，CD4/CD8比が3.5を超えるときにはTLBで診断がつかなくても94%の特異度でサルコイドーシスと診断できることになる．同様の結果はWinterbauerらによっても得られている[215)]．この手技の際に気管支粘膜生検を行うことがあり，サルコイドーシス症例の41%〜57%で非乾酸性肉芽腫を認める[216〜218)]．

　患者を注意深く診察すると，皮膚，口唇，あるいは表在リンパ節などのほかの生検可能な病変部位がみつかることがある．肉芽腫性瘢痕（古い瘢痕部位の新鮮な肉芽腫反応）は生検部位として極めて有効である．結節性紅斑の病変部では肉芽腫病変がみつかることはないので，この部位の生検は有用でない．生化学検査や臨床所見で肝臓が侵されている証拠があっても，肝が生検の適応になることはまれである．同様に斜角筋リンパ節生検も現在では勧められない．ときにガリウムスキャンで生検部位を決めることもある．[219) 220)]

　　　＊訳者注：日本では，サルコイドーシスの胸部X線所見を示す症例の80%は肝機能正常でも腹腔鏡肝生検陽性との報告があり，最近も斜角筋リンパ節生検生検実施，陽性の症例報告がある．上記に追加して，1950年代以後，Crickらの多数の眼病変症例で結膜生検陽性との報告，外国での追試報告，日本でも実施，陽性症例の報告がある．

　気管支あるいは経気管支・肺生検で診断がつかず，ほかに生検できる部位がみつからないときには，もし胸部X線写真や肺のCTスキャンで容易に指摘できる異常があれば，肺の外科的肺生検が適応になろう．通常法のCTスキャンで縦隔リンパ節腫大があれば，ビデオ補助の胸腔鏡下肺生検（VTLB）や開胸下肺生検を行う前に，縦隔鏡下生検を行うべきである．これらすべての手技の診断率は90%を超えるとされる．縦隔鏡を受ける患者の合併症の頻度および入院期間は外科的生検に比べて有意に低い．VTLBには，肺とリンパ節の両者を生検できる利点がある．

　　　＊訳者注：日本では1980年代以後，経気管支肺生検が主流で最近VTLB実施が増加し，縦隔鏡下生検はまれに，診断困難例には開胸下肺生検が実施されている．

表9-2-5 サルコイドーシス患者の初期評価に勧められる事項

1. 症歴（職業，環境曝露，症状について）
2. 身体所見
3. 後→前方向の胸部X線写真
4. 肺機能検査：スパイロメトリー，DLco, KCO
5. 末梢血検査：白血球，赤血球，血小板
6. 血清生化学：Ca；肝酵素（AST, ALT, Al p）; クレアチニン，BUN
7. 尿検査
8. 心電図検査
9. ルチーンの眼科検査
10. ツベルクリン反応化

組織所見の得られない症例 *

生検を拒否する患者もいるし，肺障害が高度なために生検できない患者もある．Stage I（信頼度98％）およびstage IIの患者（89％）では臨床および/あるいは画像所見だけでもサルコイドーシスの診断確定的であるが，Stage III（52％）やStage 0（23％）の症例ではその確度はより低い[223]．発熱，結節性紅斑，関節痛および両側肺門リンパ節腫大の古典的なLöfgren症候群を呈する患者では，病変が急速に自然軽快すれば生検による証明は必ずしも必要でない．全身のガリウムスキャンのラムダパターンを伴うパンダ様所見はサルコイドーシスの診断を支持し，侵襲的な診断的検査は不要となる[224]．しかし，このような所見がみられるのはごく一部の症例のみである[219]．一部のセンター病院ではKveim-Siltzbachテストを施行でき，診断に役立つことがある[225]．現在でもこの検査は原因不明のぶどう膜炎，高カルシウム尿症，肝の肉芽腫性疾患，神経サルコイドーシス疑い症例や反復性の結節性紅斑の症例で胸部X線写真やCTが正常の場合には実施される[226]．しかしながら，もし抗原の準備や管理が不十分に行われると，この手技は感染性物質を伝染させる危険性がある．アンジオテンシン変換酵素活性の上昇はほかの多くの疾患でもみられるので，その軽度上昇は決して診断確定的ではない[227]．ほかの疾患では本酵素活性が正常上限の2倍以上に上昇することは極めて少ないが，困ったことに結核症やゴーシエ病のようなほかの肉芽腫性疾患や甲状腺機能亢進症でも，ときにこのような高値をみることがある．

＊訳者注：ガリウムスキャンのラムダパターンはギリシャ文字ラムダに似た両肺門部ガリウム集積をいい，パンダパターンは一見パンダ顔貌に似た耳下腺，顎下腺，涙腺部ガリウム集積をいう．

さらなる検査 *

病歴，臨床像，画像所見からいったん診断が確立すれば，すべての症例で追加の精密検査を行うことが勧められる（表9-2-5）．肺機能検査は，初期の肺障害を評価し，肺病変の改善・悪化を評価する際の基準値を準備しておくのに重要である．したがって，病歴，身体診察所見および胸部X線検査と同様に，これらの検査はすべての症例で必要である．肺機能異常は第II，IIIないしIV期の症例で40～70％に認められるのに対して，第I病期の症例では20％の症例にしかみられない．肺機能障害を示す頻度が最も多い検査項目は拡散能と肺活量である[228〜230]．拘束性および閉塞性換気障害の両者がみられることもある．すべての症例でルチーンに行うべきほかの検査を表9-2-5に示す．

一部の症例では，胸部CTが必要となる．通常，CTが必要になるのは以下の場合である．①非典型的な臨床像および/または胸部エックス線像，②気管支拡張症，アスペルギローマ，肺線維症，牽引性肺気腫，あるいは肺病変に合併する感染や悪性腫瘍

表9-2-6 活動性指標

臨床	生化学ないし機器検査	画像
発熱	血清ACE	胸部X線写真やCTの進行性変化
ぶどう膜炎	高カルシウム血症	HRCTでのスリガラス病変
結節性紅斑		67Gaのとりこみ
ループスペルニオ	肺機能所見の悪化	眼底の蛍光血管造影
瘢痕の変化	BAL液： 　リンパ球性胞隔炎 　CD4/CD8比の上昇	脳のMRIまたはCT
多発性関節炎		骨嚢胞
脾腫		
リンパ節腫大	心電図，超音波検査 タリウムスキャンの異常	
唾液腺，涙腺の腫大	肝機能異常	
心筋病変		
顔面神経麻痺 または他の神経症状/徴候		
進行性呼吸器症状 （呼吸困難，咳）		

を発見するため，および③胸部平面写真は正常だが臨床的に病変が疑われるとき，である．サルコイドーシスの多くの症例でみられる胸部CTスキャンの古典的な所見は以下のとおりである[231]．①気管支血管周囲と胸膜下に広範に分布する小結節，②小葉間間質の肥厚，③構造的ねじれ，および④塊状病変，である．より頻度の低い所見として，①蜂巣肺，②嚢胞形成と気管支拡張，および③肺胞性濃厚影，がある．

肺外サルコイドーシスについては，必要に応じて表9-2-6にあげる提言に従って適切に検査する．例えば，心筋病変を検出するためのホルター心電図モニター，心臓超音波検査，タリウムスキャンや中枢神経系病変を検出するためのMRIおよび頭部CTなどである．

＊訳者注：日本，外国で，腹部超音波検査で，潜在性肝，脾，腹腔内リンパ節病変検出，生検陽性確認症例報告がある．

臨床的活動性は，サルコイドーシスに直接関係する症状や徴候の出現・悪化・持続をもとに評価する．診断の助けになりうるもの，あるいは活動性の指標として，数多くの活動性マーカーが提案されている[232) 233)]．これらの指標のうちのいくつかは，ある臓器病変の進行性とは合致するが，一方，しばしば他臓器病変の進展を検出しない．表9-2-6に，よく用いられるマーカーのいくつかを示す．

自然経過*, **

サルコイドーシスの臨床所見，自然経過，および予後は極めて多様であり，自然経過・治療に対する反応のいずれにおいても増悪したり改善したりする傾向がある[23) 180) 234)]．自然寛解は2/3近い症例でみられるが，一方，10%～30%の症例で慢性ないし進行性の経過をとる[24) 26) 29〜31) 63) 180) 235)]．心臓，中枢神経系，肝臓などの重篤な肺外病変は初発時にサルコイドーシス症例の4～7%に起こるが，この率は疾患が進展するとともにより高くなる[23) 24) 26) 29)]

[176) 230) 236)]．コルチコステロイド治療は，通常，顕著なあるいは進行性の肺症状や肺外病変を呈する症例に対して行われ[230) 234) 237)]，この治療による影響で，本症の自然経過の解明は不明瞭になる．多数例検討報告の大多数において，サルコイドーシス患者の1/3ないし1/2がコルチコステロイド治療を受けている[23) 24) 26) 29) 46) 230) 236)]．症例のほとんどは治療により安定化したり改善したりしているが，16〜74%の症例で薬剤投与量の漸減や治療の中止の後に再燃をみている．[23) 24) 26) 29) 37) 75) 230) 236) 238)] 注1)．サルコイドーシスの罹患や死亡の評価は困難であるが，少なくとも症例の10〜20%では生涯にわたって肺や肺外に病変が残る．

症例の1〜5%は本症の病変で死亡し，死因は，典型的には進行性の呼吸不全，中枢神経系や心臓病変によるものである[30) 31) 37) 43) 75) 153) 234) 236) 239〜242)]．死亡率が報告により異なるのは，疾患の重症度，患者紹介によるバラツキ，および遺伝的・疫学的因子の多様性を反映している．アメリカおよびスカンジナビアの紹介病院でない施設での検討（主として白人を対象としたものであるが）によると，その多くは無症状であった．[30) 31) 63) 235)] このような場合には死亡率は1%以下であり，重篤例はまれである．これに対して紹介患者を受ける専門病院からの報告では不釣り合いなほど多数の重篤ないし進行性病変の症例があり，その結果，有病率と死亡率が高くなっている[23) 24) 26) 29) 37) 238) 243)]．臨床所見と死亡の原因は異なった地域ではさまざまである（これは遺伝的ないし環境的違いを反映する）．日本では，サルコイドーシスによる死亡の77%は心病変によるものであった[61)] 注2)．アメリカでは死亡の多くは肺病変によるもので，死亡の13〜50%が心筋病変によるものであった[75) 153) 242)]．

＊訳者注1：日本サルコイドーシス/肉芽腫性疾患学会他編，サルコイドーシス治療に関する見解-2003でもコルチコステロイド漸減，中止後の悪化を考慮してprednisolone15mg/日投与から減量は慎重にすべしと記載がある．

＊＊訳者注2：日本では，サルコイドーシスによる死亡の一部は重症肺病変，中枢神経系病変による死亡であった．

民族および遺伝的因子の予後に対する影響

サルコイドーシスの臨床経過と予後は民族的および遺伝的因子による影響を受ける[238) 243) 244)]．アフリカ系アメリカ人患者では肺外病変，慢性ぶどう膜炎，lupus pernio，のう胞性骨病変，慢性進行性病変，長期予後不良例の頻度が高く，また，再燃も高頻度のようにみえる．[29) 37) 238) 243) 245)] いくつかの報告は，ヒト白血球抗原（HLA）マーカーが予後と罹患臓器の部位を反映するとしている[103) 105) 121) 122) 124) 244) 246〜249)]．これらの成績は決定的なものでなく，サルコイドーシスの予後と臨床像に対するHLAマーカーの役割を明らかにするためには，さらなる検討が必要である．

予後のうえで重要な臨床因子 ＊

結節性紅斑と急性の炎症症状（例えば発熱，多発性関節炎）は特定の人種群やHLAタイプでより多くみられ，きわめて良好な予後を予告する[26) 121) 122) 191) 238) 245) 246)]．この場合，自然寛解率は80%以上と高い[20) 27) 79) 122) 197) 250〜252)]．Löfgren症候群は白人サルコイドーシスの20%〜30%に[26) 79) 122) 251)]，一方，アジアのサルコイドーシス症例では4%に起こる[26)]．結節性紅斑と発熱は，通常，6週間で自然寛解し，腫大リンパ節の消退は1年ないしそれ以上遅れる[180) 191)]．Löfgren症候群の患者ではコルチコステロイド治療が必要になることはまれである．

＊訳者注：Löfgren症候群は，日本でも症例数は多くないが報告例がある．

いくつかの臨床像は慢性ないし進行性の経過をたどる．予後不良因子には，以下のものがある：lupus pernio[29) 191)]，慢性ぶどう膜炎[29) 191) 203)]，40歳以降での発症[30)]，慢性高カルシウム血症[29) 30) 253)]，腎石灰化症[29) 203) 254)]，黒色人種[26) 29) 238) 243)]，進行性肺サルコイドーシス[27) 79) 185) 197) 250) 255)]，鼻粘膜病変[29)]，嚢胞性骨病変[29) 258) 259)]，神経サルコイドーシス[194) 258) 259)]，心筋病変[176)]，および慢性呼吸不全[242)]，である．

胸部X線病期の影響

胸部X線所見の「病期」が予後の指針として有用であることは多くの研究で確認されている[24) 26) 29

〜31) 63) 234) 235)．第I病期の場合，胸部X線写真所見は，通常，自然に改善ないし安定化する．肺門リンパ節腫大の持続は，活動性病変が続いていることを意味するわけではないし，治療が必要であることを意味するわけでもない．また，第I病期の患者では重篤な病変や後に遺残病変をみることはまれである．一方，第II，第IIIおよび第IV病期の慢性の実質浸潤のある症例では，病変の進展度と死亡率はかなりのものである．自然寛解は第I病期の症例では55〜90%で起こり，第II病期では40〜70%，第III病期では10〜20%，第IV病期の患者では0%である24) 26) 29〜31) 43) 234) 235)．

自然寛解が起こるかどうかを見極めるのに，患者はどの程度の期間追跡されるべきであろうか．前向き研究では，自然寛解は16%〜39%の症例で発症後6〜12カ月の間に認められている46) 230) 237)．自然寛解の85%以上は発症後2年間以内に起こっている30)．自然に寛解したもの，ないし安定したもののなかで，後に再燃が起こったのはわずかに2〜8%の症例であった30) 46) 230) 238)．24カ月以内に自然消退しないのは慢性ないし持続性の経過をとることを予告する30)．種々の研究24) 26) 29〜31) 46) 63) 230) 234) 235) 238)において，(初めの病期とは関係なく)画像所見が正常化した症例やBHLが安定している第I病期の症例では後に続発症状や病気の進行をみることはまれであった．第II，第III病期の予後はさまざまであった．安定した浸潤病変を有する症例では，明らかな肺機能障害を伴う有症状例がある一方，無症状例もあった．胸部X線像は活動性病変と線維化病変を確実には識別することはできない．「安定化」の臨床的意義は病初期の症状と機能障害に依存する．

前向きの臨床研究

サルコイドーシスの自然経過に対する洞察は，コルチコステロイド治療群，無治療群の無作為前向き試験から得ることができる40) 45)．しかしながら，重症例や進行性病変の症例はこれらの検討から除外されている．典型的な登録症例は無症状か軽微な症状，予後良好と相関する臨床像を示していた．このような著しい制限のもとで，これらの研究は治療法による差違を検出できなかった40) 45)．最近の非無作為前向き試験では，治療歴のない91名のサルコイドーシス症例を追跡している230)．コルチコステロイドは，当初，36人(40%)の症例に進行性の肺機能低下や重症の肺外病変のために投与された230)．残りの55症例(60%)は無治療で観察され，そのうちの8症例(16%)のみが最終的にコルチコステロイド治療が必要になった．長期経過観察では，61%の症例(治療群，無治療群の両者)が安定化し；31%が改善，8%のみが病初期の状態から悪化した．後者の群の患者はすべてその後の治療に反応した．全般に結果が良好だったのは，部分的には85%以上の症例が白人であったことを反映するものであろう230)．英国胸部学会は第II期，あるいは第III期のサルコイドーシス149症例を前向きに追跡した46)．コルチコステロイドは33症例で病初期に本症の症状に対して投与された．残りの116例は6カ月間無治療で観察された．この期間で，58例で胸部X線の異常所見が自然消失し，58症例で病変が持続した．重要なことに，自然寛解したもののうち1例のみが後に再燃のためにコルチコステロイドを必要とした．

患者の追跡

予後の評価と(いかなるものであれ)治療の必要性を決定するために，サルコイドーシスの長期経過観察は発症後最初の2年間に最も集中的に行われるべきである．第I病期の患者では，通常，当初は6カ月ごとの追跡が適切である．第II，IIIあるいはIV病期のサルコイドーシスでは，より頻繁な評価(3〜6カ月ごと)が勧められる．重症，活動性ないし進行性病態の症例では，治療を考慮しなければならない．すべての患者は，画像所見の病期に関係なく，治療終了後最低3年間は追跡されなければならない．新しい症状の出現，症状の悪化や肺外病変の出現がなければ，その後の追跡は必要でない．持続性の安定で無症状の第I病期症例では治療は必要ないが，(毎年)継続的に追跡する必要がある．治療の有無にかかわらず，持続性の第II，III，IV期症例は，少なくとも年ごとに，無期限に追跡するべきである．すでに指摘したとおり，コルチコステロイド治療で寛解に至った患者では再燃率が高いので，一層注意深い観察が必要である46) 238)．一方，自然寛解の症例においては，疾患の進行や臨床的再燃は少ない46) 230) 238)．重症の肺外病変がある症例では，胸部X線病期に関係なく長期に追跡する必要がある．

観察期間中は，すべての患者は定期的に症状についてのチェックを受け，身体所見，胸部エックス線写真，肺機能検査を繰り返し受ける必要がある．より詳しい検査を受けるかどうかは，病初期の臓器罹患や新しい症状・所見の出現の有無によって決まる．例えば，息切れや肺機能障害のある患者では，運動負荷試験や肺のCTスキャンなどのより広範な検査が必要になる．

サルコイドーシスの治療 *

どのような症状，所見があればコルチコステロイド治療の適応になるかに関しては，なお議論がわかれている．皮膚病変，前眼部ぶどう膜炎や咳嗽などの軽症例では，局所的ステロイド治療で十分であろう．一方，全身性病変や症状のある症例では，しばしば経口コルチコステロイド治療がおこなわれる．全身投与の明らかな適応となるのは，心臓病変，神経病変，局所治療抵抗性の眼病変および高カルシウム血症である．肺病変やほかの肺外病変における全身投与の適応はそれほど明快ではないが，多くの内科医は進行性で有症状の症例は治療されるべきであると感じている[230)234)260)]．また，肺野病変が持続する例や肺機能低下が進行する症例では，症状がなくても治療が必要である[46)]．コルチコステロイドの継続投与が必要な症例では，抗マラリア剤や細胞毒性薬の使用も考慮されるべきである[261)]．また一部の難治例では臓器不全のために移植が実施されている．

*訳者注：日本では，サルコイドーシスの治療について，日本サルコイドーシス/肉芽腫性疾患学会，日本呼吸器学会，日本心臓病学会，日本眼科学会，厚生省科学研究—特定疾患対策事業—びまん性肺疾患研究班編集他編サルコイドーシス治療に関する見解–2003があり，日本サルコイドーシス/肉芽腫性疾患学会誌2003；23：105-114.に記載されている．また，欧米に比し比較的軽症例が多いため，治療薬としての細胞毒性薬使用におけるまとまった報告に乏しい．さらに，サルコイドーシスの病因論において*Propionibacterium acnes*を有力視する視点から，日本で，サルコイドーシスにおける抗菌薬

療法が注目されており，今後検討すべき重要な課題である．

コルチコステロイド

初期の研究は，ACTHやコルチゾンの短期療法が肺の浸潤影の改善に有用であることを示し，また，組織生検を繰り返して行ってコルチゾンの長期療法で肉芽腫がしたことを確認している[33)]．経口のコルチコステロイド治療によって，通常，呼吸器症状，胸部エックス線所見，肺機能所見が改善する[35)36)41)42)44)46)230)262〜264)]．しかし，治療の中止後に症状とエックス線陰影はともにしばしば再出現する．治療中止後2年以内に1/3以上の症例で再燃したとする報告もいくつかある[36)262)]．

コルチコステロイドの至適投与量と投与期間に関する前向きの無作為試験は未だ施行されていない．しばしば投与量と投与期間は個々の症例ごとに決められる．肺サルコイドーシスの初期投与量の多くはプレドニン換算で20〜40mg/日あるいはそれに対応する量の隔日投与である[260)]．心臓や神経サルコイドーシスではより高用量が必要となろう．治療開始1〜3カ月後には治療効果を判定しなければならない．3カ月間の治療に反応しない症例では，それ以上に治療を延長しても効果が出てくるとは考え難い．また，この時点で治療に反応しないほかの理由についても検討すべきである．例えば，すでに病変が非可逆性の線維化などの変化を起こしている場合，患者の服薬不遵守，不適切な薬剤投与量，あるいは内因性のコルチコステロイド抵抗性などである．コルチコステロイド治療の反応例では，1日量5〜10mg，あるいは隔日で10〜20mg投与までゆっくりと漸減する．治療は最低12カ月は継続すべきである．発症早期の軽症例では3〜6カ月間の治療が有効なこともある．Sjögren症候群合併例では，非ステロイド薬が無効でないかぎりコルチコステロイド治療を必要としない．コルチコステロイドの減量あるいは中止後は，再燃に注意して経過を追跡する必要がある．なかには再燃を繰り返すために長期少量投与が必要になる症例もある[36)262)]．

皮膚病変，虹彩炎/ブドウ膜炎，鼻腔ポリープ病変あるいは気道病変をもつ症例では，時に局所コルチコステロイド治療が施行される[265〜270)]．強力なfluorinated steroidsは顔面に使用してはならない．

無作為試験ではいまだ検討されてないないが，クリーム薬，点眼薬，スプレー，注射薬の形式で行われる局所療法が治療を簡単にしているのは明らかである．吸入ステロイド剤は肺野型サルコイドーシス症例に対して使用されている．いくつかの研究ではこの治療法の若干の有効性が報告されている[265～269) 271) 272)]が，すべての報告が臨床的有効性を示しているわけではない[270)]．

細胞毒性薬

何種類かの細胞毒性薬がサルコイドーシスの治療に用いられている．安全性と有効性の観点から，ほとんどの症例でメソトレキサートとアザチオプリンが選ばれる[261)]．シクロホスファミドは難治例のために残しておくべきである．

メソトレキサート［MTX］

メソトレキサートに関する最初の報告は，本薬が難治症例に有効であったことを述べた症例報告である[273～276)]．ある施設は慢性サルコイドーシスに対するメソトレキサートの使用経験を報告しているが，それによると50例中33例がメソトレキサート単剤に反応しており，更に9例が少量ステロイドとの併用に反応した[277) 278)]．また，皮膚サルコイドーシスにおいてほぼ同等の奏効率を認めたというほかの2編の報告もある[279) 280)]．メソトレキサート中止後の再燃はしばしばみられるが，27症例中26例において再投与で良好な反応がえられている[278)]．このことは，メソトレキサートが本症を抑制はするが治癒させるのではないことことを示している．

＊訳者注：日本でも，ステロイド治療不応例に使用して有効の症例報告がある．

アザチオプリン

アザチオプリンも限定された数の症例で有効な治療法であったことが報告されている[259) 281) 282)]．二つの検討は，一部の症例で，アザチオプリン治療がコルチコステロイド併用のあり／なし両群で有用であったことを示している[283) 284)]．これらの研究では，アザチオプリンは慢性のサルコイドーシスに対して用いられている．その有効性はメソトレキサートと同等のようである．臓器移植症例や関節リウマチ患者での経験から，本薬剤は比較的安全で有効な免疫抑制剤であることが認められている．

他の細胞毒性薬

クロラムブチルの低用量のステロイド薬との併用が限られた数の症例において行われており，その奏効率はメソトレキサート，アザチオプリンとほぼ同等のようである[285) 286)]．しかし両薬に比べてクロラムブチルの発癌の危険性は明らかに高く，そのためほとんどの臨床家は本薬を使用していない．シクロホスファミドも限られた数の症例で用いられている[259) 287～289)]．毒性が強いので，その使用は他の治療剤で改善しない重症例に限られる．それまでの総ての治療に反応しなかった小規模の神経サルコイドーシス症例の検討において，一部の症例がシクロホスファミドに反応している[290)]．

表9-2-7 サルコイドーシスに対するステロイド代替療法

薬剤	メソトレキサート	アザチオプリン	シクロホスファミド	ヒドロキシクロロキン
投薬量	10～25mg/週	10～25mg/週	50～150mg/日 または 50～200mg/週	200～400mg/日
吐気	1	2	3	1
粘膜障害	2	1	1	0
血液毒性	1	2	3	0
催奇形性	2	1	3	0
発癌性	0	1	3	0
その他	肝臓，肺		膀胱	網膜

0-なし，1-軽度，2-ときに問題になる，3-明らかに問題になり投薬量の変更あるいは他剤使用必要

毒　性

　表9-2-7にサルコイドーシス治療に用いられる細胞毒性薬の毒性をまとめた．すべての薬剤において，血液毒性と消化管毒性，催奇型性と発癌性など，いくつかの共通点がある．骨髄毒性の出現は定期的な検査で監視しなければならない．嘔気や嘔吐はどの細胞毒性薬でも起こりえるが，通常，用量依存性である[291～293]．すべての細胞毒性薬には催奇型性があり，男性・女性患者ともに服薬中は産児制限をする必要がある[294)295)]．アザチオプリンはそのなかでは催奇型性作用が比較的少ないようである．シクロホスファミドは早期閉経や無精子症を伴うとされているが，これはすべての細胞毒性薬にも起こる得る．メソトレキサートでは妊娠を最終服用の少なくとも6カ月後に延ばせば，通常，催奇型性の影響を十分に回避できる．多くの患者が細胞毒性薬使用後でも正常児を得たとしているが，胎児奇形の危険性は増加しているのである．

　細胞毒性薬の使用でリンパ増殖性疾患や癌の発生の危険性が高くなる．メソトレキサートの発癌性は，ないか，あってもごくわずかのようである[296～298]．この薬剤はまた，過敏性肺臓炎や肝機能障害を来すことがある．アザチオプリンは臓器移植患者では発癌の危険が高まるとされているが[302～304]，関節リウマチの患者では発癌性リスクの明らかな増加はない．クロラムブチルはリンパ増殖性疾患の危険性を高めることが知られている．シクロホスファミドにおける，リンパ増殖性腫瘍や癌などの発癌性の全体的なリスクは重要である．さらに膀胱癌や血尿の危険性もある[306～308]．血尿をみたら，必ずシクロホスファミド治療を中止しなければならない．

　メソトレキサートの毒性は葉酸やフォリン酸の併用により最小限に抑え込める[309]．ある研究者は肝毒性を監視するために，メソトレキサートの総使用量が1～1.5g増えるごとに肝生検を勧めている．メソトレキサートは腎臓から排出されるので，明らかな腎不全のある患者には推奨できない．アザチオプリンの活性代謝物質は，methyl transferaseにより代謝される．ごく少数の人達はこの酵素の活性表現型が欠如しており，その場合，6-mercaptopurineの値が過度に上昇し本薬剤の効果が遷延する[310)311)]．シクロホスファミドによる出血性膀胱炎は水分を多量に摂取することでその発現を最小限に抑制することができる．しかしながら，出血性膀胱炎と膀胱癌の合併を監視するために，定期的な尿検査が必要である[307]．

その他の薬剤 *

　サルコイドーシスの治療に最も多く使用される抗マラリア剤はクロロキンとヒドロキシクロロキンである．SiltzbachとTeirsteinは胸郭内病変あるいは皮膚病変を有するサルコイドーシス43症例をクロロキンで治療し，半数以上で改善がみられたと報告している．胸部X線写真で高度進行している症例では効果は乏しかったようである[312]．クロロキンはとくにlupus pernioと高カルシウム血症に有用とされている[313]．クロロキンかプラセボを4カ月用いた無作為二重盲験比較試験において，クロロキン使用群で胸部X線写真の改善が認められた．しかしながら，治療中止後8カ月では両群間で差が認められなかった[314]．残念なことに長期間にわたるクロロキン治療は非可逆的な網膜症と失明を引き起こすので，眼科検査を3～6カ月ごとに頻繁にかつ注意深く行う必要がある．網膜症の危険性があるので，クロロキンの治療は6カ月に限定した方が良い[315]．ヒドロキシクロロキンは網膜障害を起こすことなく長期間使用されている[315]．ヒドロキシクロロキンは肝臓においてインスリンの分解を来し，糖の新生を抑制して末梢組織での糖の利用を増加させる[316]．これは軽症から中等症のサルコイドーシス合併の糖尿病患者には有益である．ヒドロキシクロロキンは眼毒性のリスクが低いのでクロロキンよりも好まれる．

　非ステロイド性抗炎症剤はとくに筋骨格系症状や結節性紅斑の治療に有効であることが示されている[47]．抗真菌薬であるケトコナゾールは，チトクロームP450 steroid oxidaseの拮抗薬として知られているが，サルコイドーシスによる高カルシウム血症を示す患者の血中1,25-hydroxy vitamin D3と血清カルシウム値を下げるとされている[317)318)]．

　他にもいくつかの薬剤が難治性サルコイドーシス症例の治療に提案された．シクロスポリンは肺サルコイドーシスに対して，限定された効果を示す程度か[319]，無効である[320]ことが示されている．強い毒性はシクロスポリンの使用を制限している．コルチコステロイドやほかの免疫抑制剤が無効であった一部の難治性の神経サルコイドーシス症例におい

て，シクロスポリン併用が補助的に役立ったことも報告されている[259)321)]．放射線療法は限られた症例で施行され，ある程度の効果が得られている[322)]．メラトニン，サリドマイド，ペントキシフィリンも限られた症例で有効であったことが報告されている[323〜325)]．

*訳者注：最近米国で注目され多数例での治療試験研究が進められている薬剤として，サルコイドーシス肉芽腫形成に重要なサイトカインの1つであるTNFα産生を抑制する抗TNFα製剤がある．実際に米国で使用可能な薬剤はInfliximab, Etanercept, Adalimumabの3種類で，ことにInfliximabが多施設で多数例に試用されて，ある程度の効果が認められている．

併発症状および合併症に対する治療 *

肺の線維化病変の症例では，しばしば気管支拡張症が合併する．このような場合，抗菌薬療法が必要となることが多い．サルコイドーシスの気管支拡張症の特殊な合併症は，アスペルギローマである．致死的な喀血が多くのグループにより認められている．抗真菌薬のイトラコナゾールが使用されているが，有効性を実証した臨床試験はない．限られた症例において外科的切除や気管支動脈塞栓術の有効性が報告されている．

骨粗鬆症の問題はさらに複雑である．コルチコステロイド治療は骨粗鬆症の危険性を増加させる．しかしコルチコステロイド治療中止後は，少なくとも50歳以下の患者では骨粗鬆症は治りうる[326)]．骨への影響の少ない新ステロイド薬のdeflazacortで治療したサルコイドーシスでは，治療効果もよく，骨粗鬆症も軽微であった[327)327a)]．骨粗鬆症の予防に推奨される薬剤としてビタミンDとカルシウム補充剤，経鼻カルシトニン，ビホスホネートがある．サルコイドーシス患者にビタミンDやカルシウムを補充する場合には，サルコイドーシス自体でも内因性ビタミンDの増加によって高カルシウム尿症や高カルシウム血症を引き起こすことがあるので，特別な注意が必要である．高カルシウム尿症や高カルシウム血症は治療により改善しうるが，カルシウム補充療法中にはカルシウム値を監視する必要がある．カルシトニンとビホスホネートがサルコイドーシスに対するステロイド治療で生じた骨粗鬆症を改善したということも報告されている[328)]．

サルコイドーシス患者は筋肉痛や倦怠感といった全身症状も評価される必要がある．このような症状を持つ患者やかなりの程度の肺機能障害のある患者では，呼吸リハビリテーションが有効なことがある．安静時あるいは運動時の低酸素血症に対しては酸素補充療法が必要な場合もある．

末期サルコイドーシス症例に肺や他の臓器の移植が実施され成功している[329)]．不幸なことに，移植臓器にサルコイドーシスの再燃がみられたことが報告されている[330)]．しかしながら，移植後の免疫抑制療法はサルコイドーシスをコントロールしているようである[331)]．

*訳者注：欧米，日本の心病変症例でpacing, ICD装着症例報告がある．日本では多数のpacing症例の予後調査も実施され，ICD使用症例はpacing症例に比較して少数である．欧米，ことに米国で，肺，心，肝，腎などの臓器移植が実施されているが，日本では移植実施例はない．

本論文は日本サルコイドーシス／肉芽腫性疾患学会が国際サルコイドーシス・肉芽腫性疾患学会（会長Om P Sharma）の許可を得て，Sarcoidosis Vasculitis and Diffuse Lung Diseases 1999; 16：149-173掲載のATS/ERS/WASOG Statement on Sarcoidosisをサルコイドーシス学会編集委員会が中心となり，下記のメンバーで翻訳したものである．

安藤正幸，折津 愈，北市正則，立花暉夫，山口哲生．四元秀毅，鷲崎 誠

【参考文献】

1) Yamamoto M, Sharma OP, Hosoda Y: Special Report: The 1991 descriptive definition of sarcoidosis. Sarcoidois 1992; 9: 33–4.
2) James DG Descriplive definition and historic aspects of sarcoidosis. Clin Chest Med 1997; 18: 663–79.
3) Hosoda Y. Odaka M: History of sarcoidosis. Semin Respir Med 1992; 13: 359–67.
4) Hutchinson J: Case of livid papillary psoriasis. Illustrations of Clinical Surgery. vol. 1. J & A Churchill, Londres. 1877; pp 42–3.
5) Hutchinson J: On eruptions which occur in connection with gout. Case of Mortimer's malady. Arch Surg 1898; 9: 307–14.
6) Boeck C: Multiple benign hud-sarkoid. Norsck Laegevidensk 1899; 60: 1321.
7) Boeck C. Multiple benign sarkoid of the skin. J Cutan Genitoutinary Dis. 1899; 17: 543–50.
8) Besnier M: Lupus pernio de la face: synovites fungueuses (scrofulo-tuberculcuses) symétriques des extremités supérièures Ann Dermatol Syphligr 1899; 10: 33–6
9) Tenneson M: Lupus pernio (Lupus pernio). Bull Soc Fr Dermatol Syphiligr 1892; 3: 417–9.
10) Kreibich K: Ueber lupus pernio. Arch Derm Syph (Wien) 1904, 71: 13–6.
11) Jüngling O: Ostitits tuberculosa multiplex cystica. Fortschr Geb Roentgenstr 1920; 27: 375–83.
12) Heerfordt C: Uber eine Febris uveo-parotidea subchronica. Von Graefe's Archiv für Opthalmologie 1909; 70: 254–73.
13) Kuznitsky E, Bittorf A: Sarkoid mit Beteiligung innerer Organe. Münch Med Wochensch 1915; 1349–53.
14) Schaumann J: Etude sur le lupus pemio et ses rapports avec les sarcoides et la tuberculose. Ann Dermatol Syphiligr 1916-1917; 357–63.
15) Schaumann J: Etude anatomo pathologue et histologique sur les localisations viscerales de la lymphogranulomatose benigne. Bull Soc Fr Dermatol Syphiligr 1934; 1167–322.
16) Harrell G. Fisher S: Blood chemical changes in Boeck's sarcoid with particular reference to protein, calcium, and phosphatase values. J Clin Invest 1939; 18: 687–93
17) Kveim A: En ny og spesifikk kutan-reaksjon ved Boecks sarcoid. Nord Med 1941; 9: 169–72.
18) Williams R, Nickerson D: Skin reactions in sarcoid. Proc Soc Exp Biol Med 1935; 33: 403–5.
19) Siltzbach LE: The Kveim test in sarcoidosis: a study of 750 patients. JAMA 1961; 178: 476–82.
20) Löfgren S: Erythema nodosum. Studies on etiology and pathogenesis in 185 adult cases. Acta Med Scand 1946; 124: 1–197.
21) Löfgren S: Primary pulmonary sarcoidosis. Acta Med Scand 1946; 145: 424–55.
22) Longscope W, Freiman D: A study of sarcoidosis based on a combined investigation of 160 cases including 30 autopies from the Johns Hopkins Hospital and Massachusetts General Hospital. Medicine 1952; 31: 1–142.
23) Maycock RI, Bertrand P, Morrison CE, Scott JH: Manifestations of sarcoidosis: Analysis of 145 patients with review of nine series selected from the literature. Am J Med 1963; 35: 67–89.
24) Scadding J: Prognosis of intrathoracic sarcoidosis in England: a review of 136 cases after 5 years' observations. Br Med J 1961; 2: 1165–72.
25) Siltzbach LE: Sarcoidosis: clinical features amd management. Med Clin North Am 1967; 51: 483–502.
26) Siltzbach LE, James DG, Neville E et al: Course and prognosis of sarcoidosis around the world. Am J Med 1974; 57: 847–52.
27) James DG Neville E, Silizbach LE: A worldwide review of sarcoidosis. Ann NY Acad Sci 1976; 278: 321–34.
28) Israel HL, Sones M: Sarcoidosis. Clinical observation on 161 cases. Ann Intern Med 1958; 102; 766–75.
29) Neville E, Walker AN, James DG: Prognostic factors predicting the outcome of sarcoidosis: an analysis of 818 patients. Q J Med 1983; 52: 525–33.
30) Romer FK: Presentation of sarcoidosis and outcome of pulmonary changes Dan Bull Med 1982; 29: 27–32.
31) Hillerdal G, Nou E, Ostermam K, Schmekel B: Sarcoidosis: epidemiology and prognosis. A 15-year European study. Am Rev Respir Dis 1984; 130: 29–32.
32) Sones M, Israel HL, Dratman MB, Frank JH: Effect of cortisone in sarcoidosis. N Engl J Med 1951; 244: 209–13.
33) Siltzbach LE: Effects of cortisone in sarooidosis: a study of 13 patients. Am J Med 1952; 12: 139–60.
34) Smellie H, Apthorp GH, Marshal R: The effect of corticosteroid treatment on pulmonary function in sarcoidosis. Thorax 1961; 16: 37–90.
35) Sharma OP, Colp C, Williams MH jr: Course of pulmonary sarcoidosis with and without corticosteriod therapy as determined by pulmonary function studies. Am J Med 1966; 41: 541–51.
36) Johns CJ, Zachary JB, Ball WC jr: A ten-year study of corticosteroid treatment of pulmonary sarcoidosis. Johns Hopkins Med J 1974; 134: 271–83
37) Johns CJ, Schonfeld SA, Scott PP, Zachary JB, MacGregor Ml: Longitudinal study of chronic sarcoidosis with low-dose maintenance corticosteroid therapy. Outcome and complications. Ann NY Acad Sci 1996; 465: 702–12.
38) Emergil C, Sobol BJ, Williams MH: Long-temm study

of pulmonary sarcoidosis: the erfects of steroid therapy as evaluated by pulmonary function studies. J Chronic Dis 1969; 22: 69–86.

39) Wurm K, Reindell H. Heilmeyer L: Der Lungenboeck im Rontgenbild .Georg Thieme, Stuttgart. 1958.

40) Eule H, Weinecke A, Roth 1. Wuthe H: The possible influence of corticosteroid therapy on the natural course of pulmonary sarcoidosis. Late results of a continuing clinical study. Ann NY Acad Sci 1986; 465: 695–701.

41) Israel HL, Fouis DW, Beggs RA: A controlled trial of prednisone treatment of sarcoidosis. Am Rev Respir Dis 1973; 107: 609–14.

42) Selroos O. Sellergren TL: Corticosteroid therapy of pulmonary sarcoidosis A prospective eva] uation of altemate day and daily dosage in stage II disease. Scand J Respir Dis 1979; 60: 215–21.

43) Yamamoto M, Saito N, Tachibana T: Effects of an 18 month corticosteroid therapy to stage I and stage II sarcoidosis patients (control trial). In Chrétien J, Marsac J, Saltiel J Eds. Sarcoidosis and Other Granulomatous Disorders. Pergamon Press, Paris. 1980; pp 470–4

44) Young RL. Harkleroad LE, Lordon RE, Weg JG: Pulmonary sarcoidosis: a prospective evaluation of glucocorticoid therapy. Ann Intern Med 1970; 73: 207–12.

45) Zaki MH, Lyons HA, Leilop L, Huang CT: Corticosteroid therapy in sarcoidosis. A five-year, controlled follow-up study. N Y State J Med 1987; 87: 496–9.

46) Gibson GJ. Prescott RJ, Muers MF, Middleton WG et al: British Thoracic Society Sarcoidosis study: effects of long term corticosteroid treatment. Thorax 1996; 51: 238–47.

47) James DG, Carstairs LS, Trowell J, Sharma OP: Treatment of sarcoidosis. Report of a controlled therapeutic trial. Lancet 1967; 2: 526–8.

48) Koemer SK, Sakowitz AJ, Appelman RI, Becker NH, Schoenbaum SW: Transbronchial lung biopsy for the diagnosis of sarcoidosis. N Engl J Med 1975; 293: 268–70.

49) Kooncz CH, Lee RJ, Nelson RA: Transbronchial lumg biopsy via the ftberoptic bronchoscope in sarcoidosis. Ann Intern Med 1976; 85: 64–6.

50) Roethe RA, Fuller PB. Byrd RB, Hafermann DR: Transbronchoscopic lung biopsy in sarcoidosis. Oplima] number and sites for diagnosis. Chest 1980: 77: 400–2.

51) Hunninghake GW, Crystal RG: Pulmonary sarcoidosis: a disorder mediated by excess helper T-Iymphocyte activity at sites of disease activity. N Eng] J Med 1981; 305: 429–34.

52) Thomas PD, Hunninghake GW: Current concepts of the pathogenesis of sarcoidosis. Am Rev Respir Dis 1987; 135: 747–60.

53) James DG, Neville E, Walker A: Immunology of sarcoidosis. Am J Med 1975; 59: 388–94.

54) Liebemman J: Elevation of senum angiotensin-converting-enzyme (ACE) level in sarcoidosis. Am J Med 1975; 59: 365–72.

55) Crystal RG, Roberts WC, Hunninghake GW, Gadek JE, Fulmer JD. Line BR: Pulmonary sarcoidosis: a disease charactenzed and perpetuated by activated lung T-lymphocytes. Ann Intern Med 1981; 94: 73–94.

56) Daniele RP, Dauber JH, Rossman MD: Immunologic abnormalities in sarcoidosis. Ann Intern Med 1980; 92: 406–16.

57) Line BR, Hunninghake GW, Keogh BA, Jones AE, Johnston GS, Crystal RG: Gallium-67scanning to stage the alveolitis of sarcoidosis: correlation with clinical studies. Pulmonary function studies, and bronchoalveolar lavage. Am Rev Respir Dis 1981; 123: 440–6.

58) Hennessy TW, Ballard DJ, DeRemee RA, Chu CP, Melton LJ: The influence of diagnostic access bias on the epidemiology of sarcoidosis: a population-based study in Rochester Minnesota, 1935-1984. J Clin Epidemiol 1988; 41: 565–70.

59) Gordis L: Sarcoidosis. Epidemiology of chronic lung diseases in children. The Johns Hopkins University Press, Baltimore. 1973, pp 53–78.

60) Alsbirk PH: Epidemiologic studies on sarcoidosis in Denmark based on a nation-widecentral register: A preliminary report. Acta Med Scand 1964; 176: 106–9.

61) Iwai K, Sekiguchi M, Hosoda Y et al: Racial difference in cardiac sarcoidosis incidence observed at autopsy. Sarcoidosis 1994; 11: 26–31.

62. Milman N, Selroos O: Pulmonary sarcoidosis in the Nordic countries 1950-1982. Epidemiology and clinical picture. Sarcoidosis 1990; 7: 50–7.

63. Henke CE, Henke G, Elveback LR, Beard CM, Ballard DJ, Kurland LT: The epidemiology of sarcoidosis in Rochester, Minnesota: a population-based study of incidence and survival. Am J Epidemiol 1986; 123: 840–5.

64) Rybicki BA, Major M, Popovich Y, Jr. Maliarik MJ, Iannuzzi MC: Racial differences in sarcoidosis incidence: a 5-year study in a health maintenance organization. Am J Epidemiol 1997; 145: 234–41.

65) Bresnitz EA, Strom BL: Epidemiology of sarcoidosis. Epidemiol Rev 1983; 5: 124–56.

66) James DG: Sarcoidosis and Other Granulomatous Disorders. Marcel Dekker, Inc, New York 1994.

67) Maná J, Badrinas F, Morera J, Fité E, Manresa F, Fernandez-Nogues F: Sarcoidosis in Spain. Sarcoidosis 1992; 9: 118–22.

68) Keller AZ: Hospital, age. racial, occupational, geographical, clinical and survivorship charactenstics in the epidemiology of sarcoidosis. Am J Epidemiol 1971; 94:

222–30.

69) Mitchell DN, Scadding IG: Sarcoidosis. Am Rev Respir Dis 1974; 110: 774–802.

70) McNicol MW, Luce PJ: Sarcoidosis in a racially mixed community. J R Coll Physicians Lond 1985: 19: 179–83.

71) Edmondstone WM, Wilson AG: Sarcoidosis in Caucasians, Blacks and Asians in London. Br J Dis Chest 1985; 79: 27–36.

72) Pietinalho A, Ohmichi M, Hiraga Y, Löfroos AB, Selroos O: The mode of presentation of sarcoidosis in Finland and Hokkaido, Japan A comparative analysis of 571 Finnish and 686 Japanese patients. Sarcoidosis Vasc Diffuse Lung Dis 1996; 13: 159–66.

73) Iwai K, Tachibana T, Takemura T, Matsui Y, Kitaichi M, Kawabata Y: Pathological studies on sarcoidosis autopsy. I. Epidemiological features of 320 cases in Japan. Acta Pathol Jpn 1993; 43: 372–6.

74) Iwai K, Takemura T, Kitaichi M, Kawabata Y, Matsui Y: Pathological studies on sarcoidosis autopsy. II. Early change, mode of progression and death pattern. Acta Pathol Jpn 1993; 43: 377–85.

75) Gideon NM, Mannino DM: Sarcoidosis mortality in the United States 1979-1991: an analysis of multiple-cause mortality data. Am J Med 1996; 100: 423–7.

76) Parkes SA, Balter SB. Bourdillon RE, Murrav CR, Rakshit M: Epidemiology of sarcoidosis in the Isle of Man-1: A case controlled study. Thorax 1987; 42: 420–6.

77) Hills SE, Parkes SA, Baker SB: Epidemiology of sarcoidosis in the Isle of Man-2: Evidence for space-time clustering. Thorax 1987: 42: 427–30.

78) Bardinas F, Morera J, Fité E, Plasencia A: Seasonal clustering of sarcoidosis ［letter］. Lancet 1989; 2: 455–6.

79) Glennas A, Kvien TK, Melby K, Refvem OK, Andrup O, Karstensen B, Thoen JE: Acute sarcoid arthritis: occurence, seasonal onset, clinical features and outcome. Br J Rheumatol 1995; 34: 45–50.

80) Gentry JT, Nitowsky HM, Michael M: Studies on the epidemiology of sarcoidosis in the United States: The relationship to soil areas and to urban-rural residence. J Clin Invest 1955; 34: 1839–56.

81) Cummings MM, Dunner E, William JH: Epidemiologic and clinical observations in sarcoidosis Ann Intern Med 1959: 50: 879–90.

82) Comstock GW, Keliz H, Spencer DJ: Clay eating and sarcoidosis: A concrolled study in the state of Georgia Am Rev Respir Dis 1961: 84: S130–S134.

83) Buck AA: Epidemiologic investigations of sarcoidosis: I. Introduction : material and methods. Am J Hyg 1961: 74: 137–51.

84) Buck AA, Sartwell PE: Epidemiologic investigations of sarcoidosis: II. Skin sensitivity and environmental factors.

Am J Hyg 1961; 74: 152–73.

85) Buck AA, McKusick VA: Epidemiologic investigations of sarcoidosis: III. Serum proteins : syphilis: : association with tuberculosis; : familial aggregation. Am J Hyg 196l; 74: 174–88.

86) Buck AA: Epidemiologic investigations of sarcoidosis: IV. Discussion and summary. Am J Hyg 1961: 74: 189–202.

87) Horwitz O: Geographic epidemiology of sarcoidosis in Denmark. Am Rev Respir Dis 1961; 84: S135–S142.

88) Douglas AC: Sarcoidosis in Scotland. Am Rev Respir Dis 1961: 84: S143–S147.

89) Redline S. Barna BP, Tomashefski JF, Jr, Abraham JL: Granulomatous disease associated with pulmonary deposition of titanium. Br J Ind Med 1986; 43: 652–6.

90) De Vuyst P, Dumortier P, Schandene L, Estenne M, Verhest A, Yemault JC: Sarcoid like lung granulomatosis induced by aluminum dusts. Am Rev Respir Dis 1987; 135: 493–7.

91) Skelton HGd, Smith KJ, Johnson FB, Cooper CR, Tyler WF. Lupton GP: Zirconium granuloma resulting from an aluminum zirconium complex: a previously unrecognized agent in the development of hypersensitivity granulomas. J Am Acad Dermatol 1993; 28: 874–6.

92) Parkes SA, Baker SB, Bourdillon RE et al: Incidence of sarcoidosis in the Isle of Man. Thorax 1985 40: 284–7.

93) Bresnitz EA, Stolley PD, Israel HL, Soper K: Possible risk factors for sarcoidosis A casecontrol study. Ann NY Acad Sci 1986; 465: 632–42

94) Edmondstone WM: Sarcoidosis in nurses: is there an association? Thorax 1988; 43: 342–3.

95) Kem DG, Neill MA, Wrenn DS, Varone JC: Investigation of a unique time-space cluster of sarcoidosis in firefighiers. Am Rev Respir Dis 1993; 148: 974–80.

96) Sarcoidosis among U.S. Navy enlisted men 1965–93. MMWR 1997 46: 539–43.

97) Douglas JG, Middleton WG, Gaddie J et al: Sarcoidosis: a disorder commoner in nonsmokers? Thorax l986; 41: 787–91.

98) Revsbech P: Is sarcoidosis related to exposure to pets or the housing conditions? A case referent study. Sarcoidosis 1992; 9: 101–3.

99) Valeyre D, Soler P, Clerici C et al: Smoking and pulmonary sarcoidosis: effect of cigarette smoking on prevalence, clinical manifestations, alveolitis, and evolution of the disease. Thorax 1988: 43: 516–24.

100) Harrington DW, Major M, Rybicki B, Popovich J, Maliarik M, Iannuzzi MC: Familial sarcoidosis: Analysis of 91 families. Sarcoidosis 1994; 11(Suppl 1): 240–3.

101) Brennan NJ, Crean P, Long JP, Fitzgerald MX: High prevalence of familial sarcoidosis in an Irish population Thorax 1984; 39: 14–8.

102) Hiraga Y, Hosoda Y, Zenda I: A local outbreak of sarcoidosis in Northern Japan. Z Erkr Atmungsorgane 1977; 149: 3843.

103) Pasturenzi L, Martinetti M, Cuccia M, Cipriani A, Semenzato G, Luisetti M: HLA class I,II, and III polymorphism in Italian patients with sarcoidosis. The Pavia-Padova Sarcoidosis Study Group. Chest 1993, 104: 1170–5.

104) Gardner J, Kennedy HG, Hamblin A Jones E: HLA associations in sarcoidosis: a study of two ethnic groups. Thorax 1984; 39: 19–22.

105) Lenhart K., Kolek V, Banova A: HLA antigens associated with sarcoidosis. Dis Markers 1990; 8: 23–9.

106) Heyll A, Meckenstock G, Aul C et al: Possible transmission of sarcoidosis via allogeneic bone marrow transplantation. Bone Marrow Transplant 1994; 14: 161–4.

107) Semenzato G, Pezzutto A, Chilosi M, Pizzolo G: Redistribution of T lymphocytes in the lymph nodes of patients with sarcoidosis［letter］. N Engl J Med 1982; 306: 48–9.

108) Konishi K, Moller DR, Saltini C, Kirby M, Crystal RG: Spontaneous expression of the interleukin 2 receptor gene and presence of functional interleukin 2 receptors on T lymphocytes in the blood of individuals with active pulmonary sarcoidosis. J Clin Invest 1988; 82: 775–81.

109) Robinson RBW, McLemore TL, Crystal RG: Gamma interferon is spontaneously released by alveolary macrophages and lung T lymphocytes in patients with pulmonary sarcoidosis. J Clin Invest 1988; 75: 1488–505.

110) Baughman RP, Strohofer SA, Buchsbaum J, Lower EE: Release of tumor necrosis factor by alveolar macrophages of patients with sarcoidosis. J Lab Clin Med 1990; 115: 36–42.

111) Moller DR, Forman JD, Liu MC et al: Enhanced expression of IL-12 associated with Th1 cytokine profiles in active pulmonary sarcoidosis J Immunol 1996; 156: 4952–60.

112) Agostini C, Trentin L, Facco M et al: Role of IL-15, IL-2, and their receptors in the development of T cell alveolitis in pulmonary sarcoidosis. J Immunol 1996; 157: 910

113) Moller DR, Konishi K, Kirby M, Balbi B, Crystal RG: Bias toward use of a specific T cell receptor beta-chain variable region in a subgroup of individuals with sarcoidosis. J Clin Invest 1988; 82: 1183–91

114) Grunewald J, Olerup O, Persson U, Ohrn MB, Wigzell H, Eklund A: T-cell receptor variable region gene usage by CD4+ and CD8+ T cells in bronchoalveolar lavage fluid and peripheral blood of sarcoidosis patients. Proc Natl Acad Sci USA 1994; 91: 4965–9.

115) Forman JD, Klein JT, Silver RF, Liu MC, Greenlee BM, Moller DR: Selective activation and accumulation of oligoclonal V beta-specific T cells in active pulmonary sarcoidosis. J Clin Invest 1994: 94: 1533–42

116) Trentin L, Zambello R, Facco M et al: Selection of T lymphocytes bearing limited TCR V beta regions in the lung of hypesensitivity pneumonitis and sarcoidosis. Am J Respir Crit Care Med 1997; 155: 587–96.

117) Grunewald J, Hultman T, Bucht A, Eklund A. Wigzell H: Restricted usage of T cell receptor V alpha J alpha gene segments with different nucleotide but identical amino acid sequences in HLA-DR3+ sarcoidosis patients. Mol Med 1995; 1: 287–96

118) DuBois RM, Kirby M, Balbi B, Saltini C, Crystal RG: T-lymphocytes that accumulate in the lung in sarcoidosis have evidence of recent stimulation of T-cell antigen receptor Am Rev Respir Dis 1983; 145: 1205–1211.

119) Semenzato G: Bias toward use of T cell receptor variable regions in the lung: research tool or clinically useful technique? Eur Respir J 1997; 10: 767–9.

120) Perez RL, Roman J, Staton GW, Jr, Hunter RL: Extravascular coagulation and fibrinolysis in murine lung inflammation induced by the mycobacterial cord factor trehalose-6,6' dimycolate. Am J Respir Crit Care Med 1994; 149: 510–18.

121) Martinetti M, Tinelli C, Kolek V et al: "The sarcoidosis map": a joint survey of clinical and immunogenetic findings in two European countries. Am J Respir Crit Care Med 1995; 152: 557–64.

122) Berlin M, Fogdell-Hahn A. Olerup O, Eklund A, Grunewald J: HLA-DR predicts the prognosis in Scandinavian patients with pulmonary sarcoidosis. Am J Resprr Crit Care Med 1997; 156: 1601–5.

123) Kunikane H, Abe S, Yamaguchi E et al: Analysis of restriction fragment length polymorphism for the HLA-DR gene in Japanese patients with sarcoidosis. Thorax 1994 49: 573–6.

124) Abe S, Yamaguchi E, Makimura S, Okazaki N, Kunikane H Kawakami Y: Association of HLA-DR with sarcoidosis. Correlation with clinical course. Chest 1987; 92: 488–90.

125) Mitchell DN, Rees RJ: A transmissible agent from sarcoid tissue. Lancet 1969; 2: 81–4

126) Newman LS: Beryllium disease and sarcoidosis: clinical and laboratory links. Sarcoidosis 1995; 12: 7–19.

127) Mangiapan G, Hance AJ: Mycobacteria and sarcoidosis: an overview and summary of recent molecular biological data. Sarcoidosis 1995. 12: 20–37.

128) Milmam N, Andersen AB: Detection of antibodies in serum against M. tuberculosis using western blot technique Comparison between sarcoidosis patients and healthy subjects. Sarcoidosis 1993; 10: 29–31.

129) Chapman JS, Speight M: Further studies of mycobacterial antibodies in the sera of sarcoidosis patients. Acta Med Scand Suppl 1964; 425: 61–7.

130) Hanngren A, Odham G, Eklund A, Hoffner S, Stjernberg N, Westerdahl G: Tuberculostearic acid in lymph nodes from patients with sarcoidosis. Sarcoidosis 1987; 4: 101–4

131) Eishi Y, Ando N, Takemura T, Matui Y: Pathogenesis of granuloma formation in lymph nodes with sarcoidosis. Sarcoidosis 1992; 9 (Supplement 1): 669.

132) Almenoff PL, Johnson A, Lesser M, Mattman LH: Growth of acid fast L forms from the blood of patients with sarcoidosis. Thorax 1996; 51: 530–3.

133) Saboor SA, Johnson NM, McFadden J: Detection of mycobacterial DNA in sarcoidosis and taberculosis with polymerase chain reaction. Lancet 1992; 339: 1012–5.

134) Mitchell IC, TmkJL, Mitchell DN: Detection of mycabacterial rRNA in sarcoidosis with liquid-phase. Lancet 1992; 339: 1015–7.

135) Agostini C. Trentin L, Zambello R et al: CD8 alveolitis in sarcoidosis: incidence, phenotypic characteristics and clinical features. Am J Med 1993; 95: 466–72.

136) Kreipe H, Radzun HJ, Heidorn K et al: Proliferation, macrophage colony-stimulating factor, and macrophage colony-stimulating factor-receptor expression of alveolar macrophages in active sarcoidosis. Lab Inves 1990; 62: 697–703.

137) Crystal RG, Bitterman PB, Rennard SI, Hance AJ, Keogh BA; Interstitial lung diseases of unknown cause. Disorders characterized by chronic inflammation of the lower respiratory tract. N Engl J Med 1984; 310: 235–44.

138) Crystal RG, Bitterman PB, Rennard SI, Hance AJ Keogh BA: Interstitial lung diseases of unknown cause. Disorders characterized by chronic inflammation of the lower respiratory tract (first of two parts). N Engl J Med 1984; 310: 154–66.

139) Semenzato G, Agostini C. Immunologic development of interstitial lung disease: the paradigm of sarcoidosis. In Schwarz MI and King TE, Jr Eds. Interstitial Lung Disease 3rd ed. Marcel Dekker, Inc., Ontario, Canada.

140) Agostini C, Zambello R, Sancetta R et al: Expression of tumor necrosis factor-receptor superfamily members by lung T lymphocytes in interstitial lung disease. Am J Respir Crit Care Med 1996; 153: 1359–67.

141) Devergne O, Marfaing-Koka A, Schall TJ et al: Production of the RANTES chemokine in delayed-type hypersensitivity reactions: involvement of macrophages and endothelial cells. J Exp Med 1994; 179: 1689–94.

142) Taub DD, Anver M, Oppenheim JJ, Longo DL, Murphy WJ: T lymphocyte recruitment by interleukin-8 (IL-8). IL-8-induced degranulation of neutrophils releases potent chemoattractants for human T lymphocytes both in vitro and in vivo. J Clin Invest 1996; 97: 1931–41.

143) Saltini C, Spurzem JR, Lee JJ, Pinkston P, Crystal RG: Spontaneous release of interleukin 2 by lung T lymphocytes in active pulmonary sarcoidosis is primarily from the Leu3+DR+ T cell subset. J Clin Invest 1986; 77: 1962–70.

144) Semenzato G, Agostini C, Trentin L et al: Evidence of cells bearing interleukin-2 receptor at sites of disease activity in sarcoid patients. Clin Exp Immunol 1984: 57: 331–7

145) Pinkston P, Bitterman PB, Crystal RG: Spontaneous release of interleukin-2 by lung T lymphocytes in active pulmonary sarcoidosis. N Eng M Med 1983 308: 793–800.

146) Hunninghake GW, Bedell GN, Zavala DC, Monick M, Brady M: Role of interleukin-2 release by lung T-cells in active pulmonary sarcoidosis. Am Rev Respir Dis 1983: 128: 634–8.

147) Kunkel SL. Lukacs NW, Strieter RM, Chensue SW: Thl and Th2 responses regulate expermental lung granuloma development. Sarcoidosis Vasc Diffuse Lung Dis 1996; 13: 120–8.

148) Kitaichi M: Pathology of pulmonary sarcoidosis. Clin Dermatol 1986: 4: 108–15.

149) Rosen Y: Sarcoidosis. In Dail DH, and Hammer SP Eds. Pulmonary Pathology, 2nd ed. Springer-Verlag, New York. 1994; pp 13–645.

150) Sheffield EA, Williams W: Pathology. In James DG Ed. Sarcoidosis and Other Granulomatous Disorders. Marcel Dekker. Inc., New York. 1994; pp 45–67.

151) Colby TV: Interstitial lung diseases. In Thuribeck W, and Churg A Eds. Pathology of the Lung, 2nd ed. Thieme Med Publishers, New York. 1995 pp 589–737.

152) Churg A, Carrington CB, Gupta R: Necrotizing sarcoid granulomatosis. Chest 1979, 76: 406–13.

153) Perry A, Vuitch F: Causes of death in patients with sarcoidosis. A morphologic study of 38 autopsies with clinicopathologic correlations. Arch Pathol Lab Med 1995; 119-167–72.

154) Lacronique IC, Bernaudin J, Loler P et al: Alveolitis and granulomas: sequential course in pulmonary sarcoidosis. In Chretien J, Marsac J, and Saltiel J Eds. Sarcoidosis and other granulomatous disorders. Pergamon Press, Paris. 1983: pp 36–42.

155) Takemura T, Matsui Y, Saiki S, Mikami R: Pulmonary vascular involvement in sarcoidosis: a report of 40 autopsy cases. Hum Pathol 1992; 23: 1216–23.

156) Tuder RM: A pathologist's approach to interstitial lung disease. Curr Opin Pulm Med 1996; 2: 357–63.

157) Freiman DG, Hardy HL: Berylllum disease. The relation of pulmonary pathology to clinical course and prognosis based on a study of 130 cases from the U.S. beryllium case registry. Hum Pathol 1970; 1: 25–44

158) Woodard BH, Rosenberg Sl, Farnham R, Adams DO: Incidence and nature of primary granulomatous inflammation in surgically removed material. Am J Surg Pathol

1982, 6: 119–29.

159) Miettinen M: Histological differential diagnosis between Iymph node toxoplasmosis and other benign lymph node hyperplasias. Histopathology 1981; 5: 205–16

160) Benjamin DR: Granulomatous lymphadenitis in children. Arch Pathol Lab Med 1987; 111: 750–3.

161) Symmans PJ, Brady K, Keen CE: Calcium oxalate crystal deposition in epithelioid histiocytes of granulomatous lymphadenitis: analysis by light and eloctronmicroscopy. Histopathology 1995; 27: 423–9.

162) Schnitzer B: Reactive Iymphoid hyperplasias. In Jaffe E Ed. Surgical pathology of lymph nodes and related organs, 2nd ed. WB Saunders Co., Philadelphia 1995 pp 98–132.

163) Mehregan A, Hashimoto K, Mehregan D: Granulomatous inflammation and proliferation. Pinkus' Guide to Dermatohistopathalogy, 6th ed. Prentice-Hall Intemational Inc., London. 1995; pp 295–371.

164) Harrington PT, Gutierrez JJ, Ramirez-Ronda CH, Quinones-Soto R, Bermudez RH, Chaffey J: Granulomatous hepatitis. Rev Infect Dis 1982; 4: 638–85.

165) Satti MB, al-Freihi H, Ibrahim EM et al: Hepatic granuloma in Saudi Arabia: a clinicopathological study of 59 cases Am J Gastroenterol 1990; 85: 669–74.

166) Bodem CR, Hamory BH, Taylor HM, Kleopfer L: Granulomatous bone marrow disease. A review of the literature and clinicopathologic analysis of 58 cases. Medicine 1983; 62: 372–83.

167) Neiman RS: Incidence and importance of splenic sarcoid-like gramulomas. Arch Pathol Lab Med 1977; 101: 518–21.

168) Brincker H: Sarcoid reactions in malignant tumors. Cancer Treat Rev 1986: 13; 147–56

169) Romer F: Sarcoidosis and Cancer. In James DG Ed. Sarcoidosis and Other Granulomatous Disorders. Marcel Dekker, Inc, New York 1994: pp 401–15.

170) Pickard WR, Clark AH, Abel BJ: Florid granulomatous reaction in a seminoma. Postgrad Med J 1983: 59: 334–5.

171) Dietl J, Horny HP, Ruck P, Kaiserling E: Dysgerminoma of the ovary. An immunohistochemical study of tumor-infiltrating lymphoreticular cells and tumor celis. Cancer 1993; 71: 2562–8.

172) Brincker H: Granulomatous lesions of unknown significance: the GLUS syndrome. In James DG Ed. Sarcoidosis and Other Granulomatous Disorders. Marcel Dekker, Inc New York 1994: pp 69–86.

173) Brincker H, Pedersen NT: Immunohistologic separation of B-cell-positive granulomas from B-cell- negative granulomas in paraffin-embedded tissues with special reference to tumorrelated sarcoid reactions. Acta Pathol Microbiol Immunol Scand 1991; 99: 282–90.

174) Teirstein AS, Padilla ML, De Palo LR, Schilero GJ: Sarcoidosis mythology. Mt Sinai J Med 1996; 63: 335–41.

175) Nagai S, Izumi T: Pulmonary sarcoidosis: population differences and pathophysiology. South Med J 1995; 88: 1001–10.

176) Lynch JP 3rd, Sharma OP, Baughman RP: Extrapulmonary sarcoidosis. Semin Respir Infect 1998; 13: 229–54.

177) Telenti A, Hermans PE: Idiopathic granulomatosis manifesting as fever of unknown origin. Mayo Clin Proc 1989: 64: 44–50.

178) Hendrick DJ, Blackwood RA, Black JM: Chest pain in the presentation of sarcoidosis. Br J Dis Chest 1976: 70; 206–10.

179) Bechtel JJ, Starr TD, Dantzker DR, Bower JS: Airway hyperreactivity in patients wilh sarcoidosis. Am Rev Respir Dis 1981: 124: 759–61.

180) Lynch JP 3rd, Kazerooni EA, Gay SE: Pulmonary sarcoidosis. Clin Chest Med 1997: 18: 755–85.

181) Salazar A, Maná J, Corbella X, Albareda JM, Pujol R: Splenomegaly in sarcoidosis: a report of 16 cases. Sarcoidosis 1995 12: 131–4.

182) Fahy GJ, Marwick T, McCreery CJ, Quigley PJ, Maurer BJ: Doppler echocardiographic detection of left ventricular diastolic dysfunction in patients with pulmonary sarcoidosis. Chest 1996; 109: 62–6.

183) Kinney EL, Caldwell JW: Do tallium myocardial perfusion scan abnormalities predict survival in sarcoid patients without cardiac symptoms? Angiology 1990; 41: 573–6.

184) Maddrey WC, Johns CJ, Boitnott JK, Iber FL: Sarcoidosis and chronic hepatic disease: a clinical and pathologic study of 20 patients. Medicine 1970; 49: 375–95.

185) Siltzbach LE: In Rovinsky JJ, and Guttmacker AFC Eds. Medical, Surgical and Gynecologic Complications of Pregnancy. William & Wilkins, Baltimore 1965; p 150.

186) Devaney K, Goodmam ZD, Epstein MS, Zimmerman HJ, Ishak KG: Hepatic sarcoidosis. Clinicopathologic features in 100 patients. Am J Surg Pathol 1993; 17: 1272–80.

187) Lower EE, Smith JT, Martelo OJ, Baughman RP: The anemia of sarcoidosis. Sarcoidosis 1988; 5: 51–5.

188) Valla D, Pessegueiro-Miranda H, Degott C, Lebrec D, Rueff B, Benhamou JP: Hepatic sarcoidosis with portal hypertension. A report of seven cases with a review of the literature. Q J Med 1987; 63: 531–44.

189) Vatti R, Sharma OP: Course of asymptomatic liver involvement in sarcoidosis: role of therapy in selected cases. Sarcoidosis Vasc Diffuse Lung Dis 1997; 14: 73–6.

190) Sharma OP: Cutaneous sarcoidosis: clinical features and management. Chest 1972; 61: 320–5.

191) James DG: Sarcoidosis of the skin. Semin Respir Med

1992; 13: 422–41.
192) Kara A: Ophthalmic changes in sarcoidosis. Acta Opthalmol Suppl 1979; 141: 1–94.
193) Oksamen VE: Neurosarcoidosis. In James DG Ed Sarcoidosis and Other Granulomatous Disorders. Marcel. Dekker Inc., New York. 1994; pp 285–309.
194) Chapelon C, Ziza JM, Piette JC et al: Neurosarcoidosis: signs, course and treatment in 35 confirmed cases. Medicine 1990; 69: 261–76.
195) Sharma OP: Neurosarcoidosis: a personal perspective based on the study of 37 patients. Chest 1997; 112: 220–8.
196) Williams DW, Elster AD, Kramer SI: Neurosarcoidosis: gadolinium-enhanced MR imaging. J Comput Assist Tomogr 1990: 14; 704–7.
197) Gran JT, Bohmer E: Acute sarcoid arthritis: a favourable outcome? A retrospective survey of 49 patients with review of the literature. Scand J Rheumatol 1996; 25: 70–3.
198) Garcia C, Kumar V, Sharma OP: Pancreatic sarcoidosis. Sarcoidosis Vasc Diffuse Lung Dis 1996; 13: 28–32.
199) Sharma OP, Kadakia J, Sharma O: Gastrointestinal sarcodosis. Semin Resp Med 1992; 13: 442–9.
200) Browne PM Sharma OP, Salkin D: Bone marrow sarcoidosis. JAMA 1978; 240: 2654–5.
201) Goldstein RA, Israel HL, Becker KL, Moore CF: The infrequency of hypercalcemia in sarcoidosis. Am J Med 1971; 51: 21–30
202) Sharma OP: Vitamin D, calcium, and sarcoidosis. Chest 1996; 109: 535–9.
203) Rizzato G, Colombo P: Nephrolithiasis as a presenting feature of chronic sarcoidosis: a prospective study. Sarcoidosis Vasc Diffuse Lung Dis 1996; 13: l67–72.
204) Papadopoulos KI, Hornblad Y, Liljebladh H, Hallengren B: High frequency of endocrine autoimmunity in patients with sarcoidosis. Eur J Endocrinol 1996; 134: 331–6.
205) Carmody JP Sharma OP: Intrascrotal sarcoidosis: case reports and review. Sarcoidosis Vasc Diffuse Lung Dis 1996; 13: 129–34.
206) Sato A: Renal dysfunction in patients with sarcoidosis. Intem Med 1996; 35. 523–4.
207) Cruzado JM, Poveda R, Maná J et al: Interstitial nephritis in sarcoidosis: simultaneous multiorgan involvement. Am J Kidney Dis 1995; 26: 947–51.
208) Kendig EL Jr The clinical picture of sarcoidosis in children. Pediatrics 1974; 54: 289–92.
209) James DG, Kendig EL Jr: Childhood sarcoidosis. Sarcoidosis 1988; 5: 57–9.
210) Given FR, DiBenedetto RL: Sarcoidosis and pregnancy. Obstet Gynecol 1963; 22: 355.
211) Stadnyk AN Rubinstein I, Grossman RF et al: Clinical features of sarcoidosis in elderly patients. Sarcoidosis 1988; 5: 121–3.
212) Conant EF, Glickstein MF, Mahar P, Miller WT: Pulmonary sarcoidosis in the older patient: conventional radiograghic features. Radiology 1988; 169: 315–9.
213) Gilman MJ, Wang KP: Transbronchial lung biopsy in sarcoidosis. An approach to determine the optimal number of biopsies. Am Rev Respir Dis 1980; 122: 721–4.
214) Costabel U: Sensitivity and specificity of BAL findings in sarcoidosis. Sarcoidosis 1992; 9 (Suppl. 1): 211–4.
215) Winterbauer RH, Lammert J, Selland M, Wu R, Corley D, Springmeyer SC: Bronchoalveolar lavage cell populations in the diagnosis of sarcoidosis. Chest 1993; 104: 352–61.
216) Bjermer L, Thunell M, Rosenhall L, Stjernberg N: Endobronchial biopsy positive sarcoidosis: relation to broochoalveolar lavage and course of disease. Respir Med 1991; 85: 229–34.
217) Stjernberg N, Bjomstad-Pettersen H. Truedsson H: Flexible fiberoptic bronchoscopy in sarcoidosis. Acta Med Scand 1980; 208: 397–9.
218) Armstrong JR, Radke JR, Kvale PA, Eichenhorn MS, Popovich J, Jr.: Endoscopic fidings in sarcoidosis. Characteristics and correlations with radiographic staging and bronchial mucosal biopsy yield. Ann Otol Rhinol Laryngol 1981; 90: 339–43.
219) Israel HL, Albertine KH, Park CH, Patrick H: Wholebody gallium 67 scans. Role in diagnosis of sarcoidosis. Am Rev Respir Dis 1991; 144: 1182–6.
220) Rizzato G, Blasi A: A European survey on the usefulness of 67Ga lung scans in assessing sarcoidosis. Experience in 14 research centers in seven different countries. Ann NY Acad Sci 1986; 465: 463–78.
221) Raghu G: Interstitial lung disease: a diagnostic approach. Are CT scan and lung biopsy indicated in every patient? Am J Respir Crit Care Med 1995: 151: 909–14.
222) Gossot D, Toledo L, Fritsch S, Celerier M: Mediastinoscopy vs thoracoscopy for mediastinal biopsy. Results of a prospective nonrandomized study. Chest 1996; 110: 1328–31.
223) Hiraga Y, Hosoda Y: Acceptability of epidemiological diagnostic criteria for sarcoidosis without histological confirmation. In Mikami R, Hosoda Y, Eds. Sarcoidosis University of Tokyo Press. Tokyo. 198l; pp 373–7.
224) Sulavik SB, Spencer RP, Weed DA, Shapiro HR, Shiue ST, Castriotta RJ: Recognition of distinctive patterns of gallium-67 distribution in sarcoidosis. J Nucl Med 1990; 31: 1909–14.
225) Siltzbach LE, Ehrlich J: The Nickerson-Kveim reaction in sarcoidosis. Am J Med 1954; 16: 790–803
226) James DG: Sarcoidosis today. Sarcoidosis 1991; 8:

163–5.

227) Allen RK: A review of angiotensin conventing enzyme in health and disease. Sarcoidosis1991; 8: 95–100

228) Keogh BA, Hunninghake GW, Line BR, Crystal RG: The alveolitis of pulmonarv sarcoidosis. Evaluation of natural history and alveolitis-dependent changes in lung function. Am Rev Respir Dis 1983; 128: 256–65.

229) Costabel U, Bross KJ, Guzman J, Nilles A, Rühle KH, Matthys H: Prediclive value of bronchoalveolar T cell subsets for the course of pulmonary sarcoidosis. Ann NY Acad Sci 1986; 465: 418–26.

230) Hunninghake GW, Gilbert S, Pueringer R et al: Outcome of the treatment for sarcoidosis. Am J Respir Cnt Care Med 1994; 149: 893–8.

231) Wells A: High resolution computed tomography in sarcoidosis: a clinical perspective. Sarcoidosis Vasc Diffuse Lung Dis 1998; 15: 140–6.

232) Costabel U, du Bois R, Eklund A: Consensus conference: Activity of sarcoidosis. Sarcoidosis 1994; 11: 27–33.

233) Semenzato G: Assessment of disease activity in sarcoidosis: deeds and misdeeds. Sancoidosis 1993; 10: 100–3.

234) Sharma OP: Pulmonary sarcoidosis and corticosteroids. Am J Rev Respir Dis 1993; 147: 1598–1600.

235) Reich JM, Johnson RE: Course and prognosis of sarcoidosis in a nonreferral setting. Analysis of 86 patients observed for 10 years. Am J Med 1985; 78: 61–7.

236) Takada K, Ina H, Noda M, Sato T, Yamamoto M, Morishita M: The clinical course and prognosis of patients with severe, moderate or mild sarcoidosis. J Clin Epidemiol 1993: 46: 359–66.

237) Ziegenhagen MW, Benner UK, Zissel G, Zabel P, Schlaak M, Muller-Quernheim J: Sarcoidosis: TNF-alpha release from alveolar macrophages and serum level of slL-2R are prognostic markers. Am J Respir Crit Care Med 1997; 156: 1586–92.

238) Gottlieb JE, Israel HL, Steiner RM, Triolo J, Patrick H: Outcome in sarcoidosis. The relationship of relapse to corticosteroid therapy. Chest 1997; 111: 623–31.

239) Viskum K, Vestbo J: Vital prognosis in intrathoracic sarcoidosis with special reference to pulmonary function and radiological stage. Eur Respir J 1993: 6: 349–53.

240) Vestbo J, Viskum K: Respiratory symptoms at presentation and long-term vital prognosis in patients with pulmonary sarcoidosis. Sarcoidosis 1994; 11: 123–5.

241) Huang CT, Heurich AE, Sutton AL, Lyons HA: Mortality in sarcoidosis. A changing pattern of the causes of death. Eur J Respir Dis 1981; 62: 231–8.

242) Baughman RP, Winget DB, Bowen EH, Lower EE: Predicting respiratory failure in sarcoidosis patients. Sarcoidosis Vasc Diffuse Lung Dis 1997; 14: 154–8.

243) Israel HL, Karlin P, Menduke H, DeLisser OG: Factors affecting outcome of sarcoidosis: influence of race, extrathoracic involvement, and initial radiologic lung lesions. Ann NY Acad Sci 1986; 465: 609–18.

244) Newman LS, Rose CS, Maier LA: Sarcoidosis. N Engl J Med 1997; 336: 1224–34.

245) Honeybourne D: Ethnic differences in the clinical features of sarcoidosis in South-East London. Br J Dis Chest 1980; 74: 63–9.

246) Ina Y, Takada K, Yamamoto M, Morishita M, Senda Y, Torii Y: HLA and sarcoidosis in the Japanese. Chest 1989; 95: 1257–61

247) Smith MJ, Turton CW, Mitchell DN, Turner-Warwick M, Morris LM, Lawler SD: Association of HLA B8 with spontaneous resolution in sarcoidosis. Thorax 1981; 36: 296–8.

248) Kunikane H, Abe S, Tsuneta Y et al: Role of HLA-DR antigens in Japanese patients wilh sarcoidosis. Am Rev Respir Dis 1987; 135: 688–91.

249) Raphael SA, Blau EB, Zhang WH, Hsu SH: Analysis of a large kindred with Blau syndrome for HLA, autoimmunity, and sarcoidosis. Am J Dis Child 1993; 147: 842–8.

250) Rizzato G, Montemurro L: The locomorm system. In James DG Ed. Sarcoidosis and Other Granulomatous Disorders. Marcel Dekker, New York. 1994; pp 349–73.

251) Ward K, O'Connor C, Odlum C, Fitzgerald MX: Prognostic value of bronchoalveolar lavage in sarcoidosis: the clinical influence of disease presentation. Thorax 1989: 44: 6–12.

252) Löfgren S: The concept nf erythema nodosum revised. Scand J Respir Dis 1967; 48: 465–74.

253) Adams J: Hypercalcemia and hypercalciuria. Semin Resp Med 1992; 13: 402–10.

254) Rizzato G, Fraioli P, Montemurro L: Nephrolithiasis as a presenting feature of chronic sarcoidosis. Thorax 1995, 50: 555–9.

255) Johnson D, Yamakido M, Sharma OP: Musculoskeletal involvement in sarcoidosis. Semin Respir Med 1992; 13: 415–9.

256) Rohatgi P: Osseous sarcoidosis. Semin Respir Med 1992; 13: 468–88.

257) Sartoris DJ, Resnick D, Resnick C, Yaghmai I: Musculoskeletal manifestations of sarcoidosis. Semin Roentgenol 1985; 20: 376–86.

258) Scott TF: Neurosarcoidosis: progress and clinical aspects. Neurology 1993: 43: 8–12.

259) Agbogu BN, Stem BJ, Sewell C, Yang G: Therapeutic considerations in patients with refractory neurosarcoidosis. Arch Neurol 1995; 52: 875–9.

260) Baughman RP, Lower EE, Lynch JP III: Treatment modalities for sarcoidosis. Clin Pulm Med 1994: 1: 223–31.

261) Lynch JP III, McCune WJ: Immunosuppressive and

cytotoxic pharmacotherapy for pulmonary disorders. Am J Respir Crit Care Med 1997; 155: 395–420.

262) Baughman RP, Shipley R, Eisentrout CE: Predictive value of gallium scan, angiotensin converting enzyme level, and bronchoalveolar lavage in two year follow-up of pulmonary sarcoidosis. Lung 1987; 165: 371–7.

263) Hosoda Y, Mikami R: International controlled clinical trial of prednisone therapy in pulmonary sarcoidosis. Ann NY Acad Sci 1986; 465: 692–4.

264) Harkleroad LE, Young RL, Savage PJ, Jenkins DW, Lordon RE: Pulmonary sarcoidosis. Long-term follow-up of the effects of steroid therapy. Chest 1982; 82: 84–7.

265) Erkkila S, Froseth B, Hellstrom PE et al: Inhaled budesonide influences cellular and biochemical abnormalites in pulmonary sarcoidosis. Sarcoidosis 1988; 5: 106–10.

266) Pietinalho A, Lindholm A, Haahtela T, Tukiainen P, Selroos O: Inhaled budesonide for treatment of pulmonary sarcoidosis. Results of a double-blind, placebo-controlled multicentre study. Eur Respir J 1996: 9: 406s.

267) Selroos O: Inhaled corticosteroids and pulmonary sarcoidosis. Sarcoidosis 1988; 5: 104–5.

268) Spiteri MA, Newman SP, Clarke SW, Poulter LW: Inhaled corticosteroids can modulate the immunopathogenesis of pulmonary sarcoidosis. Eur Respir J 1989; 2: 218–24.

269) Zych D, Pawlicka L, Zielinski L. Inhaled budesonide vs prednisone in the maintenance treatment of pulmonary sarcoidosis. Sarcoidosis 1993; 10: 56–61.

270) Milman N, Graudal N, Grode G, Munch E: No effect of high-dose inhaled steroids in pulmonary sarcoidosis: a double-blind, placebo-controlled study. J Intern Med 1994: 236: 285–90.

271) Selroos OB: Use of budesonide in the treatment of pulmonary sarcoidosis. Ann NY Acad Sci 1986; 465: 713–721.

272) Alberts C, van der Mark TW, Jansen HM: Inhaled budesonide in pulmonary sarcoidosis: a double-blind, placebo-controlled study. Dutch Study Group on Pulmonary Sarcoidosis. Eur Respir J 1995; 8: 682–8.

273) Henderson CA Ilchyshyn A, Curry AR: Laryngeal and cutaneous sarcoidosis treated with methotrexate. J R Soc Med 1994; 87: 632–3.

274) Israel HL. The treatment of sarcoidosis. Postgrad Med J 1970; 46: 537–40.

275) Kaye O Palazzo E Grossin M, Bourgeois P, Kahn MF, Malaise MG: Low-dose methotrexate: an effective corticosteroid-sparing agent in the musculoskeletal manifestations of sarcoidosis. Br J Rheumatol 1995; 34: 642–4.

276) Lacher MJ: Spontaneous remission or response to methotrexate in sarcoidosis. Ann Intern Med 1968; 69: 1247–8.

277) Lower EE, Baughman RP: The use of low dose methotrexate in refractory sarcoidosts. Am J Med Sci 1990 299: 153–7

278) Lower EE, Baughman RP: Prolonged use of methotrexate for sarcoidosis. Arch Intern Med 1995; 155: 846–51

279) Rajendran R; Theertham M, Salgia R, Muthuswamy P: Methotrexate in the treatment of cutaneous sarcoidosis. Sarcoidosis 1994; 11: S335–S338.

280) Webster GF, Razsi LK, Sanchez M, Shupack JL: Weekly low-dose methotrexate therapy for cutanecus sarcoidosis. J Am Acad Dermatol 1991; 24: 451–4.

281) Gelwan MJ, Kellen RI, Burde RM, Kupersmith MJ: Sarcoidosis of the anterior visual pathway: successes and failures. J Neurol Neurosurg Psychiatry 1988; 51: 1473–80.

282) Sharma O, Hughes D, James DG, Naish P: Immunosuppressive therapy with azathioprine in sarcoidosis. In Levinsky L, Macholda F, Eds. Fifth Intemational Conference on Sarcoidosis and Other Granulomatous Disorders. Universita Karlova, Praha. 1971; pp 635–7.

283) Hof D, Hof P, Godfrey W. Long-term use of azathioprine as a steroid-sparing treatment for chronic sarcoidosis. Am J Respir Cnt Care Med 1996; 153: A870.

284) Pacheco Y, Marechal C, Marechal F, Biot N, Perrin Fayolle M: Azathioprine treatment of chronic pulmonary sarcoidosis. Sarcoidosis 1985; 2: 107–13.

285) Hughes GS, Jr, Kataria YP, O'Brien TF, Jr: Sarcoidosis presenting as biliary cirrhosis:treatment with chlorambucil. South Med J 1983; 76: 1440–2.

286) Kataria YP: Chlorambucil in sarcoidosis. Chest 1980; 78. 36–43.

287) Demeter SL: Myocardial sarcoidosis unresponsive to steroids. Treatment with cyclophosphamide. Chest 1988; 94: 202–3.

288) Kwong T Valderrama E Paley C, Ilowite N: Systemic necrotizing vasculitis associated with childhood sarcoidosis. Semin Arthritis Rheum 1994; 23: 388–95

289) Zuber M, Defer G. Cesaro P, Degos JD: Efficacy of cyclophosphamide in sarcoid radiculomyelitis. J Neurol Neurosurg Psychiatry 1992; 55: 166–7.

290) Lower EE, Broderick JP, Brott TG, Baughman RP: Diagnosis and management of neurological sarcoidosis. Arch Intern Med 1997; 157: 1864–8.

291) Fries JF Williams CA, Ramey D, Bloch DA: The relative toxicity of disease-modifying antirheumatic drugs. Arthritis Rheum 1993; 36: 297–306.

292) Singh G, Fries JF Williams CA, Zatarain E, Spitz P, Bloch DA: Toxicity profiles of disease modifying antirheumatic drugs in rbeumatoid arthritis. J Rheumatol 1991; 18: 188–94.

293) Willkens RF, Urowitz MB, Stablein DM et al: Compar-

ison of azathioprine, methotrexate, and the combination of both in the treatment of rheumatoid arthritis. A controlled clinical trial. Arthritis Rheum 1992; 35: 849–56.

294) Anderson D, Bishop JB, Garner RC, Ostrosky-Wegman P, Selby PB: Cyclophosphamide:review of its mutagenicity for an assessment of potential germ cell risks. Mutat Res 1995; 330: 115–81.

295) Ramsey-Goldman R, Mientus JM, Kutzer JE, Mulvihill JJ, Medsger TA, Jr.: Pregnancy outcome in women with systemic lupus erythematosus treated with immunosuppressive drugs. J Rheumatol 1993; 20: 1152–7.

296) Bailin PL Tindall JP, Roenigk HH Jr, Hogan MD: Is methotrexate therapy for psoriasis carcinogenic? A modified retrospective-prospective analysis. JAMA 1975; 232: 359–62.

297) Nyfors A, Jensen H: Frequency of malignant neoplasms in 248 long-term methotrexate treated psoriatics. A preliminary study. Dermatologica 1983; 167: 260–1.

298) Rustin G, Rustin F, Dent J, Booth M, Salt S: No increase in second tumors after cytotoxic chemotherapy for gestational trophoblastic tumors. N Engl J Med 1982; 308: 473–6

299) Schnabel A, Richter C, Bauerfeind S, Gross WL: Bronchoalveolar lavage cell profile in methotrexate induced pueumonitis. Thorax 1997; 52: 377–9.

300) Sostman HD, Matthay RA, Putman CE, Smith GJ: Methotrexate-induced pneumonitis. Medicine 1976; 55: 371–88

301) Tolman KG, Clegg DO, Lee RG, Ward JR: Methotrexate and the liver. J Rheumatol 1985; 12 Suppl 12: 29–34.

302) Kehinde EO, Petermann A, Morgan JD et al: Triple therapy and incidence of de novo cancer in renal transplant recipients. Br J Surg 1994; 81: 985–6.

303) Ritters B, Grabensee B, Heering P: Malignancy under immunosuppressive therapy including cyclosporine. Transplant Proc 1994; 26: 2656–7.

304) Taylor AE, Shuster S: Skin cancer after renal transplantation: the causal role of azathioprine. Acta Derm Venereol 1992; 72: 115–9.

305) Matteson EL. Hickey AR, Maguire L, Tilson HH, Urowitz MB: Occurrence of neoplasia in patients with rheumatoid arthritis enrolled in a DMARD Registry. Rheumatoid Arthritis Azathioprine Registry Steering Committee. J Rheumatol 1991; 18: 809–14.

306) Baker GL, Kahl LE, Zee BC, Stolzer BL, Agarwal AK, Medsger TA, Jr: Malignancy following treatment of rheumatoid arthritis with cyclophosphamide. Long-term case control follow-up study. Am J Med 1987; 83: 1–9

307) Talar-Williams C, Hijazi YM, Walther MM et al: Cyclophosphamide-induced cystitis andbladder cancer in patients with Wegener granulomatosis. Ann Intern Med 1996; 124: 477–84.

308) Travis LB, Curtis RE, Glirnelius B et al.: Bladder and kidney cancer following cyclophosphamide therapy for non-Hodgkin's Iymphoma. J Natl Cancer Inst 1995; 87: 524–30.

309) Morgan SL, Baggott JE, Vaughn WH et al: Supplementation with folic acid during methotrexate therapy for rheumatoid arthritis. A double-blind, placebo-controlled trial. Ann Intern Med 1994; 121: 833–41.

310) Ben Ari Z, Mehta A, Lennard L, Burroughs AK: Azathioprine-induced myelosuppression due to thiopurine methyltransferase deficiency in a patient with autoimmune hepatitis. J Hepatol 1995; 23: 351–4.

311) Escousse A, Mousson C, Santona L, et al: Azathioprine-induced pancytopenia in homozygous thiopurine methyltransferase-deficient renal transplant recipients: a family study. Transplant Proc 1995; 27: 1739–42.

312) Siltzbach LE, Teirstein AS: Chloroquine therapy in 43 patients with intrathoracic and cutaneous sarcoidosis. Acta Med Scand 1964; Suppl 425: 302–8

313) Adams JS, Diz MM, Sharma OP: Effective reduction in the serum 1,25-dihydroxyvitamin D and calcium concentration in sarcoidosis-associated hypercalcemia with short-course chlorequine therapy. Ann Intern Med 1989; 111: 437–8.

314) British Tuberculosis Association: Chloroquine in the treatment of sarcoidosis Tubercle 1967; 47: 252–72.

315) Zic JA, Horowitz DH, Arzubiaga C, King TE, Jr.: Treatment of cutaneous sarcoidosis with chloroquine. Review of the literature. Arch Dermatol 1991; 127: 1034–40.

316) Quatraro A, Consoli G, Magno M et al. Hydroxychloroquine in decompensated, treatment refractory noninsulin-dependent diabetes mellitus. A new job for an old drug? Ann Intem Med 1990; 112: 678–81.

317) Adams JS, Sharma OP, Diz MM, Endres DB: Ketoconazole decreases the serum 1,25dihydroxyvitamin D and calcium concentration in sarcoidosis-associated hypercalcemia. J Clin Endocrinol Metab 1990; 70: 1090–5.

318) Ejaz AA, Zabaneh Rl, Tiwari P, Nawab ZM, Leehey DJ, Ing TS: Ketoconazole in the treatment of recurrent nephrolithiasis associated with sarcoidosis. Nephrol Dia Transplant 1994; 9: 1492–4.

319) Pia G, Pascalis L, Aresu G, Rossetti L, Ledda MA: Evaluation of the efficacy and toxicity of the cyclosporine A-flucortolone-methotrexate combination in the treatment of sarcoidosis. Sarcoidosis Vasc Diffuse Lung Dis 1996; 13: 146–52.

320) Martinet Y, Pinkston P, Saltini C, Spurzem J, Muller-Quemheim J, Crystal RG: Evaluation of the in vitro and in vivo effects of cyclosporine on the lung T-lymphocyte alveolitis of active pulmonary sarcoidosis. Am Rev Respir Dis

1988; 138: 1242-8.

321) Stern BJ, Schonfeld SA. Sewell C, Krumholz A, Scott P, Belendiuk G: The treatment of neurosarcoidosis with cyclosporine. Arch Neurol 1992; 49: 1065-72.

322) Ahmad K, Kim YH, Spitzer AR et al: Total nodal radiation in progressive sarcoidosis. Case report. Am J Clin Oncol 1992; 15: 311-3.

323) Cagnoni ML, Lombardi A Cerinic MC, Dedola GL, Pignone A: Melatonin for treatment of chronic refractory sarcoidosis Lancet 1995; 346: 1229-30.

324) Carlesimo M. Giustini S, Rossi A, Bonaccorsi P, Calvieri S: Treatment of cutaneous and pulmonary sarcoidosis with thalidomide. J Am Acad Dermatol 1995; 32: 866-9.

325) Zabel P, Entzian P, Dalhoff K, Schlaak M: Pentoxifylline in tReatment of sarcoidosIs. Am J Respir Crit Care Med 1997; 155: 1665-9.

326) Rizzato G, Montemurro L: Reversibility of exogenous corticosteroid-induced bone loss. Eur Respir J 1993 6: 11-9.

327) Rizzato G, Fraioli P, Montemurro L: Long-term therapy with deflazacort in chronic sarcoidosis. Chest 1991; 99: 301-9.

327a) Rizzato G, Riboldi A, Imbimbo B. Torresin A, Milani S: The long-term efficacy and safety of two different conicosteroids in chronic sarcoidosis. Resp Med 1997; 91: 449-60

328) Montemurro L, Schiraldi G, Fraioli P, Tosi G, Riboldi A, Rizzato G: Prevention of corticosteroid-induced osteoporosis with salmon calcitonin in sarcoid patients. Calcif Tissue Int 1991; 49: 71-6.

329) Padilla ML, Schilero GJ, Teirstein AS: Sarcoidosis and tramsplantation. Sarcoidosis Vasc Diffuse Lung Dis 1997; 14: 16-22.

330. Martinez FJ, Orens JB, Deeb M, Brunsting LA, Flint A, Lynch JP, 3rd: Recurrence of sarcoidosis following bilateral allogeneic lung transplantation Chest 1994; 106: 1597-9.

331) Casavilla FA, Gordon R, Wright HI, Gavaler JS, Starzl TE, Van Thiel DH: Clinical course after liver transplantation in patients with sarcoidosis. Ann Intern Med 1993; 118: 865-6.

（翻訳と解説：安藤正幸，折津　愈，北市正則，
立花暉夫，山口哲生，四元秀毅，鷲崎　誠）

資料 3

難病研究班におけるサルコイドーシス研究の動向

　サルコイドーシスは原因不明の肉芽腫性疾患として，肺・眼症状を中心とする全身性の疾患である．病態研究の中心である免疫学が，分子生物学的手技の応用により班研究が開始されたころに比して格段の進歩を遂げる中で，その理解が深まっているのが現状である．これは本症が，原因遺伝子同定が研究推進につながる難病群とは違った，宿主免疫構築の長い進化的背景を踏まえて理解すべき病態であり，原因究明の困難さのレベルが異なると考えられる．現在起因菌として *Propionibacterium acnes* が強く浮かび上がっている．しかし単なる感染症でなく，その方向は抗菌薬治療による免疫反応の抑制という未知の領域に直面することになる．一方行政上の問題としても，昭和49年開始された特定疾患医療受給者数432人が，増加して現在では2万人を超え，関連予算削減の中で，本制度維持のため「軽快者」基準など対応が迫られている．

P. acnes をめぐる研究展開

　サルコイドーシスの班研究を考える上で最も誇るべきは，日本の独創的病因論としての *P. acnes* の継続的研究である．本研究は文部省特定研究サルコイドーシス研究班本間日臣班長時代，その病因究明に学際的チームが構成されたことに端を発する．その結果サルコイドーシス患者リンパ節肉芽腫中に高率に *P. acnes* が見いだされた．しかしその当時，ようやく抗菌薬が一般感染症に浸透していく中で，また同時に病態形成に免疫応答をみる研究としては，現代免疫学の揺籃期であり，十分な研究展開が困難であったことは歴史的に理解される．
　1990年ごろ，サルコイドーシスの肉芽腫問題に独自に取り組みはじめた江石義信らが中断した研究を引き継ぐことになった．彼らは，当初欧州に古くより存在した仮説である抗酸菌症関連染色から研究を開始したが所見なく，本症の病変部リンパ節をマウスに免疫して得られた SG5 monoclonal 抗体が *P. acnes* と反応すること，一方超音波破砕した *P. acnes* 菌体可溶成分をマウスに免疫して得た PAB（抗原は *P. acnes* 特異リポテイコ酸），さらに *P. acnes* ゲノム DNA ライブラリー（*P. acnes* の全ゲノム配列は2004年決定）をサルコイドーシス患者血清でスクリーニングして得られた RP35 抗原（trigger factor 蛋白）に対する TIG 抗体を使用して，常在菌として議論の多かった *P. acnes*（*P. granulosum* を含む）が病因である可能性を，日本のみならず欧州の検体においても，本症リンパ節に高率に検出されることで証明していった．
　P. acnes が常在菌でありながらいかなる免疫反応を起因するかは，1997年より班研究に加わった松島綱治らがマウスを用いモデルを作成した．彼らは従来無菌とされるマウス正常下気道に *P. acnes* が常在し，所属リンパ節は P.acnes に免疫応答すること，*P. acnes* 感作マウスリンパ球のみを養子移入することにより，肺，肝に肉芽腫が形成されることなどを示した．さらに P.acnes 生菌を経気道的に接種し，その皮下に同死菌を投与すると，生菌の用量依存性に肉芽腫が増大し，抗菌薬（ミノサイクリン，クリンダマイシンなど）で菌量を減少させると，肉芽腫反応も軽減することを報告している．
　しかしながら *P. acnes* が常在であることと，ある個体に免疫反応が惹起されることの宿主側の要因はなお不明である．この点江石らは，すでに1930年代より報告されていた Hamazaki-Wesenberg 小体（HW 小体）に着目し，これが PAB 抗体や，TIB 抗体で染色されることより，この本体が *P.*

*acnes*であることを同定した．細胞内寄生菌としてのHW小体は電顕像では細菌の壁構造をもたず，しかもsprouting像がみられる．こうした*P. acnes*菌の存在形態と，それを許容する宿主側要因がいかなるものか，病因論の本質的展開が期待される．

サルコイドーシスの治療

病因論の展開でも明らかなように，本症の治療を考える上で，免疫抑制薬単独でも不十分であろうし，抗菌薬単独でも効果に疑問は残る．ステロイド薬は一時的肉芽腫抑制効果はあるが，減量とともに再増大する．場合によっては肝臓などの肉芽腫はかえって拡大する．ステロイド使用群と非使用群で予後に差がないことは班研究でも示された．したがってその適応は，心臓，眼，神経サルコイドーシスなどの重症病態である．

一方，本症の病因として*P. acnes*がとりあげられた80年代初めより抗菌薬使用の報告はある．最近では皮膚サルコイドーシスに対するミノサイクリンの効果が海外文献でも見られる．現状で臨床試験を考慮するならば，ステロイド薬と抗菌薬の組み合わせが考えられ，班研究として興味ある点である．問題は評価項目の設定，例えばHW小体として細胞内寄生する*P. acnes*をどこまで除去しうるか，長期の抗菌薬使用による色素沈着などの副作用などが問題となる．

新たな方向としてはinterferon-gamma（これは否定的，発生・増悪因子か），infliximab（Remicade，抗TNF-αモノクロナール抗体）など耳にするが，日本がリードする病因像から考え，特効的治療法は近い将来には出現しないと思われる．

行政の立場から

昭和49年特定疾患医療受給者制が開始された当初よりサルコイドーシスは組み込まれているが，30年を経て対象疾患・受給者増加で医療受給は増加し，予算は平成13年以降削減され，問題となる．厚生労働省では平成14年以降検討を重ね，平成15年度に「軽快者」基準を19疾患に設定した．本症も軽快者基準が適用されている（難病センターホーム・ページ参照）．これは昨今の医療費削減，国家予算動向など避けられない事態と理解するとともに，次々見いだされる新規難病の存在する中で，特定疾患治療研究事業を継続するためには，患者が相互に予算をshareする必要性の認識として，本事態を前向きにとらえるべきであろう．

〔貫和敏博〕

索 引

和 文 索 引

あ

悪性腫瘍　189
悪性リンパ腫　189, 286
アザチオプリン　191, 316
アジソン病　89
アスペルギルス　186
アスペルギルス症　151
網目状血管怒張　166
アンジオテンシン変換酵素　139, 206, 288
アンジオテンシンⅠ転換酵素　156

い

維持量　194
遺伝子多型　156
遺伝の素因　299
遺伝の多型　204
胃内視鏡所見　79
胃病変　79, 99
異物型巨細胞　53
インターフェロンγ　117
インフリキシマブ　185, 193

う

ウェゲナー肉芽腫症　270
運動器病変　197

え

疫学　298
壊死性サルコイド肉芽腫症　56, 254, 286, 303

か

開胸肺生検　176
核医学検査　67
拡散能　161
獲得免疫応答　209
加湿器肺　261
画像診断　65
家族集積性　45, 51
家族内集積　299
家族発生　51
活性化T細胞　301

活性酸素種　224
合併症　182
ガドリニウム-DTPA造影MRI　74
過敏性肺臓炎　252
可溶性IL-2受容体　140
ガリウムシンチグラフィ　139
カルシトニン　318
カルシトニン製剤　243
肝移植　212
換気/血流分布　161
換気装置肺炎　258, 261
環境因子　300
眼サルコイドーシス　125, 196
眼症状　136, 137
肝生検　178
関節痛　240
関節病変　131
完全右脚ブロック　73
感染性肉芽腫性疾患　279
完全房室ブロック　73
肝病変　94, 138
眼病変　118, 125, 217
顔面神経麻痺　32, 236
乾酪変性　250

き

気管支鏡所見　140, 165
気管支中心性肉芽腫症　286
気管支粘膜生検　164, 176
気管支肺胞洗浄　164
気管支肺胞洗浄液　140, 170
気管支ファイバースコープ　170
喫煙　224
基底膜多層化　74
気道過敏性の亢進　161
気道病変　69
吸入ステロイド薬　191
胸郭内病変　144
胸腔鏡下肺生検　141
胸腔鏡（VATS）下肺生検　176
胸痛　235
胸膜病変　69
局面型　111
巨細胞　303
拒絶反応　211

魚鱗癬　114
筋サルコイドーシス　83
筋生検　178
筋崩壊機序　85

く

隅角結節　120
空調病　261
空洞病変　230
クベイム抗原　9
クベイム反応　169
クロラムブシル　193
クロラムブチル　317
クロロキン　193, 317
クロロキン薬　191

け

経気管支肺生検　52, 141, 164, 175, 310
珪肺症　282
結核症　279
血管炎　283
血管怒張　165, 166
血清カルシウム　140
結節型　111
結節状隆起　165, 166, 167
結節性紅斑　108, 114, 240, 298, 307
血流障害　161
ゲノムスキャン　45
ケモカインレセプター遺伝子　206
原因物質　300
限局型WG　275
健診発見例　136
原発性空洞病変　232

こ

高Ca血症　102, 198
抗MPO抗体　283
抗TNF療法　180
高カルシウム血症　90, 242, 296
高カルシウム尿症　296
抗菌薬　331
抗好中球細胞質抗体　270
虹彩結節　119
好酸球性肉芽腫症　265

口唇生検　179
拘束性換気障害　160
後天性免疫不全症候群　239
喉頭病変　126
黄斑上膜　123
高プロラクチン血症　88
呼吸機能検査　160
骨関節筋肉病変　33
骨髄生検　134, 179
骨髄穿刺　134
骨髄病変　134
骨病変　129
コルチコステロイド治療　315

さ

サイトカイン　46, 302
サイトカイン遺伝子　206
再燃　185
再燃時　194
細胞毒性薬　316
細胞内封入体　36
サリドマイド　193, 318
サルコイド・ミオパチー　83
サルコイド反応　304

し

シェーグレン症候群　246
自覚症状発見例　136
耳下腺腫脹　236
糸球体病変　104
シクロホスファミド　191, 317
自然寛解　314
自然寛解率　184
自然免疫応答　209
疾患感受性遺伝子　205
実質内肉芽腫性病変　81
縦隔リンパ節生検　177
縦隔リンパ節の経気管支吸引針生検　164
重症化因子　71
周辺虹彩前癒着　121
腫瘍随伴性サルコイド反応　287
主要組織適合性抗原　204
上咽頭病変　127
生涯危険率　298

両側肺門リンパ節腫張　64
上気道病変　126
小径線維ニューロパチー　235
硝子体病変　121
小児サルコイドーシス　107
食道病変　99
腎移植　212
真菌症　280
心筋シンチグラフィ　74
神経サルコイドーシス　80
神経生検　178
心室性不整脈　73
心室中隔基部の菲薄化　74
真珠の首飾り　122
腎生検　179
心臓移植　212
心臓サルコイドーシス　194, 202
心臓超音波検査　74, 141
診断基準　141
塵肺症　253
心病変　32, 137, 202
腎病変　102
腎不全　198

す

髄液所見　81
膵病変　100
髄膜炎　228
髄膜刺激所見　228
髄膜脳炎型　138
髄膜病変　80
ステロイド薬　185, 190
ストレス　47, 220
ストレス評価方法　220
すりガラス陰影　149

せ

生検　310
星状体　303
舌病変　127
前斜角筋リンパ節生検　52
全身型WG　275
全身症状　136
前部ぶどう膜炎　119

た

苔癬様型　113
竹谷　實　19
ダニエルス生検　177
胆道病変　100
胆嚢病変　100

ち

遅延型アレルギー　209
中枢神経障害　138
長期予後　199
腸病変　99
治療　190
治療手順　195

つ

ツベルクリン反応　117, 155, 209
頭痛　228

て

伝導障害　73, 141
テント状PAS　120
テント状虹彩前癒着　120

と

特定疾患医療　331
特定疾患治療研究事業　35
トリガーファクター蛋白　43
鳥飼病　257, 258
豚脂様角膜後面沈着物　119

な

内分泌病変　88
内膜心筋生検　74
夏型過敏性肺臓炎　258
難病克服事業　35
肉芽腫性間質性腎炎　103
肉芽腫性血管炎　55
肉芽腫性前部ぶどう膜炎　119
肉芽腫性反応　209
肉芽腫の形成機序　278

に

ニコチン　245
ニューモシスチス・肺炎　252

尿細管間質性腎炎　103
尿崩症　88, 198
妊娠　216

の

脳・脊髄病変　197
脳軟膜炎　228
農夫肺　245, 258, 261
囊胞様黄斑浮腫　123
野辺地慶三　19

は

肺移植　210
肺機能検査所見　140
肺急速進展型　226
肺結核症　250
肺好酸球性肉芽腫症　253
肺真菌症　250
肺病変　64, 137, 145
肺野病変　32
肺ランゲルハンス細胞組織球症　265
白内障　123
発症機序　44
発症誘引　47
発症抑制因子　49
瘢痕浸潤　109
パンダ様所見　311

ひ

皮下型　112
非乾酪性類上皮細胞肉芽腫　52
鼻腔病変　126
非結核性抗酸菌症　250
ビスフォスフォネート　243
脾生検　178
ビタミンD　318
ビタミンD受容体　91
ヒドロキシクロロキン　193, 317
脾病変　96
皮膚症状　136
皮膚生検　178
皮膚病変　32, 108, 137
ビホスホネート　318
びまん浸潤型　111, 129
びまん浸潤型皮疹　307

病期　65
病期分類　306
表在リンパ節腫脹　32
表在リンパ節生検　177
病変部位　27, 33

ふ

負荷検査　161
腹腔内リンパ節病変　98
副鼻腔病変　126
腹膜病変　100
ぶどう膜炎　32, 118, 217, 236
ブドウ膜・耳下腺熱　296
プラーク　166
プロピオニバクテリウム属　204
分娩　216

へ

閉塞性換気障害　161
ペースメーカー　195
ペースメーカーの植え込み　73
ベーチェット病　118
ベリリウム症　281
ベリリウム肺　214
偏光顕微鏡　109
扁桃病変　127
ペントキシフィリン　193, 318

ほ

胞隔炎　55, 65
ボンベシン様ペプチド　266

ま

膜性腎症　104
マクロファージ　301
末梢神経障害　138
末梢神経病変　81
慢性間質性肺炎　254
慢性好酸球性肺炎　253

み

ミオパチー　138
ミクロアンギオパチー　55, 60, 167, 248
民族差　217

む

霧視　217

め

メソトレキサート　185, 191, 316
免疫応答細胞　302
免疫抑制薬　191
網膜静脈周囲炎　121
網脈絡膜病変　121

や

薬剤誘起性肉芽腫性疾患　253

よ

陽電子放射断層法　74
予後　182, 313

ら

ラムダパターン　311
卵殻様石灰化　282
ラングハンス型巨細胞　53
ランゲルハンス細胞　265, 266
ランゲルハンス細胞肉芽腫症　253

り

罹患臓器　29
罹患部位　28
リゾチーム　139, 158
リベド　114
両側肺門リンパ節腫脹　29, 64
緑内障　123
リンパ節生検　177
リンパ節病変　144

る

累積発症率推測　298

欧文索引

A

α 連鎖球菌　92
ACCESS　45, 48, 64, 134, 182
ACE　139, 156, 206, 288
AGA　283
AIDS　239
allergic granulomatosis and angiitis　283
ANCA　270
ANCA関連血管炎　283, 270
angiotensin-1-converting enzyme　156
angiotensin-coverting enzyme　12
anti-neutrophil cytoplasmic antibody　270
Aspergillus　186

B

BAL　164
BAL 細胞　180
BALF　140, 170
basal lamina layering　74
Besnier　2, 15, 296
BHL　6, 20, 29, 64, 136, 138
bilateral hilar lymphadenopathy　64
Bittorf　17, 296
Blastomyces 症　281
Blau syndrome　107
Boeck　2, 15, 26, 296
bronchoalveolar lavage　164
bronchoalveolar lavage fluid　170
bronchocentric granulomatosis　286

C

c-ANCA　271
catalysed reporter deposition（CARD）　37
CD4/CD8比　140, 172
CD4陽性のリンパ球　303
CD8陽性細胞　303
Churg-Strauss syndrome　283
Coccidiodes 症　280
conchoidal bodies　53

CTガイド下経皮肺生検　177

D

Daniels生検　52
definite　183

E

EBB　164
eggshell calcification　282
endobronchial biopsy　164

F

FDG-PET　149
Febris uveo-parotidea subchronica　3
fluorine-18-fluorodeoxyglucose PET　74

G

γ グロブリン　139, 156
^{67}Ga-citrate シンチグラフィ　74
galaxy sign　149
Gaシンチグラム　148
generalized　270
GLUS症候群　305
granulocyte-macrophage colony-stimulating factor（GM-CSF）　266

H

Hamazaki-Wesenberg（HW）小体　38
Hamazaki-Wesenberg体　54
Hand-Schüller-Christian病　265
Heerfordt　3, 16, 296
Heerfordt症候群　236
histiocytosis X　265
Histoplasma 症　280
HIV感染　239
HLA関連遺伝子　206
HLA表現型　300
Hutchinson　2, 14, 26, 296
HW小体　36
H-W体　54

I

IFN-γ　117, 302
IgA腎症　104
IL-1　180
IL-12　180, 302
IL-18　180
IL-2　302
IL-8　180
isolated granulomatous nephropathy　103

J

James　22

K

KL-6　140, 257
Koeppe結節　120
Kreibich　3
Kuznitsky　296
Kveim　17, 296
Kveim反応　3

L

LCU法　220
Letterer-Siwe病　265
LG　286
Lieberman　12
limited WG　270
Löfgren　20, 297
Löfgren syndrome　20
Löfgren症候群　240, 307
lupus pernio　3, 111, 129, 296, 307
Lymphomatoid granulomatosis　286
L型菌　38

M

MCP-1　180
MHC　204
MIP-1 α　180
MMPI法　221
MPO　271
MRI　139
mucosal nodularity　167
Mycoplasma肺炎　252

N

necrotising sarcoidal granulomatosis   286
necrotizing sarcoid granulomatosis   56, 150, 254
network formation   166
Nickerson   6
NKT細胞   209
none   183
NSG   286

O

1,25(OH)$_2$D   90
1,25(OH)$_2$D$_3$ 243

P

P. acnes菌体可溶成分   330
p-ANCA   271
panda sign   238
peripheral anterior synechia   121
PET   74
possible   183
potato-like appearance   144
PPD   155
pre-scalene fat pad biopsy   177
probable   183
Propionibacterium   44, 92
Propionibacterium acnes   36, 169, 248, 330
Propionibacterium granulosum   37
Pulmonary Langerhans' cell histiocytosis   265

R

RANTES   180

S

sarcoid   2
sarcoidosis   6
Schaumann   6, 17, 26, 296
Schaumann体   103
Shaumann bodies   53
Shaumann小体   53
sIL-2R   140
silent uveitis   218
Siltzbach   20
Social Readjustment Rating Scale   220
SP-D   257
strings of pearls   122

T

^{99m}Tc-ピロリン酸心筋シンチグラフィ   74
T. asahii   259
TBLB   52, 141, 164, 175
TBNA   164
TCR   301
TH1サイトカイン   180
Th1細胞   303
TH1反応   180
TNF-α   266
tobacco glycoprotein   266
Toll-like receptor   209
transbronchial lung biopsy   52, 141, 164
transbronchial needle aspiration   164
Trichosporon   258
tubulointerstitial nephritis with uveitis（TINU）   103
tumor necrosis factor α   266
T細胞受容体   301

U

uveitis   217
uveo-parotid fever   296

V

VATS   141
video-assisted thoracoscopic surgery   141
Vogt-小柳-原田病   118

W

Wegener肉芽腫   253
Wurm   21

X

Xerotrachea   247

付属 CD-ROM について

本 CD-ROM をパーソナルコンピュータの CD-ROM ドライブに挿入すると，自動的にコンテンツが表示されるようになっております．もし表示されない場合は，CD-ROM 内の index.htm というファイルをダブルクリックしてください．

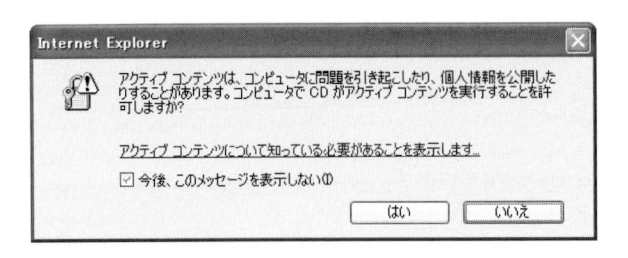

本 CD-ROM は一部に JavaScript を使用しているため，起動時にメッセージが表示されることがあります．その際は「はい」をクリックしてください．

Windows XP 以上，Internet Explorer バージョン 6 以上推奨
Macintosh OS X 以上推奨
本 CD-ROM の操作のサポートは一切行っておりません．
本 CD-ROM を使用して発生したいかなる損害にも編集者，監修者および克誠堂出版は責任を負わないものとします（各自の責任で使用をお願いします）
本 CD-ROM の収録データに関する著作権その他のすべての権利は，全てその著作権者に帰属します．

| サルコイドーシスとその他の肉芽腫性疾患 | 〈検印省略〉 |

2006年10月 1 日　第1版第1刷発行
2009年11月24日　第1版第2刷発行

定価（本体9,500円＋税）

　　　　　　　　　監　修　安藤正幸
　　　　　　　　　　　　　四元秀毅
　　　　　　　　　編　集　日本サルコイドーシス／肉芽腫性疾患学会
　　　　　　　　　発行者　今井　良
　　　　　　　　　発行所　克誠堂出版株式会社
　　　　　　　　　〒113-0033　東京都文京区本郷3-23-5-202
　　　　　　　　　電話(03)3811-0995　振替00180-0-196804
　　　　　　　　　URL http://www.kokuseido.co.jp/

ISBN978-4-7719-0312-8 C3047　￥9500 E　印刷　ソフト・エス・アイ株式会社
Printed in Japan　© Japan Society of Sarcoidosis and Other Granulomatous Disorders 2006
・本書の複製権・翻訳権・上映権・譲渡権・公衆送信権（送信可能化権を含む）は克誠堂出版
　株式会社が保有します。
・JCOPY ＜(社)出版者著作権管理機構　委託出版物＞
　本書の無断複写は著作権法上での例外を除き禁じられています。複写される場合は、そのつ
　ど事前に(社)出版者著作権管理機構（電話 03-3513-6969, FAX 03-3513-6979, e-mail：
　info@jcopy.or.jp）の許諾を得てください。